U0224187

2019
中国卫生健康统计年鉴

国家卫生健康委员会　编

中国协和医科大学出版社

图书在版编目（CIP）数据

2019 中国卫生健康统计年鉴／国家卫生健康委员会编. —北京：中国协和医科大学出版社，2019.8
ISBN 978-7-5679-1323-3

Ⅰ. ①2… Ⅱ. ①国… Ⅲ. ①卫生统计-统计资料-中国-2019 Ⅳ. ①R195.1

中国版本图书馆 CIP 数据核字（2019）第 139221 号

2019 中国卫生健康统计年鉴

编　者：国家卫生健康委员会
责任编辑：吴桂梅

出版发行：中国协和医科大学出版社
（北京东单三条九号　邮编 100730　电话 65260431）
网　址：www. pumcp. com
经　销：新华书店总店北京发行所
印　刷：中煤（北京）印务有限公司

开　本：889×1230　1/16
印　张：26.5
字　数：700 千字
版　次：2019 年 8 月第 1 版
印　次：2019 年 8 月第 1 次印刷
定　价：198.00 元

ISBN 978-7-5679-1323-3

（凡购本书, 如有缺页、倒页、脱页及其他质量问题, 由本社发行部调换）

《中国卫生健康统计年鉴》编辑委员会

主　任：马晓伟

副主任：于学军

编　委（以姓氏笔画为序）：

于竞进　王海东　刘金峰　许树强　苏钢强　杨　青
杨文庄　杨建立　吴宗之　何锦国　宋树立　张　扬
张学高　张宗久　赵　宁　赵延配　段冬梅　南春梅
秦　耕　秦怀金　聂春雷　梁万年　常继乐

《中国卫生健康统计年鉴》编辑工作人员

总　编　辑：张学高

副总编辑：周恭伟　刘文先　于世利

编辑部主任：薛　明　唐勇林

编辑部副主任：王蓉蓉　谢　杨　马　力

常务编辑：缪之文　王晓旭　蔡　玥　武瑞仙

编辑人员（以姓氏笔画为序）：

王黎君　由晓柳　冯园园　朱　军　任西岳　刘江美
刘建蒙　刘海涛　米燕平　孙学军　严　俊　苏巍巍
吴良有　余秋蓉　沈剑峰　张晓斌　张　琪　张毓辉
张耀光　陈丽娜　周脉耕　郑云雁　赵　阳　胡艳敏
胡　翔　侯丽红　姜　雯　宫国强　秦兴强　郭　欣
郭　珞　黄　磊　彭源长　蒋长兴　傅　济　蔡　敏
蔡　楠　翟铁民

编 者 说 明

一、《中国卫生健康统计年鉴》是一部反映中国卫生健康事业发展情况和居民健康状况的资料性年刊。本书收录了全国及 31 个省、自治区、直辖市卫生健康事业发展情况和目前居民健康水平的统计数据以及历史重要年份的全国统计数据。本书为《中国卫生健康统计年鉴》2019 卷，收编的内容截至 2018 年年底。

二、全书分为 16 个部分，即医疗卫生机构、卫生人员、卫生设施、卫生经费、医疗服务、基层医疗卫生服务、中医药服务、妇幼保健与计划生育、人民健康水平、疾病控制与公共卫生、居民病伤死亡原因、食品安全与卫生健康监督、医疗保障、人口指标，另附主要社会经济指标、世界各国卫生状况。各章前设简要说明及主要指标解释，简要说明主要介绍本章的主要内容、资料来源、统计范围、统计方法以及历史变动情况。

三、资料来源

（一）本资料主要来自年度卫生健康统计报表，一部分来自抽样调查。

（二）人口和社会经济数据摘自《中国统计年鉴》以及公安部、教育部、民政部统计资料，城镇居民基本医疗保险数据摘自人力资源与社会保障部，各国卫生状况数据摘自世界卫生组织《世界卫生统计》和全球卫生观察站数据库。

四、统计口径

（一）除行政区划外，书中所涉及的全国性统计数据均未包括香港特别行政区、澳门特别行政区和台湾省数据。

（二）由于修订《国家卫生健康统计调查制度》，适当调整了医疗卫生机构和人员的统计口径，导致 1996 年、2002 年、2007 年、2013 年机构和人员数变动较大，2013 年起医疗卫生机构及人员数包括原卫生计生部门主管的计划生育技术服务机构。

（三）村卫生室的机构、人员和诊疗人次分别计入医疗卫生机构总数、卫生人员总数、总诊疗人次数中（村卫生室不再单独统计）。

五、统计分组

（一）机构类别：医疗卫生机构分为医院、基层医疗卫生机构、专业公共卫生机构、其他机构四类。医院包括综合医院、中医医院、中西医结合医院、民族医院、各类专科医院和护理院，不包括专科疾病防治院、妇幼保健院和疗养院；基层医疗卫生机构包括社区卫生服务中心（站）、乡镇（街道）卫生院、村卫生室、门诊部、诊所（医务室）；专业公共卫生机构包括疾病预防控制中心、专科疾病防治机构、健康教育机构、妇幼保健机构、急救中心（站）、采供血机构、卫生监督机构、计划生育技术服务机构；其他医疗卫生机构包括疗养院、医学科研机构、医学在职教育机构、医学考试中心、人才交流中心、统计信息中心等卫生健康事业单位。

（二）登记注册类型：分为公立、非公立医疗卫生机构。公立医疗卫生机构包括登记注册类型为国有和集体办的医疗卫生机构；非公立医疗卫生机构包括联营、股份合作、私营、台港澳投资和外国投资等医疗卫生机构。

医院按登记注册类型分为公立医院和民营医院，公立医院指经济类型为国有和集体办的医院，民营医院指公立医院以外的其他医院，包括联营、股份合作、私营、台港澳投资和外国投资等医院。

（三）主办单位：以医疗机构登记注册为依据，分为政府办、社会办和私人办。政府办医疗卫生机构包括卫生健康行政部门和教育、民政、公安、司法等政府机关主办的医疗卫生机构；社会办医疗卫生机构包括企业、事业单位、社会团体和其他社会组织办。

（四）东、中、西部地区：东部地区包括北京、天津、河北、辽宁、上海、江苏、浙江、福建、山东、广东、海南11个省、直辖市；中部地区包括山西、吉林、黑龙江、安徽、江西、河南、湖北、湖南8个省；西部地区包括内蒙古、重庆、广西、四川、贵州、云南、西藏、陕西、甘肃、青海、宁夏、新疆12个省、自治区、直辖市。

（五）城乡：1949~1984年以前医疗卫生机构及其床位和人员按城市、农村分组，1985~2004年按市、县分组，2005年起按城市、农村分组。城市包括直辖市区和地级市辖区，农村包括县及县级市，乡镇卫生院及村卫生室计入农村。

六、符号使用说明："空格"表示无数字，"…"表示数字不详。

国家卫生健康委统计信息中心

目　　录

一、医疗卫生机构

简要说明

一、本章主要介绍全国及31个省、自治区、直辖市医疗卫生机构数，主要包括各级各类医院、基层医疗卫生机构、专业公共卫生机构和其他医疗卫生机构数与医院等级情况，按床位数分组的医院、乡镇卫生院和社区卫生服务中心数等。

二、本章数据来源于卫生资源统计年报。

三、医疗卫生机构分类

1. 机构类别：医疗卫生机构分为医院、基层医疗卫生机构、专业公共卫生机构、其他医疗卫生机构四类。

2. 登记注册类型：分为公立、非公立医疗卫生机构。公立医疗卫生机构包括登记注册类型为国有和集体办的医疗卫生机构；非公立医疗卫生机构包括联营、股份合作、私营、台港澳投资和外国投资等医疗卫生机构。

3. 按主办单位分为政府办、社会办和私人办。政府办包括卫生健康（原卫生计生）、教育、民政、公安、司法等行政部门办的医疗卫生机构，社会办包括企业、事业单位、社会团体和其他社会组织办的医疗卫生机构。

4. 按分类管理分为非营利性和营利性医疗卫生机构。

5. 按城乡分，城市包括直辖市区和地级市辖区，农村包括县及县级市，乡镇卫生院及村卫生室计入农村。按市县分，市包括直辖市区、地级市区和县级市，县包括自治县和旗。

四、统计口径调整

1. 村卫生室数计入卫生机构总数中（不再单独统计）。

2. 2002年起，医疗卫生机构数按卫生或工商、民政部门登记注册数统计，1949～2001年医疗卫生机构数按卫生或其他行政部门批准成立数统计。

3. 2002年起，按照行业管理原则，医疗卫生机构总数不再包括国境卫生检疫所、高中等医学院校、药品检验所（室）和由各级计生委批准设立的计划生育指导中心。

4. 2013年起，医疗卫生机构总数包括原卫生计生部门主管的计划生育技术服务机构，2013年以前医疗卫生机构数不包括原人口计生部门主管的计划生育技术服务机构数。

5. 1996年起，依据《医疗机构管理条例》将个体开业人员改称私人诊所计入卫生机构，当年医疗卫生机构总数增加较多（包括13万所私人诊所）。

主要指标解释

医疗卫生机构　指从卫生健康行政部门取得《医疗机构执业许可证》，或从民政、工商行政、机构编制管理部门取得法人单位登记证书，为社会提供医疗保健、疾病控制、卫生监督服务或从事医学科研和医学在职培训等工作的单位。医疗卫生机构包括医院、基层医疗卫生机构、专业公共卫生机构、其他医疗卫生机构。

医院　包括综合医院、中医医院、中西医结合医院、民族医院、各类专科医院和护理院，不包括专科疾病防治院、妇幼保健院和疗养院。

中医医院　指中医（综合）医院和中医专科医院，不包括中西医结合医院和民族医院。

专科医院　包括口腔医院、眼科医院、耳鼻喉科医院、肿瘤医院、心血管病医院、胸科医院、血液病医院、妇产（科）医院、儿童医院、精神病医院、传染病医院、皮肤病医院、结核病医院、麻风病医院、职业病医院、骨科医院、康复医院、整形外科医院、美容医院等其他专科医院，不包括中医专科医院、各类专科疾病防治院和妇幼保健院。

公立医院　指经济类型为国有和集体的医院。

民营医院　指经济类型为国有和集体以外的医院，包括联营、股份合作、私营、台港澳投资和外国投资等医院。

基层医疗卫生机构　包括社区卫生服务中心（站）、街道卫生院、乡镇卫生院、村卫生室、门诊部、诊所（医务室）。

专业公共卫生机构　包括疾病预防控制中心、专科疾病防治机构、妇幼保健机构、健康教育机构、急救中心（站）、采供血机构、卫生监督机构、卫生健康部门主管的计划生育技术服务机构。不包括传染病院、结核病医院、血防医院、精神病医院、卫生监督（监测、检测）机构。

其他医疗卫生机构　包括疗养院、临床检验中心、医学科研机构、医学在职教育机构、医学考试中心、人才交流中心、统计信息中心等卫生事业单位。

医院等级　由卫生健康（原卫生计生）行政部门评定，级别分为一级、二级、三级、未定级，等次分为甲、乙、丙、未定等，是反映医院规模和医疗水平的综合指标。

联合办村卫生室　指由两个或多个乡村医生联合办、执业（助理）医师与乡村医生联合办的村卫生室。

1-1-1　医疗卫生机构数

年份	合计	医院				基层医疗卫生机构	社区卫生服务中心(站)	乡镇卫生院	村卫生室	门诊部(所)	专业公共卫生机构数	疾病预防控制中心	专科疾病防治院(所/站)	妇幼保健院(所/站)	卫生监督所(中心)
			综合医院	中医医院	专科医院										
1950	8915	2803	2692	4	85					3356		61	30	426	
1955	67725	3648	3351	67	188					51600		315	287	3944	
1960	261195	6020	5173	330	401			24849		213823		1866	683	4213	
1965	224266	5330	4747	131	339			36965		170430		2499	822	2910	
1970	149823	5964	5353	117	385			56568		79600		1714	607	1124	
1975	151733	7654	6817	160	543			54026		80739		2912	683	2128	
1980	180553	9902	7859	678	694			55413		102474		3105	1138	2745	
1985	978540	11955	9197	1485	938			47387	777674	126604		3410	1566	2996	
1986	999102	12442	9363	1646	1030			46967	795963	127575		3475	1635	3059	
1987	1012804	12962	9657	1790	1097			47177	807844	128459		3512	1697	3082	
1988	1012485	13544	9916	1932	1190			47529	806497	128422		3532	1727	3103	
1989	1027522	14090	10242	2046	1265			47523	820798	128112		3591	1747	3112	
1990	1012690	14377	10424	2115	1362			47749	803956	129332		3618	1781	3148	
1991	1003769	14628	10562	2195	1345			48140	794733	128665		3652	1818	3187	
1992	1001310	14889	10774	2269	1376			46117	796523	125873		3673	1845	3187	
1993	1000531	15436	11426	2298	1438			45024	806945	115161		3729	1872	3115	
1994	1005271	15595	11549	2336	1440			51929	813529	105984		3711	1905	3190	
1995	994409	15663	11586	2361	1445			51797	804352	104406		3729	1895	3179	
1996	1078131	15833	11696	2405	1473			51277	755565	237153		3737	1887	3172	
1997	1048657	15944	11771	2413	1488			50981	733624	229474		3747	1893	3180	
1998	1042885	16001	11779	2443	1495			50071	728788	229349		3746	1889	3191	
1999	1017673	16678	11868	2441	1533			49694	716677	226588		3763	1877	3180	
2000	1034229	16318	11872	2453	1543	1000169		49229	709458	240934	11386	3741	1839	3163	
2001	1029314	16197	11834	2478	1576	995670		48090	698966	248061	11471	3813	1783	3132	
2002	1005004	17844	12716	2492	2237	973098	8211	44992	698966	219907	10787	3580	1839	3067	571
2003	806243	17764	12599	2518	2271	774693	10101	44279	514920	204468	10792	3584	1749	3033	838
2004	849140	18393	12900	2611	2492	817018	14153	41626	551600	208794	10878	3588	1583	2998	1284
2005	882206	18703	12982	2620	2682	849488	17128	40907	583209	207457	11177	3585	1502	3021	1702
2006	918097	19246	13120	2665	3022	884818	22656	39975	609128	212243	11269	3548	1402	3003	2097
2007	912263	19852	13372	2720	3282	878686	27069	39876	613855	197083	11528	3585	1365	3051	2553
2008	891480	19712	13119	2688	3437	858015	24260	39080	613143	180752	11485	3534	1310	3011	2675
2009	916571	20291	13364	2728	3716	882153	27308	38475	632770	182448	11665	3536	1291	3020	2809
2010	936927	20918	13681	2778	3956	901709	32739	37836	648424	181781	11835	3513	1274	3025	2992
2011	954389	21979	14328	2831	4283	918003	32860	37295	662894	184287	11926	3484	1294	3036	3022
2012	950297	23170	15021	2889	4665	912620	33562	37097	653419	187932	12083	3490	1289	3044	3088
2013	974398	24709	15887	3015	5127	915368	33965	37015	648619	195176	31155	3516	1271	3144	2967
2014	981432	25860	16524	3115	5478	917335	34238	36902	645470	200130	35029	3490	1242	3098	2975
2015	983528	27587	17430	3267	6023	920770	34321	36817	640536	208572	31927	3478	1234	3078	2986
2016	983394	29140	18020	3462	6642	926518	34327	36795	638763	216187	24866	3481	1213	3063	2986
2017	986649	31056	18921	3695	7220	933024	34652	36551	632057	229221	19896	3456	1200	3077	2992
2018	997433	33009	19693	3977	7900	943639	34997	36461	622001	249654	18033	3443	1161	3080	2949

注：①村卫生室数计入医疗卫生机构数中；②2008年，社区卫生服务中心(站)减少的原因是江苏省约5000家农村社区卫生服务站划归村卫生室；③2002年起，医疗卫生机构数不再包括高中等医学院校本部、药检机构、国境卫生检疫所和非卫生部门举办的计划生育指导站；④2013年起，医疗卫生机构数包括原计生部门主管的计划生育技术服务机构；⑤1996年以前，门诊部(所)不包括私人诊所。

1-1-2　2018年各地区医疗卫生机构数

地区	合计	医院							基层医疗卫生机构						
		小计	综合医院	中医医院	中西医结合医院	民族医院	专科医院	护理院	小计	社区卫生服务中心	社区卫生服务站	街道卫生院	乡镇卫生院	村卫生室	门诊部
总　计	997433	33009	19693	3977	650	312	7900	477	943639	9352	25645	526	36461	622001	21635
东　部	373998	13036	7463	1525	244	5	3414	385	353895	4470	15824	95	9342	211375	14230
中　部	310665	9481	5529	1285	186	12	2415	54	294555	2627	5215	339	11404	213165	4533
西　部	312770	10492	6701	1167	220	295	2071	38	295189	2255	4606	92	15715	197461	2872
北　京	10058	648	248	159	40	2	193	6	9172	332	1619			2493	1107
天　津	5686	420	270	55	3		92		5101	121	480	5	141	2511	611
河　北	85088	2108	1470	243	41		352	2	82236	328	1057		2005	59047	654
山　西	42079	1368	654	213	29		469	3	40198	227	738	296	1313	28338	406
内蒙古	24610	818	424	117	16	95	159	7	23235	329	868		1301	13539	389
辽　宁	36029	1369	761	186	15	1	395	11	33777	398	927	18	1032	19127	758
吉　林	22691	780	417	108	10	3	237	5	21371	214	162	1	777	9901	932
黑龙江	20349	1105	729	161	11	5	196	3	18460	450	164	4	972	10740	864
上　海	5293	358	171	19	10		120	38	4729	315	723			1162	917
江　苏	33254	1853	1029	138	37		473	176	30295	565	2204	4	1053	15311	1933
浙　江	32754	1288	555	171	33		473	56	30883	477	4835	11	1155	11483	1831
安　徽	24925	1140	723	113	24		262	18	23076	394	1497	1	1365	15317	432
福　建	27590	641	369	80	11	1	174	6	26423	226	465		881	18283	1021
江　西	36545	716	450	106	11		147	2	35020	180	376	6	1588	28309	251
山　东	81470	2580	1550	290	32	1	646	61	77614	564	1879	48	1592	53246	1425
河　南	71351	1825	1118	287	40		371	9	67730	452	1046	6	2042	56173	397
湖　北	36486	995	561	123	23	2	279	7	34912	354	807	21	1139	24411	808
湖　南	56239	1552	877	174	38	2	454	7	53788	356	425	4	2208	39976	443
广　东	51451	1553	882	167	17		458	29	48684	1111	1491	9	1184	25996	3821
广　西	33742	624	365	96	18	5	136	4	31826	168	142		1264	20409	251
海　南	5325	218	158	17	5		38		4981	33	144		299	2716	152
重　庆	20524	800	454	110	53		174	9	19535	201	271	12	872	10847	354
四　川	81537	2344	1484	232	33	35	552	8	78427	423	557	5	4433	56019	523
贵　州	28066	1309	957	97	20		222	4	26374	230	525	55	1341	20355	198
云　南	24954	1280	843	141	24	4	267	1	23108	199	402	7	1355	13404	316
西　藏	6844	158	108		1	38	11		6539	9	5		678	5298	
陕　西	35300	1175	764	163	14		230	4	33412	255	370	10	1544	24183	392
甘　肃	27897	626	354	109	27	16	120		25785	198	430	3	1376	16487	69
青　海	6396	220	124	14	5	36	40	1	5994	32	224		405	4474	69
宁　夏	4450	231	153	26	4	3	45		4121	26	158		217	2300	42
新　疆	18450	907	671	62	5	54	115		16833	185	654		929	10146	269

诊所(医务室、护理站)	专业公共卫生机构									其他医疗卫生机构					
	小计	疾病预防控制中心	专科疾病防治院(所、站)	健康教育所(站)	妇幼保健院(所、站)	急救中心(站)	采供血机构	卫生监督所(中心)	计划生育技术服务机构	小计	疗养院	医学科研机构	医学在职培训机构	统计信息中心	其他
228019	18033	3443	1161	177	3080	384	563	2949	6276	2752	148	178	352	83	1991
98559	5579	1030	495	55	957	198	190	849	1805	1488	83	93	145	47	1120
57272	5878	1076	492	33	984	110	165	947	2071	751	29	38	131	14	539
72188	6576	1337	174	89	1139	76	208	1153	2400	513	36	47	76	22	332
3621	110	29	24		20	12	4	18	3	128		28	7	9	84
1232	96	23	15	1	20	3	6	19	9	69	2	9	13	1	44
19145	684	188	12	2	187	12	17	178	88	60		2		2	54
8880	449	135	8	12	134	9	22	128	1	64	6	6	3	1	48
6809	488	118	50	32	114	8	18	113	35	69	4	4	4	2	55
11517	672	122	72	5	102	10	20	74	267	211	11	4	3	2	191
9384	406	66	55	3	70	9	20	41	142	134	9	3	4	1	117
5266	736	165	95	1	145	16	29	139	146	48	2	5	9	4	28
1612	108	19	16	1	20	11	8	17	16	98	4	9	9	4	72
9225	808	117	41	6	114	48	30	104	348	298	14	9	26	10	239
11091	393	100	16		89	54	23	99	12	190	13	6	37	5	129
4070	604	120	45	4	120	16	22	111	166	105	4	10	20	4	67
5547	450	97	25		90	6	9	86	137	76		8	19	1	40
4310	739	147	108	6	112	10	14	111	231	70	4	5	3		58
18860	1081	175	132	3	162	13	24	106	466	195	13	7	20	6	149
7614	1589	180	21	4	163	35	22	178	986	207	2	6	75	1	123
7372	504	116	74	1	103	13	21	106	70	75		1	16	2	56
10376	851	147	86	2	137	2	15	133	329	48	2	2	1	1	42
15072	1058	136	129	31	129	26	45	124	438	156	15	11	11	7	112
9592	1257	118	34	1	104	4	29	115	852	35	5	13		4	13
1637	119	24	13	6	24	3	4	24	21	7	1				6
6978	153	41	15	4	42		11	39	1	36	6		6	3	21
16467	697	206	23	11	201	18	35	200	3	69		7	13	8	41
3670	343	100	8		99	6	30	95	5	40	2	2	8		28
7425	523	153	29	8	146	27	16	142	2	43	7	9	7	1	19
549	145	82			56			6	1	2	1		1		
6658	613	120	5	7	116	5	10	116	234	100	3	8	34	1	54
7222	1394	103	6	15	99	2	17	95	1057	92	4	3	3	2	80
790	178	56	1	4	50		9	55	3	4		1			3
1378	88	25		7	21	2	5	24	4	10	1			1	8
4650	697	215	3		91	4	22	158	204	13	3				10

1-1-3　2018年各类医疗卫生机构数

机构分类	合计	按城乡分		公立	按登记	
		城市	农村		国有	集体
总　计	997433	196074	801359	538068	129146	408922
一、医院	33009	17456	15553	12032	11323	709
综合医院	19693	9273	10420	7549	7093	456
中医医院	3977	1968	2009	2293	2200	93
中西医结合医院	650	387	263	153	140	13
民族医院	312	57	255	247	244	3
专科医院	7900	5421	2479	1745	1609	136
口腔医院	786	595	191	162	140	22
眼科医院	761	507	254	52	43	9
耳鼻喉科医院	108	76	32	9	8	1
肿瘤医院	156	132	24	76	75	1
心血管病医院	96	70	26	19	17	2
胸科医院	21	18	3	13	13	
血液病医院	14	8	6	1	1	
妇产(科)医院	807	590	217	59	55	4
儿童医院	129	100	29	57	52	5
精神病医院	1330	621	709	685	639	46
传染病医院	167	148	19	165	165	
皮肤病医院	192	166	26	34	33	1
结核病医院	31	25	6	29	29	
麻风病医院	27	14	13	27	27	
职业病医院	20	18	2	17	17	
骨科医院	654	348	306	44	32	12
康复医院	637	434	203	152	133	19
整形外科医院	53	51	2	3	3	
美容医院	398	376	22			
其他专科医院	1513	1124	389	141	127	14
护理院	477	350	127	45	37	8
二、基层医疗卫生机构	943639	170791	772848	506003	98169	407834
社区卫生服务中心(站)	34997	25772	9225	25619	15304	10315
社区卫生服务中心	9352	7073	2279	8556	6567	1989
社区卫生服务站	25645	18699	6946	17063	8737	8326
卫生院	36987	140	36847	36801	27879	8922
街道卫生院	526	140	386	519	259	260
乡镇卫生院	36461		36461	36282	27620	8662
中心卫生院	10513		10513	10501	9063	1438
乡卫生院	25948		25948	25781	18557	7224
村卫生室	622001		622001	416606	39918	376688
门诊部	21635	17674	3961	2399	1492	907
综合门诊部	7646	5746	1900	1773	1077	696
中医门诊部	2495	2173	322	112	59	53
中西医结合门诊部	436	340	96	32	11	21
民族医门诊部	27	12	15	3	1	2
专科门诊部	11031	9403	1628	479	344	135
诊所、卫生所、医务室、护理站	228019	127205	100814	24578	13576	11002
诊所	193383	108379	85004	4155	1187	2968
卫生所、医务室	34415	18661	15754	20412	12387	8025
护理站	221	165	56	11	2	9

注：①城市包括直辖市区、地级市辖区；农村包括县和县级市、农村乡镇卫生院和村卫生室；②社会办包括企业、事业单位、社会团体和其他社会组织办的卫生机构。

注册类型分			按主办单位分			
非公立	联营	私营	政府办	卫生健康部门	社会办	个人办
459365	17125	383731	150293	143945	469373	377767
20977	162	15544	9649	8597	7386	15974
12144	103	9137	5505	4704	4841	9347
1684	6	1316	2223	2203	338	1416
497	1	374	138	137	103	409
65	1	51	239	239	21	52
6155	50	4375	1525	1300	1907	4468
624	2	458	141	139	194	451
709	9	445	47	44	262	452
99	1	74	9	8	25	74
80	1	44	71	70	40	45
77		55	14	14	22	60
8		4	13	13	3	5
13		8	1	1	4	9
748	3	519	56	53	210	541
72	1	41	53	53	30	46
645	5	515	631	505	172	527
2		1	163	162	3	1
158		116	32	31	37	123
2		1	28	28	2	1
			25	23	2	
3			15	12	5	
610	5	469	31	30	133	490
485	7	314	92	36	238	307
50		33	2	2	18	33
398	1	249			160	238
1372	15	1029	101	76	347	1065
432	1	291	19	14	176	282
437636	16958	367838	121918	118431	460221	361500
9378	73	7671	17715	16577	8670	8612
796	8	447	6544	6312	2305	503
8582	65	7224	11171	10265	6365	8109
186	7	148	36460	36215	358	169
7	1	5	487	481	32	7
179	6	143	35973	35734	326	162
12		9	10455	10389	48	10
167	6	134	25518	25345	278	152
205395	16504	157920	65495	65495	414883	141623
19236	31	15112	255	29	6082	15298
5873	22	4674	205	27	2685	4756
2383		1850	4		636	1855
404	2	350	2		71	363
24		24			4	23
10552	7	8214	44	2	2686	8301
203441	343	186987	1993	115	30228	195798
189228	227	176604	169	46	9221	183993
14003	116	10246	1822	68	20919	11674
210		137	2	1	88	131

机构分类	合计	按城乡分		公立	国有	集体
		城市	农村			
三、专业公共卫生机构	18033	6298	11735	17806	17473	333
疾病预防控制中心	3443	1346	2097	3440	3420	20
省属	31	31		31	31	
地级市(地区)属	417	364	53	417	416	1
县级市(区)属	1223	851	372	1223	1219	4
县属	1535		1535	1535	1532	3
其他	237	100	137	234	222	12
专科疾病防治院(所、站)	1161	460	701	1116	1065	51
专科疾病防治院	192	111	81	180	173	7
传染病防治院	12	5	7	12	11	1
结核病防治院	17	12	5	17	17	
职业病防治院	40	37	3	36	35	1
其他	123	57	66	115	110	5
专科疾病防治所(站、中心)	969	349	620	936	892	44
口腔病防治所(站、中心)	94	60	34	79	47	32
精神病防治所(站、中心)	28	9	19	28	23	5
皮肤病与性病防治所(中心)	211	55	156	209	205	4
结核病防治所(站、中心)	324	119	205	324	323	1
职业病防治所(站、中心)	35	27	8	27	27	
地方病防治所(站、中心)	29	9	20	29	29	
血吸虫病防治所(站、中心)	157	32	125	157	156	1
药物戒毒所(中心)	11	8	3	10	9	1
其他	80	30	50	73	73	
健康教育所(站、中心)	177	110	67	175	171	4
妇幼保健院(所、站)	3080	1166	1914	3066	3044	22
省属	26	26		26	26	
地级市(地区)属	381	346	35	381	381	
县级市(区)属	1097	733	364	1097	1082	15
县属	1474		1474	1474	1468	6
其他	102	61	41	88	87	1
妇幼保健院	2087	723	1364	2075	2063	12
妇幼保健所	499	272	227	498	493	5
妇幼保健站	483	165	318	482	477	5
生殖保健中心	11	6	5	11	11	
急救中心(站)	384	249	135	375	367	8
采供血机构	563	355	208	490	485	5
卫生监督所(中心)	2949	1120	1829	2949	2937	12
省属	29	29		29	29	
地级市(地区)属	392	337	55	392	391	1
县级市(区)属	1081	750	331	1081	1078	3
县属	1434		1434	1434	1426	8
其他	13	4	9	13	13	
计划生育技术服务机构	6276	1492	4784	6195	5984	211
四、其他医疗卫生机构	2752	1529	1223	2227	2181	46
疗养院	148	104	44	132	126	6
卫生监督检验(监测)机构	51	14	37	47	47	
医学科学研究机构	178	161	17	178	176	2
医学在职培训机构	352	103	249	352	348	4
临床检验中心(所、站)	360	339	21	26	22	4
统计信息中心	83	75	8	81	81	
其他	1580	733	847	1411	1381	30

| 按登记 注册类型分 | | | 按主办单位分 | | | |
非公立	联营	私营	政府办	卫生健康部门	社会办	个人办
227	3	52	16754	15165	1230	49
3			3347	3231	96	
			31	31		
			417	417		
			1223	1223		
			1535	1535		
3			141	25	96	
45		27	1055	1039	76	30
12		6	166	161	19	7
			12	12		
			17	17		
4			25	23	15	
8		6	112	109	4	7
33		21	889	878	57	23
15		11	71	71	9	14
			25	22	3	
2		1	202	202	7	2
			312	312	12	
8		5	14	14	17	4
			29	29		
			156	155	1	
1			10	3	1	
7		4	70	70	7	3
2			162	157	15	
14	1	5	3013	2985	61	6
			26	26		
			381	381		
			1097	1097		
			1474	1474		
14	1	5	35	7	61	6
12	1	5	2045	2027	36	6
1			488	487	11	
1			471	464	12	
			9	7	2	
9		7	332	324	46	6
73	2	13	475	467	81	7
			2949	2937		
			29	29		
			392	392		
			1081	1081		
			1434	1434		
			13	1		
81			5421	4025	855	
525	2	297	1972	1752	536	244
16		6	75	37	67	6
4		2	42	40	6	3
			156	151	22	
			339	337	13	
334	1	195	12	10	192	156
2			73	71	10	
169	1	94	1275	1106	226	79

1-2-1 医院数(按登记注册类型/主办单位/管理类别/等级/机构类别分)

医院分类	2010	2014	2015	2016	2017	2018
总　计	20918	25860	27587	29140	31056	33009
按登记注册类型分						
公立医院	13850	13314	13069	12708	12297	12032
民营医院	7068	12546	14518	16432	18759	20977
按主办单位分						
政府办	9629	9668	9651	9605	9595	9649
社会办	5892	6331	6570	6808	7103	7386
个人办	5397	9861	11366	12727	14358	15974
按管理类别分						
非营利性	15822	17705	18518	19065	19752	20451
营利性	5096	8155	9069	10075	11304	12558
按医院等级分						
其中：三级医院	1284	1954	2123	2232	2340	2548
二级医院	6472	6850	7494	7944	8422	9017
一级医院	5271	7009	8759	9282	10050	10831
按机构类别分						
综合医院	13681	16524	17430	18020	18921	19693
中医医院	2778	3115	3267	3462	3695	3977
中西医结合医院	256	384	446	510	587	650
民族医院	198	233	253	266	284	312
专科医院	3956	5478	6023	6642	7220	7900
护理院	49	126	168	240	349	477

1-2-2 2018年各地区公立医院数

地区	医院合计	按医院级别分				按机构类别分						公立医院中：政府办医院
		三级医院	二级医院	一级医院	未定级	综合医院	中医医院	中西医结合医院	民族医院	专科医院	护理院	
总　计	12032	2263	5958	2460	1351	7549	2293	153	247	1745	45	9643
东　部	4570	1047	1988	1024	511	2817	785	77	4	849	38	3560
中　部	3611	551	1956	777	327	2296	784	35	5	486	5	2834
西　部	3851	665	2014	659	513	2436	724	41	238	410	2	3249
北　京	217	81	67	68	1	121	33	16	1	44	2	142
天　津	140	42	47	50	1	77	20	1		42		97
河　北	713	62	395	203	53	474	150	10		78	1	547
山　西	475	54	272	68	81	289	118	4		64		341
内蒙古	352	70	203	57	22	191	41	2	76	41	1	289
辽　宁	459	120	196	106	37	279	67	6	1	106		364
吉　林	272	48	163	34	27	159	59	4	2	48		218
黑龙江	580	83	281	161	55	415	90	4	1	69	1	429
上　海	177	47	103	7	20	91	15	9		54	8	162
江　苏	467	144	162	108	53	248	73	12		122	12	367
浙　江	442	131	186	11	114	250	87	8		93	4	402
安　徽	353	56	203	71	23	215	79	3		55	1	296
福　建	267	64	145	58		150	65	4	1	47		237
江　西	340	57	185	47	51	214	88	6		32		267
山　东	809	155	335	210	109	532	129	4	1	136	7	557
河　南	696	83	359	244	10	458	147	6		85		555
湖　北	405	99	205	69	32	254	84	6	2	57	2	322
湖　南	490	71	288	83	48	292	119	2		76	1	406
广　东	735	183	320	142	90	477	131	6		117	4	630
广　西	332	73	195	28	36	181	85	12	5	48	1	312
海　南	144	18	32	61	33	118	15	1		10		55
重　庆	245	39	102	55	49	155	41	5		44		182
四　川	692	190	331	20	151	399	155	7	34	97		610
贵　州	280	50	154	52	24	179	60	5	2	34		232
云　南	416	60	243	42	71	272	103	1	3	37		357
西　藏	117	12	28	62	15	83			32	2		117
陕　西	473	58	269	112	34	322	106	5		40		302
甘　肃	291	34	174	13	70	179	77	3	11	21		241
青　海	113	20	75		18	64	14		28	7		108
宁　夏	67	13	47	5	2	43	17		1	6		63
新　疆	473	46	193	213	21	368	25	1	46	33		436

1-2-3 2018年各地区民营医院数

地区	医院	按医院级别分				按机构类别分					
		三级医院	二级医院	一级医院	未定级	综合医院	中医医院	中西医结合医院	民族医院	专科医院	护理院
总 计	**20977**	**285**	**3059**	**8371**	**9262**	**12144**	**1684**	**497**	**65**	**6155**	**432**
东 部	8466	131	1218	3723	3394	4646	740	167	1	2565	347
中 部	5870	93	909	2317	2551	3233	501	151	7	1929	49
西 部	6641	61	932	2331	3317	4265	443	179	57	1661	36
北 京	431	21	81	303	26	127	126	24	1	149	4
天 津	280	1	24	140	115	193	35	2		50	
河 北	1395	9	171	897	318	996	93	31		274	1
山 西	893	3	93	241	556	365	95	25		405	3
内蒙古	466	10	108	243	105	233	76	14	19	118	6
辽 宁	910	14	115	368	413	482	119	9		289	11
吉 林	508	3	81	109	315	258	49	6	1	189	5
黑龙江	525	13	66	144	302	314	71	7	4	127	2
上 海	181		1	1	179	80	4	1		66	30
江 苏	1386	17	238	648	483	781	65	25		351	164
浙 江	846	3	51	38	754	305	84	25		380	52
安 徽	787	12	173	390	212	508	34	21		207	17
福 建	374	13	69	235	57	219	15	7		127	6
江 西	376	12	49	103	212	236	18	5		115	2
山 东	1771	26	294	783	668	1018	161	28		510	54
河 南	1129	11	148	727	243	660	140	34		286	9
湖 北	590	31	119	195	245	307	39	17		222	5
湖 南	1062	8	180	408	466	585	55	36	2	378	6
广 东	818	23	167	295	333	405	36	11		341	25
广 西	292	4	69	148	71	184	11	6		88	3
海 南	74	4	7	15	48	40	2	4		28	
重 庆	555	9	48	127	371	299	69	48		130	9
四 川	1652	10	236	328	1078	1085	77	26	1	455	8
贵 州	1029	8	140	573	308	778	37	15	7	188	4
云 南	864	9	132	233	490	571	38	23	1	230	1
西 藏	41			11	30	25		1	6	9	
陕 西	702	6	88	238	370	442	57	9		190	4
甘 肃	335	3	22	46	264	175	32	24	5	99	
青 海	107		21	12	74	60		5	8	33	1
宁 夏	164		29	83	52	110	9	4	2	39	
新 疆	434	2	39	289	104	303	37	4	8	82	

1-3-1 2018年医院等级情况

医院分类	医院	综合医院	中医医院	中西医结合医院	民族医院	专科医院
总　计	33009	19693	3977	650	312	7900
三级	2548	1396	448	72	29	603
甲等	1442	786	326	57	16	257
乙等	431	281	88	5	12	45
丙等	28	22				6
未定等	647	307	34	10	1	295
二级	9017	4680	1848	137	153	2186
甲等	4322	2568	1352	50	89	262
乙等	1406	921	228	22	41	194
丙等	78	42	9	2	1	24
未定等	3211	1149	259	63	22	1706
一级	10831	7985	874	212	56	1641
甲等	2107	1820	62	16	10	195
乙等	541	427	20	9	6	77
丙等	232	127	62	9	3	28
未定等	7951	5611	730	178	37	1341
未定级	10613	5632	807	229	74	3470

1-3-2 2018年各地区医院等级情况

地区	合计	三级	甲等	乙等	丙等	二级	甲等	乙等	丙等	一级	甲等	乙等	丙等	未定级
总　计	33009	2548	1442	431	28	9017	4322	1406	78	10831	2107	541	232	10613
东　部	13036	1178	644	197	18	3206	1428	388	52	4747	872	204	159	3905
中　部	9481	644	415	60	9	2865	1366	523	22	3094	717	193	43	2878
西　部	10492	726	383	174	1	2946	1528	495	4	2990	518	144	30	3830
北　京	648	102	55	1	16	148	39	3	35	371	36		129	27
天　津	420	43	31	4		71	25	13	8	190	32	6	1	116
河　北	2108	71	46	1		566	308	48	3	1100	156	27	6	371
山　西	1368	57	42	10		365	225	73	1	309	135	48	4	637
内蒙古	818	80	33	19	1	311	104	82	2	300	37	7		127
辽　宁	1369	134	66	19	2	311	159	47		474	83	18	6	450
吉　林	780	51	31	10	8	244	113	76	9	143	25	12	5	342
黑龙江	1105	96	68	11	1	347	150	135	3	305	131	25	6	357
上　海	358	47	32	4		104	60	24	1	8	4			199
江　苏	1853	161	71	49		400	119	45	3	756	245	118	12	536
浙　江	1288	134	67	66		237	123	89	2	49	7	3	2	868
安　徽	1140	68	46	5		376	145	47	1	461	77	38	1	235
福　建	641	77	36	11		214	88	55		293	17	3		57
江　西	716	69	49	6		234	172	28		150	27	9	2	263
山　东	2580	181	104	40		629	243	49		993	191	23		777
河　南	1825	94	59			507	215	60	5	971	199	36	9	253
湖　北	995	130	70	17		324	152	59	2	264	63	15	8	277
湖　南	1552	79	50	1		468	194	45	1	491	60	10	8	514
广　东	1553	206	122	2		487	237	13		437	77	4	1	423
广　西	624	77	46	6		264	144	13		176	26	2	3	107
海　南	218	22	14			39	27	2		76	24	2	2	81
重　庆	800	48	31			150	63	23		182	25	4		420
四　川	2344	200	75	87		567	264	166		348	137	50	2	1229
贵　州	1309	58	29	9		294	129	19		625	16	35	2	332
云　南	1280	69	47	8		375	211	34	1	275	12	11	16	561
西　藏	158	12	7	5		28	13	14		73	37	3	3	45
陕　西	1175	64	39	3		357	201	71		350	48	15		404
甘　肃	626	37	17	19		196	151	25		59	13	2		334
青　海	220	20	10	10		96	70	16		12	2	2		92
宁　夏	231	13	6	7		76	35	6		88	2		1	54
新　疆	907	48	43	1		232	143	26	1	502	163	13	3	125

1-4-1 2018年按床位数分组的医院数

医院分类	合计	0~49张	50~99张	100~199张	200~299张	300~399张	400~499张	500~799张	800张及以上
医院	33009	11916	8120	4802	2169	1337	934	1857	1874
按登记注册类型分									
公立医院	12032	2302	1437	1824	1319	980	774	1639	1757
民营医院	20977	9614	6683	2978	850	357	160	218	117
按类别分									
综合医院	19693	7163	4844	2672	1140	731	491	1193	1459
中医医院	3977	1120	723	658	436	290	244	341	165
中西医结合医院	650	208	200	101	44	19	28	25	25
民族医院	312	104	80	68	30	14	3	9	4
专科医院	7900	3270	2067	1198	450	262	157	278	218
口腔医院	786	732	42	7	1	3			1
眼科医院	761	324	354	61	14	5	2	1	
耳鼻喉科医院	108	28	58	19	1			1	1
肿瘤医院	156	17	17	35	21	8	7	13	38
心血管病医院	96	19	28	21	7	8	2	6	5
胸科医院	21		3	4	2	2		5	5
血液病医院	14	4	4	1	4			1	
妇产(科)医院	807	287	388	87	20	6	3	9	7
儿童医院	129	49	21	18	3	2	4	11	21
精神病医院	1330	91	261	269	205	140	93	161	110
传染病医院	167	15	19	28	24	21	19	32	9
皮肤病医院	192	116	56	17	3				
结核病医院	31	5	1	4	4	4	3	6	4
麻风病医院	27	16	7	2	2				
职业病医院	20	6	4	3	2	2	1	2	
骨科医院	654	211	192	190	36	13	3	5	4
康复医院	637	152	149	229	50	27	12	15	3
整形外科医院	53	39	7	5	1			1	
美容医院	398	386	10	1	1				
其他专科医院	1513	773	446	197	49	21	8	9	10
护理院	477	51	206	105	69	21	11	11	3

1-4-2 2018年各地区按床位数分组医院数

地区	合计	0～49张	50～99张	100～199张	200～299张	300～399张	400～499张	500～799张	800张及以上
总　计	33009	11916	8120	4802	2169	1337	934	1857	1874
东　部	13036	5157	2846	1764	840	490	376	762	801
中　部	9481	3192	2340	1494	645	394	251	547	618
西　部	10492	3567	2934	1544	684	453	307	548	455
北　京	648	329	110	75	22	22	17	31	42
天　津	420	231	83	41	11	13	5	17	19
河　北	2108	1020	452	203	119	75	58	123	58
山　西	1368	660	315	200	65	36	28	32	32
内蒙古	818	359	148	136	63	29	24	31	28
辽　宁	1369	528	306	221	69	39	39	85	82
吉　林	780	270	154	176	61	32	18	38	31
黑龙江	1105	392	235	228	75	51	27	51	46
上　海	358	96	47	37	42	29	18	47	42
江　苏	1853	644	457	303	112	70	54	95	118
浙　江	1288	434	249	214	117	62	49	67	96
安　徽	1140	399	256	189	83	34	23	65	91
福　建	641	195	137	98	59	33	28	54	37
江　西	716	175	185	107	58	40	37	72	42
山　东	2580	1211	561	300	123	65	47	119	154
河　南	1825	609	470	217	122	85	40	119	163
湖　北	995	256	262	147	75	41	33	72	109
湖　南	1552	431	463	230	106	75	45	98	104
广　东	1553	379	381	247	161	71	55	115	144
广　西	624	142	129	107	61	45	33	56	51
海　南	218	90	63	25	5	11	6	9	9
重　庆	800	169	307	118	62	26	26	49	43
四　川	2344	641	775	383	145	106	65	115	114
贵　州	1309	499	441	127	66	50	33	54	39
云　南	1280	411	353	235	66	70	33	55	57
西　藏	158	71	54	19	7	5		1	1
陕　西	1175	427	292	174	91	42	32	67	50
甘　肃	626	188	155	94	55	29	27	49	29
青　海	220	78	66	37	11	10	1	11	6
宁　夏	231	88	66	30	14	11	8	9	5
新　疆	907	494	148	84	43	30	25	51	32

1-5 基层医疗卫生机构数(按登记注册类型/主办单位/管理类别/机构类别分)

机构分类	2010	2014	2015	2016	2017	2018
总　　计	901709	917335	920770	926518	933024	943639
按登记注册类型分						
公立	460927	491885	495986	502619	505247	506003
非公立	440782	425450	424784	423899	427777	437636
按主办单位分						
政府办	111290	116948	117503	117421	120444	121918
社会办	470858	471722	472631	471008	465831	460221
个人办	319561	328665	330636	338089	346749	361500
按管理类别分						
非营利性	675760	695290	691375	691119	686104	680521
营利性	225949	222045	229395	235399	246920	263117
按机构类别分						
社区卫生服务中心(站)	32739	34238	34321	34327	34652	34997
社区卫生服务中心	6903	8669	8806	8918	9147	9352
社区卫生服务站	25836	25569	25515	25409	25505	25645
卫生院	38765	37497	37341	37241	37094	36987
街道卫生院	929	595	524	446	543	526
乡镇卫生院	37836	36902	36817	36795	36551	36461
村卫生室	648424	645470	640536	638763	632057	622001
门诊部	8291	12030	13282	14779	17649	21635
诊所(医务室)	173434	188100	195290	201408	211572	228019

1-6-1 2018年各地区按床位数分组的社区卫生服务中心(站)数

地区	社区卫生服务中心							社区卫生服务站			
	总计	无床	1～9张	10～29张	30～49张	50～99张	100张及以上	总计	无床	1～9张	10张及以上
总 计	9352	4159	497	1890	1212	1249	345	25645	23610	1465	570
东 部	4470	2306	166	716	530	557	195	15824	14928	628	268
中 部	2627	901	164	662	388	423	89	5215	4646	434	135
西 部	2255	952	167	512	294	269	61	4606	4036	403	167
北 京	332	167	45	67	23	23	7	1619	1619		
天 津	121	60		17	13	29	2	480	480		
河 北	328	84	23	128	47	42	4	1057	657	254	146
山 西	227	108	14	63	24	17	1	738	631	84	23
内蒙古	329	153	29	77	32	35	3	868	864	1	3
辽 宁	398	232	8	65	40	39	14	927	889	18	20
吉 林	214	115	11	47	16	22	3	162	115	38	9
黑龙江	450	206	54	86	57	43	4	164	104	27	33
上 海	315	114	2	18	44	89	48	723	723		
江 苏	565	138	9	113	138	116	51	2204	2159	44	1
浙 江	477	233	40	80	67	49	8	4835	4827	8	
安 徽	394	136	30	114	52	49	13	1497	1497		
福 建	226	106	9	66	22	21	2	465	465		
江 西	180	62	18	57	26	14	3	376	263	99	14
山 东	564	246	13	101	80	80	44	1879	1507	278	94
河 南	452	147	16	118	84	76	11	1046	972	59	15
湖 北	354	82	4	62	59	114	33	807	734	56	17
湖 南	356	45	17	115	70	88	21	425	330	71	24
广 东	1111	912	17	55	52	60	15	1491	1484	6	1
广 西	168	103	8	28	17	9	3	142	136	4	2
海 南	33	14		6	4	9		144	118	20	6
重 庆	201	55	2	32	33	54	25	271	267	3	1
四 川	423	140	25	106	76	66	10	557	488	39	30
贵 州	230	75	28	64	28	35		525	514	7	4
云 南	199	79	16	35	31	31	7	402	342	38	22
西 藏	9		4	5				5		3	2
陕 西	255	134	22	55	29	15		370	337	22	11
甘 肃	198	81	25	56	20	15	1	430	299	84	47
青 海	32	10	3	11	3	3	2	224	101	102	21
宁 夏	26	15	1	8	2			158	127	26	5
新 疆	185	107	4	35	23	6	10	654	561	74	19

1-6-2 2018年各地区按床位数分组乡镇卫生院数

类别 地区	合计	无床	1～9张	10～29张	30～49张	50～99张	100张 及以上
乡镇卫生院	36461	1547	4918	13227	6545	7832	2392
中心卫生院	10513	189	571	2530	2117	3535	1571
乡卫生院	25948	1358	4347	10697	4428	4297	821
各地区乡镇卫生院							
东 部	9342	822	543	2943	1920	2321	793
中 部	11404	258	775	4012	2332	3126	901
西 部	15715	467	3600	6272	2293	2385	698
北 京							
天 津	141	21	7	59	20	31	3
河 北	2005	26	42	899	529	446	63
山 西	1313	41	162	738	217	140	15
内 蒙 古	1301	41	465	582	123	79	11
辽 宁	1032	20	41	582	216	139	34
吉 林	777	17	103	466	92	85	14
黑 龙 江	972	26	120	530	175	111	10
上 海							
江 苏	1053	77	2	115	226	420	213
浙 江	1155	489	241	212	90	89	34
安 徽	1365	31	97	398	338	342	159
福 建	881	23	67	433	178	126	54
江 西	1588	19	131	695	302	386	55
山 东	1592	88	5	192	384	672	251
河 南	2042	18	13	350	542	900	219
湖 北	1139	31	13	118	235	519	223
湖 南	2208	75	136	717	431	643	206
广 东	1184	58	62	311	241	378	134
广 西	1264	24	35	368	270	431	136
海 南	299	20	76	140	36	20	7
重 庆	872	45	32	289	177	241	88
四 川	4433	62	1257	1640	588	664	222
贵 州	1341	31	163	610	269	221	47
云 南	1355	14	74	606	272	293	96
西 藏	678	47	555	72	2	2	
陕 西	1544	76	278	743	228	190	29
甘 肃	1376	31	361	729	146	88	21
青 海	405	4	238	137	17	9	
宁 夏	217	36	35	107	31	8	
新 疆	929	56	107	389	170	159	48

1-6-3 村卫生室数

年份地区	村卫生室(个)						行政村数(个)	设卫生室的村数占行政村数（%）
	合计	村办	乡卫生院设点	联合办	私人办	其他		
1990	803956	266137	29963	87149	381844	38863	743278	86.2
1995	804352	297462	36388	90681	354981	22876	740150	88.9
2000	709458	300864	47101	89828	255179	16486	734715	89.8
2005	583209	313633	32396	38561	180403	18216	629079	85.8
2010	648424	365153	49678	32650	177080	23863	594658	92.3
2014	645470	349428	59396	29180	160549	46917	585451	93.3
2015	640536	353196	60231	29208	153353	44548	580575	93.3
2016	638763	351016	60419	29336	152164	45828	559166	92.9
2017	632057	349025	63598	28687	147046	43701	554202	92.8
2018	622001	342062	65495	28353	141623	44468	542238	94.0
东　部	211375	110275	26485	8407	51245	14963	214890	84.9
中　部	213165	126698	13337	12291	44785	16054	169496	100.0
西　部	197461	105089	25673	7655	45593	13451	157852	100.0
北　京	2493	2254	6	3	216	14	3915	63.7
天　津	2511	899	705	112	239	556	3556	70.6
河　北	59047	28491	2668	1002	23121	3765	48724	100.0
山　西	28338	19286	1090	726	3439	3797	26623	100.0
内蒙古	13539	5172	2369	413	4502	1083	11057	100.0
辽　宁	19127	8412	341	147	9693	534	11586	100.0
吉　林	9901	3948	1532	1179	2767	475	9325	100.0
黑龙江	10740	7403	1698	148	942	549	8967	100.0
上　海	1162	884	170	26		82	1572	73.9
江　苏	15311	7912	4204	1863	19	1313	14410	100.0
浙　江	11483	6762	1411	145	1949	1216	24711	46.5
安　徽	15317	7106	2965	1849	872	2525	14516	100.0
福　建	18283	11231	863	230	4173	1786	14358	100.0
江　西	28309	13441	281	1484	11725	1378	17033	100.0
山　东	53246	26274	14062	4732	4785	3393	74167	76.5
河　南	56173	33675	848	2846	15795	3009	46198	100.0
湖　北	24411	15279	3506	3091	1587	948	24970	100.0
湖　南	39976	26560	1417	968	7658	3373	23906	100.0
广　东	25996	16279	1834	121	5614	2148	19785	100.0
广　西	20409	13802	836	177	4951	643	14258	100.0
海　南	2716	877	221	26	1436	156	2546	100.0
重　庆	10847	6669	1234	291	1404	1249	8090	100.0
四　川	56019	27848	3556	2561	18808	3246	45683	100.0
贵　州	20355	8653	2801	543	6418	1940	13436	100.0
云　南	13404	10027	1454	588	337	998	11905	100.0
西　藏	5298	2148	2270	132		748	5259	100.0
陕　西	24183	19599	742	358	3350	134	18116	100.0
甘　肃	16487	6523	3849	723	3921	1471	16039	100.0
青　海	4474	1789	636	596	927	526	4147	100.0
宁　夏	2300	818	467	215	472	328	2260	100.0
新　疆	10146	2041	5459	1058	503	1085	8920	100.0

注：行政村数即村民委员会数。

1-7 专业公共卫生机构数(按登记注册类型/主办单位/机构类别分)

机构分类	2010	2014	2015	2016	2017	2018
总　　计	11835	35029	31927	24866	19896	18033
按登记注册类型分						
公立	11764	34382	31582	24568	19633	17806
非公立	71	401	345	298	263	227
按主办单位分						
政府办	11421	31140	29019	22859	18362	16754
社会办	396	3617	2880	1969	1490	1230
个人办	18	26	28	38	44	49
按机构类别分						
疾病预防控制中心	3513	3490	3478	3481	3456	3443
专科疾病防治院(所/站)	1274	1242	1234	1213	1200	1161
健康教育所(站)	139	172	166	163	165	177
妇幼保健院(所/站)	3025	3098	3078	3063	3077	3080
急救中心(站)	245	325	345	355	361	384
采供血机构	530	541	548	552	557	563
卫生监督所(中心)	2992	2975	2986	2986	2992	2949
计划生育技术服务机构	117	23186	20092	13053	8088	6276

注：2013年起增加原计生部门主管的计划生育技术服务机构。2014年，由于乡镇撤并、计生与妇保机构合并等原因计划生育技术服务机构数减少较多。

二、卫生人员

简要说明

一、本章主要介绍全国及 31 个省、自治区、直辖市卫生人员数，主要包括各类卫生人员，按性别、年龄、学历、职称、科室分专业卫生人员数，执业（助理）医师执业类别及执业范围等。

二、本章数据来源于卫生资源统计年报和教育部《教育事业发展情况统计简报》。

三、统计口径调整

（一）卫生人员总数

1. 村卫生室人员数（包括乡村医生、卫生员、执业医师和执业助理医师、注册护士）计入卫生人员总数。

2. 2002 年起，按照行业管理原则，卫生人员数不再包括国境卫生检疫所、高中等医学院校、药品检验所（室）人员数。

3. 2007 年起，卫生人员数增加返聘本单位半年以上人员数。

4. 2010 年起，卫生人员总数包括获得"卫生监督员"证书的公务员数。

5. 2013 年起卫生人员数包括卫生计生部门主管的计划生育技术服务机构人员数，2013 年以前卫生人员数不包括原人口计生部门主管的计划生育技术服务机构人员数。

（二）卫生技术人员

1. 2007 年起，卫生技术人员不再包括药剂员和检验员等技能人员；2007 年以前药师（士）包括药剂员，检验师（士）包括检验员。

2. 执业（助理）医师：2002 年起，按取得医师执业证书的人数统计（不含未取得执业医师证书的见习医师）；2002 年以前按实际在岗的医生统计。执业（助理）医师数包括村卫生室执业（助理）医师数。

2002 年以前执业（助理）医师系医生数（包括主任医师、副主任医师、主治医师、住院医师和医士），执业医师系医师数（包括主任医师、副主任医师、主治医师、住院医师）。

3. 注册护士：2002 年起按注册数统计，2002 年以前按实际在岗的护士数统计。

（三）工勤技能人员

2007 年以前工勤技能人员系工勤人员数，不包括药剂员和检验员等技能人员。

四、本章涉及卫生机构的口径变动和指标解释与"卫生机构"章一致。

五、分科执业（助理）医师的科室分类主要依据《医疗机构诊疗科目》。中医医院和专科医院人员的科室归类原则如下：中医医院全部计入中医科，中西医结合医院全部计入中西医结合科，民族医院全部计入民族医学科，妇幼保健院分别计入妇产科、儿科，儿童医院计入儿科，传染病院、麻风病院全部计入传染科，疗养院、康复医院全部计入康复医学科，肿瘤医院全部计入肿瘤科，其他专科医院计入相关科室。

主要指标解释

卫生人员　指在医院、基层医疗卫生机构、专业公共卫生机构及其他医疗卫生机构工作的职工，包括卫生技术人员、乡村医生和卫生员、其他技术人员、管理人员和工勤人员。一律按支付年底工资的在岗职工统计，包括各类聘任人员（含合同工）及返聘本单位半年以上人员，不包括临时工、离退休人员、退职人员、离开本单位仍保留劳动关系人员、本单位返聘和临聘不足半年人员。

卫生技术人员　包括执业医师、执业助理医师、注册护士、药师（士）、检验技师（士）、影像技师（士）、卫生监督员和见习医（药、护、技）师（士）等卫生专业人员。不包括从事管理工作的卫生技术人员（如院长、副院长、党委书记等）。

执业医师　指《医师执业证》"级别"为"执业医师"且实际从事医疗、预防保健工作的人员，不包括实际从事管理工作的执业医师。执业医师类别分为临床、中医、口腔和公共卫生四类。

执业助理医师　指《医师执业证》"级别"为"执业助理医师"且实际从事医疗、预防保健工作的人员，不包括实际从事管理工作的执业助理医师。执业助理医师类别分为临床、中医、口腔和公共卫生四类。

见习医师　指毕业于高等院校医学专业、尚未取得医师执业证书的医师。

注册护士　指具有注册护士证书且实际从事护理工作的人员，不包括从事管理工作的护士。

药剂师（士）　包括主任药师、副主任药师、主管药师、药师、药士，不包括药剂员。

技师（士）　指检验技师（士）和影像技师（士）。包括主任技师、副主任技师、主管技师、技师、技士。

检验师（士）　包括主任检验技师、副主任检验技师、主管检验技师、检验技师、检验技士，不包括检验员。

其他卫生技术人员　包括见习医（药、护、技）师（士）等卫生专业人员，不包括药剂员、检验员、护理员等。

其他技术人员　指从事医疗器械修配、卫生宣传、科研、教学等技术工作的非卫生专业人员。

管理人员　指担负领导职责或管理任务的工作人员。包括从事医疗保健、疾病控制、卫生监督、医学科研与教学等业务管理工作的人员；主要从事党政、人事、财务、信息、安全保卫等行政管理工作的人员。

工勤技能人员　指承担技能操作和维护、后勤保障服务等职责的工作人员。工勤技能人员分为技术工和普通工。技术工包括护理员（工）、药剂员（工）、检验员、收费员、挂号员等，但不包括实验员、技术员、研究实习员（计入其他技术人员），也不包括经济员、会计员和统计员等（计入管理人员）。

卫生监督员　指医疗卫生机构中获得"卫生监督员"证书且实际从事卫生监督工作的人员，不包括从事管理工作的卫生监督员。

每千人口卫生技术人员　即卫生技术人员数/人口数×1000。人口数系国家统计局常住人口。

每千人口执业（助理）医师　即执业（助理）医师数/人口数×1000。人口数系国家统计局常住人口。

每万人口全科医生数　即全科医生数/人口数×10000。人口数系国家统计局常住人口。

乡村医生　指在村卫生室工作并且取得"乡村医生"证书的人员。

中专学历（水平）　指获得中专文凭或获得当地卫生健康（卫生计生）行政部门认可的中专水平证书的乡村医生。

卫生员　指在村卫生室工作但未取得"乡村医生"证书的人员。

2-1-1 卫生人员数

年份	卫生人员	卫生技术人员	执业(助理)医师	执业医师	注册护士	药师(士)	检验师(士)	乡村医生和卫生员	其他技术人员	管理人员	工勤技能人员
1950	611240	555040	380800	327400	37800	8080				21877	34323
1955	1052787	874063	500398	402409	107344	60974	15394			86465	92259
1960	1769205	1504894	596109	427498	170143	119293				132034	132277
1965	1872300	1531600	762804	510091	234546	117314			10996	168845	160899
1970	6571795	1453247	702304	446251	295147	…		4779280	10813	156862	171593
1975	7435212	2057068	877716	521617	379545	219904	77506	4841695	14122	251420	270907
1980	7355483	2798241	1153234	709473	465798	308438	114290	3820776	27834	310805	397827
1985	5606105	3410910	1413281	724238	636974	365145	145217	1293094	46052	358812	497237
1990	6137711	3897921	1763086	1302997	974541	405978	170371	1231510	85504	396694	526082
1991	6278458	3984974	1779545	1310933	1011943	409325	176832	1253324	91265	408819	540076
1992	6409307	4073986	1808194	1327875	1039674	413598	180754	1269061	99177	417670	549413
1993	6540522	4117067	1831665	1372471	1056096	413025	183657	1325106	113138	432903	552311
1994	6630710	4199217	1882180	1425375	1093544	417166	186415	1323701	116921	438084	552787
1995	6704395	4256923	1917772	1454926	1125661	418520	189488	1331017	120782	450013	545660
1996	6735097	4311845	1941235	1475232	1162609	424952	192873	1316095	125480	444571	537106
1997	6833962	4397805	1984867	1505342	1198228	428295	198016	1317786	133369	448047	536955
1998	6863315	4423721	1999521	1513975	1218836	423644	200846	1327633	145060	435507	531394
1999	6894985	4458669	2044672	1561584	1244844	418574	201272	1324937	150041	434997	526341
2000	6910383	4490803	2075843	1603266	1266838	414408	200900	1319357	157533	426789	515901
2001	6874527	4507700	2099658	1637337	1286938	404087	203378	1290595	157961	412757	505514
2002	6528674	4269779	1843995	1463573	1246545	357659	209144	1290595	179962	332628	455710
2003	6216971	4380878	1942364	1534046	1265959	357378	209616	867778	199331	318692	450292
2004	6332739	4485983	1999457	1582442	1308433	355451	211553	883075	209422	315595	438664
2005	6447246	4564050	2042135	1622684	1349589	349533	211495	916532	225697	312826	428141
2006	6681184	4728350	2099064	1678031	1426339	353565	218771	957459	235466	323705	436204
2007	6964389	4913186	2122925	1715460	1558822	325212	206487	931761	243460	356569	519413
2008	7251803	5174478	2201904	1791881	1678091	330525	212618	938313	255149	356854	527009
2009	7781448	5535124	2329206	1905436	1854818	341910	220695	1050991	275006	362665	557662
2010	8207502	5876158	2413259	1972840	2048071	353916	230572	1091863	290161	370548	578772
2011	8616040	6202858	2466094	2020154	2244020	363993	238874	1126443	305981	374885	605873
2012	9115705	6675549	2616064	2138836	2496599	377398	249255	1094419	319117	372997	653623
2013	9790483	7210578	2794754	2285794	2783121	395578	266607	1081063	359819	420971	718052
2014	10234213	7589790	2892518	2374917	3004144	409595	279277	1058182	379740	451250	755251
2015	10693881	8007537	3039135	2508408	3241469	423294	293680	1031525	399712	472620	782487
2016	11172945	8454403	3191005	2651398	3507166	439246	293680	1000324	426171	483198	808849
2017	11748972	8988230	3390034	2828999	3804021	452968	325909	968611	451480	509093	831558
2018	12300325	9529179	3607156	3010376	4098630	467685	342914	907098	476569	529045	858434

注：①卫生人员和卫生技术人员包括获得"卫生监督员"证书的公务员1万人；②2013年以后卫生人员数包括卫生计生部门主管的计划生育技术服务机构人员数，2013年以前不包括原人口计生部门主管的计划生育技术服务机构人员数；③执业（助理）医师数包括村卫生室执业（助理）医师数；④1985年以前乡村医生和卫生员系赤脚医生数。

2-1-2　2018年各类医疗卫生机构人员数

机构分类	合计	卫生技术			
		小计	执业(助理)医师	执业医师	注册护士
总　　计	12300325	9529179	3607156	3010376	4098630
一、医院	7375273	6129201	2053527	1911317	3020813
综合医院	5165122	4347507	1450976	1357594	2174831
中医医院	998777	846105	302068	279187	375744
中西医结合医院	130085	108756	39590	36858	50995
民族医院	40497	33342	12791	10979	11851
专科医院	1009342	774352	243498	222757	396477
口腔医院	64027	50653	23345	20907	21639
眼科医院	69961	45192	14024	12707	22478
耳鼻喉科医院	10474	8303	2775	2508	4115
肿瘤医院	94230	77771	24116	23530	40030
心血管病医院	25620	21171	6491	6163	11423
胸科医院	11981	10187	2886	2847	5693
血液病医院	2976	2284	600	563	1152
妇产(科)医院	113643	85427	27297	25245	45104
儿童医院	69144	58516	18488	18155	29828
精神病医院	183939	140693	36267	32585	80828
传染病医院	59642	48622	15031	14599	25041
皮肤病医院	11441	8587	2779	2506	4002
结核病医院	10798	8854	2545	2479	4770
麻风病医院	575	379	163	116	118
职业病医院	4316	3158	1108	1055	1461
骨科医院	60767	48363	15848	13117	23333
康复医院	60353	46292	13255	11514	20480
整形外科医院	6319	3680	1369	1274	1954
美容医院	33505	16957	6065	5323	9095
其他专科医院	115631	89263	29046	25564	43933
护理院	31450	19139	4604	3942	10915
二、基层医疗卫生机构	3964744	2682983	1305108	882282	852377
社区卫生服务中心(站)	582852	499296	209392	170523	189207
社区卫生服务中心	462487	392368	160948	130638	144432
社区卫生服务站	120365	106928	48444	39885	44775
卫生院	1405640	1193290	484354	284859	363521
街道卫生院	14316	12165	5329	3463	3795
乡镇卫生院	1391324	1181125	479025	281396	359726
中心卫生院	602003	515636	206281	129107	162853
乡卫生院	789321	665489	272744	152289	196873
村卫生室	1100979	193881	169117	51771	24764
门诊部	290824	237579	116640	100814	93079
综合门诊部	128868	108096	51339	46271	41360
中医门诊部	34588	26568	15417	14261	5828
中西医结合门诊部	5697	4912	2422	2173	
民族医门诊部	183	139	86	72	36
专科门诊部	121488	97864	47376	38037	44110
诊所、卫生所、医务室、护理站	584449	558937	325605	274315	181806
诊所	494234	474587	278885	236389	154996
卫生所、医务室	87891	83397	46629	37845	26146
护理站	2324	953	91	81	664

注：①卫生人员数合计包括获得"卫生监督员"证书的公务员1万人、乡村医生和卫生员968611人；②本表村卫生室人员数不包括乡镇卫生院在村卫生室工作的人员数（这部分人员计入乡镇卫生院中）。

人员					其他技术人员	管理人员	工勤技能人员
药师(士)	技师(士)		其他				
		检验师(士)		见习医师			
467685	505870	342914	849838	204781	476569	529045	858434
297638	326174	209502	431049	139278	300986	361216	583870
193593	232186	149211	295921	100156	194128	236785	386702
60589	44747	28025	62957	22219	40786	40312	71574
6231	5590	3675	6350	1610	5126	7134	9069
2753	1661	1023	4286	1112	2594	1909	2652
33680	41392	27212	59305	13813	56046	73073	105871
797	1223	467	3649	862	3162	4570	5642
1909	1800	1303	4981	1148	6043	8072	10654
368	395	223	650	159	465	778	928
3267	4857	2345	5501	926	5052	5310	6097
807	1040	641	1410	254	955	1769	1725
433	651	406	524	153	712	596	486
101	247	229	184	26	212	310	170
3448	5591	4122	3987	1043	5757	8271	14188
2843	3511	2599	3846	980	3218	3610	3800
6429	5693	3937	11476	3399	9314	11736	22196
2763	3555	2724	2232	596	3267	3562	4191
776	572	508	458	107	517	931	1406
408	649	461	482	117	529	586	829
31	32	30	35	6	32	72	92
149	234	188	206	30	332	349	477
2195	2956	1514	4031	1358	2378	4185	5841
1954	2085	1266	8518	837	3364	4562	6135
130	131	92	96	43	723	654	1262
563	600	452	634	168	4318	4121	8109
4309	5570	3705	6405	1601	5696	9029	11643
792	598	356	2230	368	2306	2003	8002
146827	105590	68948	273081	52164	104501	91314	178848
36965	23673	16968	40059	8623	24680	23455	35421
31396	21638	15383	33954	7804	20811	17961	31347
5569	2035	1585	6105	819	3869	5494	4074
78254	69143	43482	198018	37988	65196	43670	103484
832	655	445	1554	274	647	561	943
77422	68488	43037	196464	37714	64549	43109	102541
33926	31797	19584	80779	17606	25316	16841	44210
43496	36691	23453	115685	20108	39233	26268	58331
10247	10440	6950	7173	1494	8951	17145	27149
5227	7155	4670	3015	395	3302	6392	11078
3101	860	674	1362	305	1403	2484	4133
351	292	178	102	11	138	296	351
5	6	4	6	1	7	26	11
1563	2127	1424	2688	782	4101	7947	11576
21361	2334	1548	27831	4059	5674	7044	12794
19132	1561	962	20013	3466	4051	5851	9745
2226	773	586	7623	586	1482	1051	1961
3			195	7	141	142	1088

机构分类	合计	卫生技术			
		小计	执业(助理)医师	执业医师	注册护士
三、专业公共卫生机构	882671	678258	236586	206328	216635
疾病预防控制中心	187826	140491	70120	60340	14883
省属	11228	7953	4227	4181	151
地级市(地区)属	42867	32593	17723	16622	2220
县级市(区)属	59125	44005	22222	19107	5217
县属	67752	50686	23649	18416	6674
其他	6854	5254	2299	2014	621
专科疾病防治院(所、站)	48923	37444	15357	12979	12417
专科疾病防治院	19548	15000	5482	4873	6029
传染病防治院	1952	1477	461	428	702
结核病防治院	2386	1806	481	452	875
职业病防治院	6656	5047	1969	1889	1928
其他	8554	6670	2571	2104	2524
专科疾病防治所(站、中心)	29375	22444	9875	8106	6388
口腔病防治所(站、中心)	2314	1914	1065	918	559
精神病防治所(站、中心)	1397	1107	343	263	588
皮肤病与性病防治所(中心)	6948	5165	2144	1831	1524
结核病防治所(站、中心)	8131	6130	2539	2107	1587
职业病防治所(站、中心)	1459	1163	566	538	260
地方病防治所(站、中心)	765	564	301	257	51
血吸虫病防治所(站、中心)	5025	3876	1834	1370	1050
药物戒毒所(中心)	264	122	53	41	32
其他	3072	2403	1030	781	737
健康教育所(站、中心)	2104	931	410	362	132
妇幼保健院(所、站)	454985	376982	135330	120826	167702
省属	26320	22388	7609	7595	11424
地级市(地区)属	132109	110292	36924	35707	53570
县级市(区)属	143991	118800	43564	39117	51666
县属	144916	119250	45024	36417	48142
其他	7649	6252	2209	1990	2900
妇幼保健院	415337	345842	120003	107661	158771
妇幼保健所	22506	17726	9042	8062	4903
妇幼保健站	16796	13127	6142	4984	3950
生殖保健中心	346	287	143	119	78
急救中心(站)	17372	9213	4041	3681	3710
采供血机构	36506	26523	3723	3246	13608
卫生监督所(中心)	82103	67588			
省属	2430	1981			
地级市(地区)属	15583	12899			
县级市(区)属	25800	20556			
县属	27929	21829			
其他	361	323			
计划生育技术服务机构	52852	19086	7605	4894	4183
四、其他医疗卫生机构	77637	38737	11935	10449	8805
疗养院	12254	7507	2725	2463	3240
卫生监督检验(监测)机构	389	317	30	25	6
医学科学研究机构	10358	5109	1708	1660	396
医学在职培训机构	9999	4769	1599	1277	1156
临床检验中心(所、站)	20318	9523	1333	1233	549
统计信息中心	1302	91	32	32	9
其他	23017	11421	4508	3759	3449

人员					其他技术人员	管理人员	工勤技能人员
药师(士)	技师(士)		其他				
		检验师(士)		见习医师			
21918	66959	57854	136160	12910	56505	64978	82930
2691	27788	26001	25009	2537	14906	13469	18960
59	2226	2199	1290	71	1649	711	915
431	8310	8024	3909	713	3618	3197	3459
929	8059	7520	7578	719	4354	4562	6204
1197	8389	7511	10777	937	4691	4441	7934
75	804	747	1455	97	594	558	448
2654	3553	2797	3463	684	3505	3230	4744
983	1350	1099	1156	351	1479	1225	1844
94	122	104	98	28	106	101	268
124	198	150	128	51	116	223	241
263	506	420	381	101	679	467	463
502	524	425	549	171	578	434	872
1671	2203	1698	2307	333	2026	2005	2900
32	22	6	236	22	127	145	128
50	37	23	89	10	139	63	88
633	472	426	392	102	559	444	780
445	847	588	712	61	607	648	746
38	175	131	124	10	95	103	98
22	71	64	119	23	42	61	98
224	365	299	403	46	287	288	574
9	13	8	15	2	2	108	32
218	201	153	217	57	168	145	356
49	40	35	300	12	552	442	179
15413	27728	21580	30809	8651	22344	20747	34912
774	1559	1286	1022	454	1338	879	1715
4375	7677	6405	7746	2402	6504	6303	9010
4975	8850	6865	9745	2681	7143	6735	11313
5059	9239	6705	11786	3040	6986	6393	12287
230	403	319	510	74	373	437	587
14224	24792	19261	28052	8285	19630	17877	31988
700	1848	1497	1233	223	1547	1594	1639
477	1060	800	1498	140	1146	1262	1261
12	28	22	26	3	21	14	24
137	86	71	1239	635	1324	1419	5416
271	6503	6467	2418	110	3185	2222	4576
			67588		2160	7174	5181
			1981		21	293	135
			12899		397	1524	763
			20556		696	2718	1830
			21829		1046	2605	2449
			323			34	4
703	1261	903	5334	281	8529	16275	8962
1302	7147	6610	9548	429	14577	11537	12786
366	493	345	683	174	1147	1351	2249
1	192	191	88		26	40	6
207	336	302	2462	48	3370	1232	647
307	197	130	1510	49	2750	1204	1276
10	5105	5034	2526	46	2461	2474	5860
9	1	1	40	2	764	394	53
402	823	607	2239	110	4059	4842	2695

2-1-3　2018年卫生人员数(按城乡/登记注册类型/主办单位分)

分类	合计	卫生技术人员							乡村医生和卫生员	其他技术人员	管理人员	工勤技能人员
		小计	执业(助理)医师	执业医师	注册护士	药师(士)	技师(士)	其他				
总　计	12300325	9529179	3607156	3010376	4098630	467685	505870	849838	907098	476569	529045	858434
按城乡分												
城市	6263898	5190988	1907404	1776221	2417653	246709	271105	348117		268118	328090	476702
农村	6026427	4328191	1699752	1234155	1680977	220976	234765	491721	907098	208451	200955	381732
按登记注册类型分												
公立	9420723	7380957	2697076	2268167	3192474	375129	414689	701589	641168	387069	377467	634062
国有	8128357	6754884	2369205	2082516	3013313	340272	389195	642899	66902	358880	356986	590705
集体	1292366	626073	327871	185651	179161	34857	25494	58690	574266	28189	20481	43357
非公立	2869602	2138222	910080	742209	906156	92556	91181	138249	265930	89500	151578	224372
其中:												
联营	50988	20876	10457	6202	7689	680	807	1243	26283	703	1318	1808
私营	1978080	1491578	668795	537748	608443	64224	57526	92590	197743	57206	94795	136758
按主办单位分												
政府办	8174045	6761870	2386951	2062614	2969197	349983	390053	665686	107659	366468	343747	594301
其中:												
卫生健康部门	7946979	6586553	2322750	2006493	2891973	340791	380696	650343	107659	354575	325370	572822
社会办	2124223	1221166	530793	391710	502978	51373	56613	79409	635780	52069	87806	127402
个人办	1992057	1536143	689412	556052	626455	66329	59204	94743	163659	58032	97492	136731

注：①卫生人员和卫生技术人员中包括公务员中卫生监督员10000名；②城市包括直辖市区和地级市辖区，农村包括县及县级市；③社会办包括企业、事业单位、社会团体和其他社会组织办的卫生机构。

2-1-4 2017年卫生人员性别、年龄、学历、职称构成(%)

分类	卫生技术人员							其他技术人员	管理人员
	合计	执业(助理)医师	执业医师	注册护士	药师（士）	技师（士）	其他		
总 计	100.0	100.0	100.0	100.0	100.0	100.0	100.0	100.0	100.0
按性别分									
男	29.0	54.3	54.9	2.2	34.0	41.1	42.4	39.0	47.0
女	71.0	45.7	45.2	97.8	66.0	58.9	57.6	61.0	53.1
按年龄分									
25岁以下	7.9	0.2	0.1	13.5	3.7	6.3	12.3	5.0	2.1
25~34岁	38.1	22.1	21.0	48.0	34.3	38.4	49.5	36.6	25.1
35~44岁	26.1	34.4	33.2	21.3	26.5	26.7	20.1	28.8	27.9
45~54岁	18.6	26.1	26.6	13.8	24.0	19.3	12.5	22.3	31.8
55~59岁	3.8	5.5	5.9	2.2	6.6	4.8	2.7	4.5	8.2
60岁及以上	5.4	11.8	13.2	1.3	5.0	4.4	2.9	2.8	5.0
按工作年限分									
5年以下	22.7	11.7	11.2	27.1	16.3	21.9	40.0	21.5	13.7
5~9年	23.0	16.8	16.5	28.7	20.1	21.1	23.0	21.9	15.8
10~19年	21.3	25.1	24.5	20.2	20.0	20.9	15.8	21.1	18.8
20~29年	19.2	25.7	25.4	15.5	23.3	20.4	12.5	20.9	26.7
30年及以上	13.7	20.7	22.3	8.6	20.2	15.6	8.6	14.6	25.0
按学历分									
研究生	5.3	12.0	13.9	0.2	3.1	3.2	6.1	3.7	4.3
大学本科	28.8	41.0	46.2	18.4	26.7	30.4	30.5	29.1	35.2
大专	39.1	29.1	25.8	48.5	35.2	41.5	35.3	37.0	38.0
中专	25.1	16.3	12.6	32.1	29.0	22.8	24.8	21.3	14.7
高中及以下	1.8	1.6	1.4	0.8	6.1	2.1	3.3	8.9	7.9
按专业技术资格分									
正高	1.8	4.7	5.5	0.2	0.7	1.0	0.4	0.4	2.0
副高	6.0	12.9	15.0	2.4	3.6	5.0	1.2	2.5	6.3
中级	19.6	28.9	33.3	16.5	19.8	20.9	5.2	12.5	14.9
师级/助理	29.3	37.7	37.2	24.5	35.1	30.7	20.4	20.5	13.9
士级	30.5	7.8	1.6	46.3	30.2	29.9	38.8	32.7	13.0
不详	12.7	8.0	7.5	10.1	10.6	12.5	34.1	31.4	50.0
按聘任技术职务分									
正高	1.8	4.6	5.3	0.2	0.7	0.9	0.4	0.5	3.5
副高	6.0	13.1	15.3	2.3	3.5	5.0	1.3	2.6	10.1
中级	20.5	30.8	35.4	16.5	20.5	21.8	6.2	13.6	25.7
师级/助理	31.2	41.3	39.4	26.0	36.1	31.8	19.9	24.5	25.8
士级	30.2	7.5	2.1	46.9	31.0	30.3	34.3	31.4	20.6
待聘	10.3	2.8	2.5	8.1	8.2	10.3	38.0	27.4	14.3

注：本表不包括村卫生室数字。

2-1-5　2018年卫生人员性别、年龄、学历、职称构成(%)

分类	卫生技术人员							其他技术人员	管理人员
	合计	执业(助理)医师	执业医师	注册护士	药师(士)	技师(士)	其他		
总　计	100.0	100.0	100.0	100.0	100.0	100.0	100.0	100.0	100.0
按性别分									
男	28.2	53.8	54.2	2.3	33.3	40.4	42.1	39.0	46.1
女	71.8	46.2	45.8	97.7	66.8	59.6	58.0	61.1	53.9
按年龄分									
25岁以下	5.7	0.2	0.0	9.7	2.4	4.4	8.7	3.4	1.4
25～34岁	38.8	20.2	19.0	50.6	34.1	39.3	49.9	35.9	24.3
35～44岁	26.5	33.9	33.3	22.1	26.4	26.8	21.4	29.1	27.1
45～54岁	18.0	25.9	25.9	12.7	22.8	18.2	13.0	22.3	29.6
55～59岁	5.3	7.8	8.3	3.4	8.3	6.3	3.7	6.0	11.3
60岁及以上	5.7	12.1	13.5	1.5	6.0	5.0	3.4	3.4	6.2
按工作年限分									
5年以下	18.3	10.1	9.4	21.3	12.2	17.7	33.0	16.5	11.3
5～9年	25.1	17.6	17.2	31.2	22.1	24.2	26.3	24.3	17.1
10～19年	23.5	25.3	25.2	23.9	21.9	22.3	18.2	23.4	20.0
20～29年	18.6	25.5	25.2	14.3	22.8	19.6	13.0	20.1	25.0
30年及以上	14.5	21.5	23.1	9.3	21.1	16.3	9.6	15.7	26.6
按学历分									
研究生	5.6	13.1	15.1	0.2	3.4	3.4	5.7	4.1	5.0
大学本科	30.6	42.3	47.4	20.8	29.7	33.2	32.0	31.6	37.3
大专	39.3	28.4	24.7	48.9	35.3	41.7	36.0	36.5	36.6
中专	23.1	14.8	11.5	29.6	26.4	20.0	23.2	19.6	13.5
高中及以下	1.5	1.4	1.2	0.6	5.2	1.7	3.1	8.2	7.5
按专业技术资格分									
正高	1.9	4.9	5.7	0.2	0.8	1.0	0.4	0.4	2.0
副高	6.1	13.2	15.3	2.4	3.8	5.1	1.3	2.8	6.5
中级	19.5	29.0	33.4	15.9	19.9	20.4	5.4	12.9	14.6
师级/助理	29.9	38.5	38.1	25.1	35.4	30.7	20.4	20.8	13.7
士级	31.6	8.2	1.7	47.5	30.6	31.4	40.8	34.4	13.3
不详	11.0	6.3	5.9	8.8	9.5	11.5	31.8	28.8	49.9
按聘任技术职务分									
正高	1.8	4.7	5.5	0.2	0.8	0.9	0.4	0.6	3.7
副高	6.2	13.4	15.5	2.4	3.7	5.1	1.4	2.8	10.4
中级	20.1	30.3	34.8	15.9	20.5	21.1	6.3	13.5	25.0
师级/助理	31.2	41.0	39.2	26.1	35.9	31.2	19.8	23.8	25.4
士级	30.9	7.8	2.2	47.5	31.0	31.3	35.6	31.9	20.9
待聘	9.8	2.9	2.7	8.0	8.1	10.4	36.6	27.5	14.7

注：本表不包括村卫生室数字。

2-1-6　各地区卫生人员数

| 地区 | 合计 | 卫生技术人员 | | | | | | | 乡村医生和卫生员 | 其他技术人员 | 管理人员 | 工勤技能人员 |
		小计	执业(助理)医师	执业医师	注册护士	药师(士)	技师(士)	其他				
2017	11748972	8988230	3390034	2828999	3804021	452968	481077	860130	968611	451480	509093	831558
2018	12300325	9529179	3607156	3010376	4098630	467685	505870	849838	907098	476569	529045	858434
东　部	5321062	4201484	1650531	1407057	1800611	217301	211693	321348	287987	224936	220187	386468
中　部	3568196	2711267	1048786	852936	1171717	127359	150235	213170	328391	139971	154922	233645
西　部	3401067	2606428	907839	750383	1126302	123025	143942	305320	290720	111662	153936	238321
北　京	326102	255930	99807	93587	107351	14389	13255	21128	2977	17136	20966	29093
天　津	132525	104577	43105	40515	39377	6127	5725	10243	4600	5578	9645	8125
河　北	623974	461139	211387	164733	172863	18841	23027	35021	72690	30142	22242	37761
山　西	330891	246367	99490	85834	103860	10710	12556	19751	35642	13539	14108	21235
内蒙古	241424	188173	73563	63270	76435	10968	9864	17343	17639	10279	11412	13921
辽　宁	391919	303140	120431	108499	134492	13811	16353	18053	21884	16620	19965	30310
吉　林	241961	183762	77108	67329	76241	8149	9199	13065	14768	9856	15412	18163
黑龙江	299636	230813	89489	76443	93068	11354	12691	24211	20156	10114	17177	21376
上　海	238225	195640	71580	67791	88005	10194	11474	14387	717	11613	13339	16916
江　苏	739314	590062	233263	193878	260422	30184	29634	36559	27000	31875	32585	57792
浙　江	589357	486204	190782	166124	201511	29048	24514	40349	7312	24788	21255	49798
安　徽	426956	333563	126824	103628	149723	15000	19603	22413	37609	16470	16035	23279
福　建	318503	247413	91110	78723	109330	14806	13247	18920	23297	12527	10492	24774
江　西	325847	247259	87304	73290	110855	14716	16553	17831	39550	9254	9564	20220
山　东	961360	738532	290416	245310	322750	35030	35904	54432	101069	43520	31792	46447
河　南	863167	621488	235649	180402	263100	27765	36324	58650	103306	37712	36386	64275
湖　北	521930	410971	152040	126644	190858	18659	20442	28972	37373	22080	21892	29614
湖　南	557808	437044	180882	139366	184012	21006	22867	28277	39987	20946	24348	35483
广　东	918396	755173	276361	229165	334551	41785	35180	67296	23063	28290	33590	78280
广　西	420360	320915	105979	86541	140412	18343	17793	38388	32648	13998	16799	36000
海　南	81387	63674	22289	18732	29959	3086	3380	4960	3378	2847	4316	7172
重　庆	272794	209260	76379	61809	95109	9389	10303	18080	17906	9552	13540	22536
四　川	746322	562477	204956	171277	247262	25997	29225	55037	62907	19418	34783	66737
贵　州	323381	245456	81475	65264	109127	9434	14458	30962	34097	12296	15953	15579
云　南	389770	301804	99669	82233	136886	11657	15803	37789	38443	15597	10925	23001
西　藏	36806	19077	8322	6230	5573	866	954	3362	12748	1678	1302	2001
陕　西	410896	327962	99036	82880	138021	15754	21467	53684	29424	3818	26115	23577
甘　肃	207045	157293	59560	48150	64276	6981	8365	18111	19330	8271	10113	12038
青　海	59369	44590	16153	13725	17577	2355	2491	6014	6795	2882	1793	3309
宁　夏	65764	53066	19435	17092	23277	3217	2898	4239	3137	2367	3035	4159
新　疆	227136	176355	63312	51912	72347	8064	10321	22311	15646	11506	8166	15463

2-1-7 2018年各地区卫生人员数(城市)

地 区	合计	卫生技术人员							其他技术人员	管理人员	工勤技能人员
		小计	执业(助理)医师	执业医师	注册护士	药师(士)	技师(士)	其他			
总 计	6263898	5190988	1907404	1776221	2417653	246709	271105	348117	268118	328090	476702
东 部	3231145	2673933	1011851	942273	1210107	135078	137097	179800	146066	158703	252443
中 部	1548816	1291769	466428	435042	626167	55433	68446	75295	68574	85091	103382
西 部	1483937	1225286	429125	398906	581379	56198	65562	93022	53478	84296	120877
北 京	322652	255457	99392	93371	107293	14389	13255	21128	17136	20966	29093
天 津	121672	99071	39941	38292	38225	5810	5458	9637	5345	9393	7863
河 北	253516	211672	87730	79738	93250	8284	10665	11743	13908	11120	16816
山 西	165387	137969	51934	48753	65209	5775	7026	8025	7511	8565	11342
内 蒙 古	114829	95776	35174	33079	43745	5347	5037	6473	5248	6638	7167
辽 宁	260557	216250	83255	79312	101326	9573	11745	10351	10963	13429	19915
吉 林	115391	94161	39128	36400	42002	3890	4938	4203	4893	7726	8611
黑 龙 江	166244	136269	50533	47266	62524	5915	7010	10287	6580	10501	12894
上 海	231632	190628	69046	66427	86346	9931	11229	14076	11464	13024	16516
江 苏	404820	331802	122462	115445	157078	16475	17332	18455	18855	21595	32568
浙 江	322077	263976	100514	93527	115062	14864	14155	19381	15114	13550	29437
安 徽	195928	165494	58034	54380	82565	6963	9407	8525	8940	10063	11431
福 建	160530	132795	49405	46156	61347	7245	7065	7733	7290	6994	13451
江 西	127076	108560	36235	34199	54104	5546	6698	5977	4639	5716	8161
山 东	452866	385612	148501	136421	180670	17493	18266	20682	23780	18909	24565
河 南	321620	267983	94337	87049	130191	11162	13888	18405	15534	16948	21155
湖 北	246173	205038	72271	68085	102395	8842	10449	11081	11752	12943	16440
湖 南	210997	176295	63956	58910	87177	7340	9030	8792	8725	12629	13348
广 东	657546	551380	199258	182098	252024	29416	26072	44610	20454	27178	58534
广 西	188605	156918	53637	50585	74424	8359	8311	12187	6479	8969	16239
海 南	43277	35290	12347	11486	17486	1598	1855	2004	1757	2545	3685
重 庆	167704	136119	48135	42856	66225	6083	6784	8892	6570	9504	15511
四 川	338303	274076	96869	91397	132160	11966	14256	18825	10047	19395	34785
贵 州	103956	86874	30518	28593	42529	3265	4684	5878	4696	6360	6026
云 南	121417	102507	35719	33234	49606	4254	5356	7572	6191	4907	7812
西 藏	13334	10153	4559	3768	3570	411	611	1002	923	897	1361
陕 西	210338	176194	56807	51971	82764	7645	10668	18310	2207	16554	15383
甘 肃	92854	77623	27985	25945	36443	3406	4355	5434	4472	4699	6060
青 海	27741	23155	7795	7387	10943	1230	1194	1993	1705	992	1889
宁 夏	42015	35254	12788	11822	16448	1989	1868	2161	1531	2362	2868
新 疆	62841	50637	19139	18269	22522	2243	2438	4295	3409	3019	5776

注：城市包括直辖市区和地级市辖区。

2-1-8 2018年各地区卫生人员数(农村)

| 地 区 | 合计 | 卫生技术人员 | | | | | | | 乡村医生和卫生员 | 其他技术人员 | 管理人员 | 工勤技能人员 |
		小计	执业(助理)医师	执业医师	注册护士	药师(士)	技师(士)	其他				
总 计	6026427	4328191	1699752	1234155	1680977	220976	234765	491721	907098	208451	200955	381732
东 部	2089917	1527551	638680	464784	590504	82223	74596	141548	287987	78870	61484	134025
中 部	2019380	1419498	582358	417894	545550	71926	81789	137875	328391	71397	69831	130263
西 部	1917130	1381142	478714	351477	544923	66827	78380	212298	290720	58184	69640	117444
北 京	3450	473	415	216	58				2977			
天 津	10853	5506	3164	2223	1152	317	267	606	4600	233	252	262
河 北	370458	249467	123657	84995	79613	10557	12362	23278	72690	16234	11122	20945
山 西	165504	108398	47556	37081	38651	4935	5530	11726	35642	6028	5543	9893
内蒙古	126595	92397	38389	30191	32690	5621	4827	10870	17639	5031	4774	6754
辽 宁	131362	86890	37176	29187	33166	4238	4608	7702	21884	5657	6536	10395
吉 林	126570	89601	37980	30929	34239	4259	4261	8862	14768	4963	7686	9552
黑龙江	133392	94544	38956	29177	30544	5439	5681	13924	20156	3534	6676	8482
上 海	6593	5012	2534	1364	1659	263	245	311	717	149	315	400
江 苏	334494	258260	110801	78433	103344	13709	12302	18104	27000	13020	10990	25224
浙 江	267280	222228	90268	72597	86449	14184	10359	20968	7312	9674	7705	20361
安 徽	231028	168069	68790	49248	67158	8037	10196	13888	37609	7530	5972	11848
福 建	157973	114618	41705	32567	47983	7561	6182	11187	23297	5237	3498	11323
江 西	198771	138699	51069	39091	56751	9170	9855	11854	39550	4615	3848	12059
山 东	508494	352920	141915	108889	142080	17537	17638	33750	101069	19740	12883	21882
河 南	541547	353505	141312	93353	132909	16603	22436	40245	103306	22178	19438	43120
湖 北	275757	205933	79769	58559	88463	9817	9993	17891	37373	10328	8949	13174
湖 南	346811	260749	116926	80456	96835	13666	13837	19485	39987	12221	11719	22135
广 东	260850	203793	77103	47067	82527	12369	9108	22686	23063	7836	6412	19746
广 西	231755	163997	52342	35956	65988	9984	9482	26201	32648	7519	7830	19761
海 南	38110	28384	9942	7246	12473	1488	1525	2956	3378	1090	1771	3487
重 庆	105090	73141	28244	18953	28884	3306	3519	9188	17906	2982	4036	7025
四 川	408019	288401	108087	79880	115102	14031	14969	36212	62907	9371	15388	31952
贵 州	219425	158582	50957	36671	66598	6169	9774	25084	34097	7600	9593	9553
云 南	268353	199297	63950	48999	87280	7403	10447	30217	38443	9406	6018	15189
西 藏	23472	8924	3763	2462	2003	455	343	2360	12748	755	405	640
陕 西	200558	151768	42229	30909	55257	8109	10799	35374	29424	1611	9561	8194
甘 肃	114191	79670	31575	22205	27833	3575	4010	12677	19330	3799	5414	5978
青 海	31628	21435	8358	6338	6634	1125	1297	4021	6795	1177	801	1420
宁 夏	23749	17812	6647	5270	6829	1228	1030	2078	3137	836	673	1291
新 疆	164295	125718	44173	33643	49825	5821	7883	18016	15646	8097	5147	9687

2-2-1 每千人口卫生技术人员数

年份	卫生技术人员			执业（助理）医师			其中：执业医师	注册护士		
	合计	城市	农村	合计	城市	农村		合计	城市	农村
1949	0.93	1.87	0.73	0.67	0.70	0.66	0.58	0.06	0.25	0.02
1955	1.42	3.49	1.01	0.81	1.24	0.74	0.70	0.14	0.64	0.04
1960	2.37	5.67	1.85	1.04	1.97	0.90	0.79	0.23	1.04	0.07
1965	2.11	5.37	1.46	1.05	2.22	0.82	0.70	0.32	1.45	0.10
1970	1.76	4.88	1.22	0.85	1.97	0.66	0.43	0.29	1.10	0.14
1975	2.24	6.92	1.41	0.95	2.66	0.65	0.57	0.41	1.74	0.18
1980	2.85	8.03	1.81	1.17	3.22	0.76	0.72	0.47	1.83	0.20
1985	3.28	7.92	2.09	1.36	3.35	0.85	0.70	0.61	1.85	0.30
1990	3.45	6.59	2.15	1.56	2.95	0.98	1.15	0.86	1.91	0.43
1995	3.59	5.36	2.32	1.62	2.39	1.07	1.23	0.95	1.59	0.49
1998	3.64	5.30	2.35	1.65	2.34	1.11	1.25	1.00	1.64	0.51
1999	3.64	5.24	2.38	1.67	2.33	1.14	1.27	1.02	1.64	0.52
2000	3.63	5.17	2.41	1.68	2.31	1.17	1.30	1.02	1.64	0.54
2001	3.62	5.15	2.38	1.69	2.32	1.17	1.32	1.03	1.65	0.54
2002	3.41	…	…	1.47	…	…	1.17	1.00	…	…
2003	3.48	4.88	2.26	1.54	2.13	1.04	1.22	1.00	1.59	0.50
2004	3.53	4.99	2.24	1.57	2.18	1.04	1.25	1.03	1.63	0.50
2005	3.50	5.82	2.69	1.56	2.46	1.26	1.24	1.03	2.10	0.65
2006	3.60	6.09	2.70	1.60	2.56	1.26	1.28	1.09	2.22	0.66
2007	3.72	6.44	2.69	1.61	2.61	1.23	1.30	1.18	2.42	0.70
2008	3.90	6.68	2.80	1.66	2.68	1.26	1.35	1.27	2.54	0.76
2009	4.15	7.15	2.94	1.75	2.83	1.31	1.43	1.39	2.82	0.81
2010	4.39	7.62	3.04	1.80	2.97	1.32	1.47	1.53	3.09	0.89
2011	4.58	7.90	3.19	1.82	3.00	1.33	1.49	1.66	3.29	0.98
2012	4.94	8.54	3.41	1.94	3.19	1.40	1.58	1.85	3.65	1.09
2013	5.27	9.18	3.64	2.04	3.39	1.48	1.67	2.04	4.00	1.22
2014	5.56	9.70	3.77	2.12	3.54	1.51	1.74	2.20	4.30	1.31
2015	5.84	10.21	3.90	2.22	3.72	1.55	1.84	2.37	4.58	1.39
2016	6.12	10.42	4.08	2.31	3.79	1.61	1.92	2.54	4.75	1.50
2017	6.47	10.87	4.28	2.44	3.97	1.68	2.04	2.74	5.01	1.62
2018	6.83	10.91	4.63	2.59	4.01	1.82	2.16	2.94	5.08	1.80

注：①2002年以前，执业（助理）医师数系医生，执业医师数系医师，注册护士数系护师（士）；②城市包括直辖市区和地级市辖区，农村包括县及县级市；③合计项分母系常住人口数，分城乡项分母系推算户籍人口数。下表同。

2-2-2　2018年各地区每千人口卫生技术人员数

地区	卫生技术人员			执业(助理)医师			其中：执业医师			注册护士		
	合计	城市	农村	合计	城市	农村	合计	城市	农村	合计	城市	农村
总　计	6.8	10.9	4.6	2.6	4.0	1.8	2.2	3.7	1.3	2.9	5.1	1.8
东　部	7.2	11.5	5.1	2.8	4.3	2.1	2.4	4.1	1.5	3.1	5.2	2.0
中　部	6.2	10.7	4.1	2.4	3.8	1.7	2.0	3.6	1.2	2.7	5.2	1.6
西　部	6.9	10.0	4.8	2.4	3.5	1.7	2.0	3.3	1.2	3.0	4.8	1.9
北　京	11.9	17.9		4.6	7.0		4.3	6.6		5.0	7.5	
天　津	6.7	9.6	8.1	2.8	3.9	4.7	2.6	3.7	3.3	2.5	3.7	1.7
河　北	6.1	9.2	4.5	2.8	3.8	2.2	2.2	3.5	1.5	2.3	4.1	1.4
山　西	6.6	13.8	4.3	2.7	5.2	1.9	2.3	4.9	1.5	2.8	6.5	1.5
内蒙古	7.4	13.9	5.3	2.9	5.1	2.2	2.5	4.8	1.7	3.0	6.3	1.9
辽　宁	7.0	10.9	4.0	2.8	4.2	1.7	2.5	4.0	1.3	3.1	5.1	1.5
吉　林	6.8	11.1	5.2	2.9	4.6	2.2	2.5	4.3	1.8	2.8	5.0	2.0
黑龙江	6.1	10.4	4.2	2.4	3.9	1.8	2.0	3.6	1.3	2.5	4.8	1.4
上　海	8.1	13.6	7.4	3.0	4.9	3.7	2.8	4.7	2.0	3.6	6.2	2.4
江　苏	7.3	10.1	5.7	2.9	3.7	2.4	2.4	3.5	1.7	3.2	4.8	2.3
浙　江	8.5	12.9	7.4	3.3	4.9	3.0	2.9	4.6	2.4	3.5	5.6	2.9
安　徽	5.3	7.7	3.4	2.0	2.7	1.4	1.6	2.5	1.0	2.4	3.8	1.4
福　建	6.3	10.7	4.3	2.3	4.0	1.6	2.0	3.7	1.2	2.8	5.0	1.8
江　西	5.3	8.9	3.6	1.9	3.0	1.3	1.6	2.8	1.0	2.4	4.4	1.5
山　东	7.4	10.9	5.3	2.9	4.2	2.1	2.4	3.9	1.6	3.2	5.1	2.1
河　南	6.5	12.3	3.8	2.5	4.3	1.5	1.9	4.0	1.0	2.7	6.0	1.4
湖　北	6.9	10.2	4.9	2.6	3.6	1.9	2.1	3.4	1.4	3.2	5.1	2.1
湖　南	6.3	12.3	4.4	2.6	4.5	2.0	2.0	4.1	1.4	2.7	6.1	1.6
广　东	6.7	11.5	4.2	2.4	4.1	1.6	2.0	3.8	1.0	2.9	5.2	1.7
广　西	6.5	9.1	4.1	2.2	3.1	1.3	1.8	2.9	0.9	2.9	4.3	1.7
海　南	6.8	14.1	4.2	2.4	4.9	1.5	2.0	4.6	1.1	3.2	7.0	1.9
重　庆	6.7	7.9	4.4	2.5	2.8	1.7	2.0	2.5	1.1	3.1	3.8	1.7
四　川	6.7	9.1	4.7	2.5	3.2	1.8	2.1	3.0	1.3	3.0	4.4	1.9
贵　州	6.8	9.7	4.3	2.3	3.4	1.4	1.8	3.2	1.0	3.0	4.8	1.8
云　南	6.2	13.0	5.0	2.1	4.5	1.6	1.7	4.2	1.2	2.8	6.3	2.2
西　藏	5.5	8.4	3.7	2.4	3.8	1.6	1.8	3.1	1.0	1.6	3.0	0.8
陕　西	8.5	10.9	6.3	2.6	3.5	1.7	2.1	3.2	1.3	3.6	5.1	2.3
甘　肃	6.0	9.3	4.1	2.3	3.4	1.6	1.8	3.1	1.1	2.4	4.4	1.4
青　海	7.4	14.4	5.0	2.7	4.8	1.9	2.3	4.6	1.5	2.9	6.8	1.5
宁　夏	7.7	11.0	4.9	2.8	4.0	1.8	2.5	3.7	1.4	3.4	5.2	1.9
新　疆	7.1	14.5	6.4	2.5	5.5	2.3	2.1	5.2	1.7	2.9	6.4	2.5

2-3-1 2017年执业(助理)医师性别、年龄、学历及职称构成(%)

分类	执业(助理)医师					其中：执业医师				
	合计	临床	中医	口腔	公共卫生	合计	临床	中医	口腔	公共卫生
总　计	100.0	100.0	100.0	100.0	100.0	100.0	100.0	100.0	100.0	100.0
按性别分										
男	54.3	53.2	62.4	51.1	53.0	54.9	53.8	62.2	51.4	52.9
女	45.7	46.8	37.6	48.9	47.0	45.2	46.2	37.8	48.6	47.1
按年龄分										
25岁以下	0.2	0.1	0.1	0.5	0.2	0.1	0.0	0.0	0.1	0.1
25~34岁	22.1	21.0	23.6	32.0	17.7	21.0	20.3	21.9	27.6	18.7
35~44岁	34.4	35.9	28.5	33.2	28.5	33.2	34.6	28.0	34.0	26.3
45~54岁	26.1	26.6	23.5	20.7	35.6	26.6	27.1	23.9	22.8	35.9
55~59岁	5.5	5.2	6.5	4.6	9.8	5.9	5.6	6.9	5.1	10.1
60岁及以上	11.8	11.1	17.8	9.0	8.2	13.2	12.5	19.3	10.4	9.0
按工作年限分										
5年以下	11.7	10.9	14.0	16.7	7.6	11.2	10.5	13.2	14.6	8.0
5~9年	16.8	16.4	18.7	20.5	12.2	16.5	16.2	18.0	18.9	12.9
10~19年	25.1	25.9	22.0	27.3	17.9	24.5	25.3	21.5	27.3	16.8
20~29年	25.7	26.9	20.1	19.8	32.7	25.4	26.5	20.3	21.6	31.8
30年及以上	20.7	19.8	25.3	15.7	29.6	22.3	21.5	26.9	17.7	30.5
按学历分										
研究生	12.0	12.2	12.8	9.6	6.3	13.9	14.2	14.5	11.8	7.8
大学本科	41.0	43.1	35.6	30.9	34.4	46.2	48.4	39.5	36.6	40.9
大专	29.1	28.1	30.3	38.7	30.3	25.8	24.8	27.9	34.1	28.5
中专	16.3	15.5	17.2	19.1	24.9	12.6	11.8	14.2	16.1	20.1
高中及以下	1.6	1.0	4.1	1.8	4.1	1.4	0.8	3.8	1.4	2.7
按专业技术资格分										
正高	4.7	5.0	4.4	2.1	2.8	5.5	5.8	5.0	2.6	3.5
副高	12.9	13.9	11.2	6.6	9.7	15.0	16.1	12.8	8.1	12.1
中级	28.9	29.7	26.4	22.5	32.5	33.3	34.1	29.8	27.7	39.8
师级/助理	37.7	36.3	41.5	46.6	37.3	37.2	35.5	42.0	48.1	36.6
士级	7.8	7.7	7.2	9.9	10.8	1.6	1.5	1.6	2.1	1.5
不详	8.0	7.4	9.3	12.4	7.0	7.5	6.9	8.8	11.5	6.5
按聘任技术职务分										
正高	4.6	4.9	4.2	2.1	2.5	5.3	5.7	4.8	2.6	3.2
副高	13.1	14.1	11.8	6.9	9.5	15.3	16.3	13.4	8.6	12.0
中级	30.8	31.4	28.5	25.5	34.7	35.4	36.1	32.2	31.2	42.5
师级/助理	41.3	39.6	45.4	52.3	40.8	39.4	37.5	44.7	51.3	38.7
士级	7.5	7.4	7.0	9.3	10.5	2.1	2.0	2.1	3.0	1.9
待聘	2.8	2.6	3.2	3.9	1.9	2.5	2.4	2.9	3.4	1.8

2-3-2 2018年执业(助理)医师性别、年龄、学历及职称构成(%)

分类	执业(助理)医师					其中：执业医师				
	合计	临床	中医	口腔	公共卫生	合计	临床	中医	口腔	公共卫生
总　　计	100.0	100.0	100.0	100.0	100.0	100.0	100.0	100.0	100.0	100.0
按性别分										
男	53.8	52.8	61.1	49.9	52.0	54.2	53.3	61.0	50.2	51.7
女	46.2	47.2	38.9	50.1	48.0	45.8	46.7	39.0	49.8	48.3
按年龄分										
25岁以下	0.2	0.1	0.1	0.6	0.1	0.0	0.0	0.0	0.1	0.0
25~34岁	20.2	19.0	22.2	30.8	16.3	19.0	18.1	20.5	25.7	17.8
35~44岁	33.9	35.1	29.5	34.3	27.5	33.3	34.3	29.2	35.5	25.8
45~54岁	25.9	26.9	22.0	19.5	33.4	25.9	26.7	22.1	21.5	32.4
55~59岁	7.8	7.6	8.2	5.9	13.2	8.3	8.2	8.6	6.8	14.0
60岁及以上	12.1	11.4	18.0	8.9	9.6	13.5	12.7	19.6	10.5	10.1
按工作年限分										
5年以下	10.1	9.3	12.2	15.7	6.0	9.4	8.7	11.3	12.9	6.2
5~9年	17.6	17.1	19.4	21.5	13.0	17.2	16.8	18.8	19.8	14.0
10~19年	25.3	25.8	23.8	27.9	18.1	25.2	25.7	23.4	28.4	17.8
20~29年	25.5	27.0	19.7	19.4	30.8	25.2	26.4	19.8	21.2	29.2
30年及以上	21.5	20.9	25.0	15.5	32.0	23.1	22.4	26.7	17.7	32.8
按学历分										
研究生	13.1	13.4	14.1	9.7	7.4	15.1	15.4	16.0	12.2	9.1
大学本科	42.3	44.5	36.6	31.9	37.2	47.4	49.6	40.6	37.9	43.7
大专	28.4	27.2	29.7	40.0	29.1	24.7	23.6	26.9	34.4	26.9
中专	14.8	14.0	16.1	16.9	22.7	11.5	10.8	13.2	14.4	18.0
高中及以下	1.4	0.9	3.6	1.5	3.6	1.2	0.7	3.3	1.2	2.3
按专业技术资格分										
正高	4.9	5.3	4.5	2.1	3.0	5.7	6.1	5.1	2.6	3.8
副高	13.2	14.3	11.2	6.3	10.3	15.3	16.5	12.8	7.9	12.9
中级	29.0	29.9	26.5	22.0	32.9	33.4	34.2	30.1	27.3	40.0
师级/助理	38.5	36.9	42.9	49.0	37.6	38.1	36.1	43.9	50.9	36.8
士级	8.2	7.9	7.7	11.1	10.8	1.7	1.7	1.7	2.4	1.6
不详	6.3	5.8	7.2	9.5	5.3	5.9	5.5	6.8	8.8	4.9
按聘任技术职务分										
正高	4.7	5.2	4.3	2.0	2.8	5.5	6.0	4.9	2.6	3.5
副高	13.4	14.4	11.5	6.6	10.2	15.5	16.7	13.2	8.3	12.7
中级	30.3	31.1	28.0	24.1	34.8	34.8	35.5	31.8	29.9	42.2
师级/助理	41.0	39.1	45.6	52.7	40.0	39.2	37.2	45.0	52.0	37.9
士级	7.8	7.5	7.4	10.1	10.4	2.2	2.1	2.3	3.4	2.0
待聘	2.9	2.7	3.2	4.3	1.9	2.7	2.5	2.9	3.9	1.8

2-3-3 各类别执业（助理）医师数

	合计		执业医师		执业助理医师	
	2017	2018	2017	2018	2017	2018
人数（万人）	339.0	360.7	282.9	301.0	56.1	59.7
临床类别	256.1	270.0	213.7	225.5	42.4	44.5
中医类别	52.7	57.5	44.9	49.0	7.8	8.6
口腔类别	18.8	21.7	15.2	17.3	3.7	4.4
公共卫生类别	11.4	11.4	9.1	9.2	2.2	2.2
构成(%)	100.0	100.0	100.0	100.0	100.0	100.0
临床类别	75.6	74.9	75.6	74.9	75.5	74.6
中医类别	15.5	16.0	15.9	16.3	14.0	14.4
口腔类别	5.6	6.0	5.4	5.8	6.5	7.4
公共卫生类别	3.3	3.2	3.2	3.1	3.9	3.6

2-3-4 全科医生数

	合计			注册为全科医学专业的人数			取得全科医生培训合格证的人数		
	2016	2017	2018	2016	2017	2018	2016	2017	2018
总　计	209083	252717	308740	77631	96235	156800	131452	156482	151940
其中：医院	34654	49400	51071	9517	11223	20966	25137	38177	30105
社区卫生服务中心(站)	78337	83933	95603	36513	41327	56506	41824	42606	39097
乡镇卫生院	92791	110900	134538	30718	41181	64117	62073	69719	70421

注：全科医生数指注册为全科医学专业或取得全科医生培训合格证的执业（助理）医师数之和。

2-3-5 2018年各地区分类别执业(助理)医师和全科医生数

地区	执业(助理)医师数					全科医生数			每万人口全科医生数
	合计	临床	中医	口腔	公共卫生	合计	注册为全科医学专业的人数	取得全科医生培训合格证书的人数	
总　计	3607156	2700419	575454	217282	114001	308740	156800	151940	2.22
东　部	1650531	1226407	250209	119539	54376	170362	98433	71929	2.93
中　部	1048786	814098	152502	51518	30668	75302	33604	41698	1.73
西　部	907839	659914	172743	46225	28957	63076	24763	38313	1.66
北　京	99807	66633	19670	10380	3124	8861	5223	3638	4.11
天　津	43105	29809	8975	3030	1291	4138	2350	1788	2.65
河　北	211387	161574	34088	12353	3372	11292	3960	7332	1.49
山　西	99490	73345	16587	6652	2906	5962	2173	3789	1.60
内蒙古	73563	50206	15554	4621	3182	4894	2118	2776	1.93
辽　宁	120431	91245	15998	9290	3898	9002	4815	4187	2.07
吉　林	77108	55596	12090	7035	2387	4965	2173	2792	1.84
黑龙江	89489	68315	11803	6898	2473	5637	2453	3184	1.49
上　海	71580	53386	8952	5576	3666	8629	7106	1523	3.56
江　苏	233263	181413	29070	13388	9392	47794	33241	14553	5.94
浙　江	190782	141069	28858	15383	5472	26047	10777	15270	4.54
安　徽	126824	102826	15199	4711	4088	12917	6361	6556	2.04
福　建	91110	64465	16100	7297	3248	8182	3545	4637	2.08
江　西	87304	68370	13066	2950	2918	5620	2101	3519	1.21
山　东	290416	217988	42924	20658	8846	17426	7929	9497	1.73
河　南	235649	182246	37872	9955	5576	20497	9327	11170	2.13
湖　北	152040	120966	18586	7750	4738	10863	4787	6076	1.84
湖　南	180882	142434	27299	5567	5582	8841	4229	4612	1.28
广　东	276361	201265	43240	20681	11175	27638	18791	8847	2.44
广　西	105979	79270	17042	6024	3643	7958	3408	4550	1.62
海　南	22289	17560	2334	1503	892	1353	696	657	1.45
重　庆	76379	54347	16578	3760	1694	6348	3114	3234	2.05
四　川	204956	139934	51816	9225	3981	13404	3404	10000	1.61
贵　州	81475	63484	12086	3151	2754	6238	3189	3049	1.73
云　南	99669	76689	13654	4924	4402	6381	2675	3706	1.32
西　藏	8322	5190	2168	174	790	352	239	113	1.02
陕　西	99036	75820	14872	5938	2406	4979	1953	3026	1.29
甘　肃	59560	41115	14267	2428	1750	4835	1507	3328	1.83
青　海	16153	11904	3077	645	527	1315	613	702	2.18
宁　夏	19435	14161	2771	1673	830	1279	604	675	1.86
新　疆	63312	47794	8858	3662	2998	5093	1939	3154	2.05

2-3-6 分科执业(助理)医师构成(%)

分科	2017			2018		
	合计	执业医师	执业助理医师	合计	执业医师	执业助理医师
总　　计	100.0	100.0	100.0	100.0	100.0	100.0
预防保健科	2.6	2.0	6.5	2.5	1.9	6.1
全科医疗科	4.8	4.0	9.5	4.8	4.1	9.2
内科	23.1	22.7	25.6	22.4	22.0	25.2
外科	12.4	13.1	8.0	12.2	12.9	7.8
儿科	4.0	4.3	2.2	4.0	4.3	2.2
妇产科	9.2	9.0	10.1	9.0	8.9	9.4
眼科	1.3	1.4	0.5	1.3	1.4	0.5
耳鼻咽喉科	1.3	1.4	0.7	1.3	1.4	0.7
口腔科	5.6	5.2	7.6	6.0	5.5	8.6
皮肤科	0.8	0.9	0.4	0.8	0.9	0.4
医疗美容科	0.2	0.2	0.1	0.3	0.3	0.1
精神科	1.0	1.0	0.8	1.0	1.1	0.8
传染科	0.6	0.7	0.1	0.6	0.7	0.1
结核病科	0.2	0.2	0.1	0.2	0.2	0.1
地方病科	0.0	0.0	0.0	0.0	0.0	0.0
肿瘤科	1.0	1.1	0.1	1.0	1.1	0.1
急诊医学科	1.9	2.1	0.7	1.9	2.1	0.8
康复医学科	0.9	1.0	0.9	1.0	1.0	1.0
运动医学科	0.0	0.0	0.0	0.0	0.0	
职业病科	0.1	0.1	0.0	0.1	0.1	0.0
麻醉科	2.5	2.7	1.2	2.5	2.7	1.1
医学检验科	0.3	0.3	0.8	0.3	0.3	0.7
病理科	0.5	0.5	0.2	0.5	0.6	0.2
医学影像科	6.8	6.8	6.8	6.9	6.9	6.6
中医科	11.6	12.1	8.3	12.1	12.6	9.1
民族医学科	0.1	0.1	0.2	0.1	0.1	0.2
中西医结合科	1.0	0.9	1.6	1.0	0.9	1.6
其他	6.2	6.1	7.3	6.2	6.0	7.1

注：本表不包括村卫生室数字。

2-4-1 医院人员数

| | 合计 | 卫生技术人员 | | | | | | | 其他技术人员 | 管理人员 | 工勤技能人员 |
		小计	执业(助理)医师	执业医师	注册护士	药师（士）	技师（士）	其他			
2017	6976524	5784712	1932530	1800378	2822446	287837	310191	431708	283864	345536	562412
2018	7375273	6129201	2053527	1911317	3020813	297638	326174	431049	300986	361216	583870
按城乡分											
城市	4671453	3860487	1307262	1250905	1932275	182255	197921	240774	197032	249198	364736
农村	2703820	2268714	746265	660412	1088538	115383	128253	190275	103954	112018	219134
按登记注册类型分											
公立医院	5748267	4867846	1631164	1556287	2414000	238210	253998	330474	231035	241493	407893
民营医院	1627006	1261355	422363	355030	606813	59428	72176	100575	69951	119723	175977
按主办单位分											
政府办	5379556	4562053	1524969	1458113	2270763	222166	236615	307540	219077	217788	380638
社会办	983743	778808	260758	234749	376729	37378	42699	61244	38066	68469	98400
个人办	1011974	788340	267800	218455	373321	38094	46860	62265	43843	74959	104832
按管理类别分											
非营利性	6452948	5434518	1823201	1715705	2683642	265479	286643	375553	257702	287595	473133
营利性	922325	694683	230326	195612	337171	32159	39531	55496	43284	73621	110737
按医院等级分											
其中：三级医院	3355058	2843456	950189	937606	1460551	125671	137191	169854	136118	150534	224950
二级医院	2790244	2332773	767036	699028	1129442	120668	131292	184335	109627	120239	227605
一级医院	555837	442751	164330	131224	190900	26274	28609	32638	23702	39091	50293

2-4-2 各地区医院人员数

地区	合计	卫生技术人员							其他技术人员	管理人员	工勤技能人员
		小计	执业(助理)医师	执业医师	注册护士	药师(士)	技师(士)	其他			
2017	6976524	5784712	1932530	1800378	2822446	287837	310191	431708	283864	345536	562412
2018	7375273	6129201	2053527	1911317	3020813	297638	326174	431049	300986	361216	583870
东 部	3265863	2710833	940436	885779	1320485	136041	137363	176508	142793	151121	261116
中 部	2104244	1758800	596206	549334	878196	83599	96899	103900	86902	106055	152487
西 部	2005166	1659568	516885	476204	822132	77998	91912	150641	71291	104040	170267
北 京	226737	180439	65287	63314	83645	9245	8913	13349	10778	14777	20743
天 津	90765	75119	28224	27539	31908	4165	3770	7052	3135	6934	5577
河 北	365772	302393	118813	106497	137010	12971	16704	16895	20120	16772	26487
山 西	197692	164043	57752	54325	79841	7607	9030	9813	8982	9913	14754
内蒙古	148281	122388	41561	38672	58656	6513	6695	8963	6797	8543	10553
辽 宁	267234	218195	78066	74235	107627	10307	12090	10105	12122	14000	22917
吉 林	147798	118516	44124	41115	57447	5557	6478	4910	6119	10097	13066
黑龙江	195433	160778	56866	52680	74408	8124	8690	12690	6606	12132	15917
上 海	159811	134125	43881	43474	66455	6711	7751	9327	7517	9090	9079
江 苏	442590	367057	124482	118876	187386	18081	17850	19258	18676	20878	35979
浙 江	376127	309105	104074	99641	149021	17180	15794	23036	16588	14755	35679
安 徽	265133	225049	73770	68980	116828	10140	12363	11948	11822	11591	16671
福 建	182573	151848	48994	46466	77564	8097	7609	9584	7675	7071	15979
江 西	179090	154019	48247	45295	79460	8679	9189	8444	5818	6588	12665
山 东	553439	472117	166567	154307	234242	22057	22885	26366	27494	21394	32434
河 南	489886	409361	136228	122241	200714	18851	23919	29649	21418	22638	36469
湖 北	300884	252225	82905	78343	131436	11758	12557	13569	13157	15173	20329
湖 南	328328	274809	96314	86355	138062	12883	14673	12877	12980	17923	22616
广 东	552724	461369	149303	139775	225611	25255	21864	39336	17177	22528	51650
广 西	216201	178041	53521	51093	90430	9148	9622	15320	6603	9504	22053
海 南	48091	39066	12745	11655	20016	1972	2133	2200	1511	2922	4592
重 庆	166637	134007	41981	38189	69787	5966	6858	9415	5832	10012	16786
四 川	438202	354778	112917	106163	180299	16272	18594	26696	12162	23898	47364
贵 州	190793	160602	48673	44690	81268	6301	8814	15546	8179	10111	11901
云 南	230863	195962	57282	52366	99894	8830	10163	19793	9942	8190	16769
西 藏	15950	12091	4836	3736	4076	640	756	1783	1254	1030	1575
陕 西	258366	219678	60607	55655	106308	9969	14091	28703	2482	18498	17708
甘 肃	112796	94697	33639	30568	44481	4512	5768	6297	5508	4720	7871
青 海	37119	31008	10014	8962	14141	1680	1714	3459	2213	1233	2665
宁 夏	43680	36383	12097	11244	17896	2159	2063	2168	1675	2403	3219
新 疆	146278	119933	39757	34866	54896	6008	6774	12498	8644	5898	11803

2-4-3 2017年医院人员性别、年龄、学历及职称构成(%)

| 分类 | 卫生技术人员 | | | | | | | 其他技术人员 | 管理人员 |
	合计	执业(助理)医师	执业医师	注册护士	药师(士)	技师(士)	其他		
总　　计	100.0	100.0	100.0	100.0	100.0	100.0	100.0	100.0	100.0
按性别分									
男	26.4	55.2	55.6	2.5	33.1	42.4	40.1	39.5	43.4
女	73.6	44.8	44.4	97.5	66.9	57.6	59.9	60.5	56.6
按年龄分									
25岁以下	8.9	0.1	0.1	14.0	3.6	6.2	15.1	5.2	2.5
25～34岁	42.8	26.4	25.6	50.4	36.4	40.3	60.9	39.4	27.4
35～44岁	24.1	34.6	34.3	19.4	25.0	25.1	14.0	26.5	25.2
45～54岁	17.0	24.8	25.4	13.4	24.3	18.8	6.8	21.9	31.2
55～59岁	3.4	5.2	5.4	2.1	6.4	4.9	1.6	4.6	8.4
60岁及以上	3.8	8.8	9.3	0.9	4.3	4.8	1.6	2.5	5.2
按工作年限分									
5年以下	25.3	13.6	13.1	28.1	17.1	22.9	51.9	23.1	16.2
5～9年	25.1	19.2	19.0	29.5	21.0	22.0	25.2	23.0	16.8
10～19年	20.6	25.9	25.6	19.5	18.7	20.3	11.6	19.7	17.2
20～29年	17.1	23.6	23.9	14.5	23.1	19.0	6.2	19.2	24.0
30年及以上	11.9	17.7	18.4	8.3	20.2	15.7	5.1	15.0	25.8
按学历分									
研究生	7.4	18.7	20.0	0.2	4.6	3.7	10.2	4.7	5.8
大学本科	33.6	51.2	53.7	20.8	32.2	34.3	41.4	33.7	38.3
大专	38.3	21.6	19.1	50.5	34.8	40.8	32.0	37.1	35.6
中专	19.7	8.0	6.7	27.9	23.8	19.4	14.8	16.6	12.8
高中及以下	1.0	0.6	0.5	0.7	4.7	1.8	1.6	7.9	7.6
按专业技术资格分									
正高	2.4	6.8	7.3	0.2	1.1	1.1	0.4	0.4	2.6
副高	7.2	16.9	18.1	2.7	4.8	5.5	1.2	3.0	7.9
中级	20.5	30.9	32.8	16.9	23.2	22.1	4.8	14.2	17.4
师级/助理	28.7	34.5	33.8	24.7	36.1	32.1	24.6	22.5	14.8
士级	29.5	3.9	1.3	45.7	25.2	27.3	34.0	30.1	12.7
不详	11.7	7.1	6.8	9.8	9.7	11.9	35.0	29.8	44.6
按聘任技术职务分									
正高	2.3	6.7	7.2	0.2	1.0	1.0	0.5	0.6	4.3
副高	7.2	17.2	18.4	2.6	4.8	5.5	1.3	3.0	11.5
中级	21.1	32.3	34.3	16.8	23.8	22.9	5.6	14.9	26.6
师级/助理	29.9	37.1	35.7	26.1	36.8	32.7	21.9	26.7	25.2
士级	29.0	3.9	1.8	45.8	25.4	27.3	27.5	28.3	18.0
待聘	10.5	2.7	2.6	8.5	8.2	10.6	43.3	26.5	14.4

2-4-4 2018年医院人员性别、年龄、学历及职称构成(%)

| 分类 | 卫生技术人员 | | | | | | | 其他技术人员 | 管理人员 |
	合计	执业(助理)医师	执业医师	注册护士	药师(士)	技师(士)	其他		
总　计	100.0	100.0	100.0	100.0	100.0	100.0	100.0	100.0	100.0
按性别分									
男	25.9	54.7	55.1	2.7	32.6	41.8	40.0	39.6	43.0
女	74.1	45.3	44.9	97.3	67.5	58.2	60.1	60.4	57.0
按年龄分									
25岁以下	6.1	0.1	0.0	9.7	2.1	4.2	10.1	3.3	1.6
25～34岁	43.4	23.7	22.7	53.1	36.0	40.8	61.6	38.5	26.9
35～44岁	25.2	35.1	34.9	20.6	25.1	25.7	17.0	27.7	25.4
45～54岁	16.1	24.1	24.5	12.1	22.9	17.5	7.1	21.3	28.1
55～59岁	5.0	7.7	8.0	3.4	8.5	6.5	2.2	6.0	11.6
60岁及以上	4.2	9.4	9.9	1.1	5.3	5.4	2.0	3.2	6.4
按工作年限分									
5年以下	19.8	11.3	10.8	21.7	12.3	18.0	41.7	17.0	13.0
5～9年	27.7	20.2	19.9	32.5	23.5	25.4	30.7	26.3	19.0
10～19年	23.7	26.8	26.7	23.7	21.2	22.4	15.7	22.8	19.5
20～29年	16.1	22.9	23.1	13.1	21.7	18.0	6.4	17.8	21.7
30年及以上	12.7	18.8	19.5	9.1	21.2	16.3	5.5	16.0	26.8
按学历分									
研究生	7.7	20.3	21.6	0.2	5.0	3.9	9.4	5.1	6.5
大学本科	35.2	51.4	53.9	23.5	35.2	37.0	42.3	36.1	40.2
大专	38.1	20.5	17.8	50.4	34.3	40.3	32.8	36.3	34.2
中专	18.1	7.3	6.2	25.5	21.6	17.3	14.0	15.2	11.8
高中及以下	0.8	0.5	0.5	0.5	3.9	1.5	1.5	7.2	7.3
按专业技术资格分									
正高	2.5	7.1	7.6	0.3	1.2	1.1	0.5	0.5	2.6
副高	7.3	17.1	18.3	2.7	5.1	5.6	1.3	3.2	7.8
中级	20.4	31.1	33.1	16.3	23.2	21.5	5.2	14.5	16.6
师级/助理	29.3	34.9	34.2	25.7	36.3	32.2	24.6	22.9	14.5
士级	30.4	4.2	1.4	46.4	25.6	28.7	36.2	31.4	12.6
不详	10.2	5.7	5.5	8.6	8.7	10.9	32.3	27.5	46.0
按聘任技术职务分									
正高	2.4	7.0	7.5	0.2	1.1	1.0	0.5	0.8	4.5
副高	7.3	17.3	18.5	2.7	5.0	5.6	1.4	3.2	11.7
中级	20.7	32.0	34.0	16.2	23.6	22.1	5.8	14.7	26.1
师级/助理	30.0	36.7	35.4	26.5	36.6	32.2	21.9	25.8	24.8
士级	29.6	4.2	1.9	46.2	25.5	28.3	29.2	28.8	18.3
待聘	10.0	2.9	2.8	8.3	8.2	10.8	41.2	26.6	14.7

2-5-1 基层医疗卫生机构人员数

| 机构分类 | 合计 | 卫生技术人员 | | | | | | | | 乡村医生和卫生员 | 其他技术人员 | 管理人员 | 工勤技能人员 |
		小计	执业(助理)医师	执业医师	注册护士	药师(士)	技师(士)	其他				
2017	3826234	2505174	1213607	817657	769206	142482	99307	280572	968611	97089	83004	172356
2018	3964744	2682983	1305108	882282	852377	146827	105590	273081	907098	104501	91314	178848
按城乡分												
城市	1085747	954815	470825	404472	358385	52904	29329	43372		29849	39662	61421
农村	2878997	1728168	834283	477810	493992	93923	76261	229709	907098	74652	51652	117427
按登记注册类型分												
公立	2753659	1823722	821216	498523	557877	113896	92237	238496	641168	87996	63023	137750
非公立	1211085	859261	483892	383759	294500	32931	13353	34585	265930	16505	28291	41098
按主办单位分												
政府办	1903137	1525791	623309	396388	482291	105253	86546	228392	107659	83148	57544	128995
社会办	1094038	416091	261749	149671	118602	13416	9187	13137	635780	8453	12530	21184
个人办	967569	741101	420050	336223	251484	28158	9857	31552	163659	12900	21240	28669
按管理类别分												
非营利性	3133753	1986391	914483	557575	611024	120163	95897	244824	839365	92333	69893	145771
营利性	830987	696588	390624	324706	241351	26664	9693	28256	67733	12168	21421	33077

2-5-2 各地区基层医疗卫生机构人员数

| 地区 | 合计 | 卫生技术人员 | | | | | | | 乡村医生和卫生员 | 其他技术人员 | 管理人员 | 工勤技能人员 |
		小计	执业(助理)医师	执业医师	注册护士	药师（士）	技师（士）	其他				
2017	3826234	2505174	1213607	817657	769206	142482	99307	280572	968611	97089	83004	172356
2018	3964744	2682983	1305108	882282	852377	146827	105590	273081	907098	104501	91314	178848
东 部	1674672	1209592	608534	430363	391485	71608	44018	93947	287987	49114	41644	86335
中 部	1164085	731134	374974	237591	221860	36503	31279	66518	328391	30615	24554	49391
西 部	1125987	742257	321600	214328	239032	38716	30293	112616	290720	24772	25116	43122
北 京	77178	60669	29690	25618	20135	4769	2463	3612	2977	3274	4302	5956
天 津	33117	24082	12866	11105	6563	1825	1164	1664	4600	931	1684	1820
河 北	216638	128318	80929	48731	27348	5054	3511	11476	72690	6114	2990	6526
山 西	106684	62500	35071	25562	18420	2546	1605	4858	35642	2571	2082	3889
内蒙古	73187	49893	25569	18955	14010	4013	1497	4804	17639	2125	1399	2131
辽 宁	102606	69252	35596	28374	23548	3116	2327	4665	21884	2808	3207	5455
吉 林	76031	52697	27728	21612	15856	2243	1439	5431	14768	2275	2627	3664
黑龙江	80139	52086	26315	18413	14107	2704	2055	6905	20156	1922	2822	3153
上 海	62166	50889	23796	20566	19174	3315	2198	2406	717	2463	2840	5257
江 苏	253867	193521	97268	64298	65182	11298	7870	11903	27000	8772	7526	17048
浙 江	175296	147919	76159	56483	43472	10870	5290	12128	7312	5027	4539	10499
安 徽	137442	89858	46113	28569	28284	4340	4629	6492	37609	2728	2698	4549
福 建	113337	77877	35587	26334	26189	6001	3395	6705	23297	3425	2228	6510
江 西	113669	66640	30081	19889	21086	4854	4472	6147	39550	1972	1134	4373
山 东	337104	212906	104967	74025	69843	11095	8210	18791	101069	9021	5298	8810
河 南	291028	158885	82527	44689	44595	7174	7709	16880	103306	8253	5630	14954
湖 北	178748	124590	57592	38295	46225	5784	4733	10256	37373	5812	4297	6676
湖 南	180344	123878	69547	40562	33287	6858	4637	9549	39987	5082	3264	8133
广 东	277767	225474	104116	69503	82299	13387	6974	18698	23063	6402	6159	16669
广 西	152106	105997	40995	25328	35126	7669	4474	17733	32648	3984	1758	7719
海 南	25596	18685	7560	5326	7732	878	616	1899	3378	877	871	1785
重 庆	90336	63751	30675	20212	21133	3069	2170	6704	17906	2261	2251	4167
四 川	260079	170773	80389	54624	54439	8644	6040	21261	62907	4623	7412	14364
贵 州	110358	66533	26174	14943	21837	2653	3760	12109	34097	3178	4129	2421
云 南	128464	81005	32928	21826	29401	2255	3151	13270	38443	3950	1444	3622
西 藏	19005	5502	2586	1857	1315	191	74	1336	12748	346	152	257
陕 西	120021	83013	31820	21770	24312	4818	4915	17148	29424	527	4006	3051
甘 肃	71602	48426	20813	13259	15713	2106	1554	8240	19330	1105	818	1923
青 海	18553	10657	5017	3825	2838	602	364	1836	6795	409	313	379
宁 夏	16722	12350	5692	4325	4050	916	380	1312	3137	371	312	552
新 疆	65554	44357	18942	13404	14858	1780	1914	6863	15646	1893	1122	2536

2-6-1 各地区社区卫生服务中心(站)人员数

地区	合计	卫生技术人员							其他技术人员	管理人员	工勤技能人员
		小计	执业(助理)医师	执业医师	注册护士	药师(士)	技师(士)	其他			
2017	554694	474010	198203	160634	175984	35787	22346	41690	23752	22749	34183
2018	582852	499296	209392	170523	189207	36965	23673	40059	24680	23455	35421
东 部	331787	284438	123892	101824	100436	24166	13233	22711	14534	11699	21116
中 部	135335	115491	48081	38747	47493	6540	5637	7740	5761	6352	7731
西 部	115730	99367	37419	29952	41278	6259	4803	9608	4385	5404	6574
北 京	37168	30970	13615	11498	9490	3570	1519	2776	1834	1676	2688
天 津	9615	8110	3661	3335	2485	733	446	785	438	617	450
河 北	18894	16110	7944	6454	5935	781	717	733	874	911	999
山 西	13261	11546	5015	4258	5026	481	376	648	477	577	661
内蒙古	13389	11546	4766	3896	4665	806	417	892	700	504	639
辽 宁	18914	15673	6676	5947	6694	945	763	595	956	1123	1162
吉 林	9303	7395	3000	2501	3053	455	331	556	592	635	681
黑龙江	14990	12241	4538	3743	5021	809	720	1153	708	1054	987
上 海	36059	30427	12905	11395	11446	2655	1526	1895	1768	1347	2517
江 苏	53801	45934	19990	16479	16208	3828	2271	3637	2450	1639	3778
浙 江	42169	36800	16774	12881	10712	3589	1862	3863	1843	1010	2516
安 徽	20361	18177	7786	6165	7490	884	869	1148	648	809	727
福 建	14379	12453	5064	4195	4556	1172	624	1037	624	423	879
江 西	8195	7205	2678	2317	3129	563	511	324	267	310	413
山 东	40244	34821	14406	11341	12835	2456	1531	3593	2301	1319	1803
河 南	25308	21329	9413	7651	8454	986	1091	1385	1066	1243	1670
湖 北	24784	21141	8376	6893	9187	1217	972	1389	1223	1057	1363
湖 南	19133	16457	7275	5219	6133	1145	767	1137	780	667	1229
广 东	57247	50279	21878	17528	18655	4279	1881	3586	1340	1463	4165
广 西	9000	7877	3038	2533	3208	665	376	590	306	279	538
海 南	3297	2861	979	771	1420	158	93	211	106	171	159
重 庆	12395	10486	4069	2945	4115	692	547	1063	476	535	898
四 川	23231	19477	7340	6007	8326	1423	927	1461	652	1223	1879
贵 州	11702	9939	3535	2594	4205	405	511	1283	590	740	433
云 南	9191	8080	3007	2345	3454	303	356	960	479	288	344
西 藏	310	245	128	89	56	14	20	27	10	3	52
陕 西	11990	10222	3459	2781	3902	703	711	1447	95	965	708
甘 肃	9056	8115	3071	2500	3847	368	310	519	301	320	320
青 海	2755	2388	867	735	969	199	86	267	132	92	143
宁 夏	2546	2314	754	604	1037	180	68	275	86	49	97
新 疆	10165	8678	3385	2923	3494	501	474	824	558	406	523

2-6-2 2017年社区卫生服务中心人员性别、年龄、学历及职称构成(%)

| 分类 | 卫生技术人员 | | | | | | | 其他技术人员 | 管理人员 |
	合计	执业(助理)医师	执业医师	注册护士	药师(士)	技师(士)	其他		
总　计	100.0	100.0	100.0	100.0	100.0	100.0	100.0	100.0	100.0
按性别分									
男	25.1	43.6	43.7	0.6	26.9	32.7	36.5	28.3	40.9
女	74.9	56.4	56.3	99.4	73.1	67.3	63.5	71.7	59.1
按年龄分									
25岁以下	5.7	0.3	0.0	9.0	4.1	5.6	14.3	5.8	2.2
25～34岁	32.0	20.6	19.0	37.4	38.8	35.6	45.8	35.8	22.8
35～44岁	31.6	37.1	36.4	30.3	28.3	30.5	21.1	31.3	31.4
45～54岁	21.6	27.3	28.1	19.9	19.4	18.1	11.7	20.6	32.7
55～59岁	4.1	5.5	5.8	2.6	5.9	5.1	2.7	3.9	7.0
60岁及以上	4.9	9.3	10.6	0.9	3.5	5.2	4.4	2.6	3.9
按工作年限分									
5年以下	16.8	9.4	8.3	18.3	13.8	17.9	37.9	21.4	11.8
5～9年	20.5	16.3	15.6	23.2	22.4	20.1	24.5	22.4	14.8
10～19年	24.4	24.9	24.4	25.6	26.6	24.6	17.7	24.1	21.6
20～29年	24.0	30.2	30.8	22.5	20.6	21.8	11.9	20.0	29.6
30年及以上	14.3	19.3	20.9	10.4	16.7	15.5	8.0	12.1	22.2
按学历分									
研究生	1.3	2.8	3.5	0.0	0.7	0.3	1.2	0.4	1.7
大学本科	29.5	42.0	49.1	18.5	28.5	27.6	24.8	27.9	35.6
大专	41.4	36.1	32.6	46.8	39.3	44.7	42.2	41.4	41.3
中专	25.3	16.9	13.2	33.7	25.6	24.6	26.6	21.4	15.3
高中及以下	2.5	2.2	1.6	1.0	5.9	2.9	5.2	8.9	6.0
按专业技术资格分									
正高	0.6	1.3	1.7	0.1	0.2	0.2	0.1	0.0	0.9
副高	4.3	8.4	10.5	2.0	1.6	2.3	0.4	0.7	5.5
中级	24.0	33.2	41.2	23.0	17.3	20.6	3.3	9.2	16.5
师级/助理	31.5	37.1	37.7	29.7	36.2	33.1	15.1	19.8	14.7
士级	26.6	11.6	1.3	35.8	32.2	30.4	40.6	35.1	14.8
不详	13.1	8.3	7.7	9.3	12.6	13.4	40.6	35.1	47.6
按聘任技术职务分									
正高	0.5	1.2	1.5	0.1	0.1	0.2	0.1	0.1	1.6
副高	4.3	8.6	10.7	1.9	1.6	2.2	0.4	0.7	8.8
中级	24.8	34.9	43.2	22.9	18.0	21.9	4.2	9.9	28.0
师级/助理	35.2	42.4	41.3	32.8	38.9	35.5	15.7	24.1	27.3
士级	27.0	11.1	2.0	38.1	34.3	32.1	36.2	34.6	23.1
待聘	8.3	1.8	1.4	4.3	7.0	8.2	43.4	30.7	11.3

2-6-3 2018年社区卫生服务中心人员性别、年龄、学历及职称构成(%)

分类	卫生技术人员							其他技术人员	管理人员
	合计	执业(助理)医师	执业医师	注册护士	药师(士)	技师(士)	其他		
总　计	100.0	100.0	100.0	100.0	100.0	100.0	100.0	100.0	100.0
按性别分									
男	24.8	43.1	43.0	0.7	26.2	31.6	35.8	28.5	39.8
女	75.2	56.9	57.0	99.3	73.8	68.4	64.2	71.5	60.2
按年龄分									
25岁以下	4.1	0.2	0.0	6.5	2.7	4.4	10.8	3.5	1.4
25～34岁	31.1	18.4	16.7	38.2	36.6	35.0	46.5	34.3	22.3
35～44岁	32.2	36.8	36.7	30.9	30.4	31.3	22.0	32.5	30.4
45～54岁	22.1	28.5	28.8	19.3	19.0	17.9	12.8	21.6	32.3
55～59岁	5.3	6.8	7.3	3.9	6.7	5.5	3.2	4.9	9.4
60岁及以上	5.2	9.3	10.5	1.1	4.7	5.9	4.7	3.2	4.4
按工作年限分									
5年以下	13.7	7.7	6.6	15.1	10.4	15.0	32.0	16.5	9.8
5～9年	20.3	16.0	15.2	23.0	21.1	21.0	25.9	23.2	15.4
10～19年	26.5	26.1	26.3	28.0	30.0	26.1	20.1	26.8	22.9
20～29年	24.3	30.4	30.7	22.1	21.3	22.2	13.5	20.7	28.4
30年及以上	15.2	19.8	21.2	11.9	17.2	15.8	8.6	13.0	23.5
按学历分									
研究生	1.5	3.3	4.1	0.0	0.7	0.3	1.1	0.4	1.7
大学本科	32.3	45.1	52.3	21.0	31.4	30.2	26.0	29.7	38.2
大专	41.0	34.5	30.6	47.1	39.0	44.8	43.0	41.0	40.4
中专	23.1	15.2	11.7	30.9	23.7	22.2	25.2	20.6	13.9
高中及以下	2.2	1.9	1.4	0.9	5.2	2.5	4.7	8.3	5.8
按专业技术资格分									
正高	0.6	1.3	1.7	0.1	0.2	0.2	0.1	0.0	0.9
副高	4.5	8.8	11.0	2.1	1.7	2.4	0.5	0.7	5.4
中级	24.7	33.9	41.7	23.2	18.1	20.7	3.6	9.9	15.9
师级/助理	32.0	37.9	38.4	29.4	36.4	32.2	15.8	20.4	14.6
士级	27.2	11.7	1.5	37.1	32.5	32.5	42.8	37.6	15.4
不详	11.0	6.3	5.7	8.1	11.2	11.9	37.2	31.4	47.9
按聘任技术职务分									
正高	0.5	1.2	1.5	0.1	0.2	0.2	0.1	0.1	1.6
副高	4.5	8.9	11.0	2.0	1.7	2.4	0.5	0.7	9.1
中级	25.3	35.0	43.1	23.1	18.7	21.9	4.4	10.1	27.1
师级/助理	34.8	41.9	40.9	32.1	38.8	34.0	16.0	23.8	26.7
士级	26.9	11.2	2.1	38.4	33.4	33.0	36.7	34.7	24.1
待聘	8.0	1.9	1.4	4.4	7.3	8.7	42.3	30.7	11.4

2-7-1 各地区乡镇卫生院人员数

| 地区 | 合计 | 卫生技术人员 | | | | | | | 其他技术人员 | 管理人员 | 工勤技能人员 | 每千农村人口乡镇卫生院人员数 |
		小计	执业(助理)医师	执业医师	注册护士	药剂人员	技师(士)	其他				
2017	1360272	1151278	466049	271598	340952	76712	64999	202566	63191	43368	102435	1.42
2018	1391324	1181125	479025	281396	359726	77422	68488	196464	64549	43109	102541	1.49
东　部	486819	413122	179195	110807	127077	29896	22056	54898	24171	12588	36938	1.61
中　部	446185	373367	165011	95717	110019	25087	23280	49970	22043	14640	36135	1.29
西　部	458320	394636	134819	74872	122630	22439	23152	91596	18335	15881	29468	1.60
北　京												
天　津	5532	4785	2469	2007	1126	317	267	606	233	252	262	8.15
河　北	56280	46252	26139	14527	8205	2450	2253	7205	4070	1422	4536	1.02
山　西	25825	20800	10113	6311	5248	1255	916	3268	1597	1045	2383	1.02
内蒙古	21669	18582	9071	5797	4383	1200	892	3036	1225	686	1176	1.25
辽　宁	25116	18802	8887	5862	5554	1244	1133	1984	1425	1538	3351	1.15
吉　林	24345	18786	8455	5823	5192	1137	893	3109	1326	1686	2547	1.40
黑龙江	22776	18953	8156	5042	3798	1230	1008	4761	922	1277	1624	1.02
上　海												
江　苏	94930	80588	35750	24186	27858	5560	4319	7101	4262	2370	7710	2.08
浙　江	55167	48514	21635	14178	13303	4516	2334	6726	2153	1174	3326	1.83
安　徽	53880	47492	22143	13813	14229	3092	3428	4600	1793	1478	3117	1.09
福　建	38184	31926	10865	7794	11135	3012	2014	4900	2120	707	3431	1.43
江　西	48049	42213	14829	10291	14320	4016	3843	5205	1551	604	3681	1.25
山　东	105181	91972	38638	25483	27828	6352	5591	13563	5560	2551	5098	1.58
河　南	107706	84447	36907	19269	22086	5484	6208	13762	6839	3875	12545	1.16
湖　北	79423	68705	28370	16619	25537	3728	3264	7806	4042	2414	4262	1.90
湖　南	84181	71971	36038	18549	19609	5145	3720	7459	3973	2261	5976	1.42
广　东	94894	81174	31799	14977	28551	5853	3735	11236	3707	2109	7904	1.96
广　西	75595	64270	18333	9377	21644	4774	3858	15661	3487	1120	6718	1.91
海　南	11535	9109	3013	1793	3517	592	410	1577	641	465	1320	1.72
重　庆	34259	28829	11362	6420	9209	1570	1417	5271	1536	1275	2619	2.04
四　川	112582	93589	33892	19953	31169	5460	4777	18291	3762	5438	9793	1.85
贵　州	47147	40432	13693	6332	11841	1807	3039	10052	2318	2919	1478	1.27
云　南	50577	44223	14125	7395	14525	1412	2551	11610	3153	699	2502	1.26
西　藏	4523	3965	1554	983	947	157	46	1261	311	105	142	1.89
陕　西	48259	43447	11101	6667	11445	2976	3781	14144	380	2551	1881	1.99
甘　肃	28203	25759	10214	5690	8664	1468	1111	4302	660	413	1371	1.44
青　海	5491	5041	1987	1332	1158	215	234	1447	174	130	146	1.27
宁　夏	5389	4869	2104	1469	1204	450	257	854	215	94	211	1.48
新　疆	24626	21630	7383	3457	6441	950	1189	5667	1114	451	1431	1.26

2-7-2 2017年乡镇卫生院人员性别、年龄、学历及职称构成(%)

分类	卫生技术人员							其他技术人员	管理人员
	合计	执业(助理)医师	执业医师	注册护士	药师(士)	技师(士)	其他		
总　计	100.0	100.0	100.0	100.0	100.0	100.0	100.0	100.0	100.0
按性别分									
男	37.7	60.4	63.5	1.4	41.3	43.5	46.1	40.9	60.6
女	62.3	39.6	36.5	98.6	58.7	56.5	54.0	59.1	39.4
按年龄分									
25岁以下	7.6	0.4	0.0	13.4	4.6	10.3	11.7	6.6	1.8
25～34岁	32.0	17.4	12.5	41.4	30.1	38.2	41.4	35.5	21.8
35～44岁	32.6	40.9	39.2	28.9	29.6	29.5	26.2	31.0	34.5
45～54岁	21.0	30.1	32.9	14.7	24.3	16.9	15.0	20.3	31.8
55～59岁	3.5	5.0	6.3	1.4	7.2	3.3	2.6	3.6	6.5
60岁及以上	3.4	6.2	8.7	0.3	4.3	1.9	3.0	3.1	3.6
按工作年限分									
5年以下	20.7	8.5	5.5	26.3	16.6	26.7	32.4	24.3	10.4
5～9年	20.5	14.5	12.2	26.1	18.0	20.3	23.7	22.8	15.3
10～19年	21.7	24.5	22.8	21.1	19.6	20.3	19.3	21.1	21.4
20～29年	25.3	35.0	37.3	20.9	25.6	22.1	16.7	21.3	33.6
30年及以上	11.7	17.6	22.3	5.7	20.3	10.6	8.0	10.4	19.3
按学历分									
研究生	0.1	0.2	0.3	0.0	0.1	0.0	0.1	0.0	0.2
大学本科	12.3	17.3	25.0	8.4	12.5	10.6	9.9	10.8	15.8
大专	41.5	43.0	42.8	40.9	33.8	45.9	41.0	35.4	43.2
中专	42.3	36.1	28.6	49.2	42.9	39.8	43.6	40.2	30.0
高中及以下	3.8	3.3	3.3	1.5	10.7	3.7	5.4	13.6	10.9
按专业技术资格分									
正高	0.1	0.3	0.5	0.0	0.0	0.0	0.0	0.0	0.2
副高	1.8	4.0	6.8	1.0	0.8	0.7	0.1	0.2	2.0
中级	13.4	21.0	35.0	14.3	12.4	10.2	1.7	4.1	10.6
师级/助理	29.3	44.5	49.3	25.0	31.3	24.5	12.1	13.4	18.7
士级	41.8	23.6	3.5	49.8	44.8	49.9	56.8	49.1	26.4
不详	13.5	6.6	4.8	9.8	10.8	14.7	29.2	33.1	42.2
按聘任技术职务分									
正高	0.1	0.2	0.3	0.0	0.0	0.0	0.0	0.0	0.2
副高	1.7	3.8	6.5	0.9	0.7	0.6	0.1	0.2	2.9
中级	13.9	22.1	36.8	14.1	12.9	10.7	2.1	5.0	17.4
师级/助理	32.0	49.7	51.2	26.6	32.2	25.7	12.9	15.2	30.0
士级	39.9	21.8	3.9	50.0	45.4	50.0	51.0	47.2	38.1
待聘	12.4	2.4	1.3	8.4	8.8	12.9	33.8	32.3	11.3

2-7-3 2018年乡镇卫生院人员性别、年龄、学历及职称构成(%)

分类	卫生技术人员							其他技术人员	管理人员
	合计	执业(助理)医师	执业医师	注册护士	药师(士)	技师(士)	其他		
总　　计	100.0	100.0	100.0	100.0	100.0	100.0	100.0	100.0	100.0
按性别分									
男	36.6	59.4	62.2	1.5	39.9	42.2	45.4	40.5	59.3
女	63.4	40.6	37.9	98.5	60.1	57.8	54.6	59.6	40.7
按年龄分									
25岁以下	5.7	0.3	0.0	10.0	3.3	7.0	8.9	4.7	1.4
25～34岁	32.8	16.5	11.9	44.5	31.3	42.6	41.1	35.1	20.9
35～44岁	30.8	37.5	36.7	27.7	28.1	27.1	25.9	29.7	31.5
45～54岁	22.4	32.5	34.2	15.1	23.5	17.0	17.0	22.4	32.9
55～59岁	4.7	6.7	8.3	2.2	8.5	4.1	3.5	4.7	8.9
60岁及以上	3.7	6.5	8.9	0.4	5.4	2.2	3.5	3.5	4.5
按工作年限分									
5年以下	17.4	7.9	5.1	21.3	13.3	22.5	27.3	19.5	9.2
5～9年	22.1	14.6	12.1	28.9	20.1	24.7	24.8	24.5	15.2
10～19年	21.6	23.1	21.9	21.9	19.0	19.4	20.4	22.2	20.5
20～29年	26.1	35.7	37.9	21.2	26.6	22.2	18.3	22.1	33.7
30年及以上	12.8	18.8	23.0	6.8	21.0	11.2	9.3	11.7	21.4
按学历分									
研究生	0.1	0.2	0.3	0.0	0.1	0.0	0.1	0.1	0.2
大学本科	14.9	20.7	29.1	10.3	15.5	13.3	12.0	13.2	18.1
大专	43.0	43.8	42.4	43.4	36.0	49.5	41.9	36.4	43.3
中专	38.7	32.5	25.4	45.2	39.1	34.1	41.0	37.3	27.8
高中及以下	3.3	2.8	2.8	1.2	9.3	3.1	5.1	13.0	10.7
按专业技术资格分									
正高	0.1	0.3	0.6	0.0	0.0	0.0	0.0	0.0	0.2
副高	2.1	4.5	7.6	1.2	1.0	0.8	0.2	0.3	2.1
中级	13.4	20.8	34.4	14.0	12.4	9.9	1.8	4.3	10.1
师级/助理	29.7	45.1	49.6	25.2	31.2	23.7	12.2	13.9	17.9
士级	42.8	24.0	4.0	50.9	45.7	52.1	58.6	51.8	26.4
不详	11.8	5.3	3.8	8.6	9.7	13.4	27.2	29.7	43.3
按聘任技术职务分									
正高	0.1	0.2	0.4	0.0	0.0	0.0	0.0	0.1	0.3
副高	2.0	4.3	7.3	1.1	0.9	0.8	0.2	0.3	3.2
中级	13.9	21.7	35.8	13.9	13.0	10.3	2.2	5.1	17.2
师级/助理	31.8	49.1	50.9	26.4	31.7	24.7	12.9	15.1	29.3
士级	40.4	22.1	4.2	50.3	45.7	51.4	51.7	47.8	38.6
待聘	11.9	2.6	1.4	8.3	8.7	12.8	33.0	31.7	11.4

2-8-1　乡村医生和卫生员数

年份	乡村医生和卫生员			平均每村乡村医生和卫生员	每千农村人口乡村医生和卫生员
	合计	乡村医生	卫生员		
1980	1463406	607879	2357370	2.10	1.79
1985	1293094	643022	650072	1.80	1.55
1990	1231510	776859	454651	1.64	1.38
1992	1269061	816557	452504	1.73	1.41
1993	1325106	910664	414442	1.81	1.47
1994	1323701	933386	390351	1.81	1.47
1995	1331017	955933	375084	1.81	1.48
1996	1316095	954630	361465	1.79	1.46
1997	1317786	972288	345498	1.80	1.45
1998	1327633	990217	337416	1.81	1.46
1999	1324937	1009665	315272	1.82	1.45
2000	1319357	1019845	299512	1.81	1.44
2001	1290595	1021542	269053	1.82	1.41
2003	867778	791956	75822	1.31	0.98
2004	883075	825672	57403	1.37	1.00
2005	916532	864168	52364	1.46	1.05
2006	957459	906320	51139	1.53	1.10
2007	931761	882218	49543	1.52	1.06
2008	938313	893535	44778	1.55	1.06
2009	1050991	995449	55542	1.75	1.19
2010	1091863	1031828	60035	1.68	1.14
2011	1126443	1060548	65895	1.91	1.20
2012	1094419	1022869	71550	1.86	1.14
2013	1081063	1004502	76561	1.83	1.12
2014	1058182	985692	72490	1.64	1.09
2015	1031525	962514	69011	1.78	1.07
2016	1000324	932936	67388	1.79	1.04
2017	968611	900995	67616	1.75	1.01
2018	907098	845436	61662	1.67	0.97

注：①1985年以前的乡村医生系赤脚医生；②2010年前系每千农业人口乡村医生和卫生员。

2-8-2　村卫生室人员数

按主办单位分	人员总数	执业（助理）医师	注册护士	乡村医生	卫生员
2010	1292410	173275	27272	1031828	60035
2011	1350222	193277	30502	1060548	65895
2012	1371592	232826	44347	1022869	71550
2013	1457276	291291	84922	1004502	76561
2014	1460389	304343	97864	985692	72490
2015	1447712	309923	106264	962514	69011
2016	1435766	319797	115645	932936	67388
2017	1454890	351723	134556	900995	67616
2018	1441005	381353	152554	845436	61662
村办	644030	108180	15848	487475	32527
乡卫生院设点	447685	212236	127790	98274	9385
联合办	66381	11995	1695	48694	3997
私人办	203802	35042	5101	153157	10502
其他	79107	13900	2120	57836	5251

注：本表包括卫生院在村卫生室工作的执业（助理）医师和注册护士。

2-8-3　各地区村卫生室人员数

地区	人员总数	执业(助理)医师	注册护士	乡村医生和卫生员			平均每村卫生室人员	每千农村人口村卫生室人员数
				合计	乡村医生	卫生员		
2017	1454890	351723	134556	968611	900995	67616	2.30	1.52
2018	1441005	381353	152554	907098	845436	61662	2.32	1.54
东　部	501063	155600	57476	287987	274905	13082	2.37	1.66
中　部	534602	146767	59444	328391	306292	22099	2.51	1.54
西　部	405340	78986	35634	290720	264239	26481	2.05	1.42
北　京	4300	970	353	2977	2950	27	1.72	
天　津	7234	2004	630	4600	4447	153	2.88	10.65
河　北	117474	37647	7137	72690	69252	3438	1.99	2.13
山　西	52124	12162	4320	35642	33150	2492	1.84	2.07
内蒙古	29552	8392	3521	17639	16268	1371	2.18	1.70
辽　宁	33969	7980	4105	21884	21248	636	1.78	1.55
吉　林	22373	5452	2153	14768	14093	675	2.26	1.29
黑龙江	31981	9220	2605	20156	19282	874	2.98	1.44
上　海	3924	2482	725	717	570	147	3.38	5.78
江　苏	73608	33807	12801	27000	25621	1379	4.81	1.61
浙　江	27808	14482	6014	7312	7024	288	2.42	0.92
安　徽	66299	20985	7705	37609	34969	2640	4.33	1.34
福　建	35602	8734	3571	23297	22529	768	1.95	1.33
江　西	59804	13560	6694	39550	38245	1305	2.11	1.56
山　东	145824	30713	14042	101069	96253	4816	2.74	2.19
河　南	162092	42222	16564	103306	94069	9237	2.89	1.74
湖　北	67415	18639	11403	37373	35634	1739	2.76	1.61
湖　南	72514	24527	8000	39987	36850	3137	1.81	1.23
广　东	43967	14769	6135	23063	22381	682	1.69	0.91
广　西	38762	5512	602	32648	30112	2536	1.90	0.98
海　南	7353	2012	1963	3378	2630	748	2.71	1.09
重　庆	28041	7422	2713	17906	17205	701	2.59	1.67
四　川	92955	23340	6708	62907	61427	1480	1.66	1.52
贵　州	37171	2452	622	34097	26012	8085	1.83	1.00
云　南	49010	6215	4352	38443	36052	2391	3.66	1.22
西　藏	13797	566	483	12748	9651	3097	2.60	5.75
陕　西	40482	7412	3646	29424	28492	932	1.67	1.67
甘　肃	34042	8537	6175	19330	16447	2883	2.06	1.74
青　海	10005	2292	918	6795	5927	868	2.24	2.31
宁　夏	5791	1645	1009	3137	2931	206	2.52	1.59
新　疆	25732	5201	4885	15646	13715	1931	2.54	1.32

注：本表包括乡镇卫生院在村卫生室工作的执业(助理)医师和注册护士。

2-8-4 2017年村卫生室人员性别、年龄、学历及职称构成(%)

	合计	执业 (助理) 医师	注册 护士	乡村医生
总　计	100.0	100.0	100.0	100.0
按性别分				
男	69.0	69.1	74.5	67.3
女	31.1	30.9	25.6	32.7
按年龄分				
25岁以下	0.9	0.1	0.6	1.5
25~34岁	7.9	7.6	8.4	7.5
35~44岁	33.6	48.2	36.9	27.9
45~54岁	27.7	30.8	30.1	27.9
55~59岁	6.9	3.7	6.7	8.3
60岁及以上	23.0	9.5	17.4	27.0
按工作年限分				
5年以下	8.0	8.7	9.1	7.0
5~9年	10.0	12.3	14.0	7.6
10~19年	33.3	42.9	38.0	28.6
20~29年	22.8	24.1	21.0	24.6
30年及以上	26.0	12.0	18.0	32.2
按学历分				
大学本科及以上	0.5	2.3	0.5	0.3
大专	7.8	20.8	8.8	5.7
中专	53.1	51.6	42.6	54.1
中专水平	24.7	20.2	38.9	30.0
高中及以下	13.9	5.1	9.3	10.0
按专业技术资格分				
副高及以上	0.0	0.2	0.0	
中级	0.7	2.3	0.5	
师级/助理	11.3	47.2	8.6	
士级	28.1	48.4	37.3	
不详	59.9	1.9	53.6	
按聘任技术职务分				
高级	0.1	0.2	0.1	
中级	2.0	3.0	1.4	
师级/助理	25.9	50.6	15.2	
士级	57.2	35.6	70.1	
待聘	14.8	10.6	13.3	

2-8-5 2018年村卫生室人员性别、年龄、学历及职称构成(%)

	合计	执业(助理)医师	注册护士	乡村医生
总　计	100.0	100.0	100.0	100.0
按性别分				
男	67.5	67.7	61.3	68.9
女	32.5	32.3	38.7	31.1
按年龄分				
25岁以下	0.8	0.1	2.1	0.5
25～34岁	6.1	5.4	12.2	4.5
35～44岁	30.2	46.3	30.0	28.1
45～54岁	30.8	35.8	30.3	30.9
55～59岁	8.3	4.5	7.3	9.2
60岁及以上	23.7	7.9	18.2	26.8
按工作年限分				
5年以下	8.8	10.1	15.4	6.1
5～9年	10.1	13.4	14.1	9.0
10～19年	33.0	44.3	33.2	32.2
20～29年	23.3	23.4	19.6	24.4
30年及以上	24.8	8.8	17.8	28.3
按学历分				
大学本科及以上	0.7	3.1	0.7	0.2
大专	8.8	23.9	9.1	6.3
中专	55.1	54.6	42.8	57.2
中专水平	23.5	15.7	40.0	23.4
高中及以下	12.0	2.8	7.5	12.8
按专业技术资格分				
副高及以上	0.0	0.2	0.0	
中级	0.6	2.3	0.5	
师级/助理	11.4	48.4	6.2	
士级	29.4	48.6	39.6	
不详	58.5	0.5	53.8	
按聘任技术职务分				
高级	0.1	0.2	0.0	
中级	1.9	3.0	1.7	
师级/助理	25.8	51.5	11.2	
士级	57.2	34.6	70.5	
待聘	15.1	10.7	16.5	

2-9-1 专业公共卫生机构人员数

| 机构分类 | 合计 | 卫生技术人员 | | | | | | | 其他技术人员 | 管理人员 | 工勤技能人员 |
		小计	执业(助理)医师	执业医师	注册护士	药师(士)	技师(士)	其他			
2017	872208	661616	232113	200826	204048	21221	65342	138892	56201	69106	85285
2018	882671	678258	236586	206328	216635	21918	66959	136160	56505	64978	82930
按城乡分											
城市	448564	348256	121390	113499	121312	10875	37703	56976	29233	30708	40367
农村	424107	320002	115196	92829	95323	11043	29256	69184	27272	34270	42563
按登记注册类型分											
公立	866138	663438	235352	205282	214055	21788	66417	125826	56076	64404	82220
非公立	6533	4820	1234	1046	2580	130	542	334	429	574	710
按主办单位分											
政府办	847022	652193	230725	201279	210684	21490	65290	124004	53910	61374	79545
社会办	24023	14829	5461	4733	5336	374	1564	2094	2524	3495	3175
个人办	1626	1236	400	316	615	54	105	62	71	109	210

注：①人员总计中包括公务员中卫生监督员10000名；②2018年每万人口公共卫生人员为6.34人。

2-9-2 各地区专业公共卫生机构人员数

| 地区 | 合计 | 卫生技术人员 | | | | | | | 其他技术人员 | 管理人员 | 工勤技能人员 |
		小计	执业(助理)医师	执业医师	注册护士	药师(士)	技师(士)	其他			
2017	872208	661616	232113	200826	204048	21221	65342	138892	56201	69106	85285
2018	882671	678258	236586	206328	216635	21918	66959	136160	56505	64978	82930
东　部	334907	259057	94982	84961	83881	9064	25454	45676	23428	20996	31426
中　部	281465	211520	74260	63263	69285	6796	20622	40557	19772	21705	28468
西　部	256299	197681	67344	58104	63469	6058	20883	39927	13305	22277	23036
北　京	15368	12012	4304	4133	3379	347	1240	2742	878	855	1623
天　津	5728	4345	1703	1569	789	113	563	1177	467	566	350
河　北	40141	29893	11457	9336	8403	808	2678	6547	3633	2188	4427
山　西	24419	18708	6197	5506	5277	545	1700	4989	1842	1808	2061
内蒙古	18999	15351	6198	5435	3634	425	1622	3472	1206	1328	1114
辽　宁	18610	13531	5882	5121	2753	333	1712	2851	1278	2269	1532
吉　林	16184	11543	4834	4240	2647	319	1184	2559	1118	2235	1288
黑龙江	23098	17390	6158	5228	4438	498	1892	4404	1412	2106	2190
上　海	12588	8839	3472	3326	2081	137	1003	2146	850	767	2132
江　苏	35699	25763	10266	9648	7197	724	2798	4778	3035	3091	3810
浙　江	31844	26228	9827	9344	8484	908	2744	4265	1933	1152	2531
安　徽	21221	17132	6514	5711	4419	451	2195	3553	1243	1284	1562
福　建	20779	16818	6277	5702	5315	667	1982	2577	1119	923	1919
江　西	30755	25013	8484	7683	9730	1121	2621	3057	1315	1676	2751
山　东	64772	50405	17900	16078	17684	1769	4323	8729	5811	4512	4044
河　南	76626	50443	15960	12791	17138	1539	4436	11370	7349	7302	11532
湖　北	40694	33354	11259	9769	13061	1074	3123	4837	2704	2218	2418
湖　南	48468	37937	14854	12335	12575	1249	3471	5788	2789	3076	4666
广　东	81735	65338	21928	18965	25596	3025	5782	9007	3967	4156	8274
广　西	50786	36121	11188	9873	14568	1480	3642	5243	3241	5386	6038
海　南	7643	5885	1966	1739	2200	233	629	857	457	517	784
重　庆	13999	10964	3554	3261	4000	326	1243	1841	718	935	1382
四　川	45460	35843	11521	10378	12415	1071	4346	6490	2090	2940	4587
贵　州	21140	17647	6410	5441	5746	465	1795	3231	839	1537	1117
云　南	28626	23640	9087	7698	7376	531	2345	4301	1471	1114	2401
西　藏	1804	1474	895	633	179	35	124	241	53	113	164
陕　西	30032	23704	6189	5128	7075	897	2295	7248	658	3137	2533
甘　肃	21755	13904	5030	4256	4038	345	1028	3463	1551	4172	2128
青　海	3689	2918	1115	931	598	73	413	719	260	246	265
宁　夏	5105	4181	1588	1468	1267	139	443	744	282	290	352
新　疆	14904	11934	4569	3602	2573	271	1587	2934	936	1079	955

2-10-1 各地区妇幼保健院(所、站)人员数

| 地区 | 合计 | 卫生技术人员 | | | | | | | 其他技术人员 | 管理人员 | 工勤技能人员 |
		小计	执业(助理)医师	执业医师	注册护士	药师(士)	技师(士)	其他			
2017	426881	353168	127399	113259	155190	14508	25755	30316	20416	19657	33640
2018	454985	376982	135330	120826	167702	15413	27728	30809	22344	20747	34912
东 部	178637	148474	54668	49757	64723	6354	10363	12366	9756	6975	13432
中 部	141452	116556	43313	38053	52592	4552	8746	7353	7521	6933	10442
西 部	134896	111952	37349	33016	50387	4507	8619	11090	5067	6839	11038
北 京	6767	5646	2308	2263	2309	276	413	340	217	332	572
天 津	1288	960	504	441	211	38	98	109	84	172	72
河 北	23604	18916	8304	6858	7077	694	1392	1449	1934	818	1936
山 西	12846	10039	4005	3608	4232	439	695	668	1084	711	1012
内蒙古	8744	7228	3177	2851	2820	303	552	376	505	520	491
辽 宁	4702	3616	1889	1712	1041	126	331	229	260	513	313
吉 林	6351	4767	2271	2029	1607	166	326	397	401	741	442
黑龙江	8463	6631	2807	2452	2493	266	531	534	443	690	699
上 海	3152	2652	1013	1002	1249	93	202	95	155	137	208
江 苏	15284	12316	5061	4804	5156	492	934	673	1046	692	1230
浙 江	20206	17235	6504	6240	7536	785	1137	1273	970	488	1513
安 徽	9551	7987	3327	3045	3084	312	772	492	423	518	623
福 建	11552	9753	3591	3249	4226	482	911	543	535	337	927
江 西	17700	15187	4998	4656	7296	748	1314	831	615	571	1327
山 东	37764	31507	11114	10138	14196	1206	2049	2942	2675	1531	2051
河 南	35650	28662	9653	8057	13730	1040	2089	2150	2051	1711	3226
湖 北	23597	20385	6987	6164	10161	707	1380	1150	1280	846	1086
湖 南	27294	22898	9265	8042	9989	874	1639	1131	1224	1145	2027
广 东	50731	42845	13454	12167	20306	2028	2692	4365	1736	1793	4357
广 西	29814	24751	7305	6650	12176	1130	1974	2166	1244	858	2961
海 南	3587	3028	926	883	1416	134	204	348	144	162	253
重 庆	8970	7164	2265	2091	3516	284	533	566	328	506	972
四 川	26133	21361	6820	6260	10103	889	1716	1833	790	1489	2493
贵 州	12591	10733	3807	3272	4719	366	781	1060	508	754	596
云 南	15375	13019	4458	3787	5870	405	953	1333	717	487	1152
西 藏	405	341	129	80	100	22	29	61	5	25	34
陕 西	15726	13177	3670	3101	5429	595	1075	2408	198	1300	1051
甘 肃	7417	6151	2508	2210	2685	183	338	437	210	371	685
青 海	1420	1160	497	407	354	48	103	158	97	74	89
宁 夏	3113	2559	978	894	1067	118	187	209	180	159	215
新 疆	5188	4308	1735	1413	1548	164	378	483	285	296	299

2-10-2 2017年妇幼保健院(所、站)人员性别、年龄、学历及职称构成(%)

| 分类 | 卫生技术人员 | | | | | | | 其他技术人员 | 管理人员 |
	合计	执业(助理)医师	执业医师	注册护士	药师(士)	技师(士)	其他		
总　计	100.0	100.0	100.0	100.0	100.0	100.0	100.0	100.0	100.0
按性别分									
男	15.1	25.9	26.3	0.8	25.6	31.0	23.0	30.9	40.4
女	84.9	74.1	73.7	99.2	74.4	69.0	77.0	69.1	59.6
按年龄分									
25岁以下	7.9	0.1	0.0	12.5	3.4	5.7	15.8	4.8	1.6
25～34岁	37.9	20.2	19.5	46.9	36.8	41.9	52.9	37.8	22.4
35～44岁	29.2	38.4	37.1	24.4	30.6	29.6	20.1	31.0	29.6
45～54岁	20.1	31.9	33.1	14.1	23.1	18.2	9.0	21.4	35.2
55～59岁	3.1	5.3	5.7	1.7	4.5	3.3	1.3	3.7	8.0
60岁及以上	1.8	4.1	4.6	0.4	1.7	1.3	0.9	1.3	3.1
按工作年限分									
5年以下	20.4	7.4	7.1	24.2	15.0	20.7	44.5	20.0	9.5
5～9年	21.8	14.3	14.1	27.3	20.6	23.5	22.6	22.5	13.6
10～19年	23.3	25.6	24.7	23.7	23.4	22.7	16.3	22.4	18.6
20～29年	22.3	32.9	32.7	16.9	25.0	21.7	11.3	22.1	31.4
30年及以上	12.2	19.9	21.4	7.9	16.0	11.4	5.2	13.0	27.0
按学历分									
研究生	2.7	5.6	6.3	0.1	2.6	3.2	4.1	1.6	2.9
大学本科	30.9	46.5	50.5	17.2	30.0	33.6	35.9	31.4	37.0
大专	43.0	34.2	31.3	51.3	38.7	43.5	38.9	42.2	41.2
中专	22.6	13.3	11.6	31.0	25.4	18.5	19.8	17.6	12.7
高中及以下	0.8	0.5	0.4	0.5	3.3	1.4	1.3	7.2	6.1
按专业技术资格分									
正高	1.3	3.3	3.7	0.2	0.5	0.5	0.2	0.1	2.1
副高	6.5	14.5	16.3	2.6	3.5	4.6	0.9	2.0	7.9
中级	22.8	36.2	40.3	17.9	21.1	20.7	5.2	13.5	16.0
师级/助理	29.3	35.4	34.0	26.1	36.2	32.4	19.4	21.7	14.2
士级	29.7	6.0	1.4	45.1	29.5	30.1	39.7	31.5	12.7
不详	10.5	4.6	4.2	8.1	9.3	11.7	34.6	31.2	47.2
按聘任技术职务分									
正高	1.2	3.1	3.5	0.2	0.4	0.4	0.1	0.2	3.4
副高	6.4	14.1	15.9	2.5	3.3	4.4	1.0	2.0	12.2
中级	22.9	36.9	41.1	17.5	21.4	21.2	5.5	14.0	27.1
师级/助理	30.7	38.5	36.2	27.0	37.0	33.8	18.9	26.1	25.6
士级	28.8	5.7	1.7	45.1	29.8	30.1	33.1	30.9	19.5
待聘	10.1	1.7	1.6	7.8	8.1	10.2	41.4	26.8	12.1

2-10-3 2018年妇幼保健院(所、站)人员性别、年龄、学历及职称构成(%)

分类	卫生技术人员							其他技术人员	管理人员
	合计	执业(助理)医师	执业医师	注册护士	药师(士)	技师(士)	其他		
总　　计	100.0	100.0	100.0	100.0	100.0	100.0	100.0	100.0	100.0
按性别分									
男	14.9	25.9	26.3	0.8	25.3	30.7	23.7	31.5	39.7
女	85.2	74.1	73.7	99.2	74.7	69.3	76.3	68.5	60.3
按年龄分									
25岁以下	5.3	0.1	0.0	8.5	2.2	3.9	10.1	3.1	1.4
25～34岁	38.4	18.2	17.5	49.1	35.5	42.2	54.2	37.5	21.8
35～44岁	29.3	36.7	35.8	25.4	30.6	29.9	22.1	30.9	28.4
45～54岁	19.7	31.6	31.9	13.3	22.9	17.6	10.4	22.0	33.1
55～59岁	5.2	8.9	9.7	3.1	6.6	4.8	2.2	4.8	11.5
60岁及以上	2.1	4.6	5.0	0.5	2.3	1.7	1.1	1.8	3.8
按工作年限分									
5年以下	16.3	6.5	6.2	18.7	11.2	16.1	37.4	16.2	8.7
5～9年	23.4	14.3	14.1	29.4	21.1	26.3	25.1	23.5	13.1
10～19年	25.0	25.1	24.7	26.6	25.5	24.3	18.5	24.6	19.6
20～29年	22.0	32.5	32.0	16.5	24.7	20.8	12.8	21.8	29.8
30年及以上	13.4	21.7	23.0	8.8	17.5	12.5	6.2	13.9	28.8
按学历分									
研究生	3.2	7.1	7.9	0.1	3.0	3.2	3.7	2.0	3.4
大学本科	33.9	49.8	53.6	20.2	34.4	37.3	38.5	35.2	40.2
大专	42.8	31.6	28.5	52.5	37.5	42.8	39.2	41.3	39.5
中专	19.6	11.1	9.7	26.8	22.5	15.8	17.3	15.3	11.4
高中及以下	0.6	0.4	0.3	0.3	2.7	1.0	1.3	6.3	5.6
按专业技术资格分									
正高	1.4	3.7	4.2	0.2	0.5	0.5	0.3	0.1	2.1
副高	7.0	15.4	17.3	2.8	3.9	4.8	1.2	2.3	7.6
中级	22.5	35.6	39.4	17.7	21.5	20.2	5.3	13.8	14.9
师级/助理	29.5	35.0	33.6	26.5	36.0	33.0	20.5	22.1	13.1
士级	30.1	5.9	1.5	45.2	29.5	30.6	41.2	33.6	12.7
不详	9.5	4.4	4.1	7.5	8.6	11.0	31.7	28.2	49.6
按聘任技术职务分									
正高	1.3	3.6	4.0	0.2	0.4	0.4	0.2	0.2	3.5
副高	6.8	15.2	17.0	2.7	3.7	4.7	1.2	2.3	12.5
中级	22.8	36.4	40.3	17.5	22.0	20.8	5.8	14.1	26.2
师级/助理	30.7	37.4	35.3	27.5	36.9	34.0	19.0	26.5	24.3
士级	29.4	5.7	1.9	45.3	29.6	30.5	34.5	31.2	20.3
待聘	9.0	1.7	1.6	6.9	7.5	9.6	39.2	25.8	13.3

2-11-1 各地区疾病预防控制中心人员数

| 地区 | 合计 | 卫生技术人员 | | | | | | | 其他技术人员 | 管理人员 | 工勤技能人员 |
		小计	执业(助理)医师	执业医师	注册护士	药师(士)	技师(士)	其他			
2017	190730	142114	70839	60700	14898	2734	27841	25802	14711	13938	19967
2018	187826	140491	70120	60340	14883	2691	27788	25009	14906	13469	18960
东 部	64790	49094	25901	23266	3807	724	10297	8365	5808	4241	5647
中 部	59797	42024	19863	16411	5341	1039	8030	7751	5368	4741	7664
西 部	63239	49373	24356	20663	5735	928	9461	8893	3730	4487	5649
北 京	3687	3059	1339	1314	132	9	682	897	263	231	134
天 津	1867	1425	805	767	76	13	309	222	198	141	103
河 北	8052	5441	2457	1945	438	74	938	1534	889	516	1206
山 西	4875	3384	1679	1424	342	78	721	564	412	514	565
内蒙古	5445	4357	2420	2080	393	55	758	731	386	346	356
辽 宁	6541	4763	2500	2147	416	72	1011	764	427	823	528
吉 林	4499	3425	1716	1460	331	61	587	730	302	471	301
黑龙江	5798	4234	1864	1508	319	78	877	1096	537	573	454
上 海	3048	2319	1384	1335	48	2	610	275	402	139	188
江 苏	8146	6269	3837	3695	384	101	1284	663	800	433	644
浙 江	5489	4363	2465	2357	175	49	1180	494	502	292	332
安 徽	4817	3813	1956	1680	281	62	918	596	344	276	384
福 建	4412	3575	1996	1873	261	46	817	455	296	167	374
江 西	5050	3975	1911	1664	737	106	833	388	307	260	508
山 东	10859	8415	4145	3695	678	138	1410	2044	1019	743	682
河 南	16731	9690	4287	3257	1348	249	1503	2303	1966	1540	3535
湖 北	8398	6550	2930	2486	1181	187	1237	1015	793	439	616
湖 南	9629	6953	3520	2932	802	218	1354	1059	707	668	1301
广 东	11140	8306	4403	3673	1016	203	1810	874	919	647	1268
广 西	7506	5848	2863	2497	869	183	1218	715	504	370	784
海 南	1549	1159	570	465	183	17	246	143	93	109	188
重 庆	2917	2104	1074	975	150	21	539	320	285	273	255
四 川	12812	9435	4158	3637	1024	121	2204	1928	1025	954	1398
贵 州	5278	4327	2315	1917	429	84	805	694	172	510	269
云 南	8638	7100	3973	3383	767	82	1099	1179	543	311	684
西 藏	1304	1062	755	547	58	13	74	162	43	74	125
陕 西	6405	4930	1790	1435	696	165	825	1454	209	675	591
甘 肃	4565	3431	1587	1355	540	98	526	680	92	470	572
青 海	1508	1199	582	496	187	21	255	154	120	67	122
宁 夏	1091	913	536	506	80	14	209	74	61	46	71
新 疆	5770	4667	2303	1835	542	71	949	802	290	391	422

2-11-2 2017年疾病预防控制中心人员性别、年龄、学历及职称构成(%)

分类	卫生技术人员						其他技术人员	管理人员
	小计	执业(助理)医师	执业医师	药师(士)	技师(士)	其他		
总　计	100.0	100.0	100.0	100.0	100.0	100.0	100.0	100.0
按性别分								
男	43.7	53.8	54.6	35.6	41.4	45.2	41.0	54.5
女	56.3	46.2	45.4	64.4	58.6	54.8	59.0	45.5
按年龄分								
25岁以下	1.3	0.1	0.1	0.6	1.8	2.8	1.7	0.6
25～34岁	21.8	14.8	15.0	16.0	24.9	32.0	26.3	17.0
35～44岁	31.2	29.8	27.6	39.2	31.2	30.3	32.8	27.9
45～54岁	33.8	39.4	40.1	33.5	32.5	25.7	29.8	38.6
55～59岁	8.2	10.4	11.1	7.8	7.4	6.5	6.7	11.3
60岁及以上	3.7	5.6	6.2	2.9	2.3	2.8	2.7	4.5
按工作年限分								
5年以下	9.4	5.1	5.2	3.6	10.5	17.7	10.4	4.9
5～9年	12.3	10.1	10.6	9.2	14.1	14.8	14.6	9.7
10～19年	21.0	18.8	18.0	26.5	22.1	21.0	24.3	18.7
20～29年	31.6	34.5	33.2	33.9	29.3	26.0	28.8	32.0
30年及以上	25.8	31.4	33.0	26.9	24.0	20.5	22.1	34.6
按学历分								
研究生	6.2	7.1	8.2	1.1	7.8	6.1	4.9	3.5
大学本科	34.8	38.9	42.7	21.6	37.8	33.9	33.4	37.6
大专	35.6	33.0	30.6	42.6	35.6	34.2	38.7	40.4
中专	20.9	19.1	17.0	29.0	17.2	21.6	15.6	12.5
高中及以下	2.5	2.0	1.4	5.7	1.6	4.3	7.4	6.0
按专业技术资格分								
正高	2.6	3.9	4.6	0.5	3.0	1.3	0.7	2.3
副高	9.0	12.6	14.7	3.4	10.7	4.1	4.7	7.2
中级	30.5	37.3	42.4	23.2	33.9	16.1	20.3	16.6
师级/助理	30.9	33.3	30.9	36.5	29.3	27.4	25.7	14.1
士级	15.1	6.5	1.2	27.7	13.7	26.6	24.1	10.2
不详	11.8	6.4	6.2	8.7	9.5	24.6	24.6	49.7
按聘任技术职务分								
正高	2.4	3.6	4.2	0.4	2.6	1.2	0.7	3.8
副高	9.0	12.5	14.6	3.4	10.6	4.2	4.7	12.1
中级	32.3	39.4	44.8	24.7	35.3	17.9	22.4	29.7
师级/助理	33.5	36.2	33.2	38.7	31.4	29.5	31.2	26.1
士级	15.4	6.4	1.4	29.3	13.9	27.3	24.6	16.8
待聘	7.4	1.9	1.8	3.5	6.1	19.9	16.4	11.5

2-11-3 2018年疾病预防控制中心人员性别、年龄、学历及职称构成(%)

| 分类 | 卫生技术人员 | | | | | | 其他技术人员 | 管理人员 |
	小计	执业(助理)医师	执业医师	药师(士)	技师(士)	其他		
总　计	100.0	100.0	100.0	100.0	100.0	100.0	100.0	100.0
按性别分								
男	42.9	53.0	53.6	35.2	41.1	44.7	40.9	54.1
女	57.1	47.0	46.4	64.8	58.9	55.3	59.1	45.9
按年龄分								
25岁以下	0.7	0.0	0.0	0.3	1.1	1.5	0.9	0.3
25～34岁	20.3	13.2	13.6	14.0	24.1	30.3	23.9	15.1
35～44岁	30.0	27.6	26.3	37.9	30.3	30.2	32.3	27.2
45～54岁	32.0	36.8	36.1	32.3	29.7	25.6	29.8	35.8
55～59岁	12.3	15.5	16.6	11.6	11.8	8.8	9.7	15.5
60岁及以上	4.6	6.8	7.3	3.9	3.1	3.7	3.4	6.1
按工作年限分								
5年以下	7.4	3.8	3.8	2.5	8.2	14.5	7.3	3.7
5～9年	12.5	10.1	10.6	8.5	15.0	15.4	14.2	8.8
10～19年	20.8	18.5	18.4	23.6	21.9	21.7	24.8	19.4
20～29年	30.7	32.8	30.8	36.5	28.3	26.0	28.8	30.8
30年及以上	28.7	34.9	36.4	29.0	26.6	22.5	24.9	37.3
按学历分								
研究生	6.8	8.0	9.1	1.3	8.4	6.6	5.6	3.8
大学本科	37.4	41.3	45.1	23.6	40.6	36.9	36.6	40.0
大专	35.1	31.9	29.3	43.4	34.9	33.9	38.0	39.7
中专	18.7	17.1	15.2	26.7	14.8	19.3	13.4	11.2
高中及以下	2.1	1.8	1.3	5.0	1.4	3.3	6.5	5.3
按专业技术资格分								
正高	2.9	4.3	5.0	0.5	3.2	1.3	0.7	2.3
副高	9.6	13.6	15.7	3.2	11.3	4.0	5.0	6.7
中级	30.0	36.9	41.8	23.9	33.0	15.4	21.1	15.6
师级/助理	31.3	33.8	31.5	36.4	29.5	27.8	26.0	13.8
士级	15.7	6.6	1.4	27.7	14.2	28.1	24.8	10.6
不详	10.6	4.8	4.6	8.3	8.9	23.3	22.5	50.9
按聘任技术职务分								
正高	2.7	4.0	4.7	0.4	2.9	1.3	0.7	4.0
副高	9.5	13.4	15.5	3.1	11.2	4.2	4.9	11.6
中级	31.7	38.8	44.0	25.4	34.3	17.2	22.6	28.3
师级/助理	33.1	35.6	32.6	38.2	31.1	29.5	30.6	26.2
士级	15.9	6.4	1.5	29.4	14.4	28.4	24.7	17.9
待聘	7.2	1.8	1.8	3.3	6.1	19.4	16.6	11.9

2-12-1 各地区卫生监督所(中心)人员数

地区	合计	卫生技术人员			其他技术人员	管理人员	工勤技能人员
		小计	卫生监督员	其他			
2017	83002	68236	64992	3244	2200	7230	5336
2018	82103	67588	64136	3452	2160	7174	5181
东 部	24535	19959	18401	1558	802	2186	1588
中 部	27462	21121	19760	1361	1032	3182	2127
西 部	20106	16508	15975	533	326	1806	1466
北 京	1253	1186	1125	61	19	15	33
天 津	835	738	661	77	26	53	18
河 北	4491	3230	2722	508	244	463	554
山 西	4333	3564	3388	176	106	419	244
内蒙古	2517	2128	2029	99	40	267	82
辽 宁	1902	1548	1437	111	35	223	96
吉 林	1592	1226	1127	99	78	204	84
黑龙江	2615	2154	2041	113	68	312	81
上 海	1229	1074	1039	35	4	132	19
江 苏	3380	2972	2813	159	91	186	131
浙 江	2706	2372	2293	79	87	137	110
安 徽	2456	2105	1981	124	51	176	124
福 建	1702	1333	1161	172	58	198	113
江 西	2087	1572	1449	123	32	288	195
山 东	3406	2706	2460	246	132	339	229
河 南	7655	5191	4775	416	483	1012	969
湖 北	3091	2291	2096	195	123	448	229
湖 南	3633	3018	2903	115	91	323	201
广 东	3237	2504	2416	88	72	401	260
广 西	2347	1888	1753	135	130	190	139
海 南	394	296	274	22	34	39	25
重 庆	993	920	909	11	5	45	23
四 川	3075	2588	2507	81	43	182	262
贵 州	1691	1409	1369	40	11	143	128
云 南	1932	1553	1546	7	19	184	176
西 藏	28	18	18	0	4	3	3
陕 西	3022	2289	2216	73	35	367	331
甘 肃	1832	1504	1470	34	11	152	165
青 海	477	364	351	13	7	81	25
宁 夏	506	441	415	26	8	29	28
新 疆	1686	1406	1392	14	13	163	104

注：本表人员总计中包括10000名公务员中取得卫生监督员证书的人员。

2-12-2 卫生监督所(中心)人员性别、年龄、学历及职称构成(%)

分类	2017			2018		
	卫生技术人员	其他技术人员	管理人员	卫生技术人员	其他技术人员	管理人员
总　计	100.0	100.0	100.0	100.0	100.0	100.0
按性别分						
男	58.9	48.6	66.4	57.6	49.9	62.2
女	41.2	51.4	33.6	42.4	50.1	37.8
按年龄分						
25岁以下	0.4	1.4	0.3	0.4	0.9	0.5
25～34岁	17.9	32.6	15.7	16.6	26.9	16.8
35～44岁	29.9	30.9	27.8	29.5	34.8	27.8
45～54岁	34.6	25.3	39.5	35.7	27.2	35.8
55～59岁	11.1	6.7	12.8	13.1	7.3	14.2
60岁及以上	6.1	3.1	4.0	4.7	2.9	4.9
按工作年限分						
5年以下	4.4	10.2	5.0	4.6	5.1	4.7
5～9年	10.5	18.6	8.7	9.3	16.0	9.7
10～19年	20.0	23.1	17.1	19.9	27.5	18.5
20～29年	33.4	26.7	35.7	33.7	30.4	32.7
30年及以上	31.7	21.5	33.6	32.5	21.0	34.5
按学历分						
研究生	3.0	2.3	4.9	2.7	1.8	3.8
大学本科	43.9	41.2	55.5	42.1	35.8	48.1
大专	36.4	38.0	32.8	37.8	37.3	36.4
中专	12.6	10.9	5.3	13.5	14.6	8.6
高中及以下	4.1	7.7	1.5	3.8	10.5	3.1

2-13-1 医学专业招生及在校学生数

年份	普通高等学校				中等职业学校			
	招生总数（人）	医学专业	在校生总数（人）	医学专业	招生总数（人）	医学专业	在校生总数（人）	医学专业
1955	98000	9927	288000	36472	190000	22647	537000	57284
1965	164000	20044	674000	82861	208000	36604	547000	88972
1970	42000	8620	48000	13235	54000	8092	64000	10688
1975	191000	33785	501000	86336	344000	66890	707000	139113
1980	281000	31277	1144000	139569	468000	65719	1243000	244695
1985	619000	42919	1703000	157388	668000	87925	1571000	221441
1986	572000	40647	1880000	170317	677000	88259	1757000	250679
1987	617000	43699	1959000	182154	715000	96818	1874000	274575
1988	670000	48135	2066000	191527	776000	109504	2052000	300061
1989	597000	46245	2082000	199305	735000	93142	2177000	306506
1990	608850	46772	2062695	201789	730000	93261	2244000	308394
1991	619874	48943	2043662	202344	780000	95700	2277000	298540
1992	754192	58915	2184376	214285	879000	106215	2408000	311040
1993	923952	66877	2535517	231375	1149000	138168	2820000	355410
1994	899846	66105	2798639	247485	1225000	127874	3198000	364700
1995	925940	65695	2906429	256003	1381000	133357	3722000	402319
1996	965812	68576	3021079	262665	1523000	141868	4228000	432216
1997	1000393	70425	3174362	271137	1621000	152717	4654000	462396
1998	1083627	75188	3408764	283320	1668000	168744	4981000	499117
1999	1548554	108384	4085874	329200	1634000	175854	5155000	534161
2000	2206072	149928	5560900	422869	1325870	179210	4895000	567599
2001	2847987	190956	7190658	529410	1276754	197565	4580000	647800
2002	3407587	227724	9033631	656560	1553062	252455	4563511	678833
2003	4090626	284182	11085642	814741	4241166	359361	10635841	1081853
2004	4799708	332326	13334969	976261	4565045	388142	11747467	1108831
2005	5409412	386905	15617767	1132165	5372922	468960	13247421	1226777
2006	5858455	422283	18493094	1384488	6130607	491784	14890719	1328663
2007	6077806	410229	20044001	1514760	6514754	477527	16198590	1371676
2008	6656404	449365	21867111	1673448	6502739	538974	16882421	1442658
2009	7021870	499582	23245843	1788175	7117770	628765	17798473	1597102
2010	7280599	533618	24276639	1864655	7113957	582799	18164447	1683865
2011	7509238	593030	25192616	2001756	6499626	530467	17749068	1650724
2012	7618638	591683	26122830	2120880	5970785	513420	16898820	1539531
2013	7777287	630203	27033409	2256404	5412624	519612	15363842	1470917
2014	7992684	680128	27920774	2419365	4953553	488066	14163127	1465838
2015	8111373	708858	28630905	2554393	4798174	468240	13352414	1401127
2016	8250646	777207	29421646	2756139	4198668	450903	12758604	1340680
2017	8389517	808558	30075350	2891864	4515235	421440	12542893	1285590
2018	8767897	855229	31041605	3050131	4285024	389999	12136280	1209161

注：①普通高等学校招生和在校生数包括博士和硕士研究生、本科生及大专生，含研究机构研究生和在职研究生，不含成人本专科生；2003年起中等职业学校包括调整后中职学生、普通中专学生、成人中专学生，职业高中学生，下表同；②2018年医学专业成人本专科招生555750人。

2-13-2 医学专业毕业人数

年份	普通高等学校		中等职业学校	
	毕业人数	医学专业	毕业人数	医学专业
1950～1952	69000	6393	200000	31263
1953～1957	269000	25918	842000	96042
1958～1962	606000	60135	1393000	169545
1963～1965	589000	72882	452000	69513
1966～1970	669000	78246	617000	100956
1971～1975	215000	44167	720000	126437
1976～1980	740000	116612	1502000	256473
1981～1985	1535000	152054	2231000	329218
1986～1990	2668000	179431	2922000	392637
1986	393000	27907	496000	61952
1987	532000	32124	578000	70362
1988	553000	38153	596000	83365
1989	576000	38366	591000	82783
1990	614000	42881	661000	94175
1991～1995	3230715	243052	3787000	464913
1991	614000	46028	740000	103515
1992	604000	45664	743000	93883
1993	570715	48559	736000	93813
1994	637000	47090	729000	81718
1995	805000	55711	839000	92369
1996～2000	4295217	305437	6378000	625354
1996	839000	61417	1019000	112608
1997	829000	61239	1157000	121885
1998	829833	61379	1293000	127608
1999	847617	61545	1402000	137255
2000	949767	59857	1507000	129893
2001～2005	10310478	673667	8591583	1277051
2001	1104132	69630	1502867	141989
2002	1418150	88177	1441539	161151
2003	1988583	123563	1884786	302174
2004	2541929	170315	1801330	340554
2005	3257684	221982	1961061	331183
2006～2010	26105920	1933525	23482806	1977097
2006	4030610	279667	3926271	350700
2007	4789746	332842	4312433	360584
2008	5464323	408983	4710924	409167
2009	5683396	428422	5096654	420776
2010	6137845	483611	5436524	435870
2011～2015	34597530	2786145	26424852	2451740
2011	6511559	498184	5411252	504644
2012	6733793	513376	5543840	534092
2013	6900836	559000	5575587	500063
2014	7129534	588724	5161519	452132
2015	7321808	626861	4732654	460809
2016	7569429	674263	4405572	443900
2017	7905343	745914	4063981	421861
2018	8137455	790668	3969770	408589

补充资料：①2018年医学专业成人本专科毕业489858人； 2003年起中等职业学校包括调整后中职学生、普通中专学生、成人中专学生、职业高中学生； ②1928～1947年高校医药专业毕业生9499人，解放前中等医药学校毕业生41437人。

2-13-3 医学专业研究生数

年份	研究生总数（人）			其中：医学专业		
	招生数	在校生数	毕业生数	招生数	在校生数	毕业生数
1978	10708	10934	9	1417	1474	
1979	8110	18830	140	1462	3113	57
1980	3616	21604	476	640	3651	32
1981	9363	18848	11669	591	2442	1512
1982	11080	25847	4058	610	2558	558
1983	15642	37166	4497	1869	3781	966
1984	23181	57566	2756	2243	5608	424
1985	46871	87331	17004	4373	9196	777
1986	41310	110371	16950			
1987	39017	120191	27603	4583	13331	2359
1988	35645	112776	40838			
1989	28569	101339	37232			
1990	29649	93018	35440			
1991	29679	88128	23537			
1992	33439	94164	25692			
1993	42145	106771	28214			
1994	50864	127935	28047			
1995	51053	145443	31877			
1996	59398	163322	39652			
1997	63749	176353	46539	6452	17652	4886
1998	72508	198885	47077	7280	19375	4681
1999	92225	233513	54670	9056	22706	5370
2000	128484	301239	58767	12832	30070	6166
2001	165197	393256	67809	16274	37571	6722
2002	203000	501000	81000	16800	38837	6992
2003	268925	651260	111091	26501	63939	12207
2004	326286	819896	150777	33012	81859	16128
2005	364831	978610	189728	31602	80107	21923
2006	397925	1104653	255902	42200	115901	26415
2007	418612	1195047	311839	44161	128471	32453
2008	446422	1283046	344825	47412	140030	37402
2009	510953	1404942	371273	44713	128205	34629
2010	538177	1538416	383600	40067	128916	35582
2011	560168	1645845	429994	60831	181129	49039
2012	589673	1719818	486455	64868	188666	56001
2013	611381	1793953	513626	66525	196621	58550
2014	621323	1847689	535863	70466	204148	61192
2015	645055	1911406	551522	75325	215232	62602
2016	667064	1981051	563938	79341	227162	65798
2017	806103	2639561	578045	86539	253719	66869
2018	857966	2731257	604368	95172	271406	70708

注：研究生包括博士和硕士研究生，2017年以后含在职研究生。

三、卫 生 设 施

简要说明

一、本章主要介绍全国及 31 个省、自治区、直辖市医疗卫生机构床位、医用设备和房屋面积情况。主要包括各级各类医疗卫生机构床位数，医院、社区卫生服务中心、乡镇卫生院主要医用设备台数，各类医疗卫生机构房屋建筑面积等。

二、本章数据来源于卫生资源统计年报。

三、分科床位数中所列科室主要依据医疗机构《诊疗科目》。中医医院和专科医院床位的科室归类原则如下：中医医院全部计入中医科，中西医结合医院全部计入中西医结合科，民族医院全部计入民族医学科，妇幼保健院分别计入妇产科、儿科，儿童医院全部计入儿科，传染病院、麻风病院全部计入传染科，疗养院、康复医院全部计入康复医学科，肿瘤医院全部计入肿瘤科，其他专科医院计入相关科室。

四、房屋面积统计口径和指标解释与《综合医院建设标准》《妇幼保健院建设标准》《乡镇卫生院建设标准》《防疫站建设标准》一致。

主要指标解释

床位数　指年底固定实有床位（非编制床位），包括正规床、简易床、监护床、正在消毒和修理床位、因扩建或大修而停用的床位，不包括产科新生儿床、接产室待产床、库存床、观察床、临时加床和病人家属陪侍床。

每千人口医疗卫生机构床位数　即医疗卫生机构床位数/人口数×1000。人口数系国家统计局常住人口。

设备台数　指实有设备数，即单位实际拥有、可供调配的设备，包括安装的和未安装的设备，不包括已经批准报废的设备和已订购尚未运抵单位的设备。

房屋建筑面积　指单位购建且有产权证的房屋建筑面积，不包括租房面积。

租房面积　医疗卫生机构使用的无产权证的房屋建筑面积，无论其是否缴纳租金均计入租房面积。

业务用房面积　医院包括门急诊、住院、医技科室、保障系统、行政管理和院内生活用房面积；社区卫生服务中心和卫生院包括医疗、预防保健、行政后勤保障用房面积；妇幼保健院（所、站）包括医疗保健、医技、行政后勤保障等用房面积；专科疾病防治院（所、站）包括医疗、医技、疾控、行政后勤保障等用房面积；疾病预防控制中心（防疫站）包括检验、疾病控制、行政后勤保障等用房面积。

每床占用业务用房面积　即业务用房面积/床位数。床位数系实有床位（非编制床位）数。

3-1-1 医疗卫生机构床位数(万张)

年份	合计	医院	综合医院	中医医院	专科医院	基层医疗卫生机构	社区卫生服务中心(站)	乡镇卫生院	专业公共卫生机构	妇幼保健院(所、站)	专科疾病防治院(所、站)	其他医疗卫生机构
1950	11.91	9.71	8.46	0.01	0.74					0.27		
1955	36.28	21.53	17.08	0.14	2.80					0.57		
1960	97.68	59.14	44.74	1.42	7.95				4.63	0.88	1.74	
1965	103.33	61.20	48.04	1.04	7.49			13.25		0.92		
1970	126.15	70.50	57.21	1.01	7.79			36.80		0.70		
1975	176.43	94.02	76.33	1.37	11.11			62.03		0.97	2.88	
1980	218.44	119.58	94.11	5.00	12.87			77.54		1.64	2.73	
1985	248.71	150.86	112.77	11.23	16.56			72.06		3.46	2.95	
1986	256.25	155.98	117.52	12.52	17.71			71.12		3.67	3.06	
1987	268.50	165.34	123.71	14.21	19.03			72.30		4.00	3.07	
1988	279.49	174.70	129.06	15.55	20.23			72.61		4.35	3.00	
1989	286.70	181.46	133.60	16.60	20.93			72.30		4.50	3.10	
1990	292.54	186.89	136.90	17.57	21.95			72.29		4.66	3.10	
1991	299.19	192.61	140.55	18.82	22.26			72.92		4.80	3.17	
1992	304.94	197.66	144.10	20.04	22.71			73.28		5.00	3.22	
1993	309.90	203.64	156.63	21.35	24.37			73.08		4.50	3.03	
1994	313.40	207.04	158.70	22.18	24.85			73.24		4.80	2.98	
1995	314.06	206.33	158.72	22.72	24.51			73.31		5.13	3.07	
1996	309.96	209.65	159.73	23.75	24.86			73.47		5.60	2.83	
1997	313.45	211.92	161.21	24.46	24.97			74.24		6.02	3.06	
1998	314.30	213.41	162.00	24.95	25.01			73.77		6.30	2.90	
1999	315.90	215.07	163.25	25.33	25.03			73.40		6.63	2.93	
2000	317.70	216.67	164.09	25.93	25.08	76.65		73.48	11.86	7.12	2.84	12.52
2001	320.12	215.56	150.50	24.60	25.65	77.14		74.00	12.02	7.40	2.70	15.40
2002	313.61	222.18	168.38	24.67	26.21	71.05	1.20	67.13	12.37	7.98	3.18	8.01
2003	316.40	226.95	171.34	26.02	26.72	71.05	1.21	67.27	12.61	8.09	3.38	5.79
2004	326.84	236.35	177.68	27.55	28.26	71.44	1.81	66.89	12.73	8.70	3.12	6.32
2005	336.75	244.50	183.47	28.77	29.21	72.58	2.50	67.82	13.58	9.41	3.34	6.09
2006	351.18	256.04	190.29	30.32	32.05	76.19	4.12	69.62	13.5	9.93	2.80	5.45
2007	370.11	267.51	197.16	32.16	34.37	85.03	7.66	74.72	13.29	10.62	2.59	4.28
2008	403.87	288.29	211.28	35.03	37.77	97.10	9.80	84.69	14.66	11.73	2.64	3.82
2009	441.66	312.08	227.11	38.56	41.67	109.98	13.13	93.34	15.3964	12.61	2.71	4.21
2010	478.68	338.74	244.95	42.42	45.95	119.22	16.88	99.43	16.45	13.44	2.93	4.26
2011	515.99	370.51	267.07	47.71	49.65	123.37	18.71	102.63	17.8132	14.59	3.14	4.29
2012	572.48	416.15	297.99	54.80	55.74	132.43	20.32	109.93	19.8198	16.16	3.57	4.08
2013	618.19	457.86	325.52	60.88	62.11	134.99	19.42	113.65	21.49	17.55	3.85	3.85
2014	660.12	496.12	349.99	66.50	68.58	138.12	19.59	116.72	22.30	18.48	3.76	3.58
2015	701.52	533.06	372.10	71.54	76.25	141.38	20.10	119.61	23.63	19.54	4.03	3.45
2016	741.05	568.89	392.79	76.18	84.46	144.19	20.27	122.39	24.72	20.65	4.00	3.24
2017	794.03	612.05	417.24	81.82	94.56	152.85	21.84	129.21	26.257	22.11	4.08	2.87
2018	840.41	651.97	437.89	87.21	105.41	158.36	23.13	133.39	27.44	23.28	4.08	2.64

3-1-2　2018年各类医疗卫生机构床位数

机构分类	合计	按城乡分		公立	按登记注册	
		城市	农村		国有	集体
总　　计	8404078	4164123	4239955	6639116	6197955	441161
医院	6519749	3836553	2683196	4802171	4721334	80837
综合医院	4378892	2494169	1884723	3337023	3289075	47948
中医医院	872052	415735	456317	762845	750255	12590
中西医结合医院	110579	87074	23505	70356	68352	2004
民族医院	38917	11910	27007	34898	34779	119
专科医院	1054107	775839	278268	589784	572968	16816
护理院	65202	51826	13376	7265	5905	1360
基层医疗卫生机构	1583577	173304	1410273	1539981	1182977	357004
社区卫生服务中心(站)	231274	165532	65742	199950	139923	60027
社区卫生服务中心	209024	147828	61196	187533	131906	55627
社区卫生服务站	22250	17704	4546	12417	8017	4400
卫生院	1345628	4152	1341476	1337575	1041711	295864
街道卫生院	11719	4152	7567	11561	7367	4194
乡镇卫生院	1333909		1333909	1326014	1034344	291670
门诊部	6338	3432	2906	2329	1223	1106
护理站	337	188	149	127	120	7
专业公共卫生机构	274394	135804	138590	271978	269281	2697
专科疾病防治院(所、站)	40845	23747	17098	39486	37431	2055
专科疾病防治院	21789	16139	5650	20794	20044	750
专科疾病防治所(中心)	19056	7608	11448	18692	17387	1305
妇幼保健院(所、站)	232848	111698	121150	231793	231157	636
其中：妇幼保健院	221096	109535	111561	220049	219481	568
妇幼保健所(站)	11637	2093	9544	11629	11561	68
急救中心(站)	701	359	342	699	693	6
其他医疗卫生机构	26358	18462	7896	24986	24363	623
疗养院	26308	18462	7846	24986	24363	623

　　注：①城市包括直辖市区和地级市市辖区，农村包括县和县级市；②社会办包括企业、事业单位、社会团体和其他社会组织办的医疗卫生机构。

类型分			按主办单位分				按管理类别分	
非公立	联营	私营	政府办	卫生健康部门	社会办	个人办	非营利	营利
1764962	16654	1143929	6245487	6044350	977996	1180595	7474704	929374
1717578	16127	1112093	4466885	4288956	907378	1145486	5598444	921305
1041869	10225	658956	3050258	2952783	650454	678180	3849140	529752
109207	345	71911	754373	749449	39209	78470	812783	59269
40223	103	28785	67364	67198	10606	32609	87668	22911
4019	20	3248	32811	32811	2961	3145	36815	2102
464323	5284	313731	558717	484400	177141	318249	769201	284906
57937	150	35462	3362	2315	27007	34833	42837	22365
43596	527	30267	1494425	1480153	55500	33652	1577210	6367
31324	252	20277	165311	160520	43745	22218	228572	2702
21491	221	12330	161602	157499	34104	13318	207333	1691
9833	31	7947	3709	3021	9641	8900	21239	1011
8053	240	6475	1328569	1319633	9452	7607	1345406	222
158	30	38	10963	10843	673	83	11689	30
7895	210	6437	1317606	1308790	8779	7524	1333717	192
4009	35	3442	545		2076	3717	3002	3336
210		73			227	110	230	107
2416		1298	267037	264442	6321	1036	273425	969
1359		679	36136	34493	4090	619	40290	555
995		530	17672	17159	3567	550	21278	511
364		149	18464	17334	523	69	19012	44
1055		619	230251	229309	2180	417	232434	414
1047		619	218619	217777	2060	417	220682	414
8			11547	11492	90		11637	
2			650	640	51		701	
1372		271	17140	10799	8797	421	25625	733
1322		271	17140	10799	8747	421	25625	683

3-1-3 2018年各地区医疗卫生机构床位数

地区	合计	医 院						
		小计	综合医院	中医医院	中西医结合医院	民族医院	专科医院	护理院
总　计	8404078	6519749	4378892	872052	110579	38917	1054107	65202
东　部	3253527	2626720	1721342	326973	53871	590	465971	57973
中　部	2687513	2023466	1395360	294983	24423	1032	303229	4439
西　部	2463048	1869563	1262190	250096	32285	37295	284907	2790
北　京	123626	116397	63924	14515	10172	180	27416	190
天　津	68247	60337	34258	8396	1249		16434	
河　北	421916	320739	232737	42844	8507		36281	370
山　西	208305	163584	109641	18114	2930		32659	240
内蒙古	159006	126378	76921	11525	1851	16577	19244	260
辽　宁	314440	265968	176886	29357	2446	300	56110	869
吉　林	166994	140384	93456	17553	1985	244	26886	260
黑龙江	250129	209578	147390	27184	951	351	33473	229
上　海	139029	120787	66398	6164	4626		31171	12428
江　苏	491512	387981	233231	47756	7151		69804	30039
浙　江	332086	293690	178012	40173	7751		60373	7381
安　徽	328123	253595	177059	34403	3165		36873	2095
福　建	192473	148012	98517	19226	2831	60	27078	300
江　西	249490	172843	117398	29645	1744		23976	80
山　东	608459	460703	321660	63208	3736	50	67678	4371
河　南	608519	455677	326630	69823	4257		54431	536
湖　北	393514	281455	198116	41190	6126	380	35222	421
湖　南	482439	346350	225670	57071	3265	57	59709	578
广　东	516929	416243	289107	51421	4956		68734	2025
广　西	255940	173207	112523	27021	5277	1120	26763	503
海　南	44800	35863	26612	3913	446		4892	
重　庆	220104	162147	102025	26263	5617		27374	868
四　川	598898	442215	284637	60316	8431	1565	86731	535
贵　州	245639	189167	133123	21976	2806	649	30371	242
云　南	291194	223272	160436	29832	1643	372	30939	50
西　藏	16787	12604	9552		50	2277	725	
陕　西	253711	204359	147566	31400	2495		22660	238
甘　肃	162737	126147	86969	24816	2951	1139	10272	
青　海	39146	32521	22382	2549	226	3393	3877	94
宁　夏	41005	35698	27632	4509	270	187	3100	
新　疆	178881	141848	98424	9889	668	10016	22851	

	基层医疗卫生机构							专业公共卫生机构				其他医疗卫生机构
小计	社区卫生服务中心	社区卫生服务站	街道卫生院	乡镇卫生院	门诊部	护理站	小计	专科疾病防治院（所、站）	妇幼保健院（所、站）	急救中心（站）	
1583577	**209024**	**22250**	**11719**	**1333909**	**6338**	**337**	**274394**	**40845**	**232848**	**701**	**26358**
507598	97988	11680	3271	391916	2443	290	104046	17593	85996	457	15163
558612	64805	4998	5305	481388	2110	6	98948	19725	79172	51	6487
517377	46231	5572	3143	460605	1785	41	71400	3527	67680	193	4708
4774	4774						2455	434	2021		
6972	2675		110	4156	31		708	645	63		230
86553	7129	6496		71819	1109		13521	175	13262	84	1103
38924	3314	972	3347	31018	267	6	5127	180	4937	10	670
27783	4900	93		22443	347		4338	349	3989		507
40441	7182	1037	228	31889	105		3591	1908	1563	120	4440
21627	2877	508	30	18015	197		2891	937	1954		2092
31635	6432	863	63	23886	391		7966	3644	4316	6	950
16042	16042						1337	34	1303		863
93529	22171	178	159	70655	184	182	7450	1334	6035	81	2552
27589	8307	23	203	18781	219	56	9339	446	8820	73	1468
67023	8290		50	58458	225		7045	2542	4499	4	460
34484	3639			30845			8558	2003	6524	31	1419
60615	3153	789	85	56328	260		14022	3577	10443	2	2010
119373	15838	3742	1916	97171	654	52	25871	5442	20365	64	2512
126978	11289	561	325	114445	358		25719	1525	24169	25	145
94949	15309	548	1254	77677	161		17110	2512	14594	4	
116861	14141	757	151	101561	251		19068	4808	14260		160
70741	9370	42	655	60584	90		29469	5007	24462		476
67497	2119	41		65278	59		14477	552	13924	1	759
7090	861	162		6016	51		1747	165	1578	4	100
52881	9368	37	1224	42048	204		4541	486	4055		535
143846	10649	1112	170	131474	441		12837	282	12499	56	
47947	4282	131	1185	42349			8431	163	8268		94
58852	5014	462	283	52877	216		7996	586	7324	86	1074
3771	88	30		3653			374		374		38
39933	3022	328	254	36220	109		8651	939	7712		768
30998	2661	1483	27	26750	77		5024	46	4978		568
6119	710	793		4522	94		506	40	466		
3955	199	183		3532	6	35	1252		1252		100
33795	3219	879		29459	232	6	2973	84	2839	50	265

3-1-4 每千人口医疗卫生机构床位数

年份地区	医疗卫生机构床位数（张）			每千人口医疗卫生机构床位数（张）			每千农村人口乡镇卫生院床位数（张）
	合计	城市	农村	合计	城市	农村	
2010	4786831	2302297	2484534	3.58	5.94	2.60	1.04
2013	6181891	2948465	3233426	4.55	7.36	3.35	1.18
2014	6601214	3169880	3431334	4.85	7.84	3.54	1.20
2015	7015214	3418194	3597020	5.11	8.27	3.71	1.24
2016	7410453	3654956	3755497	5.37	8.41	3.91	1.27
2017	7940252	3922024	4018228	5.72	8.75	4.19	1.35
2018	8404088	4141427	4262661	6.03	8.70	4.56	1.43
东　部	3253527	1920520	1333007	5.60	8.44	4.28	1.26
中　部	2687513	1191760	1495753	6.17	9.87	4.25	1.37
西　部	2463048	1029147	1433901	6.49	8.92	4.89	1.57
北　京	123626	123626		5.74	8.69		
天　津	68247	64091	4156	4.37	6.20	6.12	6.12
河　北	421916	172918	248998	5.58	7.53	4.51	1.30
山　西	208305	102839	105466	5.60	10.26	4.18	1.23
内蒙古	159006	78117	80889	6.27	11.30	4.66	1.29
辽　宁	314440	207897	106543	7.21	10.45	4.86	1.46
吉　林	166994	86256	80738	6.18	10.19	4.64	1.04
黑龙江	250129	158359	91770	6.63	12.13	4.12	1.07
上　海	139029	135963	3066	5.74	9.72	4.51	
江　苏	491522	272211	219311	6.11	8.25	4.80	1.55
浙　江	332086	186155	145931	5.79	9.11	4.84	0.62
安　徽	328123	156568	171555	5.19	7.27	3.46	1.18
福　建	192473	89718	102755	4.88	7.25	3.85	1.16
江　西	249490	97089	152401	5.37	7.96	3.97	1.47
山　东	608459	289209	319250	6.06	8.20	4.79	1.46
河　南	608519	235146	373373	6.34	10.83	4.01	1.23
湖　北	393514	182653	210861	6.65	9.13	5.05	1.86
湖　南	482439	172850	309589	6.99	12.10	5.24	1.72
广　东	516929	355018	161911	4.56	7.38	3.35	1.25
广　西	255940	110629	145311	5.20	6.38	3.66	1.65
海　南	44800	23714	21086	4.80	9.47	3.14	0.90
重　庆	220104	129265	90839	7.10	7.47	5.41	2.50
四　川	598898	255095	343803	7.18	8.43	5.64	2.16
贵　州	245639	76734	168905	6.82	8.60	4.55	1.14
云　南	291194	81459	209735	6.03	10.36	5.23	1.32
西　藏	16787	8442	8345	4.88	7.01	3.48	1.52
陕　西	253711	133165	120546	6.57	8.21	4.97	1.49
甘　肃	162737	72912	89825	6.17	8.74	4.59	1.37
青　海	39146	17853	21293	6.49	11.09	4.92	1.05
宁　夏	41005	25908	15097	5.96	8.12	4.14	0.97
新　疆	178881	39568	139313	7.19	11.30	7.12	1.51

注：千人口床位数的合计项分母系常住人口数，分城乡分母系户籍人口数推算。

3-1-5　2018年医疗卫生机构分科床位数及构成

分科	医疗卫生机构		其中：医院	
	床位数（张）	构成（%）	床位数（张）	构成（%）
总计	8404088	100.00	6519749	100.00
预防保健科	15916	0.19	4558	0.07
全科医疗科	454480	5.41	84777	1.30
内科	2219619	26.41	1639053	25.14
外科	1459875	17.37	1241831	19.05
儿科	541303	6.44	346859	5.32
妇产科	737526	8.78	473166	7.26
眼科	130397	1.55	122356	1.88
耳鼻咽喉科	91099	1.08	86604	1.33
口腔科	38108	0.45	33911	0.52
皮肤科	31045	0.37	24673	0.38
医疗美容科	13594	0.16	12901	0.20
精神科	506637	6.03	492503	7.55
传染科	143236	1.70	131655	2.02
结核病科	29716	0.35	22071	0.34
肿瘤科	228607	2.72	228547	3.51
急诊医学科	52984	0.63	45445	0.70
康复医学科	246316	2.93	201481	3.09
职业病科	16311	0.19	9054	0.14
中医科	1051041	12.51	965627	14.81
民族医学科	33893	0.40	33880	0.52
中西医结合科	134523	1.60	134402	2.06
重症医学科	52568	0.63	52560	0.81
其他	175294	2.10	131835	2.00

注：儿科包括小儿外科和儿童保健科，妇产科包括妇女保健科。下表同。

3-1-6　2018年各地区医院分科床位数

地区	总计	预防保健科	全科医疗科	内科	外科	儿科	妇产科	眼科	耳鼻咽喉科	口腔科	皮肤科
总　计	6519749	4558	84777	1639053	1241831	346859	473166	122356	86604	33911	24673
北　京	116397	20	842	27499	21544	4011	6370	1949	1325	682	687
天　津	60337	20	767	16100	11078	2823	3890	863	790	320	261
河　北	320739	351	3624	91921	64017	21479	26682	6274	2894	1483	782
山　西	163584	94	1901	47654	35174	8259	12075	3328	1946	1135	855
内蒙古	126378	238	1242	31042	21679	5315	8851	2439	1143	799	530
辽　宁	265968	27	1939	79143	50767	9643	15775	5224	2823	1328	1170
吉　林	140384	13	2589	41775	27384	5334	8773	2786	1491	704	486
黑龙江	209578	126	1338	69932	38448	8888	10980	3662	2525	1215	723
上　海	120787	68	3199	36863	20803	4011	6282	1458	1608	409	378
江　苏	387981	220	3571	104231	70869	18464	26190	7028	4504	2175	832
浙　江	293690	96	4589	72344	57885	10971	18961	4701	2863	2292	851
安　徽	253595	91	3067	56271	50249	12780	20722	5519	3901	1496	713
福　建	148012	21	1073	28728	27865	10902	14895	3588	1997	635	184
江　西	172843	80	2805	39250	33605	9653	10637	2705	2349	456	499
山　东	460703	1324	5203	117910	88291	27022	33798	10753	6703	3674	2135
河　南	455677	315	3955	122520	88085	28610	30750	8932	6772	2795	1167
湖　北	281455	44	2852	63317	55165	14594	19676	6356	5323	1490	1947
湖　南	346350	323	5141	80971	63739	19419	23780	6258	4930	1826	1034
广　东	416243	162	6212	87189	87987	24875	36547	7617	5492	1892	1567
广　西	173207	16	2481	34517	28550	10959	12872	3659	2931	672	695
海　南	35863	9	1619	8364	5980	1722	2930	681	472	167	57
重　庆	162147	20	1350	38278	27913	7133	9545	2500	2669	597	513
四　川	442215	256	4185	113739	80617	17277	25944	7287	6575	1519	2136
贵　州	189167	99	5747	37815	37929	11238	18923	2352	2646	891	961
云　南	223272	83	3040	54067	44368	14112	20985	4291	2955	804	1007
西　藏	12604	141	739	2552	2268	809	1994	94	98	46	2
陕　西	204359	35	2293	55143	38952	14978	15210	4894	2705	867	600
甘　肃	126147	107	994	27102	22962	7933	10255	1792	1420	580	404
青　海	32521	9	721	7400	6154	2115	3445	613	432	247	350
宁　夏	35698	7	490	9931	6784	2307	2925	696	509	214	248
新　疆	141848	143	5209	35485	24720	9223	12504	2057	1813	501	899

医疗美容科	精神科	传染科	结核病科	肿瘤科	急诊医学科	康复医学科	中医科	民族医学科	中西医结合科	其他
12901	492503	131655	22071	228547	45445	201481	965627	33880	134402	193449
587	8337	1904	362	5350	182	4162	15536	92	10290	4666
190	4973	754	166	3393	60	672	9219		1479	2519
489	13715	5485	900	9074	3100	5180	45873	42	9812	7562
210	7234	3176	1062	5602	550	4102	20964	6	3585	4672
199	5625	3299		4739	1285	3197	12971	14567	2491	4727
457	23978	7130	2552	12193	603	8225	32273	20	3192	7506
308	8887	3539	1042	6469	534	3573	18925	225	2129	3418
265	12919	5374	605	8482	1456	5488	29200	326	2136	5490
399	13588	1939	1200	4496	1072	5468	7651		5049	4846
1325	22963	10514	738	18067	2425	21088	50753		7811	14213
759	24078	5623	341	10008	2280	15921	41844	120	8568	8595
735	15375	7048	1397	11013	3471	7804	37295	1	4279	10368
281	15302	2575	777	4613	1308	4057	21273	60	3241	4637
195	14787	4306	1084	6848	2037	3199	31171	92	2022	5063
1159	27636	6809	2151	18526	4541	13665	70181	112	4655	14455
491	17779	8830	636	19700	4279	14211	75760		6286	13804
718	18904	4629	1237	11297	653	9111	46016	380	7215	10531
633	32943	5471	1309	10758	1392	12322	60827	158	4726	8390
1123	42841	6627	1080	15056	1461	14814	56416	90	6499	10696
81	20476	4981	282	5424	395	3279	30281	1442	5594	3620
87	4082	675	2	1670	478	705	4692		513	958
344	18566	2270	4	4405	757	5992	29978		6120	3193
756	56515	6159	122	11304	1300	14556	68500	1426	11597	10445
160	19389	4055	266	3470	2132	4111	26732	641	3736	5874
246	16584	6241	109	4004	2286	4377	35416	359	2336	5602
16	71	566	5	43	174	104	1	1730	158	993
262	9553	3226	1146	4189	1328	6649	34306	11	3053	4959
146	4744	2373	153	3486	1447	2425	29478	900	4074	3372
64	325	891	6	715	934	317	3038	2006	278	2461
30	1544	878		724	353	978	5821	179	509	571
186	8790	4308	1337	3429	1172	1729	13236	8895	969	5243

3-2 医院床位数

医院分类	2010	2014	2015	2016	2017	2018
总　计	3387437	4961161	5330580	5688875	6120484	6519749
按登记注册类型分						
公立医院	3013768	4125715	4296401	4455238	4631146	4802171
民营医院	373669	835446	1034179	1233637	1489338	1717578
按主办单位分						
政府办	2635912	3737556	3910400	4080615	4284633	4466885
社会办	501049	636468	704108	763186	835984	907378
个人办	250476	587137	716072	845074	999867	1145486
按管理类别分						
非营利性	3163796	4505275	4785769	5041777	5329381	5598444
营利性	223641	455886	544811	647098	791103	921305
按医院等级分						
其中：三级医院	1065047	1878267	2047819	2213718	2359911	2567138
二级医院	1601407	2053896	2196748	2302887	2450707	2554366
一级医院	256573	387207	481876	517837	584911	630281
按机构类别分						
综合医院	2449509	3499924	3721036	3927857	4172353	4378892
中医医院	424244	665005	715393	761755	818216	872052
中西医结合医院	35234	67277	78611	89074	99680	110579
民族医院	11811	22768	25408	26484	33460	38917
专科医院	459461	685839	762519	844580	945576	1054107
护理院	7178	20348	27613	39125	51199	65202

3-3 基层医疗卫生机构床位数

机构分类	2010	2014	2015	2016	2017	2018
总　计	1192242	1381197	1413842	1441940	1528528	1583587
按登记注册类型分						
公立	1154463	1342843	1375150	1403522	1487774	1539991
非公立	37779	38354	38692	38418	40754	43596
按主办单位分						
政府办	1125197	1302817	1335057	1364587	1445721	1494425
社会办	37741	47284	48383	47694	51401	55510
个人办	29304	31096	30402	29659	31406	33652
按管理类别分						
非营利性	1183831	1372550	1406143	1435220	1521785	1577220
营利性	8411	8647	7699	6720	6743	6367
按机构类别分						
社区卫生服务中心(站)	168814	195913	200979	202689	218358	231274
社区卫生服务中心	137628	171754	178410	182191	198586	209024
社区卫生服务站	31186	24159	22569	20498	19772	22250
卫生院	1014075	1176641	1204989	1232623	1303695	1345628
街道卫生院	19746	9396	8867	8732	11619	11719
乡镇卫生院	994329	1167245	1196122	1223891	1292076	1333909
门诊部	9233	8306	7716	6474	6308	6338
护理站	120	337	158	154	167	337

3-4 2018年医疗卫生机构万元以上设备台数

机构分类	万元以上设备总价值（万元）	万元以上设备台数			
		合计	50万元以下	50万～99万元	100万元及以上
总　计	128443808	7315901	6903826	218078	193997
一、医院	106634120	5705766	5360638	174395	170733
综合医院	79368843	4141732	3886043	127255	128434
中医医院	11691589	694702	655260	20072	19370
中西医结合医院	1797997	97569	91527	3176	2866
民族医院	578775	26702	25042	893	767
专科医院	13112312	737738	695633	22870	19235
口腔医院	806473	77738	75620	1350	768
眼科医院	1111786	53998	50144	2503	1351
耳鼻喉科医院	150077	8233	7761	249	223
肿瘤医院	2451255	87351	80522	3042	3787
心血管病医院	685944	36673	34553	1032	1088
胸科医院	293270	26051	25105	450	496
血液病医院	42579	3150	3006	63	81
妇产(科)医院	1102745	84836	80610	2219	2007
儿童医院	1165088	85286	81343	1979	1964
精神病医院	1209655	68070	64132	2486	1452
传染病医院	998524	48774	45234	1730	1810
皮肤病医院	99011	7314	6858	258	198
结核病医院	163987	6443	5789	347	307
麻风病医院	3944	290	271	14	5
职业病医院	49520	3048	2844	125	79
骨科医院	652344	25775	23775	1106	894
康复医院	642335	33746	31742	1071	933
整形外科医院	25521	1336	1216	96	24
美容医院	210598	9913	9075	693	145
其他专科医院	1247656	69713	66033	2057	1623
护理院	84604	7323	7133	129	61
二、基层医疗卫生机构	9144288	792199	766883	18466	6850
社区卫生服务中心(站)	3056530	262693	255007	5497	2189
社区卫生服务中心	2586344	242373	234962	5292	2119
社区卫生服务站	470186	20320	20045	205	70
卫生院	6086778	529414	511788	12967	4659
街道卫生院	88382	5485	5341	103	41
乡镇卫生院	5998396	523929	506447	12864	4618
中心卫生院	2981715	239381	229863	6655	2863
乡卫生院	3016681	284548	276584	6209	1755
护理站	980	92	88	2	2
三、专业公共卫生机构	11544243	742759	705475	22899	14385
疾病预防控制中心	3646620	193683	184033	7369	2281
省属	368879	27722	26165	1030	527
地级市(地区)属	960351	70494	65688	3611	1195
县级市(区)属	1142603	44639	42808	1554	277
县属	1015298	36537	35622	805	110
其他	159489	14291	13750	369	172

注：本表不包括门诊部、诊所、卫生所、医务室和村卫生室数字。

机构分类	万元以上设备总价值（万元）	万元以上设备台数			
		合计	50万元以下	50万～99万元	100万元及以上
专科疾病防治院(所、站)	561462	28252	26635	993	624
专科疾病防治院	243059	13861	12923	529	409
传染病防治院	30016	1460	1375	38	47
结核病防治院	36037	1812	1640	95	77
职业病防治院	101142	5773	5418	218	137
其他	75864	4816	4490	178	148
专科疾病防治所(站、中心)	318403	14391	13712	464	215
口腔病防治所(站、中心)	58696	3023	2972	37	14
精神病防治所(站、中心)	2970	195	184	9	2
皮肤病与性病防治所(中心)	150079	3046	2868	115	63
结核病防治所(站、中心)	48027	4019	3830	140	49
职业病防治所(站、中心)	18812	1213	1126	67	20
地方病防治所(站、中心)	1611	141	135	2	4
血吸虫病防治所(站、中心)	18492	1369	1281	47	41
药物戒毒所(中心)	560	41	38	2	1
其他	19156	1344	1278	45	21
健康教育所(站、中心)	6458	976	970	5	1
妇幼保健院(所、站)	5652479	371870	352544	9930	9396
省属	514301	29533	27683	881	969
地级市(地区)属	2065112	125502	118952	3130	3420
县级市(区)属	1635727	111089	105386	2999	2704
县属	1356175	99236	94380	2685	2171
其他	81164	6510	6143	235	132
妇幼保健院	5143368	338723	320919	8982	8822
妇幼保健所	256048	19532	18544	624	364
妇幼保健站	250168	13245	12721	316	208
生殖保健中心	2895	370	360	8	2
急救中心(站)	322459	28918	27645	1112	161
采供血机构	1080441	71810	66737	3253	1820
卫生监督所(中心)	161673	34163	34163		
省属	20152	3183	3183		
地级市(地区)属	44606	10363	10363		
县级市(区)属	33132	9487	9487		
县属	61828	10769	10769		
其他	1955	361	361		
计划生育技术服务机构	112651	13087	12748	237	102
四、其他机构	1121157	75177	70830	2318	2029
疗养院	127276	6647	6035	335	277
卫生监督检验(监测)机构	1228	113	109	3	1
医学科学研究机构	410162	26906	25294	896	716
医学在职培训机构	35737	5378	5262	78	38
临床检验中心(所、站)	276296	17250	16119	520	611
卫生统计信息中心	71210	4551	4368	134	49
其他	199248	14332	13643	352	337

3-5-1 2018年医疗卫生机构房屋建筑面积(平方米)

机构分类	合计	房屋建筑面积	业务用房面积	危房面积	危房%	租房面积
总　计	842172286	763479802	556397550	6129905	1.10	78692484
一、医院	551537699	485656195	403922616	2886029	0.71	65881504
综合医院	384899624	349921756	291892607	2054045	0.70	34977868
中医医院	65209843	59516402	50033098	424204	0.85	5693441
中西医结合医院	8911352	7334856	6188044	48784	0.79	1576496
民族医院	3816535	3722616	2642690	52008	1.97	93919
专科医院	84721573	62862990	51367523	306488	0.60	21858583
口腔医院	3625858	2472788	2073296	1144	0.06	1153070
眼科医院	6849732	2837018	2314699	4683	0.20	4012714
耳鼻喉科医院	860127	489416	388788			370711
肿瘤医院	6818383	6284751	5392969	15158	0.28	533632
心血管病医院	2449888	2263898	1933083	8882	0.46	185990
胸科医院	771358	712475	613360	10703	1.74	58883
血液病医院	241085	140172	127715			100913
妇产(科)医院	9542548	5752956	4597937	1280	0.03	3789592
儿童医院	4316258	3976550	3289318	476	0.01	339708
精神病医院	18353605	15571963	12566764	107781	0.86	2781642
传染病医院	4975271	4947069	3780443	55325	1.46	28202
皮肤病医院	1049079	736512	552917			312567
结核病医院	773767	770167	623532	32485	5.21	3600
麻风病医院	92188	85844	69435	5359	7.72	6344
职业病医院	272984	268589	173273	11518	6.65	4395
骨科医院	5035827	3542841	2986427	15213	0.51	1492986
康复医院	7207129	5110707	4166371	3482	0.08	2096422
整形外科医院	332957	225929	158339	10703	6.76	107028
美容医院	1783979	711234	587124	300	0.05	1072745
其他专科医院	9369550	5962111	4971733	21996	0.44	3407439
护理院	3978772	2297575	1798654	500	0.03	1681197
二、基层医疗卫生机构	228490885	219212787	105990982	2620254	2.47	9278098
社区卫生服务中心(站)	33930416	26221572	22510111	243594	1.08	7708844
社区卫生服务中心	27212142	22246934	19090116	225348	1.18	4965208
社区卫生服务站	6718274	3974638	3419995	18246	0.53	2743636
卫生院	111848944	110299567	83448644	2376660	2.85	1549377
街道卫生院	906145	848384	708266	32340	4.57	57761
乡镇卫生院	110942799	109451183	82740378	2344320	2.83	1491616
中心卫生院	49623675	49101299	36367472	1128396	3.10	522376
乡卫生院	61319124	60349884	46372906	1215924	2.62	969240
村卫生室	51740579	51740579				
门诊部	10640765	10640765				
综合门诊部	5239932	5239932				
中医门诊部	1089885	1089885				
中西医结合门诊部	183853	183853				
民族医门诊部	5996	5996				
专科门诊部	4121099	4121099				
诊所、卫生所、医务室、护理站	20330181	20310304	32227			19877
诊所	16144519	16144519				
卫生所、医务室	4081103	4081103				
护理站	104559	84682	32227			19877

机构分类	合计	房屋建筑面积	业务用房面积	危房面积	危房%	租房面积
三、专业公共卫生机构	51984870	49640171	40246703	543661	1.35	2344699
疾病预防控制中心	13852752	13555589	10433441	159289	1.53	297163
省属	953865	947063	550656	17545	3.19	6802
地级市(地区)属	3493777	3428460	2570052	28013	1.09	65317
县级市(区)属	4120739	3974378	3158574	38227	1.21	146361
县属	4696577	4628648	3712788	72736	1.96	67929
其他	587794	577040	441371	2768	0.63	10754
专科疾病防治院(所、站)	3317514	3140648	2501213	61275	2.45	176866
专科疾病防治院	1440449	1385655	1161232	12325	1.06	54794
传染病防治院	108204	107599	84070	600	0.71	605
结核病防治院	165310	162044	115177	6681	5.80	3266
职业病防治院	528115	527015	460218			1100
其他	638820	588997	501767	5044	1.01	49823
专科疾病防治所(站、中心)	1877065	1754993	1339981	48950	3.65	122072
口腔病防治所(站、中心)	74898	45317	40382	363	0.90	29581
精神病防治所(站、中心)	103225	101463	81735	410	0.50	1762
皮肤病与性病防治所(中心)	470435	444267	340757	13326	3.91	26168
结核病防治所(站、中心)	438513	414096	346796	6433	1.85	24417
职业病防治所(站、中心)	130425	122024	92559	3770	4.07	8401
地方病防治所(站、中心)	43678	41808	30488	460	1.51	1870
血吸虫病防治所(站、中心)	418468	412001	282340	20502	7.26	6467
药物戒毒所(中心)	43849	39349	22594			4500
其他	153574	134668	102330	3686	3.60	18906
健康教育所(站、中心)	102394	92039	74975	186	0.25	10355
妇幼保健院(所、站)	24644371	23503838	19779532	249263	1.26	1140533
省属	1419954	1404342	1290034			15612
地级市(地区)属	7041435	6655896	5508343	35415	0.64	385539
县级市(区)属	7807088	7290295	6105153	85351	1.40	516793
县属	7872534	7677048	6493347	126807	1.95	195486
其他	503360	476257	382655	1690	0.44	27103
妇幼保健院	21905583	20876914	17704073	222263	1.26	1028669
妇幼保健所	1454720	1396396	1218134	13285	1.09	58324
妇幼保健站	1257746	1204600	835345	13715	1.64	53146
生殖保健中心	26322	25928	21980			394
急救中心(站)	666318	598431	513146	2975	0.58	67887
采供血机构	2579686	2513235	1876042	17634	0.94	66451
卫生监督所(中心)	3492398	3012182	2514636	21514	0.86	480216
省属	143790	117282	86972	5909	6.79	26508
地级市(地区)属	756542	578926	482539	5625	1.17	177616
县级市(区)属	1185353	1024204	858574	3125	0.36	161149
县属	1390833	1283341	1079375	6855	0.64	107492
其他	15880	8429	7176			7451
计划生育技术服务机构	3329437	3224209	2553718	31525	1.23	105228
四、其他医疗卫生机构	10158832	8970649	6237249	79961	1.28	1188183
疗养院	2636260	2556987	1636058	10681	0.65	79273
卫生监督检验(监测)机构	21370	10770	9374			10600
医学科学研究机构	1135192	1057276	849235	41557	4.89	77916
医学在职培训机构	2181042	2135576	1576376	9683	0.61	45466
临床检验中心(所、站)	1053522	483466	323043	1010	0.31	570056
卫生统计信息中心	43506	29367	26736			14139
其他	3087940	2697207	1816427	17030	0.94	390733

3-5-2 2018年政府办医疗卫生机构房屋建筑面积(平方米)

机构分类	合计	房屋建筑面积	业务用房	危房%	租房面积	每床占用业务用房面积
总　计	564823337	547221715	441763985	1.28	17601622	67.80
医院	368836484	358637101	299585569	0.86	10199383	68.50
综合医院	266304644	259812030	217670636	0.83	6492614	72.70
中医医院	54198050	52695363	44556550	0.93	1502687	60.50
中西医结合医院	5239541	5012130	4215249	1.13	227411	62.90
民族医院	3456697	3415477	2412853	1.59	41220	74.50
专科医院	39451644	37518441	30573442	0.86	1933203	56.60
护理院	185908	183660	156839		2248	46.70
基层医疗卫生机构	139592288	134755437	98870463	2.51	4836851	64.00
其中：社区卫生服务中心(站)	22299145	18965422	16260143	1.30	3333723	80.20
社区卫生服务中心	20928730	18013708	15477928	1.31	2915022	81.00
社区卫生服务站	1370415	951714	782215	1.23	418701	45.20
卫生院	110749091	109245963	82610210	2.75	1503128	62.00
街道卫生院	859221	806860	669899	4.59	52361	61.90
乡镇卫生院	109889870	108439103	81940311	2.74	1450767	62.00
门诊部	244657	244657				
专业公共卫生机构	50135271	47902500	38894110	1.38	2232771	78.30
其中：专科疾病防治院(所、站)	2997611	2854833	2257017	2.71	142778	50.30
专科疾病防治院	1225789	1180313	972186	1.27	45476	51.60
专科疾病防治所(中心)	1771822	1674520	1284831	3.79	97302	49.10
妇幼保健院(所、站)	24234964	23120173	19475302	1.27	1114791	82.70
内：妇幼保健院	21583919	20580116	17484151	1.26	1003803	82.20
妇幼保健所(站)	2631688	2521034	1976076	1.36	110654	93.30
急救中心(站)	606815	550100	468940	0.63	56715	82.90
其他医疗卫生机构	6259294	5926677	4413843	1.18	332617	51.70
其中：疗养院	1554414	1520242	950090	1.12	34172	51.70
临床检验中心(所、站)	30139	27439	20686		2700	

四、卫生经费

简要说明

一、本章主要介绍全国及 31 个省、自治区、直辖市卫生经费情况，包括卫生总费用、医疗卫生机构资产与负债、年收入与支出、门诊和住院病人人均医药费用等。

二、卫生总费用系核算数。其他卫生经费数据主要来源于卫生资源统计年报，城乡居民医疗保障支出摘自《中国统计年鉴》。

三、非营利性医院各项指标的统计口径和解释与 2010 年印发的《医院会计制度》一致；营利性医院与《企业会计制度》一致；基层医疗卫生机构与 2010 年印发的《基层医疗卫生机构会计制度》一致；其他医疗卫生机构与《事业单位会计制度》一致。

四、统计口径调整

1. 2007 年起，卫生总费用按新的统计口径核算。

2. 本章涉及医疗卫生机构的口径变动和指标解释与"医疗卫生机构"章一致。

主要指标解释

卫生总费用 指一个国家或地区在一定时期内，为开展卫生服务活动从全社会筹集的卫生资源的货币总额，按来源法核算。它反映一定经济条件下，政府、社会和居民个人对卫生保健的重视程度和费用负担水平，以及卫生筹资模式的主要特征和卫生筹资的公平性合理性。

政府卫生支出 指各级政府用于医疗卫生服务、医疗保障补助、卫生和医疗保障行政管理、人口与计划生育事务性支出等各项事业的经费。

社会卫生支出 指政府支出外的社会各界对卫生事业的资金投入。包括社会医疗保障支出、商业健康保险费、社会办医支出、社会捐赠援助、行政事业性收费收入等。

个人现金卫生支出 指城乡居民在接受各类医疗卫生服务时的现金支付，包括享受各种医疗保险制度的居民就医时自付的费用。可分为城镇居民、农村居民个人现金卫生支出，反映城乡居民医疗卫生费用的负担程度。

当年价格 即报告期当年的实际价格，是指用"当年价格"计算的一些以货币表现的物量指标，如国内生产总值、卫生总费用等。在计算增长速度时，一般都使用"可比价格"来消除价格变动的因素，真实地反映经济发展动态。"不变价格"（也叫固定价格）是用某一时期同类产品的平均价格作为固定价格来计算各个时期的产品价值，目的是消除各时期价格变动的影响，保证前后时期之间指标的可比性。

人均卫生费用 即某年卫生总费用与同期平均人口数之比。

卫生总费用占 GDP% 指某年卫生总费用与同期国内生产总值（GDP）之比，是用来反映一定时期国家对卫生事业的资金投入力度以及政府和全社会对卫生对居民健康的重视程度。

总资产 包括流动资产、非流动资产。

负债 包括流动负债、非流动负债。

平均每床固定资产 即固定资产/床位数。

总收入 指单位为开展业务及其他活动依法取得的非偿还性资金。总收入包括医疗收入、财政补助收入、科教项目收入/上级补助收入、其他收入。

财政补助收入 指单位从主管部门或主办单位取得的财政性事业经费（包括定额和定项补助）。

业务收入 包括医疗收入和其他收入。

医疗收入 指医疗卫生机构在开展医疗服务活动中取得的收入。包括挂号收入、床位收入、诊察收入、检查收入、化验收入、治疗收入、手术收入、卫生材料收入、药品收入、药事服务费收入、护理收入和其他收入。

总费用/支出 指单位在开展业务及其他活动中发生的资金耗费和损失。包括医疗业务成本/医疗卫生支出、财政项目补助支出/财政基建设备补助支出、科教项目支出、管理费用和其他支出。

业务支出 医院"业务支出"包括医疗业务成本、管理费用和其他支出。基层医疗卫生机构"业务支出"包括医疗卫生支出和其他支出。

医疗业务成本/医疗卫生支出 指医疗卫生机构开展医疗服务及其辅助活动发生的各项费用，包括人员经费、耗用的药品及卫生材料费、固定资产折旧费、无形资产摊销费、提取医疗风险基金和其他费用。

人员经费支出 包括人员的基本工资、绩效工资、津贴、社会保险缴费等，但不包括对个人家庭的补助支出。基本工资指事业单位工作人员的岗位工资和薪级工资。

门诊病人次均医药费用 又称每诊疗人次医药费用、次均门诊费用。即医疗门诊收入/总诊疗人次数。

住院病人人均医药费用 又称出院者人均医药费用、人均住院费用。即医疗住院收入/出院人数。

住院病人日均医药费 即医疗住院收入/出院者占用总床日数。

每一职工年业务收入 即年业务收入/年平均职工数。

每一医师年业务收入 即年业务收入/年平均医师数。

4-1-1 卫生总费用

年份	卫生总费用（亿元）				卫生总费用构成（%）			城乡卫生费用（亿元）		人均卫生费用（元）			卫生总费用占GDP%
	合计	政府卫生支出	社会卫生支出	个人卫生支出	政府卫生支出	社会卫生支出	个人卫生支出	城市	农村	合计	城市	农村	
1980	143.23	51.91	60.97	30.35	36.24	42.57	21.19			14.5			3.15
1985	279.00	107.65	91.96	79.39	38.58	32.96	28.46			26.4			3.09
1990	747.39	187.28	293.10	267.01	25.06	39.22	35.73	396.00	351.39	65.4	158.8	38.8	3.96
1991	893.49	204.05	354.41	335.03	22.84	39.67	37.50	482.60	410.89	77.1	187.6	45.1	4.06
1992	1096.86	228.61	431.55	436.70	20.84	39.34	39.81	597.30	499.56	93.6	222.0	54.7	4.03
1993	1377.78	272.06	524.75	580.97	19.75	38.09	42.17	760.30	617.48	116.3	268.6	67.6	3.86
1994	1761.24	342.28	644.91	774.05	19.43	36.62	43.95	991.50	769.74	146.9	332.6	86.3	3.62
1995	2155.13	387.34	767.81	999.98	17.97	35.63	46.40	1239.50	915.63	177.9	401.3	112.9	3.51
1996	2709.42	461.61	875.66	1372.15	17.04	32.32	50.64	1494.90	1214.52	221.4	467.4	150.7	3.77
1997	3196.71	523.56	984.06	1689.09	16.38	30.78	52.84	1771.40	1425.31	258.6	537.8	177.9	4.01
1998	3678.72	590.06	1071.03	2017.63	16.04	29.11	54.85	1906.92	1771.80	294.9	625.9	194.6	4.32
1999	4047.50	640.96	1145.99	2260.55	15.84	28.31	55.85	2193.12	1854.38	321.8	702.0	203.2	4.47
2000	4586.63	709.52	1171.94	2705.17	15.47	25.55	58.98	2624.24	1962.39	361.9	813.7	214.7	4.57
2001	5025.93	800.61	1211.43	3013.89	15.93	24.10	59.97	2792.95	2232.98	393.8	841.2	244.8	4.53
2002	5790.03	908.51	1539.38	3342.14	15.69	26.59	57.72	3448.24	2341.79	450.7	987.1	259.3	4.76
2003	6584.10	1116.94	1788.50	3678.66	16.96	27.16	55.87	4150.32	2433.78	509.5	1108.9	274.7	4.79
2004	7590.29	1293.58	2225.35	4071.35	17.04	29.32	53.64	4939.21	2651.08	583.9	1261.9	301.6	4.69
2005	8659.91	1552.53	2586.41	4520.98	17.93	29.87	52.21	6305.57	2354.34	662.3	1126.4	315.8	4.62
2006	9843.34	1778.86	3210.92	4853.56	18.07	32.62	49.31	7174.73	2668.61	748.8	1248.3	361.9	4.49
2007	11573.97	2581.58	3893.72	5098.66	22.31	33.64	44.05	8968.70	2605.27	876.0	1516.3	358.1	4.28
2008	14535.40	3593.94	5065.60	5875.86	24.73	34.85	40.42	11251.90	3283.50	1094.5	1861.8	455.2	4.55
2009	17541.92	4816.26	6154.49	6571.16	27.46	35.08	37.46	13535.61	4006.31	1314.3	2176.6	562.0	5.03
2010	19980.39	5732.49	7196.61	7051.29	28.69	36.02	35.29	15508.62	4471.77	1490.1	2315.5	666.3	4.84
2011	24345.91	7464.18	8416.45	8465.28	30.66	34.57	34.80	18571.87	5774.04	1807.0	2697.5	879.4	4.98
2012	28119.00	8431.98	10030.70	9656.32	29.99	35.67	34.34	21280.46	6838.54	2076.7	2999.3	1064.8	5.20
2013	31668.95	9545.81	11393.79	10729.34	30.10	36.00	33.90	23644.95	8024.00	2327.4	3234.1	1274.4	5.32
2014	35312.40	10579.23	13437.75	11295.41	29.96	38.05	31.99	26575.60	8736.80	2581.7	3558.3	1412.2	5.48
2015	40974.64	12475.28	16506.71	11992.65	30.45	40.29	29.27	31297.85	9676.79	2980.8	4058.5	1603.6	5.95
2016	46344.88	13910.31	19096.68	13337.90	30.01	41.21	28.78	35458.01	10886.87	3351.7	4471.5	1846.1	6.23
2017	52598.28	15205.87	22258.81	15133.60	28.91	42.32	28.77			3783.8			6.36
2018	59121.91	16399.13	25810.78	16911.99	27.74	43.66	28.61			4237.0			6.57

注：①本表系核算数，2018年为初步核算数；②按当年价格计算；③2001年起卫生总费用不含高等医学教育经费，2006年起包括城乡医疗救助经费。

4-1-2 2017年各地区卫生总费用

地区	卫生总费用 (亿元)				卫生总费用构成 (%)			卫生 总费用 占 GDP%	人均卫生 总费用 (元)
	合计	政府 卫生 支出	社会 卫生 支出	个人 卫生 支出	政府 卫生 支出	社会 卫生 支出	个人 卫生 支出		
全　国	52598.28	15205.87	22258.81	15133.60	28.91	42.32	28.77	6.36	3783.83
北　京	2193.80	507.43	1327.38	358.99	23.13	60.51	16.36	7.83	10106.42
天　津	864.74	201.14	397.56	266.04	23.26	45.97	30.77	4.66	5554.36
河　北	2197.10	615.69	833.15	748.25	28.02	37.92	34.06	6.11	2921.86
山　西	1087.74	326.24	412.47	349.13	29.99	37.92	32.09	7.01	2938.24
内　蒙	1010.41	333.11	358.27	319.04	32.97	35.46	31.57	6.27	3995.95
辽　宁	1605.71	343.79	696.98	564.94	21.41	43.41	35.18	6.86	3675.32
吉　林	1007.53	284.56	392.91	330.07	28.24	39.00	32.76	6.59	3707.67
黑龙江	1342.25	304.33	596.89	441.03	22.67	44.47	32.86	8.29	3542.76
上　海	2087.09	449.64	1209.54	427.92	21.54	57.95	20.50	6.81	8630.30
江　苏	3691.21	808.57	1979.83	902.81	21.91	53.64	24.46	4.30	4597.18
浙　江	2826.04	598.55	1464.61	762.87	21.18	51.83	26.99	5.46	4995.65
安　徽	1812.24	604.65	675.50	532.09	33.36	37.27	29.36	6.71	2897.37
福　建	1407.52	426.09	636.30	345.13	30.27	45.21	24.52	4.36	3598.89
江　西	1256.22	497.86	419.88	338.48	39.63	33.42	26.94	6.03	2717.89
山　东	3570.82	842.49	1679.35	1048.99	23.59	47.03	29.38	4.92	3568.74
河　南	2747.67	844.81	1015.67	887.19	30.75	36.96	32.29	6.11	2874.43
湖　北	2174.45	586.78	824.10	732.35	28.70	37.75	33.55	6.15	3698.89
湖　南	2147.28	594.26	860.53	692.49	27.68	40.08	32.25	6.21	3130.08
广　东	4619.23	1321.38	2087.19	1210.65	28.61	45.18	26.21	5.15	4135.76
广　西	1392.98	519.16	495.86	377.96	37.27	35.60	27.13	6.83	2851.55
海　南	369.49	129.42	154.35	85.72	35.03	41.77	23.20	8.28	3991.16
重　庆	1179.67	366.31	467.34	346.02	31.05	39.62	29.33	6.05	3836.11
四　川	3055.64	841.88	1361.09	852.67	27.55	44.54	27.90	8.26	3680.60
贵　州	1044.07	440.82	351.22	252.03	42.22	33.64	24.14	7.71	2916.38
云　南	1511.85	553.80	535.28	422.78	36.63	35.41	27.96	9.15	3149.36
西　藏	139.28	95.48	36.62	7.18	68.55	26.29	5.16	10.63	4131.04
陕　西	1538.05	424.72	638.79	474.53	27.61	41.53	30.85	7.02	4010.09
甘　肃	812.70	291.84	290.81	230.05	35.91	35.78	28.31	10.59	3095.17
青　海	270.08	127.35	72.50	70.23	47.15	26.84	26.00	10.29	4513.49
宁　夏	298.86	100.18	115.13	83.55	33.52	38.52	27.96	8.65	4383.50
新　疆	1088.83	317.85	501.04	269.94	29.19	46.02	24.79	10.01	4453.89

4-1-3 政府卫生支出

年份	政府卫生支出(亿元)				
	合计	医疗卫生 服务支出	医疗保障 支　　出	行政管理 事务支出	人口与计划 生育事务支出
1990	187.28	122.86	44.34	4.55	15.53
1991	204.05	132.38	50.41	5.15	16.11
1992	228.61	144.77	58.10	6.37	19.37
1993	272.06	164.81	76.33	8.04	22.89
1994	342.28	212.85	92.02	10.94	26.47
1995	387.34	230.05	112.29	13.09	31.91
1996	461.61	272.18	135.99	15.61	37.83
1997	523.56	302.51	159.77	17.06	44.23
1998	590.06	343.03	176.75	19.90	50.38
1999	640.96	368.44	191.27	22.89	58.36
2000	709.52	407.21	211.00	26.81	64.50
2001	800.61	450.11	235.75	32.96	81.79
2002	908.51	497.41	251.66	44.69	114.75
2003	1116.94	603.02	320.54	51.57	141.82
2004	1293.58	679.72	371.60	60.90	181.36
2005	1552.53	805.52	453.31	72.53	221.18
2006	1778.86	834.82	602.53	84.59	256.92
2007	2581.58	1153.30	957.02	123.95	347.32
2008	3593.94	1397.23	1577.10	194.32	425.29
2009	4816.26	2081.09	2001.51	217.88	515.78
2010	5732.49	2565.60	2331.12	247.83	587.94
2011	7464.18	3125.16	3360.78	283.86	694.38
2012	8431.98	3506.70	3789.14	323.29	812.85
2013	9545.81	3838.93	4428.82	373.15	904.92
2014	10579.23	4288.70	4958.53	436.95	895.05
2015	12475.28	5191.25	5822.99	625.94	835.10
2016	13910.31	5867.38	6497.20	804.31	741.42
2017	15205.87	6550.45	7007.51	933.82	714.10
2018	16399.13	6908.05	7795.57	1005.79	689.72

注：①本表按当年价格计算；②2018年为初步核算数；③政府卫生支出是指各级政府用于医疗卫生服务、医疗保障补助、卫生和医疗保险行政管理事务、人口与计划生育事务支出等各项事业的经费。

4-1-4 政府卫生支出所占比重

年份	政府卫生支出 （亿元）	占财政支出比重 （%）	占卫生总费用比重 （%）	占国内生产总值比重 （%）
1990	187.28	6.07	25.06	1.00
1991	204.05	6.03	22.84	0.93
1992	228.61	6.11	20.84	0.84
1993	272.06	5.86	19.75	0.76
1994	342.28	5.91	19.43	0.70
1995	387.34	5.68	17.97	0.63
1996	461.61	5.82	17.04	0.64
1997	523.56	5.67	16.38	0.66
1998	590.06	5.46	16.04	0.69
1999	640.96	4.86	15.84	0.71
2000	709.52	4.47	15.47	0.71
2001	800.61	4.24	15.93	0.72
2002	908.51	4.12	15.69	0.75
2003	1116.94	4.53	16.96	0.81
2004	1293.58	4.54	17.04	0.80
2005	1552.53	4.58	17.93	0.83
2006	1778.86	4.40	18.07	0.81
2007	2581.58	5.19	22.31	0.96
2008	3593.94	5.74	24.73	1.12
2009	4816.26	6.31	27.46	1.38
2010	5732.49	6.38	28.69	1.39
2011	7464.18	6.83	30.66	1.53
2012	8431.98	6.69	29.99	1.56
2013	9545.81	6.83	30.14	1.60
2014	10579.23	6.97	29.96	1.64
2015	12475.28	7.09	30.45	1.81
2016	13910.31	7.41	30.01	1.87
2017	15205.87	7.48	28.91	1.84
2018	16399.13	7.56	27.74	1.82

注：①本表按当年价格计算；②2018年为初步测算数。

4-1-5 城乡居民医疗保健支出

年份 地区	城镇居民			农村居民		
	人均年消费 支出(元)	人均医疗保 健支出(元)	医疗保健 支出占消 费性支出%	人均年消费 支出(元)	人均医疗保 健支出(元)	医疗保健 支出占消 费性支出%
2000	4998.0	318.1	6.4	1670.1	87.6	5.2
2005	7942.9	600.9	7.6	2555.4	168.1	6.6
2010	13471.5	871.8	6.5	4381.8	326.0	7.4
2015	21392.4	1443.4	6.7	9222.6	846.0	9.2
2016	23078.9	1630.8	7.1	10129.8	929.2	9.2
2017	24445.0	1777.4	7.3	10954.5	1058.7	9.7
2018	26112.3	2045.7	7.8	12124.3	1240.1	10.2
北　京	40346.3	3088.0	7.7	18810.5	1699.3	9.0
天　津	30283.6	2599.5	8.6	16385.9	1407.2	8.6
河　北	20600.3	1737.3	8.4	10535.9	1072.6	10.2
山　西	18404.0	1741.4	9.5	8424.0	937.5	11.1
内蒙古	23637.8	1907.3	8.1	12184.4	1288.4	10.6
辽　宁	25379.4	2380.1	9.4	10787.3	1251.4	11.6
吉　林	20051.2	2164.0	10.8	10279.4	1399.6	13.6
黑龙江	19269.8	1966.7	10.2	10523.9	1551.2	14.7
上　海	42304.3	2734.7	6.5	18089.8	1456.4	8.1
江　苏	27726.3	1573.7	5.7	15611.5	1395.0	8.9
浙　江	31924.2	1871.8	5.9	18093.4	1370.2	7.6
安　徽	20740.2	1274.5	6.1	11106.1	1006.8	9.1
福　建	25980.5	1235.1	4.8	14003.4	906.5	6.5
江　西	19244.5	1044.3	5.4	9870.4	718.2	7.3
山　东	23072.1	1780.6	7.7	10342.1	1129.3	10.9
河　南	19422.3	1611.5	8.3	9211.5	909.0	9.9
湖　北	21275.6	2165.5	10.2	11632.5	1438.3	12.4
湖　南	23162.6	1693.0	7.3	11533.6	1171.8	10.2
广　东	30197.9	1503.6	5.0	13199.6	921.7	7.0
广　西	18348.6	1254.2	6.8	9436.6	931.0	9.9
海　南	20371.9	1505.1	7.4	9599.4	629.5	6.6
重　庆	22759.2	1882.5	8.3	10936.1	883.9	8.1
四　川	21990.6	1595.6	7.3	11396.7	1093.6	9.6
贵　州	20347.8	1244.0	6.1	8299.0	602.5	7.3
云　南	19559.7	1786.6	9.1	8027.3	681.5	8.5
西　藏	21087.5	639.7	3.0	6691.5	147.5	2.2
陕　西	20388.2	2140.8	10.5	9305.6	1260.4	13.5
甘　肃	20659.4	1741.2	8.4	8029.7	890.6	11.1
青　海	21473.0	1948.6	9.1	9902.7	1270.4	12.8
宁　夏	20219.5	1936.6	9.6	9982.1	1131.2	11.3
新　疆	22796.9	2065.0	9.1	8712.6	970.7	11.1

注：①本表按当年价格计算；②分地区系2017年数字。

4-2-1　2018年各类医疗卫生机构资产与负债

机构分类	总资产(万元)			负债(万元)	净资产(万元)
	合计	流动资产	非流动资产		
总　计	480828557	207569549	265172814	212956670	259965701
一、医院	385141711	173265124	211876587	189958715	195363004
综合医院	277743165	123236743	154506421	139446033	138297139
中医医院	46223883	20923284	25300599	24350090	21873793
中西医结合医院	6339197	2894758	3444439	3397131	2942066
民族医院	2012166	759102	1253064	630933	1381234
专科医院	52299376	25211406	27087971	21804687	30674690
口腔医院	3128873	1776745	1352128	934765	2194108
眼科医院	3126066	1726794	1399272	1325183	1800883
耳鼻喉科医院	474081	187717	286364	239498	234583
肿瘤医院	9538184	5452786	4085398	3942176	5596008
心血管病医院	2339669	1116483	1223185	1202966	1136703
胸科医院	766538	385885	380653	382680	383858
血液病医院	199674	135893	63782	118132	81542
妇产(科)医院	4657614	2055741	2601873	2058604	2599009
儿童医院	4405005	1949226	2455779	1534308	2870697
精神病医院	8596265	3620848	4975417	2346803	6249463
传染病医院	3152140	1256938	1895203	1336779	1815361
皮肤病医院	447876	204560	243316	186370	261506
结核病医院	619878	312055	307823	197057	422821
麻风病医院	26552	9361	17191	5272	21279
职业病医院	162591	67336	95255	39700	122891
骨科医院	2146933	1038171	1108762	1205288	941645
康复医院	2434927	967868	1467059	1287557	1147370
整形外科医院	251738	111168	140569	129406	122332
美容医院	1088157	627651	460506	820797	267360
其他专科医院	4736617	2208181	2528436	2511346	2405271
护理院	523923	239831	284093	329841	194083
二、基层医疗卫生机构	55214801	18719333	28409274	12729048	34399560
社区卫生服务中心(站)	13956245	6721247	7234998	4260119	9696126
社区卫生服务中心	12092664	5948875	6143789	3754947	8337717
社区卫生服务站	1863581	772372	1091209	505172	1358410
卫生院	33154574	11987452	21167121	8454562	24700011
街道卫生院	322357	145060	177297	99658	222699
乡镇卫生院	32832217	11842392	20989825	8354905	24477312
中心卫生院	15057711	5329646	9728065	3847734	11209977
乡卫生院	17774506	6512746	11261760	4507171	13267335
门诊部	5690888				
诊所、卫生所、医务室、护理站	2413094	10634	7155	14366	3423
内：护理站	17789	10634	7155	14366	3423
三、专业公共卫生机构	34169153	12355524	21813628	7894865	26274288
疾病预防控制中心	8299766	2893778	5405988	1568474	6731292
省属	1349184	536507	812677	167600	1181585
地级市(地区)属	2596437	642347	1954090	304772	2291666
县级市(区)属	2164286	862987	1301300	616406	1547880
县属	1842383	706314	1136069	432753	1409630
其他	347476	145624	201852	46944	300532

注：①本表不含村卫生室数字；②统计范围：医疗卫生机构17.4万个。

机构分类	总资产(万元)			负债 (万元)	净资产 (万元)
	合计	流动资产	非流动资产		
专科疾病防治院(所、站)	1610474	675463	935011	414849	1195625
专科疾病防治院	836065	331254	504811	237745	598320
传染病防治院	44065	22156	21908	29663	14402
结核病防治院	102574	37764	64810	30305	72269
职业病防治院	297325	128253	169071	115158	182167
其他	392101	143080	249021	62619	329482
专科疾病防治所(站、中心)	774410	344209	430200	177104	597305
口腔病防治所(站、中心)	113358	71605	41753	27328	86030
精神病防治所(站、中心)	44138	21464	22674	9015	35122
皮肤病与性病防治所(中心)	197802	90008	107794	49999	147803
结核病防治所(站、中心)	177940	68533	109407	42586	135354
职业病防治所(站、中心)	52514	19043	33471	6505	46009
地方病防治所(站、中心)	10011	3504	6508	1252	8759
血吸虫病防治所(站、中心)	81797	31178	50619	19803	61994
药物戒毒所(中心)	13899	3043	10856	537	13361
其他	82951	35833	47118	20080	62871
健康教育所(站、中心)	37875	12832	25044	4960	32915
妇幼保健院(所、站)	19032674	7444227	11588447	5268349	13764325
省属	2476336	1347876	1128460	530276	1946060
地级市(地区)属	6480454	2473056	4007398	1913868	4566586
县级市(区)属	5024410	1922237	3102173	1493099	3531311
县属	4777269	1598191	3179078	1218567	3558701
其他	274206	102868	171338	112538	161667
妇幼保健院	17652425	7047489	10604936	5083202	12569223
妇幼保健所	768350	239687	528663	102078	666272
妇幼保健站	604940	154749	450191	82149	522792
生殖保健中心	6959	2302	4657	921	6038
急救中心(站)	732764	120496	612269	84742	648023
采供血机构	2785071	859783	1925288	379320	2405750
卫生监督所(中心)	963510	185229	778280	94018	869492
省属	103937	19839	84098	3963	99974
地级市(地区)属	226887	43116	183771	15143	211744
县级市(区)属	282712	63295	219417	34826	247886
县属	344845	57477	287368	39602	305243
其他	5130	1503	3627	484	4646
计划生育技术服务机构	707019	163716	543303	80153	626866
四、其他医疗卫生机构	6302893	3229567	3073325	2374043	3928849
疗养院	845937	291606	554332	165519	680418
卫生监督检验(监测)机构	19832	7680	12152	6149	13683
医学科学研究机构	1484635	737039	747597	409197	1075438
医学在职培训机构	528476	136434	392042	67198	461278
临床检验中心(所、站)	2066680	1455475	611205	1316266	750414
卫生统计信息中心	210597	85791	124806	56483	154114
其他	1146736	515543	631193	353231	793505

4-2-2 2018年医疗卫生机构资产与负债(按登记注册类型/主办单位/地区分)

	总资产(万元)			负债(万元)	净资产(万元)
	合计	流动资产	非流动资产		
总　　计	480828557	207569549	265172814	212956670	259965701
按登记注册类型分					
公立	408009906	179245169	228122285	171528416	235839039
其中：国有	391869669	172598826	218743073	166766168	224575730
非公立	72818650	28324380	37050529	41428254	24126663
其中：私营	39190334	14246655	19653874	20198488	13882041
按主办单位分					
政府办	390261879	171459937	218689748	162580221	227569464
其中：卫生健康部门	379983414	167490004	212491925	159506579	220475349
社会办	50369961	21116218	26464766	29184680	18396312
个人办	40196716	14993394	20018301	21191770	13999925
按地区分					
东　部	226116483	99357168	121204764	95663210	124898722
中　部	133166141	57413807	74524348	66539274	65578888
西　部	121545933	50798574	69443703	50754185	69488092
北　京	21124809	10966024	9767811	8655952	12077882
天　津	7341516	3915857	3357803	2967378	4306282
河　北	20646063	8487708	11779003	9559806	10706905
山　西	11739906	3647220	7766444	5014230	6399433
内蒙古	8789470	3306826	5382803	4135917	4553712
辽　宁	14114960	6810037	7212842	7944616	6078264
吉　林	9100071	4118313	4957731	4093622	4982422
黑龙江	10945259	4112793	6765638	5627538	5250893
上　海	17890369	6934723	8898395	4950655	10882464
江　苏	34058965	14082146	18977691	15346432	17713405
浙　江	26061719	11318339	14394947	9888520	15824767
安　徽	17979887	7826344	9902941	8462264	9267021
福　建	12009025	5195088	6655644	3983950	7866782
江　西	11521520	5564944	5848395	5063371	6349968
山　东	32725475	14031537	18381317	16001825	16411029
河　南	29340207	13561139	15628370	16567428	12622080
湖　北	21891251	10077003	11623781	10289983	11410809
湖　南	20648040	8506051	12031049	11420838	9296263
广　东	36750001	16375669	19681889	14670647	21386911
广　西	13280136	5328947	7917052	5571406	7674593
海　南	3393581	1240040	2097422	1693431	1644031
重　庆	11236783	4417998	6522377	4651645	6288731
四　川	26616637	13044941	13316999	10331394	16030547
贵　州	10541395	4771257	5631124	5566372	4836009
云　南	14293561	5940880	8290459	5912059	8319279
西　藏	1229677	358858	867328	165780	1060406
陕　西	12419895	5014451	7204977	5313684	6905744
甘　肃	8707888	3380503	5312955	3634459	5058999
青　海	2406009	725499	1641797	680492	1686804
宁　夏	2440204	842909	1526020	1092932	1275997
新　疆	9584277	3665505	5829813	3698047	5797271

注：本表不含村卫生室数字。

4-2-3 2018年政府办医疗卫生机构资产与负债

机构分类	总资产(万元)			负债(万元)	净资产(万元)	平均每床固定资产(万元)
	合计	流动资产	非流动资产			
总　　计	390149685	171459937	218689748	162580221	227569464	23.7
医院	310100439	140975692	169124746	142784657	167315781	26.5
综合医院	226890402	102243407	124646995	107669054	119221348	28.8
中医医院	41546749	18750360	22796389	21415946	20130804	19.4
中西医结合医院	4797741	2235344	2562396	2182614	2615127	22.8
民族医院	1814229	656167	1158062	544835	1269394	38.6
专科医院	34996258	17071404	17924854	10960107	24036151	22.9
护理院	55060	19010	36050	12102	42958	7.2
基层医疗卫生机构	43351350	16966150	26385200	11416473	31934877	14.7
其中：社区卫生服务中心(站)	10557347	5111295	5446052	3076066	7481281	21.4
社区卫生服务中心	10335333	5018105	5317228	3039078	7296255	21.8
社区卫生服务站	222014	93190	128824	36987	185026	5.3
卫生院	32794003	11854855	20939148	8340407	24453596	13.8
街道卫生院	307787	138311	169476	96272	211516	12.1
乡镇卫生院	32486216	11716544	20769672	8244135	24242081	13.8
专业公共卫生机构	33332806	12083166	21249640	7676375	25656431	28.2
其中：疾病预防控制中心	8170686	2839340	5331346	1548293	6622393	
专科疾病防治院(所、站)	1366589	598185	768404	367730	998859	12.3
专科疾病防治院	628457	271401	357055	201080	427377	13.8
专科疾病防治所(中心)	738133	326784	411349	166651	571482	10.9
妇幼保健院(所、站)	18860352	7396864	11463489	5185975	13674378	30.6
内：妇幼保健院	17496187	7004337	10491850	5004118	12492069	30.4
妇幼保健所(站)	1359241	390618	968623	181257	1177984	33.0
急救中心(站)	709897	116814	593083	82193	627704	91.7
其他医疗卫生机构	3365090	1434929	1930161	702715	2662375	13.4
其中：疗养院	559850	219253	340597	78816	481034	13.4
临床检验中心(所、站)	58775	29750	29025	13575	45200	

注：本表不含村卫生室数字。

4-3-1 2018年各类医疗卫生机构收入与支出

机构分类	总收入 (万元)	财政补助收入	医疗收入/事业收入	总费用/总支出 (万元)	医疗业务成本/医疗卫生支出/事业支出	财政项目补助支出	总支出中:人员经费 (万元)
总　计	411117238	60648523	334427871	400066603	314404852	23727058	142406587
一、医院	318898782	26965976	283451373	310435779	255396715	12430769	104687851
综合医院	231319580	17815347	207412727	225766901	188925509	8071648	75153464
中医医院	38155423	4087766	33183538	37440082	30583344	1948447	12922185
中西医结合医院	5776490	536570	5109192	5775641	4727057	272687	1939894
民族医院	1194300	379410	772779	1162938	791011	150204	431957
专科医院	42003898	4131647	36575649	39836457	30087481	1984442	14082998
口腔医院	2385372	160936	2157808	2111622	1501516	74820	1064508
眼科医院	2650324	44118	2506137	2316551	1662945	25124	664534
耳鼻喉科医院	471103	21733	436073	472773	363847	12327	154298
肿瘤医院	7647442	465678	6924440	7193600	6188362	256190	1994590
心血管病医院	1703915	145278	1500067	1693387	1329716	102017	444917
胸科医院	897202	101776	773536	890366	748254	34760	283516
血液病医院	241122	13383	203218	235753	173494	6222	56194
妇产(科)医院	3533194	176846	3260717	3419075	2502007	78641	1349455
儿童医院	4146207	444263	3543709	4080960	3388781	233299	1644073
精神病医院	5801328	1256741	4359198	5321717	3672985	532243	2442634
传染病医院	2993165	705114	2181175	3017568	2254683	347200	1070265
皮肤病医院	377205	34424	328766	367961	244179	17696	123558
结核病医院	656516	88683	553667	619586	505914	28884	212941
麻风病医院	20225	8729	10507	18704	10136	3772	8569
职业病医院	135246	29821	96589	131607	84438	17803	57331
骨科医院	1722037	38419	1661345	1653636	1285987	18150	482865
康复医院	1346837	173085	1113788	1348251	875799	78503	514393
整形外科医院	230302	35832	187579	210982	111163	29376	79570
美容医院	1233485	2113	1225085	1100112	546154	560	264962
其他专科医院	3811672	184677	3552248	3632247	2637123	86857	1169825
护理院	449092	15236	397488	453761	282313	3341	157354
二、基层医疗卫生机构	61246366	19773518	36800551	58610446	45256975	1099533	24555462
社区卫生服务中心(站)	17637464	6220926	10818939	17408947	16843395	310572	6383800
社区卫生服务中心	15930973	5835453	9536500	15545735	15029513	305738	5734210
社区卫生服务站	1706492	385473	1282438	1863212	1813882	4834	649590
卫生院	30097160	13551638	15442016	29586215	28408269	788878	12980617
街道卫生院	336616	152692	172016	329816	319763	6512	151018
乡镇卫生院	29760544	13398946	15270000	29256399	28088505	782366	12829599
中心卫生院	13704828	5709382	7522217	13451940	12885190	399198	5871314
乡卫生院	16055715	7689565	7747782	15804460	15203315	383168	6958286
村卫生室	4725740		2980535	4130635			1761493
门诊部	4609720		4063894	3977197			1652503
综合门诊部	1867876		1550232	1705455			691955
中医门诊部	810781		773217	698128			224986
中西医结合门诊部	54600		44941	50854			19856
民族医门诊部	1108		1038	765			381
专科门诊部	1874356		1693467	1521546			714876
诊所、卫生所、医务室、护理站	4177281	954	3496167	3507901	5311	83	1777500
诊所	3518937		3038763	2869112			1502660
卫生所、医务室	619255		453093	591074			261779
护理站	39090	954	4311	47716	5311	83	13062

统计范围:医疗卫生机构96.5万个,其中:社区卫生服务站2.5万个,诊所(医务室)21.1万个,村卫生室63.1万个。

机构分类	总收入 (万元)	财政补 助收入	医疗收入/ 事业收入	总费用/ 总支出 (万元)	医疗业务成本/ 医疗卫生支出/ 事业支出	财政项目 补助支出	总支出中: 人员经费 (万元)
三、专业公共卫生机构	27264447	12433169	13347513	26565216	12752932	9025755	11188398
疾病预防控制中心	6874552	5113370	1319380	6829513	1465325	4560006	2541601
省属	1048109	867631	127571	976810	183603	784255	212071
地级市(地区)属	1641211	1376692	221244	1632458	240296	1284328	718686
县级市(区)属	2175008	1598140	451400	2149410	489898	1410773	765521
县属	1728643	1143748	465669	1778294	475439	963323	750027
其他	281581	127161	53497	292542	76090	117327	95296
专科疾病防治院(所、站)	1478080	576118	813954	1413038	749421	240777	617891
专科疾病防治院	700053	222289	417774	674460	380363	101358	288691
传染病防治院	80253	12668	67018	81089	65472	4883	29227
结核病防治院	94292	22536	70655	93459	60185	15756	32975
职业病防治院	251148	77390	126965	236350	103829	29964	113085
其他	274360	109695	153136	263562	150878	50756	113405
专科疾病防治所(站、中心)	778028	353830	396180	738578	369057	139419	329200
口腔病防治所(站、中心)	91496	12316	78065	80916	64215	3725	47315
精神病防治所(站、中心)	37650	14761	21946	37227	23384	8376	15873
皮肤病与性病防治所(中心)	203758	73586	121375	196647	115535	26668	79757
结核病防治所(站、中心)	187334	107885	75289	181404	79516	39100	80581
职业病防治所(站、中心)	36931	14773	14464	33270	9585	3956	15821
地方病防治所(站、中心)	12558	9981	2398	11890	1395	2811	6223
血吸虫病防治所(站、中心)	107905	74319	30620	100418	30117	30001	46304
药物戒毒所(中心)	8652	8354	293	6949	462	6280	1458
其他	91745	37854	51732	89857	44847	18503	35867
健康教育所(站、中心)	107793	57181	1241	62836	4706	53018	28277
妇幼保健院(所、站)	14631302	3735564	10511368	13721738	9615942	1869500	5918046
省属	1717645	203116	1457832	1484422	1186883	130668	619576
地级市(地区)属	5207168	941826	4129958	4884575	3624589	480666	2073898
县级市(区)属	4217894	1295613	2828916	4043285	2758222	592769	1833281
县属	3257323	1244987	1918922	3091719	1895949	636000	1301292
其他	231273	50021	175740	217737	150299	29397	89999
妇幼保健院	13605853	3032247	10224677	12816067	9291070	1557769	5486167
妇幼保健所	620784	427218	172990	574436	209901	202247	280413
妇幼保健站	396949	269759	112329	323146	112715	104897	147551
生殖保健中心	7716	6341	1372	8088	2256	4587	3915
急救中心(站)	543662	369692	76646	634409	103928	312397	259891
采供血机构	1652711	863741	551803	1789032	548887	789913	479985
卫生监督所(中心)	1253414	1154182	16843	1252671	135954	872797	861515
省属	74997	72624	124	74956	1911	58834	44287
地级市(地区)属	379814	367429	731	377679	43950	297048	264752
县级市(区)属	450157	409896	5974	445473	51237	305890	311744
县属	341921	298049	9977	348132	38592	206030	236850
其他	6525	6185	37	6432	265	4995	3882
计划生育技术服务机构	722933	563320	56277	861979	128769	327347	481194
四、其他医疗卫生机构	3707643	1475860	828433	4455162	998230	1171001	1974425
疗养院	354646	113074	177883	316957	130261	47129	159501
卫生监督检验(监测)机构	25659	3299	5	18429	59	1724	4662
医学科学研究机构	828430	400106	170886	690206	155875	323752	205931
医学在职培训机构	218900	157702	47193	211879	54773	133960	119002
临床检验中心(所、站)	1187702	8668	302710	2101878	511302	6050	1103464
卫生统计信息中心	107521	94902	6038	97230	10595	83206	19267
其他	984785	698109	123720	1018584	135366	575180	362599

4-3-2　2018年医疗卫生机构收入与支出(按登记注册类型/主办单位/地区分)

	总收入(万元)	财政补助收入	医疗收入/事业收入	总费用总支出(万元)	医疗业务成本/医疗卫生支出/事业支出	财政项目补助支出	总支出中:人员经费(万元)
总　计	411117238	60648523	334427871	400066603	314404852	23727058	142406137
按登记注册类型分							
公立	360462414	60168177	287551325	350840964	285239034	23574613	126266617
其中:国有	341551557	54776356	275892111	332626777	271166457	23180924	118869677
非公立	50654824	480346	46876546	49225639	29165818	152445	16139521
其中:私营	27513640	298072	25138678	27121049	14111167	110565	9526496
按主办单位分							
政府办	341207258	58461148	272036336	331961407	272706072	22993031	119858401
内:卫生健康部门	333449549	56612455	266477801	324486445	267344408	22201419	117148911
社会办	41851085	1854913	36431524	40964589	27038954	637853	12837756
个人办	28058895	332461	25960011	27140607	14659826	96174	9709981
按地区分							
东　部	216172574	30059046	177342079	211823935	167272231	12826263	74919761
中　部	100239577	13659282	82971552	96522047	76999211	4565878	33335512
西　部	94705087	16930195	74114240	91720621	70133411	6334917	34150864
北　京	24132321	3963194	19078492	24791948	18833554	1879436	8519484
天　津	6994203	930576	5794041	6752819	5482330	357047	2309652
河　北	16390515	1798415	14087659	15787384	12526862	681374	4856414
山　西	7699636	1448321	5986047	7407004	5660626	562797	2433980
内蒙古	6249925	1456154	4643094	6164367	4735220	488441	2262312
辽　宁	11446518	975132	10183650	11105687	9164630	481155	3631797
吉　林	7233342	1410878	5587284	6891051	5313030	416278	2300729
黑龙江	8442112	1469791	6747784	8287835	6395788	406009	2788124
上　海	19825820	2844773	15857403	19439944	15608171	1239075	6378012
江　苏	30063049	3729652	24937956	29820977	24079604	1489577	10517620
浙　江	27478349	3517355	22639307	26687144	21404290	1329988	9834258
安　徽	12966831	1770107	10308535	12505903	9914787	583247	4528321
福　建	10527594	1837893	8353882	10041544	7928905	884581	3737700
江　西	9858762	1738960	7880089	9160665	7246234	496844	3248452
山　东	26592139	3079993	22645245	25893551	20617985	1125817	9423658
河　南	21474853	2028276	18842735	20928373	17305892	821112	6635296
湖　北	16621494	2001549	14020579	15876966	12762408	689728	5753369
湖　南	15942547	1791401	13598500	15464250	12400445	589863	5647241
广　东	40261122	6780824	31965209	39070857	29822363	3071010	14863784
广　西	11309347	1686954	9180880	10909019	8529118	889118	4089066
海　南	2460947	601240	1799234	2432079	1803539	287203	847383
重　庆	9030293	1257709	7460290	8737753	6813676	496096	3241053
四　川	22269540	3130638	18386847	21318399	16807697	1205455	7895248
贵　州	7986467	1448428	6157895	7846780	5834596	490144	3009246
云　南	11252987	2141952	8485335	10671894	8123711	827315	4032024
西　藏	717031	284968	398434	630046	359410	98194	275129
陕　西	9919893	1570180	8043272	9641957	7510578	437936	3364663
甘　肃	5213807	1263402	3743362	5329507	3808986	418240	1867488
青　海	1896639	675040	1110913	1832886	1233405	239049	787095
宁　夏	1938251	432919	1430889	2028612	1422513	191117	740269
新　疆	6920906	1581854	5073029	6609402	4954502	553813	2587269

4-4-1 公立医院收入与支出

指标名称	2010	2014	2015	2016	2017	2018
机构数(个)	13510	12897	12633	12302	11872	11600
平均每所医院总收入(万元)	7179.3	14610.2	16498.5	18915.7	21452.8	24182.9
其中：医疗收入	6440.1	13149.0	14612.4	16721.5	18909.0	21200.8
门诊收入	2318.7	4548.3	5048.3	5703.5	6390.3	7158.1
内：药品收入	1212.1	2242.3	2441.1	2664.1	2810.7	3019.3
住院收入	4121.4	8600.7	9564.1	11017.9	12518.8	14042.7
内：药品收入	1788.6	3306.4	3529.3	3814.7	3869.0	3915.8
财政补助收入	586.9	1125.9	1480.1	1727.0	1982.2	2306.1
平均每所医院总费用(万元)	6872.0	13939.8	15996.5	18386.1	20968.1	23546.7
其中：医疗业务成本	6536.5	11596.6	13263.2	15333.8	17556.2	19695.4
内：药品费	2488.1	4861.0	5322.1	5916.2	6360.1	6722.6
平均每所医院人员经费(万元)	1650.0	3094.5	4900.6	5829.8	6984.2	8092.3
职工人均年业务收入(万元)	23.5	35.5	37.0	39.5	41.5	43.9
医师人均年业务收入(万元)	78.3	127.5	132.7	141.1	147.1	154.8
门诊病人次均医药费(元)	167.3	221.6	235.2	246.5	257.1	272.2
其中：药费	87.4	109.3	113.7	115.1	113.1	114.8
检查费	30.8	41.8	44.3	46.9	49.6	53.0
住院病人人均医药费(元)	6415.9	8290.5	8833.0	9229.7	9563.2	9976.4
其中：药费	2784.3	3187.1	3259.6	3195.6	2955.6	2781.9
检查费	460.8	685.2	753.4	805.2	864.3	943.3
住院病人日均医药费(元)	600.6	843.8	903.1	965.3	1017.4	1067.6

注：①本表按当年价格计算；②2010年医疗业务成本为医疗支出和药品支出之和。

4-4-2　2018年三级公立医院收入与支出

指标名称	公立医院	三级医院	二级医院	一级医院	公立医院中：政府办医院
机构数(个)	11600	2230	5908	2311	9339
平均每所医院总收入(万元)	24182.9	88411.3	13105.8	1384.0	28705.8
医疗收入	21200.8	78908.3	11091.2	1061.8	25119.9
门诊收入	7158.1	25855.0	3935.4	540.4	8439.9
内：挂号收入	44.0	168.1	19.9	3.7	51.3
检查收入	1393.5	4933.2	827.5	70.7	1659.4
治疗收入	813.1	2837.6	465.4	77.6	947.2
手术收入	171.1	662.7	77.5	11.0	201.4
卫生材料收入	258.0	967.8	130.7	12.0	304.8
药品收入	3019.3	10899.9	1642.5	277.3	3548.1
西药收入	2136.9	7758.5	1141.7	191.8	2510.6
中药收入	882.4	3141.4	500.8	85.5	1037.5
住院收入	14042.7	53053.3	7155.7	521.4	16680.0
内：床位收入	540.6	1840.0	339.5	35.6	639.5
检查收入	1327.7	5000.8	687.6	43.5	1576.8
治疗收入	2031.6	7193.3	1192.0	106.7	2399.3
手术收入	993.4	3923.0	448.9	28.4	1190.4
护理收入	451.6	1483.5	305.2	28.3	537.3
卫生材料收入	2631.2	11322.5	863.4	29.4	3148.7
药品收入	3915.8	14657.3	2042.4	161.7	4632.8
西药收入	3544.5	13438.3	1789.3	137.1	4194.2
中药收入	371.3	1219.0	253.1	24.6	438.6
财政补助收入	2306.1	6873.5	1716.4	265.5	2801.4
科教项目收入	127.7	636.5	9.6	1.2	156.4
其他收入	548.3	1993.0	288.6	55.5	628.0
平均每所医院总费用(万元)	23546.7	85820.0	12847.7	1370.3	27911.9
医疗业务成本	19695.4	73015.4	10408.8	999.1	23385.6
内：药品费	6722.6	24848.3	3549.2	400.7	7950.4
财政项目补助支出	1059.6	3513.2	659.5	94.6	1290.1
科教项目支出	93.6	450.8	12.4	1.6	113.1
管理费用	2409.7	8076.3	1566.3	160.5	2849.0
其他支出	288.4	764.2	200.8	114.5	274.2
平均每所医院人员经费(万元)	8092.3	28706.9	4671.9	537.3	9634.5
离退休费	198.3	702.2	115.3	13.3	234.8
职工人均年业务收入(元)	439304.4	566884.9	290311.6	171487.9	447369.0
医师人均年业务收入(元)	1548291.5	1989727.8	1037851.6	537955.1	1578319.2
门诊病人次均医药费(元)	272.2	322.1	204.3	156.8	272.1
内：挂号费	1.7	2.1	1.0	1.1	1.7
检查费	53.0	61.5	42.9	20.5	53.5
治疗费	30.9	35.4	24.2	22.5	30.5
药费	114.8	135.8	85.2	80.5	114.4
住院病人人均医药费(元)	9976.4	13313.3	6002.2	4937.0	9992.2
内：床位费	384.0	461.7	284.8	337.3	383.1
检查费	943.3	1254.9	576.8	412.3	944.6
治疗费	1443.3	1805.1	999.9	1010.4	1437.3
手术费	705.8	984.4	376.5	269.3	713.1
护理费	320.9	372.3	256.0	268.0	321.8
卫生材料费	1869.3	2841.3	724.2	278.0	1886.2
药费	2781.9	3678.1	1713.1	1530.8	2775.3
住院病人日均医药费(元)	1067.6	1390.0	681.7	410.6	1078.8

4-4-3 综合医院收入与支出

指标名称	2010	2014	2015	2016	2017	2018
机构数(个)	4748	4676	4519	4510	4521	4522
平均每所医院总收入(万元)	13906.1	27341.1	31210.1	35007.1	38857.3	42507.3
其中：医疗收入	12693.0	24860.6	27962.6	31305.6	34677.0	37764.9
门诊收入	4309.7	8123.9	9132.1	10098.4	11061.8	12082.4
内：药品收入	2183.6	3816.9	4200.3	4475.8	4585.7	4784.8
住院收入	8383.3	16736.7	18830.4	21207.1	23615.2	25682.4
内：药品收入	3641.3	6371.0	6870.2	7256.6	7243.4	7086.6
财政补助收入	997.8	1911.0	2555.3	2911.1	3227.7	3617.3
平均每所医院总费用(万元)	13317.3	26065.6	30317.5	34035.7	37961.5	41368.2
其中：医疗业务成本	12831.9	22034.3	25542.2	28823.2	32288.7	35137.2
内：药品费	4878.5	9052.2	10038.2	10871.5	11428.4	11648.1
平均每所医院人员经费(万元)	3082.4	7351.5	9170.8	10640.2	12427.6	13997.0
职工人均年业务收入(万元)	26.2	38.3	40.0	42.5	44.7	47.1
医师人均年业务收入(万元)	88.1	139.6	145.0	153.7	159.9	167.5
门诊病人次均医药费(元)	173.8	224.9	237.5	247.8	257.4	271.4
其中：药费	88.1	105.6	109.3	109.8	106.7	107.5
检查费	35.9	47.6	50.1	52.7	55.6	59.3
住院病人人均医药费(元)	6525.6	8397.3	8953.3	9339.1	9735.4	10124.6
其中：药费	2834.4	3196.5	3266.6	3195.6	2986.1	2793.7
检查费	473.1	704.8	775.6	826.4	894.9	978.7
住院病人日均医药费(元)	674.8	937.3	1009.7	1079.1	1142.3	1203.0

注：①本表系卫生健康部门综合医院数字；②本表按当年价格计算；③2010年医疗业务成本为医疗支出和药品支出之和。

4-4-4　2018年各级综合医院收入与支出

指标名称	合计	委属	省属	地级市属	县级市属	县属
机构数(个)	4522	25	243	951	1474	1829
平均每所医院总收入(万元)	42507.3	521194.0	193885.9	68911.3	24133.2	16930.9
医疗收入	37764.9	465382.9	174638.2	61922.5	20955.0	14721.2
门诊收入	12082.4	161247.3	52438.6	19392.6	7497.0	4576.4
内：挂号费	58.4	644.0	394.4	70.6	27.7	24.1
检查收入	2640.0	28802.6	10385.8	4261.8	1694.5	1172.2
治疗收入	1255.3	15196.8	5188.2	2000.5	817.1	507.8
手术收入	293.5	4313.7	1549.5	464.9	158.5	91.3
卫生材料收入	449.8	6001.7	2048.0	718.0	269.2	167.8
药品收入	4784.8	69478.9	21571.2	7678.8	2869.1	1709.3
西药收入	3807.1	57499.1	17558.3	5979.4	2286.7	1342.1
中药收入	977.6	11979.7	4012.9	1699.4	582.4	367.2
住院收入	25682.4	304135.6	122199.5	42529.9	13458.0	10144.9
内：床位收入	912.0	8047.4	3410.5	1496.0	582.1	444.8
检查收入	2482.6	23987.2	10949.6	4368.2	1337.3	1006.4
治疗收入	3335.1	29751.3	13016.6	5752.6	1924.3	1567.8
手术收入	1917.7	27986.9	9665.1	3081.1	979.8	683.1
护理收入	789.5	5189.5	2805.7	1286.0	500.5	436.4
卫生材料收入	5239.1	91907.4	32965.7	8355.8	2100.5	1279.5
药品收入	7086.6	80532.8	33805.7	11707.5	3726.8	2837.7
西药收入	6619.4	77210.0	32125.8	10866.6	3448.6	2612.8
中药收入	467.2	3322.8	1679.8	841.0	278.3	224.9
财政补助收入	3617.3	22820.3	13143.7	5621.1	2569.5	1891.7
科教项目收入	208.0	13126.9	1496.4	211.6	23.3	7.3
其他收入	917.1	19864.0	4607.7	1156.1	585.4	310.7
平均每所医院总费用(万元)	41368.2	502431.1	187742.1	67324.8	23784.9	16293.0
医疗业务成本	35137.2	436146.3	163804.5	57137.2	19792.6	13488.6
内：药品费(万元)	11648.1	140987.2	54810.8	19106.3	6455.9	4452.1
财政项目补助支出	1628.8	12639.3	7087.7	2830.3	1017.7	620.8
科教项目支出	149.7	9527.0	1111.6	140.1	17.8	5.0
管理费用	4106.1	40335.5	14298.1	6743.6	2721.7	2001.1
其他支出	346.3	3783.0	1440.1	473.6	235.1	177.5
平均每所医院人员支出(万元)	13997.0	157762.4	58659.3	22884.0	8693.3	5751.5
离退休费	339.5	7935.1	1160.2	540.0	213.3	124.1
职工人均年业务收入(元)	471461.9	1037890.2	751632.8	493978.0	358366.5	300996.1
医师人均年业务收入(元)	1674661.8	3860971.5	2657957.4	1723627.5	1245327.9	1116599.2
门诊病人次均医药费(元)	271.4	506.5	383.3	281.7	216.9	191.7
内：挂号费	1.3	2.0	2.9	1.0	0.8	1.0
检查费	59.3	90.5	75.9	61.9	49.0	49.1
治疗费	28.2	47.7	37.9	29.1	23.6	21.3
药费	107.5	218.2	157.7	111.5	83.0	71.6
住院病人人均医药费(元)	10124.6	23192.0	18014.6	11914.0	7445.1	5401.4
内：床位费	359.5	613.7	502.8	419.1	322.0	236.8
检查费	978.7	1829.1	1614.2	1223.7	739.8	535.8
治疗费	1314.8	2268.7	1918.9	1611.5	1064.6	834.7
手术费	756.0	2134.1	1424.8	863.1	542.0	363.7
护理费	311.3	395.7	413.6	360.2	276.9	232.3
卫生材料费	2065.4	7008.4	4859.8	2340.7	1162.0	681.2
药费	2793.7	6141.1	4983.6	3279.7	2061.7	1510.9
住院病人日均医药费(元)	1203.0	2868.5	2039.1	1288.3	907.9	711.4

注：①本表系卫生健康部门综合医院数字；②地级市属含地区和省辖市区属，县级市属包括地级市辖区属。

4-5-1 医院门诊病人次均医药费用

	门诊病人次均医药费（元）	药费	检查费	占门诊医药费% 药费	检查费
医院合计					
2010	166.8	85.6	30.0	51.3	18.0
2014	220.0	106.3	40.3	48.3	18.3
2015	233.9	110.5	42.7	47.3	18.3
2016	245.5	111.7	45.2	45.5	18.4
2017	257.0	109.7	47.6	42.7	18.5
2018	274.1	112.0	51.0	40.9	18.6
其中：公立医院					
2010	167.3	87.4	30.8	52.3	18.4
2014	221.6	109.3	41.8	49.3	18.9
2015	235.2	113.7	44.3	48.4	18.8
2016	246.5	115.1	46.9	46.7	19.0
2017	257.1	113.1	49.6	44.0	19.3
2018	272.2	114.8	53.0	42.2	19.5
内：三级医院					
2010	220.2	117.6	37.9	53.4	17.2
2014	269.8	136.0	48.4	50.4	17.9
2015	283.7	139.8	51.1	49.3	18.0
2016	294.9	139.8	53.9	47.4	18.3
2017	306.1	135.7	57.0	44.3	18.6
2018	322.1	135.8	61.5	42.2	19.1
二级医院					
2010	139.3	70.5	28.9	50.6	20.8
2014	176.0	82.8	37.7	47.1	21.4
2015	184.1	85.0	39.2	46.2	21.3
2016	190.6	85.5	40.6	44.9	21.3
2017	197.1	84.3	42.1	42.8	21.4
2018	204.3	85.2	43.0	41.7	21.0
一级医院					
2010	93.1	51.6	11.5	55.4	12.4
2014	125.3	66.4	17.1	53.0	13.7
2015	132.9	70.6	17.6	53.1	13.3
2016	144.5	73.8	19.4	51.0	13.4
2017	150.1	76.2	19.9	50.8	13.3
2018	156.8	80.5	20.5	51.3	13.1

注：本表按当年价格计算。

4-5-2 医院住院病人人均医药费用

	住院病人人均医药费（元）	药费	检查费	占住院医药费% 药费	检查费
医院合计					
2010	6193.9	2670.2	441.6	43.1	7.1
2014	7832.3	2998.5	640.6	38.3	8.2
2015	8268.1	3042.0	697.2	36.8	8.4
2016	8604.7	2977.5	740.7	34.6	8.6
2017	8890.7	2764.9	791.3	31.1	8.9
2018	9291.9	2621.6	861.3	28.2	9.3
其中：公立医院					
2010	6415.9	2784.3	460.8	43.4	7.2
2014	8290.5	3187.1	685.2	38.4	8.3
2015	8833.0	3259.6	753.4	36.9	8.5
2016	9229.7	3195.6	805.2	34.6	8.7
2017	9563.2	2955.6	864.3	30.9	9.0
2018	9976.4	2781.9	943.3	27.9	9.5
内：三级医院					
2010	10442.4	4440.9	765.5	42.5	7.3
2013	11722.4	4578.3	952.1	39.1	8.1
2014	12100.2	4610.1	1007.0	38.1	8.3
2015	12599.3	4641.6	1078.1	36.8	8.6
2016	12847.8	4459.0	1121.8	34.7	8.7
2017	13086.7	4024.2	1181.4	30.8	9.0
2018	13313.3	3678.1	1254.9	27.6	9.4
二级医院					
2010	4338.6	1944.8	303.4	44.8	7.0
2013	4968.3	2028.4	389.0	40.8	7.8
2014	5114.6	2003.9	417.4	39.2	8.2
2015	5358.2	1981.2	456.2	37.0	8.5
2016	5569.9	1913.6	487.4	34.4	8.8
2017	5799.1	1812.3	528.2	31.3	9.1
2018	6002.2	1713.1	576.8	28.5	9.6
一级医院					
2010	2844.3	1243.7	185.9	43.7	6.5
2013	3561.9	1471.2	277.7	41.3	7.8
2014	3737.1	1519.8	311.5	40.7	8.3
2015	3844.5	1525.3	304.4	39.7	7.9
2016	4312.2	1604.3	358.2	37.2	8.3
2017	4602.8	1542.6	388.3	33.5	8.4
2018	4937.0	1530.8	412.3	31.0	8.4

注：本表按当年价格计算。

4-5-3　综合医院门诊病人次均医药费用

级别 年份		门诊病人 次均医药费(元)	药费	检查费	占门诊医药费% 药费	检查费
医院合计	2010	173.8	88.1	35.9	50.7	20.7
	2014	224.9	105.6	47.6	47.0	21.2
	2015	237.5	109.3	50.1	46.0	21.1
	2016	247.8	109.8	52.7	44.3	21.2
	2017	257.4	106.7	55.6	41.5	21.6
	2018	271.4	107.5	59.3	39.6	21.9
委属	2010	324.1	181.9	49.5	56.1	15.3
	2014	413.4	219.6	67.3	53.1	16.3
	2015	441.1	234.6	69.9	53.2	15.8
	2016	451.7	231.6	73.6	51.3	16.3
	2017	476.1	220.8	80.8	46.4	17.0
	2018	506.5	218.2	90.5	43.1	17.9
省属	2010	254.4	135.6	45.3	53.3	17.8
	2014	316.6	156.8	57.5	49.5	18.2
	2015	332.6	161.2	59.6	48.5	17.9
	2016	347.8	162.5	64.1	46.7	18.4
	2017	362.3	157.2	69.2	43.4	19.1
	2018	383.3	157.7	75.9	41.1	19.8
地级市属	2010	179.7	93.1	36.0	51.8	20.0
	2014	233.9	113.1	48.8	48.4	20.9
	2015	246.7	116.3	51.8	47.1	21.0
	2016	258.5	116.9	54.6	45.2	21.1
	2017	267.3	111.8	58.0	41.8	21.7
	2018	281.7	111.5	61.9	39.6	22.0
县级市属	2010	139.8	67.4	30.7	48.2	22.0
	2014	183.3	80.9	40.6	44.2	22.1
	2015	191.0	82.3	42.2	43.1	22.1
	2016	197.9	82.2	44.2	41.5	22.3
	2017	205.2	81.4	46.3	39.7	22.6
	2018	216.9	83.0	49.0	38.3	22.6
县属	2010	121.4	54.5	32.9	44.9	27.1
	2014	162.1	67.3	43.6	41.5	26.9
	2015	170.5	68.7	46.0	40.3	27.0
	2016	176.0	68.7	47.0	39.0	26.7
	2017	183.2	69.2	48.0	37.8	26.2
	2018	191.7	71.6	49.1	37.4	25.6

注：①本表系卫生健康部门办综合医院数字；②按当年价格计算。

4-5-4 综合医院住院病人人均医药费用

		住院病人人均医药费(元)	药费	检查费	占住院医药费%	
					药费	检查费
医院合计	2010	6525.6	2834.4	473.1	43.4	7.2
	2014	8397.3	3196.5	704.8	38.1	8.4
	2015	8953.3	3266.6	775.6	36.5	8.7
	2016	9339.1	3195.6	826.4	34.2	8.8
	2017	9735.4	2986.1	894.9	30.7	9.2
	2018	10124.6	2793.7	978.7	27.6	9.7
委属	2010	16383.6	6620.1	1032.0	40.4	6.3
	2014	20762.9	7696.2	1409.8	37.1	6.8
	2015	21544.8	7705.0	1518.8	35.8	7.0
	2016	22327.3	7644.0	1594.3	34.2	7.1
	2017	22977.3	6837.2	1702.7	29.8	7.4
	2018	23192.0	6141.1	1829.1	26.5	7.9
省属	2010	12938.7	5549.5	940.1	42.9	7.3
	2014	15925.6	5983.0	1269.9	37.6	8.0
	2015	16709.4	6055.7	1350.8	36.2	8.1
	2016	17183.7	5927.4	1404.5	34.5	8.2
	2017	17587.9	5505.9	1476.4	31.3	8.4
	2018	18014.6	4983.6	1614.2	27.7	9.0
地级市属	2010	8100.0	3433.0	646.1	42.4	8.0
	2014	10409.5	3989.5	939.9	38.3	9.0
	2015	10972.9	4085.7	1018.4	37.2	9.3
	2016	11324.4	3946.1	1067.7	34.8	9.4
	2017	11594.9	3546.7	1145.7	30.6	9.9
	2018	11914.0	3279.7	1223.7	27.5	10.3
县级市属	2010	4891.5	2190.7	346.5	44.8	7.1
	2014	6359.9	2426.7	540.1	38.2	8.5
	2015	6641.1	2401.2	587.5	36.2	8.8
	2016	6856.0	2313.0	624.3	33.7	9.1
	2017	7115.0	2165.5	672.1	30.4	9.4
	2018	7445.1	2061.7	739.8	27.7	9.9
县属	2010	3261.8	1506.0	216.4	46.2	6.6
	2014	4401.3	1694.7	360.6	38.5	8.2
	2015	4656.3	1670.3	401.2	35.9	8.6
	2016	4850.4	1596.3	436.4	32.9	9.0
	2017	5115.5	1559.4	481.1	30.5	9.4
	2018	5401.4	1510.9	535.8	28.0	9.9

注：①本表系卫生健康部门综合医院数字；②按当年价格计算。

4-5-5　2018年各地区医院门诊和住院病人人均医药费用

地区	门诊病人次均医药费（元）	药费	检查费	住院病人人均医药费（元）	药费	检查费	手术费
总　计	274.1	112.0	51.0	9291.9	2621.6	861.3	692.7
北　京	544.8	258.9	55.8	22618.9	5558.4	1350.3	1136.0
天　津	339.3	175.2	26.6	17147.6	4307.9	962.4	1276.0
河　北	239.5	96.0	54.5	8915.4	2978.2	934.5	442.1
山　西	255.7	100.0	57.5	9005.3	2551.2	967.2	517.0
内蒙古	251.0	93.0	58.9	8528.8	2587.9	930.0	580.2
辽　宁	308.0	121.9	67.8	9445.8	2668.7	951.8	787.5
吉　林	275.9	102.2	59.7	9802.3	3303.1	833.9	578.9
黑龙江	264.9	81.9	73.0	8771.4	3019.2	747.8	401.1
上　海	378.8	165.9	50.8	18390.4	4498.8	1338.6	1740.1
江　苏	281.2	117.8	46.7	11215.6	3631.9	881.8	739.5
浙　江	265.3	115.0	34.1	11516.6	3351.5	720.1	1009.2
安　徽	238.9	100.4	51.7	7451.1	2013.9	702.3	569.6
福　建	261.6	101.8	52.0	9204.1	2237.8	993.6	914.1
江　西	256.5	112.0	52.8	8165.7	2465.3	700.4	622.1
山　东	253.8	102.9	56.7	9274.7	2520.5	868.0	820.1
河　南	193.8	80.8	45.6	8156.5	2558.1	855.1	571.0
湖　北	243.6	102.0	47.3	9088.8	2506.8	860.0	760.7
湖　南	290.7	109.9	64.3	8020.7	2292.3	703.4	578.4
广　东	281.7	107.9	53.3	11549.3	2767.8	1123.0	1096.6
广　西	206.2	78.4	43.0	8652.0	2325.3	909.8	536.0
海　南	262.6	109.4	52.4	9907.8	2896.3	801.9	625.7
重　庆	320.1	130.2	53.8	8145.3	2358.2	818.8	480.0
四　川	256.4	92.4	56.7	8072.7	2085.6	862.8	580.3
贵　州	236.2	73.9	53.0	5730.7	1487.4	595.8	434.2
云　南	214.1	77.2	44.9	6423.1	1783.7	725.4	402.3
西　藏	183.1	74.2	31.3	8732.4	2333.0	658.8	754.2
陕　西	243.4	94.8	54.9	7423.8	2313.7	773.9	589.3
甘　肃	187.8	80.2	43.6	5803.5	1555.6	629.4	458.5
青　海	217.1	74.5	45.5	8621.3	2580.2	914.9	476.7
宁　夏	225.1	99.3	44.7	7284.3	1952.4	695.3	543.6
新　疆	231.8	102.0	52.0	7328.6	1763.4	873.0	562.6

4-5-6　2018年各地区公立医院门诊和住院病人人均医药费用

地区	门诊病人次均医药费（元）	药费	检查费	住院病人人均医药费（元）	药费	检查费	手术费
总　计	272.2	114.8	53.0	9976.4	2781.9	943.3	705.8
北　京	530.9	256.3	56.0	22645.8	5564.2	1390.4	892.4
天　津	340.1	164.4	31.2	17490.0	4444.8	949.2	1212.8
河　北	248.4	100.6	58.8	9506.0	3076.8	1024.6	471.3
山　西	261.1	104.5	62.7	9995.7	2749.0	1085.0	528.9
内蒙古	251.7	92.8	61.5	8984.3	2711.7	995.2	593.1
辽　宁	308.7	126.9	70.0	10394.6	2945.4	1053.3	839.1
吉　林	284.4	109.3	62.4	10735.8	3592.5	934.8	617.2
黑龙江	265.5	82.9	76.6	9403.6	3239.5	813.2	403.2
上　海	365.1	164.9	51.0	17796.7	4426.6	1324.7	1601.8
江　苏	291.7	127.1	49.9	12497.1	3975.0	1011.6	784.2
浙　江	251.7	114.7	33.2	11385.7	3225.5	742.6	986.7
安　徽	244.6	106.7	55.6	8078.1	2164.7	745.7	586.1
福　建	254.3	104.4	51.3	9677.8	2439.7	1077.5	859.5
江　西	260.5	116.3	54.7	8767.8	2624.4	761.5	640.4
山　东	257.9	107.0	60.3	9845.7	2640.8	936.6	821.0
河　南	197.5	85.3	47.8	8911.9	2755.7	956.9	599.2
湖　北	238.7	103.3	48.4	9556.5	2658.7	917.9	772.2
湖　南	287.3	113.6	68.4	8822.0	2488.1	794.9	607.7
广　东	272.3	110.0	53.5	12014.0	2910.1	1179.8	1093.5
广　西	208.0	80.0	44.4	8973.2	2419.6	945.7	532.5
海　南	258.4	111.9	52.5	10086.3	2929.7	819.6	603.8
重　庆	310.8	132.7	56.5	9081.3	2503.2	938.6	441.7
四　川	248.1	95.1	59.6	8956.5	2225.0	984.9	588.2
贵　州	253.9	79.6	61.8	6787.7	1669.4	726.7	487.9
云　南	210.3	78.0	47.4	7010.8	1917.0	825.3	397.4
西　藏	169.8	76.7	30.1	8971.6	2327.5	660.2	608.3
陕　西	240.1	97.7	55.4	8015.7	2473.0	844.2	626.8
甘　肃	186.8	81.2	46.1	6160.5	1646.9	688.9	473.5
青　海	214.7	75.2	47.1	9395.8	2796.9	1019.5	455.7
宁　夏	233.2	104.6	47.7	8086.4	2126.3	810.2	557.0
新　疆	235.1	105.3	54.1	7802.4	1870.3	938.1	581.0

4-6-1 2018年公立医院部分病种平均住院医药费用

疾病名称 （ICD-10）	出院人数 （人）	平　均 住院日	人均医药费 （元）	药费	检查费	治疗费	手术费	卫生材料费
病毒性肝炎	216879	11.8	7775.2	3247.1	713.3	509.5	354.2	345.9
浸润性肺结核	329116	12.8	9035.0	3015.2	1042.5	999.5	722.8	736.5
急性心肌梗死	459776	8.3	28889.2	4536.2	1971.2	2594.6	3969.1	13168.5
充血性心力衰竭	48252	9.4	8287.2	2855.0	1040.4	1244.8	591.3	567.5
细菌性肺炎	801776	8.5	7166.9	2504.9	808.9	927.2	317.2	362.6
慢性肺源性心脏病	122618	10.1	7725.0	2888.0	936.5	1260.3	267.4	322.5
急性上消化道出血	172085	7.7	8714.3	3265.5	904.8	965.9	474.0	629.2
原发性肾病综合征	159165	9.3	7578.2	2652.6	797.4	519.9	203.4	379.2
甲状腺功能亢进	115318	7.4	5662.3	1387.0	994.6	507.2	2337.0	403.1
脑出血	564131	14.5	19149.2	6384.5	2268.6	3640.3	2234.6	2125.6
脑梗死	3732142	10.3	9409.7	3744.5	1634.7	1216.5	692.1	527.9
再生障碍性贫血	129021	7.3	9374.3	3447.1	623.9	659.3	168.5	327.4
急性白血病	76460	13.3	20301.1	8479.3	1057.2	1489.7	186.7	968.0
结节性甲状腺肿	197744	7.4	12842.6	2047.3	956.7	806.4	4005.6	2553.6
急性阑尾炎	802765	6.5	8605.5	2257.7	574.4	686.3	2385.2	1478.7
急性胆囊炎	114792	7.6	8092.9	2811.8	1029.8	682.6	2154.5	916.0
腹股沟疝	638131	6.2	8421.6	1154.2	506.0	529.9	2207.2	2725.9
胃恶性肿瘤	274851	12.8	22204.0	6692.5	1958.3	1831.9	4134.6	6026.2
肺恶性肿瘤	255891	12.5	24524.0	5805.3	2513.5	2087.5	3906.4	7475.6
食管恶性肿瘤	158519	14.1	19280.4	5632.5	2163.3	3157.1	3575.5	3945.5
心肌梗死冠状动脉搭桥	5566	14.6	62304.2	9934.6	3322.2	4261.0	9790.6	26595.9
膀胱恶性肿瘤	75249	12.3	19011.7	5403.1	1720.2	1455.6	3863.4	3443.5
前列腺增生	322820	10.7	12113.1	2957.8	1195.5	973.3	3334.7	1874.9
颅内损伤	750298	12.0	12606.8	4475.1	1784.7	1683.3	1706.3	1513.3
腰椎间盘突出症	596445	10.0	9233.3	1549.0	1024.4	1640.5	3259.7	2620.1
儿童支气管肺炎	2222724	6.6	3275.3	1075.1	175.2	506.8	127.1	217.0
子宫平滑肌瘤	382415	8.6	13612.3	2334.6	838.3	1045.2	4078.3	2381.0
剖宫产	2263137	6.1	8092.1	1463.5	431.3	862.4	2031.1	1179.3
老年性白内障	749587	3.6	6902.5	322.8	497.8	300.6	2334.6	2697.2

4-6-2　2018年各级医院部分病种平均住院医药费用

疾病名称 （ICD-10）	住院病人人均医药费（元）					平均住院日（日）				
	委属	省属	地级 市属	县级 市属	县属	委属	省属	地级 市属	县级 市属	县属
病毒性肝炎	14436.9	10137.8	8519.3	6924.8	5495.2	10.7	10.8	12.7	12.0	11.5
浸润性肺结核	19317.5	13750.9	11327.1	8024.1	5935.6	9.5	12.9	14.2	13.1	11.6
急性心肌梗死	40345.5	36488.5	31217.5	23502.5	15556.6	7.4	8.2	8.9	8.1	7.4
充血性心力衰竭	17965.2	10811.1	10126.5	7236.7	5964.9	10.2	9.9	9.8	9.2	8.8
细菌性肺炎	15787.0	11462.6	8312.1	5925.9	4528.4	10.0	9.4	8.9	8.2	7.7
慢性肺源性心脏病	19283.6	13139.0	11042.8	7638.8	6271.3	9.4	10.8	10.9	9.9	9.9
急性上消化道出血	18782.6	15055.8	11036.5	7569.5	6373.7	8.4	8.7	8.5	7.5	7.3
原发性肾病综合征	10704.8	8994.1	7423.6	5806.1	4621.5	9.2	9.0	10.2	8.8	8.6
甲状腺功能亢进	8573.7	6574.3	5603.4	5070.2	4366.4	7.0	7.6	7.4	7.3	7.4
脑出血	28116.1	25480.2	22685.5	17305.7	14821.9	11.8	14.4	15.3	14.3	14.3
脑梗死	18406.5	14117.6	11935.9	7972.9	6216.8	10.8	10.8	11.2	10.0	9.6
再生障碍性贫血	16298.7	13046.0	9406.6	7328.0	5232.1	8.0	8.2	7.7	7.0	5.6
急性白血病	32406.2	24956.8	19404.0	14796.2	8915.1	14.9	14.2	13.8	12.0	9.6
结节性甲状腺肿	17514.3	15528.0	12713.3	11063.5	8847.6	5.9	7.1	7.5	7.6	7.9
急性阑尾炎	16477.0	13450.2	10432.9	8047.7	6415.0	5.4	6.6	6.6	6.2	6.6
急性胆囊炎	19780.1	15924.5	10467.2	6884.9	5085.8	8.3	8.9	8.4	7.2	7.1
腹股沟疝	12317.3	12084.6	9621.5	7964.3	6059.6	4.3	5.5	6.0	6.4	6.6
胃恶性肿瘤	38438.9	32477.7	25413.7	16787.7	10482.6	12.0	13.2	13.7	12.6	11.4
肺恶性肿瘤	34777.4	34982.9	23933.1	16053.6	9097.6	11.2	12.6	13.2	12.4	11.6
食管恶性肿瘤	27665.2	27456.2	23574.3	15757.6	10700.1	11.6	15.0	15.4	13.5	12.7
心肌梗死冠状动脉搭桥	70522.0	70224.4	58662.8	50363.0	41955.8	15.4	15.2	14.3	14.9	10.6
膀胱恶性肿瘤	23977.3	24382.1	19210.4	14628.9	10414.7	8.9	12.2	13.3	12.6	11.4
前列腺增生	18725.9	17244.1	13509.0	10369.5	8335.4	8.6	11.0	11.4	10.5	10.1
颅内损伤	28117.6	20974.9	16032.8	11300.6	9090.7	10.7	13.1	13.3	11.7	11.2
腰椎间盘突出症	27649.1	19938.1	11911.4	6841.5	4867.4	8.8	10.5	10.8	10.0	9.3
儿童支气管肺炎	6701.8	5523.3	4025.5	2999.2	2559.5	6.7	7.2	6.8	6.6	6.4
子宫平滑肌瘤	18926.4	17606.8	14157.3	11624.4	9180.8	7.0	8.3	8.8	8.7	9.0
剖宫产	13601.9	12017.9	9295.2	7316.9	5950.8	6.0	6.2	6.2	6.1	6.1
老年性白内障	8822.7	9194.6	7532.4	6268.7	4973.3	2.7	3.1	3.7	3.6	4.1

注：本表系卫生健康部门综合医院数字。

五、医疗服务

简要说明

一、本章主要介绍全国及 31 个省、自治区、直辖市医疗卫生机构门诊、住院和床位利用情况，包括诊疗人次、住院人数、病床使用率、平均住院日、医师担负工作量、住院病人疾病构成、居民两周就诊率、居民住院率等。

二、诊疗人次、住院人数、病床使用率、平均住院日、医生人均工作量、住院病人疾病转归情况数据来源于医疗服务统计年报。居民就诊率、住院率、经常就诊单位和医疗保障方式等数据来源于 2003 年、2008 年、2013 年国家卫生服务调查。

三、本章涉及的口径变动和指标解释与"医疗卫生机构"章一致。

四、统计口径调整：村卫生室诊疗人次计入总诊疗人次数中，按此口径调整了各年数据。

五、住院病人疾病转归情况系各级卫生健康部门所属医院汇总数，采用 ICD-10 国际疾病分类标准。

六、2003 年、2008 年、2013 年国家卫生服务调查采取多阶段分层整群随机抽样法。2003 年抽取了 95 个样本县/市（28 个城市、67 个县）的 5.7 万户共 21 万人；2008 年抽取了 94 个样本县/市（28 个城市、66 个县）的 5.6 万户共 18 万人；2013 年抽取了 156 个样本县/市（78 个城市、78 个县）约 9.36 万户共 27.37 万人。

主要指标解释

总诊疗人次数 指所有诊疗工作的总人次数，统计界定原则为：①按挂号数统计，包括门诊、急诊、出诊、预约诊疗、单项健康检查、健康咨询指导（不含健康讲座）人次。患者一次就诊多次挂号，按实际诊疗次数统计，不包括根据医嘱进行的各项检查、治疗、处置工作量以及免疫接种、健康管理服务人次数。②未挂号就诊、本单位职工就诊及外出诊（不含外出会诊）不收取挂号费的，按实际诊疗人次统计。

急诊病死率 即急诊室死亡人数/急诊人次数×100%。

观察室病死率 即观察室死亡人数/观察室留观人次数×100%。

出院人数 指报告期内所有住院后出院的人数。包括医嘱离院、医嘱转其他医疗机构、非医嘱离院、死亡及其他人数，不含家庭病床撤床人数。统计界定原则为：①"死亡"：包括已办住院手续后死亡、未办理住院手续而实际上已收容入院的死亡者。②"其他"：指正常分娩和未产出院、未治和住院经检查无病出院、无并发症的人工流产或绝育手术出院者。

每百门急诊入院人数 即入院人数/门急诊人次×100%。

住院病死率 即出院人数中的死亡人数/出院人数×100%。其死亡人数包括：①已办住院手续后死亡人数；②虽未办理住院手续但实际已收容入院后的死亡者，不包括门、急诊室及观察室内的死亡人数。

住院病人手术人次数 指有正规手术单和麻醉单施行手术的住院病人总数（包括产科手术病人数）。同一病人本次在院就诊期间患有同一疾病或不同疾病施行多次手术者，按实际施行的手术次数统计。

实际开放总床日数 指年内医院各科每日夜晚 12 点开放病床数总和，不论该床是否被病人占用，都应计算在内。包括消毒和小修理等暂停使用的病床，超过半年的加床。不包括因病房扩建或大修而停用的病床及临时增设病床。

实际占用总床日数 指医院各科每日夜晚 12 点实际占用病床数（即每日夜晚 12 点住院人

数）总和。包括实际占用的临时加床在内。病人入院后于当晚 12 点前死亡或因故出院的病人，作为实际占用床位 1 天进行统计，同时亦应统计"出院者占用总床日数" 1 天，入院及出院人数各 1 人。

出院者占用总床日数 指所有出院人数的住院床日之总和。包括正常分娩、未产出院、住院经检查无病出院、未治出院及健康人进行人工流产或绝育手术后正常出院者的住院床日数。

平均开放病床数 即实际开放总床日数/本年日历日数（365）。

出院者占用总床日数 指出院者（包括正常分娩、未产出院、住院经检查无病出院、未治出院及健康人进行人工流产或绝育手术后正常出院者）住院日数的总和。

平均就诊次数 即总诊疗人次数/人口数。人口数系国家统计局常住人口。

年住院率 即入院人数/人口数。人口数系国家统计局常住人口。

病床使用率 即实际占用总床日数/实际开放总床日数×100%。

病床周转次数 即出院人数/平均开放床位数。

病床工作日 即实际占用总床日数/平均开放病床数。

出院者平均住院日 即出院者占用总床日数/出院人数。

医生人均每日担负诊疗人次 即诊疗人次数/平均医师人数/251。

医生人均每日担负住院床日 即实际占用总床日数/平均医师人数/365。

居民两周就诊率 是指调查前两周内居民因病或身体不适到医疗机构就诊的人次数与调查人口数之比。

居民两周未就诊率 是指调查前两周内居民患病而未就诊的人次数与两周患病人次数之比。

居民住院率 是指调查前一年内居民因病住院人次数与调查人口数之比。

医疗保险 指为公民提供因疾病所需医疗服务费用补偿的一种保险制度。包括社会医疗保险（为主）和商业医疗保险。社会医疗保险可分为基本医疗保险和补充医疗保险。基本医疗是指基本用药、基本医疗技术、基本医疗服务，即医疗保险允许报销的范围。基本医疗保险由政府承办，带有强制性。补充医疗保险自愿参保，其基金主要用于支付由参保人个人自理的医疗费用。商业医疗保险一般由商业保险公司承办，自愿参加，以营利为目的。

5-1-1 医疗卫生机构诊疗人次数

机构分类	2010	2014	2015	2016	2017	2018
总诊疗人次数(万人次)	583761.6	760186.6	769342.5	793170.0	818311.0	830801.7
医院	203963.3	297207.0	308364.1	326955.9	343892.1	357737.5
综合医院	151058.2	218193.0	225675.2	238512.9	250228.7	258918.8
中医医院	32770.2	47164.2	48502.6	50774.5	52849.2	54840.5
中西医结合医院	2702.6	5101.3	5401.4	5927.3	6363.0	6821.0
民族医院	553.8	792.6	966.8	968.7	1167.5	1391.1
专科医院	16821.5	25867.4	27702.5	30627.1	33114.0	35553.5
护理院	57.1	88.6	115.4	145.5	169.7	212.6
基层医疗卫生机构	361155.6	436394.9	434192.7	436663.3	442891.6	440632.0
社区卫生服务中心(站)	48451.6	68530.8	70645.0	71888.9	76725.6	79909.4
内：社区卫生服务中心	34740.4	53618.8	55902.6	56327.0	60743.2	63897.9
卫生院	90118.7	103758.6	106256.4	109114.5	112298.3	112835.3
街道卫生院	2698.7	892.7	792.1	881.4	1222.8	1239.6
乡镇卫生院	87420.1	102865.9	105464.3	108233.0	111075.6	111595.8
村卫生室	165702.3	198628.7	189406.9	185263.6	178932.5	167207.0
门诊部	6561.3	8786.1	9394.2	10288.7	12044.7	13581.4
诊所(医务室)	50321.7	56690.8	58490.1	60107.6	62890.5	67098.8
专业公共卫生机构	18244.7	26046.1	26391.6	29300.1	31239.6	32153.7
专科疾病防治院(所、站)	1896.6	2225.3	2256.8	2246.6	2189.0	2197.3
内：专科疾病防治院	649.6	778.1	805.7	791.7	785.1	778.0
妇幼保健院(所、站)	15967.3	23229.2	23529.1	26400.6	28370.3	29246.5
内：妇幼保健院	14224.8	21105.5	21472.4	24280.4	26341.1	27331.1
急救中心(站)	380.9	591.7	605.6	652.9	680.3	710.0
其他医疗卫生机构	397.9	538.6	394.2	250.7	287.7	278.5
疗养院	234.8	235.8	224.5	250.7	250.9	203.5
临床检验中心	163.1	302.8	169.7			
居民平均就诊次数(次)	4.4	5.6	5.6	5.7	5.9	6.0

5-1-2 2018年各类医疗卫生机构门诊服务情况

机构分类	诊疗人次数	门急诊	观察室留观病例数	健康检查人数	急诊病死率(%)	观察室病死率(%)	医师日均担负诊疗人次
总　计	8308016930	7978158024	44889735	435347618	0.07	0.09	8.0
一、医院	3577375208	3495477846	26621794	193085412	0.08	0.14	7.0
综合医院	2589187506	2533006753	20967615	150248369	0.09	0.15	7.1
中医医院	548404757	534262877	3025012	24531976	0.06	0.14	7.3
中西医结合医院	68210337	66092449	403225	3720442	0.07	0.07	6.9
民族医院	13911425	13190706	13714	602004	0.11	0.43	4.4
专科医院	355534833	346947114	2209543	13889125	0.03	0.04	5.9
口腔医院	40122671	39845286	10826	1687821	0.01	0.01	6.9
眼科医院	29324402	28652031	16093	943353	0.01		8.4
耳鼻喉科医院	4600412	4541124	7849	79123	0.55	0.04	6.6
肿瘤医院	20575385	20063158	29967	1182766	0.14	0.19	3.4
心血管病医院	6674053	6390744	63830	549653	0.14	0.15	4.1
胸科医院	3007991	2948444	57499	52744	0.23	0.42	4.2
血液病医院	384915	377437	754	5931	0.02		2.6
妇产(科)医院	46301986	45115401	181733	1268470	0.01		6.8
儿童医院	60483790	60207640	1444202	955185	0.01	0.01	13.1
精神病医院	42028193	40482678	59893	1209705	0.03	0.21	4.7
传染病医院	19248233	18758953	29639	1497788	0.05	0.04	5.1
皮肤病医院	8417894	8340879	25428	47058			12.1
结核病医院	2745141	2710083	842	156248	0.16	6.53	4.3
麻风病医院	541427	540972		460			13.3
职业病医院	1025782	854328	5634	457083	0.02	0.05	3.7
骨科医院	15692449	15226245	20649	566007	0.05	0.07	4.0
康复医院	10266667	9537708	49875	1409669	0.07	0.01	3.1
整形外科医院	1000532	843500	1453	39827			2.9
美容医院	6765514	6549106	26017	276307			4.5
其他专科医院	36327396	34961397	177360	1503927	0.05	0.09	5.0
护理院	2126350	1977947	2685	93496	0.29		1.9
二、基层医疗卫生机构	4406319887	4167896316	16690713	196904032	0.01	0.01	9.7
社区卫生服务中心(站)	799093996	762743647	7681598	58343081	0.01		15.5
社区卫生服务中心	638978662	608520757	5219361	47361476	0.01		16.1
社区卫生服务站	160115334	154222890	2462237	10981605	0.01		13.7
卫生院	1128353217	1084634947	9009115	118813557	0.02	0.01	9.3
街道卫生院	12395544	11976176	49551	837693	0.03	0.02	9.4
乡镇卫生院	1115957673	1072658771	8959564	117975864	0.02	0.01	9.3
中心卫生院	480207005	461622725	3859141	45462337	0.02	0.01	9.3
乡卫生院	635750668	611036046	5100423	72513527	0.01	0.01	9.3
村卫生室	1672070355	1538645423					
门诊部	135814001	123288377		19733106			4.7
诊所、医务室、护理站	670988318	658583922		14288	0.36		
三、专业公共卫生机构	321537198	312253367	1572061	34599153			8.3
专科疾病防治院(所、站)	21973008	20723906	17884	2991389	0.07	0.01	5.7
妇幼保健院(所、站)	292464552	284429823	1554177	31607764			8.7
内：妇幼保健院	273310629	266329506	1537514	25615066			9.2
急救中心	7099638	7099638					
四、其他医疗卫生机构	2784637	2530495	5167	10759021	0.05		3.7
疗养院	2035173	1781551	5167	711828	0.05		3.1
临床检验中心	749464	748944		10047193			8.2

5-1-3 2018年各地区医疗卫生机构门诊服务情况

地区	诊疗人次数	门急诊	观察室留观病例数	健康检查人数	急诊病死率（%）	观察室病死率（%）	居民平均就诊次数
总　计	8308016930	7978158024	44889735	435347618	0.07	0.09	5.96
东　部	4262713185	4122445509	19466632	207114468	0.06	0.12	7.34
中　部	2067352486	1957152511	11760584	114128695	0.07	0.06	4.74
西　部	1977951259	1898560004	13662519	114104455	0.07	0.05	5.21
北　京	235157972	234074691	2161822	9524535	0.10	0.16	10.92
天　津	119977653	115601704	1143517	4842329	0.09	0.07	7.69
河　北	431372507	399206556	1670033	16034340	0.17	0.13	5.71
山　西	129627761	119190915	492312	8095905	0.14	0.12	3.49
内蒙古	105481067	98951098	440331	5532531	0.14	0.10	4.16
辽　宁	198690224	184948825	2498171	9733149	0.13	0.10	4.56
吉　林	110406451	99265028	512832	5077555	0.11	0.07	4.08
黑龙江	111779824	104144895	392287	5984898	0.14	0.35	2.96
上　海	270168774	266409385	160438	10009077	0.11	2.75	11.15
江　苏	594421128	577557093	1493879	32866992	0.04	0.03	7.38
浙　江	627551592	614687505	1256826	30435371	0.03	0.17	10.94
安　徽	297019168	284348012	1114573	14781628	0.07	0.03	4.70
福　建	233667600	226556924	676259	10756289	0.03	0.02	5.93
江　西	212322869	203011233	1190206	15582746	0.04	0.03	4.57
山　东	655617685	627531609	3375093	32101793	0.14	0.15	6.53
河　南	585427744	555984996	1389869	31507435	0.08	0.11	6.10
湖　北	351494550	339124492	2981254	17146530	0.06	0.05	5.94
湖　南	269274119	252082940	3687251	15951998	0.03	0.04	3.90
广　东	845302553	825885598	4891974	48727915	0.03	0.05	7.45
广　西	255742589	248890108	1289460	15292389	0.04	0.05	5.19
海　南	50785497	49985619	138620	2082678	0.03	0.06	5.44
重　庆	159687654	153965142	2096204	8199461	0.07	0.01	5.15
四　川	515993846	491195593	2630029	30600928	0.07	0.04	6.19
贵　州	163586180	157493660	1343119	8562283	0.05	0.03	4.54
云　南	258328250	253056577	3212210	10298816	0.04	0.06	5.35
西　藏	16407954	14903022	79691	1778644	0.04	0.14	4.77
陕　西	196279774	191699871	174103	10293484	0.08	0.31	5.08
甘　肃	132459276	123337377	992725	7753336	0.08	0.06	5.02
青　海	25335884	23578092	311633	1636680	0.19	0.01	4.20
宁　夏	41456678	39880866	471649	2335994	0.11	0.01	6.02
新　疆	107192107	101608598	621365	11819909	0.18	0.25	4.31

5-1-4　2018年医疗卫生机构分科门急诊人次及构成

科室分类	门急诊人次数（人次）	医院	构成（%）	医院
总　计	5658317228	3495477846	100.00	100.00
预防保健科	90004574	17584015	1.59	0.50
全科医疗科	736509616	50475010	13.02	1.44
内科	1270017867	738676320	22.45	21.13
外科	453257538	335008846	8.01	9.58
儿科	497759464	301254476	8.80	8.62
妇产科	515741350	310405046	9.11	8.88
眼科	117474768	108459046	2.08	3.10
耳鼻咽喉科	106836132	98175095	1.89	2.81
口腔科	156103490	112099976	2.76	3.21
皮肤科	112937444	103380932	2.00	2.96
医疗美容科	12273643	10076663	0.22	0.29
精神科	53515089	52139291	0.95	1.49
传染科	49711254	47799405	0.88	1.37
结核病科	9103181	5649919	0.16	0.16
肿瘤科	39706985	39687398	0.70	1.14
急诊医学科	194342698	176344142	3.43	5.04
康复医学科	48633419	32223976	0.86	0.92
职业病科	3526023	1883306	0.06	0.05
中医科	793960349	628399604	14.03	17.98
民族医学科	11649114	11588115	0.21	0.33
中西医结合科	79448759	76495004	1.40	2.19
其他	230000924	216971912	4.06	6.21

注：本表不包括门诊部、诊所(医务室)、村卫生室数字。

5-2-1　医院诊疗人次数

年份	诊疗人次（亿次）	卫生健康部门	综合医院	中医医院	诊疗人次中：门急诊（亿次）	卫生健康部门	综合医院	中医医院
1985	12.55	7.21	5.08	0.87	11.37	7.00	4.93	0.83
1986	13.02	7.76	5.36	1.04	12.18	7.54	5.22	0.99
1987	14.80	8.50	5.61	1.38	14.00	8.30	5.49	1.33
1988	14.63	8.38	5.48	1.44	13.76	8.18	5.36	1.41
1989	14.43	8.16	5.25	1.46	13.52	7.96	5.13	1.43
1990	14.94	8.58	5.47	1.60	14.05	8.32	5.30	1.55
1991	15.33	8.88	5.54	1.78	14.40	8.64	5.42	1.70
1992	15.35	8.84	5.50	1.78	14.31	8.60	5.35	1.74
1993	13.07	7.98	4.95	1.61	12.19	7.70	4.77	1.55
1994	12.69	7.75	4.81	1.58	11.86	7.47	4.62	1.53
1995	12.52	7.76	4.78	1.58	11.65	7.49	4.59	1.53
1996	12.81	8.08	4.78	1.70	11.61	7.55	4.54	1.58
1997	12.27	7.95	4.76	1.65	11.38	7.61	4.57	1.56
1998	12.39	8.17	4.88	1.62	11.51	7.84	4.69	1.57
1999	12.31	8.19	4.93	1.56	11.51	7.90	4.73	1.51
2000	12.86	8.76	5.27	1.64	11.83	8.32	5.00	1.54
2001	12.50	8.74	5.18	1.64	11.74	8.39	4.96	1.57
2002	12.43	9.27	6.69	1.79	11.58	8.78	6.35	1.70
2003	12.13	9.05	6.69	1.85	11.50	8.72	6.44	1.78
2004	13.05	9.73	7.44	1.97	12.45	9.44	7.18	1.90
2005	13.87	10.34	8.12	2.06	13.36	10.13	7.86	1.99
2006	14.71	10.97	8.60	2.19	14.24	10.80	8.35	2.14
2007	16.38	13.00	9.55	2.29	15.82	12.63	9.30	2.21
2008	17.82	14.45	10.54	2.64	17.37	14.12	10.30	2.57
2009	19.22	15.53	11.27	2.87	18.75	15.19	11.02	2.81
2010	20.40	16.60	11.98	3.12	19.92	16.23	11.73	3.03
2011	22.59	18.34	13.28	3.43	22.11	17.99	13.03	3.36
2012	25.42	20.49	14.74	3.85	24.83	20.07	14.45	3.76
2013	27.42	22.12	15.87	4.15	26.79	21.66	15.56	4.04
2014	29.72	23.80	17.17	4.31	29.03	23.32	16.83	4.21
2015	30.84	24.52	17.64	4.42	30.17	24.04	17.30	4.31
2016	32.70	25.88	18.62	4.60	31.97	25.36	18.27	4.49
2017	34.39	27.35	19.74	4.79	33.63	26.83	19.39	4.67
2018	35.77	28.37	20.45	4.94	34.95	27.81	20.08	4.81

注：①1993年以前诊疗人次系推算数字；②2002年前医院数字包括妇幼保健院、专科疾病防治院数字；③2002年以前综合医院不含高等院校附属医院。

5-2-2 各类医院诊疗人次数(按登记注册类型/主办单位/管理类别/等级/机构类别分)

单位：万人次

医院分类	2010	2014	2015	2016	2017	2018
总　计	203963.3	297207.0	308364.1	326955.9	343892.1	357737.5
按登记注册类型分						
公立医院	187381.1	264741.6	271243.6	284771.6	295201.5	305123.7
民营医院	16582.2	32465.4	37120.5	42184.3	48690.5	52613.8
按主办单位分						
政府办	170421.9	246725.5	253498.0	267516.9	279419.9	289797.5
社会办	23613.1	30462.3	32173.2	34027.1	35191.2	37159.3
个人办	9928.3	20019.1	22692.8	25411.9	29281.0	30780.7
按管理类别分						
非营利性	194544.1	280616.3	290055.6	305891.9	319046.8	330849.1
营利性	9419.2	16590.7	18308.5	21064.0	24845.3	26888.4
按医院等级分						
三级医院	76046.3	139804.4	149764.6	162784.8	172642.5	185478.7
二级医院	93120.4	114708.6	117233.1	121666.5	126785.1	128493.4
一级医院	14573.6	18478.1	20567.9	21790.9	22217.3	22464.4
未定级医院	20223.0	24215.8	20798.5	20713.7	22247.1	21301.1
按机构类别分						
综合医院	151058.2	218193.0	225675.2	238512.9	250228.7	258918.8
中医医院	32770.2	47164.2	48502.6	50774.5	52849.2	54840.5
中西医结合医院	2702.6	5101.3	5401.4	5927.3	6363.0	6821.0
民族医院	553.8	792.6	966.8	968.7	1167.5	1391.1
专科医院	16821.5	25867.4	27702.5	30627.1	33114.0	35553.5
护理院	57.1	88.6	115.4	145.5	169.7	212.6

5-2-3 2018年各地区医院门诊服务情况

地区	诊疗人次数			健康检查人数		
	合计	公立	民营	合计	公立	民营
总　计	3577375208	3051237176	526138032	193085412	158980809	34104603
东　部	1905737294	1632536194	273201100	100095670	80215289	19880381
中　部	827946505	699196439	128750066	43066978	35867824	7199154
西　部	843691409	719504543	124186866	49922764	42897696	7025068
北　京	148828143	127760467	21067676	3734639	3175673	558966
天　津	69571672	54543121	15028551	2094089	1819791	274298
河　北	151388131	124025765	27362366	7253359	5918865	1334494
山　西	60844062	50994352	9849710	4023500	3379805	643695
内蒙古	52619704	47075172	5544532	2658977	2260531	398446
辽　宁	101299601	83985578	17314023	5408735	3883442	1525293
吉　林	54613895	46790302	7823593	2832820	2154757	678063
黑龙江	65435241	56465384	8969857	3485789	3004096	481693
上　海	158289871	146358715	11931156	5829461	4825686	1003775
江　苏	264255909	203280292	60975617	15189091	10110484	5078607
浙　江	283051903	249724388	33327515	12862184	9934722	2927462
安　徽	118227498	94942392	23285106	5511305	4313921	1197384
福　建	101428956	91222003	10206953	5302989	4729876	573113
江　西	71208583	63163280	8045303	3058457	2650677	407780
山　东	232966488	194559820	38406668	13669274	10983885	2685389
河　南	207119133	167432144	39686989	10168633	8160823	2007810
湖　北	141712296	126605362	15106934	7916000	7090107	825893
湖　南	108785797	92803223	15982574	6070474	5113638	956836
广　东	374831839	339038474	35793365	27745606	23935195	3810411
广　西	101829607	95546320	6283287	5590929	5233470	357459
海　南	19824781	18037571	1787210	1006243	897670	108573
重　庆	71203034	59689872	11513162	4432173	3733485	698688
四　川	198632765	163688828	34943937	11272963	9428320	1844643
贵　州	70868656	53506222	17362434	4500939	3839377	661562
云　南	108686051	89635557	19050494	4909561	4208905	700656
西　藏	6698449	5220977	1477472	950289	777118	173171
陕　西	90041359	76695617	13345742	5535224	4269018	1266206
甘　肃	51903062	46686960	5216102	2625517	2377955	247562
青　海	13010191	11299265	1710926	718065	553532	164533
宁　夏	21308099	17859215	3448884	1344067	1065582	278485
新　疆	56890432	52600538	4289894	5384060	5150403	233657

5-2-4　2018年各地区医院分科门急诊人次数(万人次)

地区	合计	预防保健科	全科医疗科	内科	外科	儿科	妇产科	眼科	耳鼻咽喉科	口腔科	皮肤科
总　计	349547.8	1758.4	5047.5	73867.6	33500.9	31625.4	31601.7	10845.9	9817.5	11210.0	10338.1
东　部	187823.1	1019.2	2536.5	40458.5	17927.7	16954.0	16638.2	5778.5	5289.9	6372.8	5790.3
中　部	80040.5	377.4	1080.8	17174.9	8182.6	7146.8	6970.4	2698.1	2343.5	2269.1	2384.4
西　部	81684.2	361.8	1430.3	16234.3	7390.7	7524.6	7993.1	2369.2	2184.1	2568.1	2163.4
北　京	14868.5	4.3	195.7	3325.9	1410.4	1116.3	916.3	423.7	324.7	637.4	392.0
天　津	6903.8	18.3	89.7	2218.5	576.0	402.1	398.2	222.0	115.8	222.4	124.0
河　北	14695.4	56.8	156.5	3288.5	1519.8	1356.9	1462.8	627.2	380.4	389.8	376.2
山　西	5684.8	13.9	85.7	1297.5	619.4	458.9	512.0	237.5	146.3	164.1	166.4
内蒙古	5119.0	14.3	70.1	949.1	442.0	329.0	441.9	182.8	122.8	144.3	126.2
辽　宁	9967.5	12.0	51.6	2330.6	1111.2	795.0	965.0	462.3	278.7	319.0	379.3
吉　林	5327.1	3.1	96.8	1386.3	602.5	380.8	414.8	175.3	132.9	134.0	146.7
黑龙江	6415.5	8.2	55.1	1655.3	731.0	410.2	452.3	244.1	205.3	188.3	177.7
上　海	15740.7	32.1	105.6	4443.7	1763.1	1288.6	1071.4	402.9	573.1	585.9	669.7
江　苏	25933.7	58.3	140.9	5528.2	2645.0	2457.5	2213.0	691.7	646.6	850.0	834.6
浙　江	28131.7	108.6	740.9	5464.6	2934.8	2344.1	2160.0	884.1	880.0	1100.4	960.2
安　徽	11488.1	57.2	135.6	2418.7	1284.4	980.9	1131.4	377.3	335.7	343.4	380.6
福　建	10020.5	31.6	84.5	2214.1	825.6	1076.6	961.5	292.2	302.1	253.3	233.4
江　西	6939.0	35.8	94.5	1665.5	615.6	607.6	555.6	202.6	200.7	156.6	183.9
山　东	22607.1	194.1	453.0	4488.5	2195.2	2169.1	2216.1	749.3	595.8	777.4	619.2
河　南	19878.8	101.7	231.7	4446.5	1941.2	1978.9	1743.4	687.4	565.6	510.5	620.4
湖　北	13834.9	101.0	218.9	2420.2	1267.1	1280.3	1149.9	450.0	440.8	480.5	417.7
湖　南	10472.4	56.5	162.6	1884.8	1121.5	1049.3	1011.1	324.0	316.3	291.9	291.1
广　东	36991.9	499.4	453.6	6729.3	2768.9	3781.9	4022.9	963.0	1138.3	1182.3	1164.0
广　西	9937.7	77.2	81.6	1945.2	723.2	828.9	1024.1	285.1	299.0	274.9	238.6
海　南	1962.4	3.8	64.5	426.6	177.9	166.1	250.4	60.3	54.5	55.0	37.6
重　庆	6912.1	24.3	52.5	1513.1	620.7	710.4	563.6	164.0	179.6	286.0	161.5
四　川	19166.8	28.7	174.0	3873.1	1678.9	1685.0	1639.6	538.6	588.4	657.3	633.9
贵　州	6853.8	14.4	264.7	1349.3	738.4	584.8	785.2	145.3	178.8	191.4	161.1
云　南	10612.0	37.2	221.4	2048.7	974.4	1098.3	1143.9	323.8	244.7	304.6	242.7
西　藏	633.2	5.6	62.9	106.5	58.6	52.0	73.7	11.0	11.5	9.8	5.9
陕　西	8847.8	25.2	148.2	1565.9	856.9	1093.7	1058.5	328.6	221.9	281.5	283.4
甘　肃	4837.1	10.3	72.8	901.4	487.0	431.6	460.9	140.9	109.4	121.9	94.0
青　海	1231.4	3.1	30.3	192.9	102.0	101.6	124.9	41.7	20.9	56.8	24.6
宁　夏	2033.5	4.3	31.7	455.3	180.6	151.1	191.7	75.4	52.7	86.9	59.1
新　疆	5499.8	117.4	220.0	1334.6	527.9	458.1	485.3	132.1	154.5	152.6	132.4

医疗美容科	精神科	传染科	结核病科	肿瘤科	急诊医学科	康复医学科	职业病科	中医科	民族医学科	中西医结合科	其他
1007.7	5213.9	4779.9	565.0	3968.7	17634.4	3222.4	188.3	62840.0	1158.8	7649.5	21706.1
550.4	2853.1	2622.0	363.9	2247.6	8767.6	1659.1	67.0	34336.8	66.9	4845.1	10678.1
220.9	1144.6	1019.8	116.5	985.0	3727.7	791.5	50.9	14189.0	31.6	1230.4	5904.5
236.4	1216.3	1138.2	84.6	736.1	5139.0	771.8	70.5	14314.1	1060.3	1574.0	5123.4
50.9	190.1	226.0	20.6	204.7	215.0	90.8	5.5	3587.1	6.8	920.3	604.0
19.5	109.0	68.9	8.8	158.8	122.5	32.7	0.0	1562.4	9.3	109.9	314.5
20.0	170.6	140.0	11.5	133.6	631.3	119.7	2.3	2389.1	1.0	438.5	1023.2
8.8	88.8	53.2	9.5	61.5	218.2	51.5	12.8	879.2	0.0	72.3	527.6
3.8	78.9	68.0	0.9	80.0	284.0	65.9	2.7	540.2	554.5	38.5	579.0
18.1	170.9	131.7	15.2	149.3	559.2	129.4	3.1	1194.8	0.7	80.0	810.5
7.7	103.3	53.1	5.1	80.0	269.9	30.5	2.0	912.4	5.9	103.0	281.1
17.8	112.4	76.4	5.8	109.5	361.4	41.6	10.9	1072.5	3.4	50.7	426.1
23.1	225.6	187.0	129.5	237.4	257.9	116.0	6.8	2268.0	0.0	884.4	469.0
87.6	439.4	455.2	27.3	418.7	1126.9	242.5	5.4	4983.8	0.0	628.0	1453.0
117.5	575.1	561.0	36.0	300.9	915.6	219.6	7.0	5806.6	15.4	774.1	1225.4
21.8	168.0	223.9	20.5	149.2	454.2	127.1	4.5	1825.1	0.4	124.5	924.0
28.1	153.2	127.3	47.4	91.8	558.6	102.6	5.0	1927.9	6.4	222.8	474.8
12.3	81.9	112.7	21.5	75.7	346.8	58.6	0.9	1459.4	0.1	87.5	363.4
58.3	320.2	198.1	26.6	218.7	1081.2	167.7	13.8	3618.6	8.0	193.5	2244.8
39.9	255.6	201.7	8.1	272.4	805.4	198.1	15.6	3979.3	0.2	239.8	1035.5
65.8	183.3	170.1	21.8	130.4	620.8	185.5	1.7	2170.7	14.6	457.4	1586.7
46.8	151.2	128.9	24.3	106.5	651.0	98.7	2.7	1890.6	7.1	95.3	760.2
124.7	478.6	513.2	39.8	320.1	3150.1	428.7	18.1	6708.1	19.4	566.4	1921.0
9.2	144.8	181.2	10.7	77.0	875.9	61.1	20.9	1895.8	49.7	253.6	580.2
2.6	20.4	13.7	1.2	13.8	149.2	9.5	0.0	290.5	0.0	27.1	137.8
35.6	149.5	98.1	2.8	77.2	314.3	83.2	4.3	1400.6	0.0	147.3	323.8
112.9	426.0	234.6	12.0	167.9	1008.5	223.6	22.7	3774.4	50.3	612.0	1024.8
15.7	43.6	107.3	17.1	31.6	553.2	36.2	1.9	1004.9	19.1	137.8	471.9
16.7	138.5	132.3	4.4	76.8	844.0	70.2	2.3	1929.2	27.1	79.1	651.8
0.5	1.1	9.5	0.1	0.8	27.4	2.2	0.0	4.0	91.3	4.5	94.3
29.6	97.9	94.2	11.7	59.0	481.4	93.3	2.2	1488.3	0.3	109.1	517.5
3.8	45.8	52.6	1.5	55.8	227.3	64.8	7.0	1135.2	35.9	133.9	243.6
2.7	6.8	29.6	0.1	9.6	67.4	12.8	0.1	156.5	47.1	15.8	184.2
1.3	12.5	32.3	0.1	23.8	128.6	13.7	4.5	370.2	15.2	12.5	130.2
4.7	71.0	98.6	23.3	76.8	327.1	44.8	1.9	614.8	169.8	30.0	321.9

5-2-5 综合医院分科门诊人次及构成

年份	合计	内科	外科	妇产科	儿科	中医科
门诊人次（万人次）						
2000	79544.5	24546.5	9764.3	6649.4	5475.8	6603.2
2001	77487.7	24059.2	9538.5	6589.2	5561.4	6323.6
2002	82588.0	26396.3	10860.4	7553.9	6239.9	6065.3
2003	80794.9	25866.6	10665.3	7529.2	6012.5	5635.9
2004	87032.2	26738.9	11675.6	8861.3	6556.8	5764.3
2005	93248.9	28608.4	12582.6	9655.5	7553.0	5850.7
2006	98373.8	30041.4	13612.4	10627.4	8191.1	5921.3
2007	119227.3	33531.2	14661.3	12294.2	9797.7	4886.0
2008	130677.3	36075.8	15356.1	13484.5	11589.5	5247.1
2009	140012.5	38910.3	15977.7	14320.3	13009.5	5769.5
2010	147730.4	40660.9	16754.0	15456.2	13811.9	6185.4
2011	163983.3	44772.6	18394.3	17422.2	15235.0	6822.1
2012	183339.6	51344.9	22691.4	20196.9	17607.4	8031.6
2013	197235.6	55338.5	24576.2	21514.0	19234.3	8577.6
2014	213359.2	60136.7	26618.6	23960.6	20709.9	9152.9
2015	220867.6	62965.9	27847.3	23870.9	20969.2	9109.8
2016	233455.5	65887.6	29052.2	27347.6	22134.3	9210.3
2017	244949.5	69026.8	30518.3	27335.3	24220.1	9211.1
2018	253300.7	72162.0	32024.5	24206.9	27164.9	9215.7
构成（%）						
2000	100.00	31.05	12.31	8.50	7.18	8.16
2001	100.00	31.96	13.15	9.15	7.56	7.34
2002	100.00	31.96	13.15	9.15	7.56	7.34
2003	100.00	32.02	13.20	9.32	7.44	6.98
2004	100.00	30.72	13.42	10.18	7.53	6.62
2005	100.00	30.68	13.49	10.35	8.10	6.27
2006	100.00	30.54	13.84	10.80	8.33	6.02
2007	100.00	28.12	12.30	10.31	8.22	4.10
2008	100.00	27.61	11.75	10.32	8.87	4.02
2009	100.00	27.79	11.41	10.23	9.29	4.12
2010	100.00	27.52	11.34	10.46	9.35	4.19
2011	100.00	27.30	11.22	10.62	9.29	4.16
2012	100.00	28.01	12.38	11.02	9.60	4.38
2013	100.00	28.06	12.46	10.91	9.75	4.35
2014	100.00	28.19	12.48	11.23	9.71	4.29
2015	100.00	28.51	12.61	10.81	9.49	4.12
2016	100.00	28.22	12.44	11.71	9.48	3.95
2017	100.00	28.18	12.46	11.16	9.89	3.76
2018	100.00	28.49	12.64	9.56	10.72	3.64

注：本表2007年起系分科门急诊人次及构成。

5-3-1 医疗卫生机构入院人数

机构分类	2010	2014	2015	2016	2017	2018
入院人数(万人)	14174	20441	21053	22728	24436	25453
医院	9524	15375	16087	17528	18915	20017
综合医院	7505	11844	12335	13402	14360	15040
中医医院	1168	2011	2102	2279	2493	2669
中西医结合医院	91	178	203	229	261	289
民族医院	24	49	56	60	75	93
专科医院	733	1287	1380	1546	1706	1900
护理院	2	6	10	13	21	26
基层医疗卫生机构	3950	4094	4036	4165	4450	4376
社区卫生服务中心(站)	262	321	322	329	365	354
内：社区卫生服务中心	218	298	306	314	344	340
卫生院	3677	3752	3694	3819	4073	4010
街道卫生院	47	20	18	19	26	25
乡镇卫生院	3630	3733	3676	3800	4047	3985
门诊部	11	21	20	17	11	12
专业公共卫生机构	655	929	887	991	1030	1029
妇幼保健院(所、站)	622	873	836	936	982	981
内：妇幼保健院	585	832	802	905	955	958
专科疾病防治院(所、站)	33	55	51	54	48	48
内：专科疾病防治院	16	26	27	28	24	25
其他医疗卫生机构	45	43	43	45	41	32
疗养院	45	43	43	45	41	32
居民年住院率(%)	10.59	14.97	15.32	16.46	17.60	18.27

注：诊所、卫生所、医务室和村卫生室无住院数字。

5-3-2　2018年医疗卫生机构住院服务情况

机构分类	入院人数	出院人数	住院病人手术人次	病死率(%)	每床出院人数	每百门急诊入院人数	医师日均担负住院床日
总　计	254543312	253846595	61715780	0.4	30.2	4.5	1.9
一、医院	200169464	199579566	58602601	0.5	30.6	5.7	2.5
综合医院	150403470	150052319	45146611	0.5	34.3	5.9	2.5
中医医院	26689218	26612919	5683307	0.4	30.5	5.0	2.3
中西医结合医院	2890507	2879720	868445	0.7	26.1	4.4	2.1
民族医院	925542	917779	92177	0.3	23.6	7.0	2.0
专科医院	18995950	18866333	6810928	0.3	17.9	5.5	3.2
口腔医院	160931	159078	85407	0.3	10.5	0.4	0.2
眼科医院	2101800	2093950	1813766		45.1	7.3	1.6
耳鼻喉科医院	285890	285189	176433	0.2	31.6	6.3	1.9
肿瘤医院	3065100	3060816	862043	0.5	37.0	15.3	3.6
心血管病医院	536846	542188	261038	0.4	28.1	8.4	2.2
胸科医院	280556	280390	81203	0.8	27.9	9.5	3.1
血液病医院	54196	53699	34751	0.3	27.3	14.4	2.8
妇产(科)医院	1960932	1950467	946392		31.4	4.4	1.2
儿童医院	2059272	2054778	666129	0.1	48.2	3.4	2.1
精神病医院	2328011	2313441	112177	0.3	5.6	5.8	10.2
传染病医院	1115158	1111610	179542	0.9	19.8	5.9	3.1
皮肤病医院	103753	103898	9271		12.3	1.2	1.1
结核病医院	297977	305974	64946	0.4	26.1	11.0	4.3
麻风病医院	961	937		0.4	0.9	0.2	1.8
职业病医院	41567	41562	5761	1.8	12.0	4.9	2.1
骨科医院	1447831	1398374	632806	0.1	22.3	9.5	2.6
康复医院	874883	855006	91911	0.4	10.9	9.2	3.6
整形外科医院	59970	57733	40795	0.3	22.4	7.1	0.8
美容医院	144359	137428	91015		16.4	2.2	0.2
其他专科医院	2075957	2059815	655542	0.3	17.8	5.9	2.0
护理院	264777	250496	1133	3.0	3.9	13.4	8.7
二、基层医疗卫生机构	43761848	43689579		0.1	27.6	2.4	0.8
社区卫生服务中心(站)	3540260	3541476		0.3	15.4	0.5	0.5
社区卫生服务中心	3395371	3389424		0.3	16.3	0.6	0.6
社区卫生服务站	144889	152052		0.1	6.9	0.1	0.1
卫生院	40099894	40026275		0.0	29.8	3.7	1.6
街道卫生院	249029	248030		0.1	21.2	2.1	1.1
乡镇卫生院	39850865	39778245			29.8	3.7	1.6
中心卫生院	18904080	18885369		0.1	32.1	4.1	1.7
乡卫生院	20946785	20892876			28.1	3.4	1.5
门诊部	121500	121500			19.2		
护理站	194	128			0.4		0.7
三、专业公共卫生机构	10293051	10264475	3112264		37.5	3.4	1.1
专科疾病防治院(所、站)	483360	477751	21586	0.3	11.8	2.3	1.7
妇幼保健院(所、站)	9809691	9786724	3090678		42.0	3.5	1.1
内:妇幼保健院	9581485	9565140	3047905		43.3	3.6	1.2
四、其他医疗卫生机构	318949	312975	915	0.1	12.2	12.6	3.7
疗养院	318949	312975	915	0.1	12.2	17.9	4.3
临床检验中心							

5-3-3　2018年各地区医疗卫生机构住院服务情况

地区	入院人数	出院人数	住院病人手术人次	病死率(%)	每床出院人数	每百门急诊入院人数	居民年住院率(%)
总　计	254543312	253846595	61715780	0.4	30.2	4.5	18.3
东　部	96056924	95844812	29040030	0.4	29.5	3.2	16.5
中　部	81354064	81173240	16639532	0.3	30.2	6.3	18.7
西　部	77132324	76828543	16036218	0.3	31.2	5.8	20.3
北　京	3536016	3531143	1465541	1.0	28.6	1.6	16.4
天　津	1625243	1624928	758510	0.7	23.8	1.7	10.4
河　北	12152272	12059273	2177634	0.3	28.6	5.7	16.1
山　西	4960279	4942914	1206700	0.2	23.8	6.0	13.3
内蒙古	3848885	3840003	757583	0.6	24.2	5.3	15.2
辽　宁	7416783	7377235	1790822	0.9	23.5	5.4	17.0
吉　林	4044415	4023247	793470	1.0	24.1	5.8	15.0
黑龙江	5851895	5828164	1429058	1.0	23.4	7.2	15.5
上　海	4183576	4181160	2362163	1.3	30.1	1.7	17.3
江　苏	14494104	14474612	3811385	0.2	29.6	3.2	18.0
浙　江	10197352	10186432	3460838	0.3	30.7	2.0	17.8
安　徽	10110634	10096781	2169731	0.3	30.8	5.0	16.0
福　建	5741629	5746659	1440494	0.1	29.9	3.6	14.6
江　西	8655380	8618696	1591499	0.2	34.6	7.6	18.6
山　东	18414586	18380531	4166911	0.4	30.3	5.1	18.3
河　南	19164344	19109867	3573788	0.2	31.4	5.5	20.0
湖　北	13193923	13176535	3326543	0.4	33.5	5.8	22.3
湖　南	15373194	15377036	2548743	0.1	31.9	9.0	22.3
广　东	17101244	17087344	7345581	0.5	33.1	2.8	15.1
广　西	9320244	9295105	1819109	0.4	36.3	5.3	18.9
海　南	1194119	1195495	260151	0.3	26.7	3.2	12.8
重　庆	7054422	7032988	1473174	0.4	32.0	6.8	22.7
四　川	18352921	18270007	4043116	0.4	30.5	5.6	22.0
贵　州	8152490	8095951	1605169	0.2	33.0	7.1	22.6
云　南	9613994	9570371	2291409	0.2	32.9	5.4	19.9
西　藏	310572	309053	59056	0.2	18.5	3.0	9.0
陕　西	7980866	7950401	1806520	0.3	31.4	6.3	20.7
甘　肃	4872197	4848139	666770	0.1	29.9	6.2	18.5
青　海	985333	984615	165316	0.3	25.2	5.7	16.3
宁　夏	1208144	1202902	257488	0.2	29.3	3.9	17.6
新　疆	5432256	5429008	1091508	0.4	30.4	6.3	21.8

5-3-4 2018年医疗卫生机构分科出院人数及构成

科室分类	出院人数 （人）	医院	构成 （%）	医院
总 计	253846595	199579566	100.00	100.00
预防保健科	218248	92932	0.09	0.05
全科医疗科	11092482	1709749	4.37	0.86
内科	75364121	55817132	29.69	27.97
外科	42721001	37428192	16.83	18.75
儿科	24002364	17010212	9.45	8.52
妇产科	27279538	19026793	10.74	9.53
眼科	5898192	5688678	2.32	2.85
耳鼻咽喉科	3492186	3392291	1.38	1.70
口腔科	723787	656038	0.29	0.33
皮肤科	667286	594933	0.26	0.30
医疗美容科	230127	224228	0.09	0.11
精神科	2986432	2938171	1.18	1.47
传染科	3397456	3246350	1.34	1.63
结核病科	598281	490966	0.24	0.25
肿瘤科	8906683	8906542	3.51	4.46
急诊医学科	1752138	1642638	0.69	0.82
康复医学科	3955353	3101838	1.56	1.55
职业病科	181453	112548	0.07	0.06
中医科	31198921	28929082	12.29	14.50
民族医学科	833325	833325	0.33	0.42
中西医结合科	3523135	3522225	1.39	1.76
其他	4809042	4201666	1.89	2.11

5-4-1 医院入院人数

年份	入院人数 (万人)	卫生健康部门			每百门急诊 入院人数 (人)
			综合医院	中医医院	
1980	2247	1667	1383	41	2.4
1985	2560	1862	1485	79	2.3
1986	2685	1960	1547	96	2.2
1987	2926	2155	1670	133	2.1
1988	3128	2292	1752	157	2.3
1989	3157	2304	1750	174	2.3
1990	3182	2341	1769	195	2.3
1991	3276	2433	1825	223	2.3
1992	3262	2428	1799	232	2.3
1993	3066	2325	1723	231	2.5
1994	3079	2344	1728	241	2.6
1995	3073	2358	1710	251	2.6
1996	3100	2379	1704	267	2.7
1997	3121	2425	1725	274	2.7
1998	3238	2538	1794	287	2.8
1999	3379	2676	1884	298	2.9
2000	3584	2862	1996	321	3.0
2001	3759	3030	2100	349	3.2
2002	3997	3209	2577	394	3.5
2003	4159	3339	2727	438	3.6
2004	4673	3752	3108	498	3.8
2005	5108	4101	3394	544	3.8
2006	5562	4465	3656	610	3.9
2007	6487	5336	4257	693	4.1
2008	7392	6193	4874	847	4.3
2009	8488	7048	5525	986	4.5
2010	9524	7890	6172	1113	4.8
2011	10755	8849	6896	1285	4.9
2012	12727	10324	7978	1564	5.1
2013	14007	11251	8639	1736	5.2
2014	15375	12275	9398	1889	5.2
2015	16087	12583	9595	1946	5.2
2016	17528	13591	10351	2101	5.4
2017	18915	14588	11072	2282	5.5
2018	20017	15345	11567	2425	5.7

注：①1993年以前入院人数系推算数；②2002年之前医院数字包括妇幼保健院、专科疾病防治院；③2002年以前综合医院不含高校附属医院。

5-4-2 各类医院入院人数(按登记注册类型/主办单位/管理类别/等级/机构类别分)

医院分类	2010	2014	2015	2016	2017	2018
总入院人数(万人)	9523.8	15375.1	16086.8	17527.7	18915.4	20016.9
按登记注册类型分						
公立医院	8724.2	13414.8	13721.4	14750.5	15594.7	16351.3
民营医院	799.5	1960.3	2365.4	2777.2	3320.7	3665.7
按主办单位分						
政府办	8065.1	12586.5	12905.2	13937.8	14845.7	15609.1
社会办	939.8	1450.2	1595.5	1765.2	1913.5	2065.3
个人办	518.9	1338.4	1586.1	1824.7	2156.3	2342.5
按管理类别分						
非营利性	9082.4	14332.5	14894.9	16144.7	17237.1	18140.2
营利性	441.4	1042.7	1192.0	1383.0	1678.3	1876.8
按医院等级分						
三级医院	3096.8	6291.0	6828.9	7686.2	8396.3	9292.2
二级医院	5115.7	7005.7	7121.2	7570.3	8005.8	8176.7
一级医院	463.7	798.0	965.2	1039.3	1168.9	1209.5
未评级医院	847.5	1280.3	1171.7	1231.9	1344.5	1338.7
按机构类别分						
综合医院	7505.5	11844.1	12335.4	13402.3	14360.1	15040.3
中医医院	1167.7	2010.6	2101.8	2278.6	2492.9	2668.9
中西医结合医院	91.3	177.9	203.3	229.0	261.3	289.1
民族医院	24.3	49.3	56.2	59.6	74.8	92.6
专科医院	732.8	1286.8	1380.5	1545.6	1705.8	1899.6
护理院	2.1	6.5	9.6	12.6	20.5	26.5

5-4-3 2018年各地区医院住院服务情况

地区	入院人数			出院人数			住院病人手术人次数		
	合计	公立	民营	合计	公立	民营	合计	公立	民营
总　计	200169464	163512849	36656615	199579566	163291283	36288283	58602601	49869710	8732891
东　部	80386987	67272927	13114060	80194330	67165857	13028473	27498359	23837409	3660950
中　部	61435236	49498900	11936336	61266053	49504020	11762033	15776286	13230910	2545376
西　部	58347241	46741022	11606219	58119183	46621406	11497777	15327956	12801391	2526565
北　京	3397719	2944336	453383	3392106	2940086	452020	1407839	1245674	162165
天　津	1552643	1463942	88701	1551921	1464494	87427	756994	730745	26249
河　北	9935520	8162918	1772602	9843590	8082686	1760904	2065127	1777926	287201
山　西	4214855	3330100	884755	4198537	3325670	872867	1152226	976368	175858
内蒙古	3323732	2982245	341487	3315664	2978356	337308	733493	653290	80203
辽　宁	6714457	5360986	1353471	6676373	5342018	1334355	1774713	1481895	292818
吉　林	3723778	2994609	729169	3699690	2976405	723285	783068	658987	124081
黑龙江	5190569	4293548	897021	5164364	4285794	878570	1401073	1263412	137661
上　海	3961108	3732234	228874	3958120	3733495	224625	2289522	2192990	96532
江　苏	11733262	8790751	2942511	11714336	8786765	2927571	3714783	2899724	815059
浙　江	9236936	7959302	1277634	9232041	7961255	1270786	3289057	2863988	425069
安　徽	8248143	6338745	1909398	8227956	6338662	1889294	2117697	1651198	466499
福　建	4669157	3999113	670044	4670062	3998817	671245	1354430	1141322	213108
江　西	5712130	4715302	996828	5684701	4698568	986133	1430251	1232221	198030
山　东	14465737	12000448	2465289	14447763	12005845	2441918	3960018	3313408	646610
河　南	14604984	11398032	3206952	14567847	11388611	3179236	3325636	2635541	690095
湖　北	9385048	8182775	1202273	9363422	8170737	1192685	3184197	2803306	380891
湖　南	10355729	8245789	2109940	10359536	8319573	2039963	2382138	2009877	372261
广　东	13696022	11931087	1764935	13681940	11921898	1760042	6641593	5982051	659542
广　西	6036403	5495127	541276	6021257	5486007	535250	1696021	1529918	166103
海　南	1024426	927810	96616	1026078	928498	97580	244283	207686	36597
重　庆	4807107	3475676	1331431	4791614	3470148	1321466	1382890	1014030	368860
四　川	12877229	9647311	3229918	12816410	9610882	3205528	3846104	3137743	708361
贵　州	6390955	4497918	1893037	6335968	4471263	1864705	1508056	1223649	284407
云　南	7653657	6036124	1617533	7620142	6016026	1604116	2232932	1853202	379730
西　藏	270949	207291	63658	269096	205609	63487	58399	39821	18578
陕　西	6716436	5392603	1323833	6695312	5380783	1314529	1758655	1450657	307998
甘　肃	3860948	3376045	484903	3844656	3361884	482772	629892	559660	70232
青　海	867300	738559	128741	867453	739179	128274	163565	137727	25838
宁　夏	1092555	881461	211094	1089379	881935	207444	240754	206376	34378
新　疆	4449970	4010662	439308	4452232	4019334	432898	1077195	995318	81877

5-4-4 2018年各地区医院分科出院人数

地区	合计	预防保健科	全科医疗科	内科	外科	儿科	妇产科	眼科	耳鼻咽喉科	口腔科	皮肤科
总 计	199579566	92932	1709749	55817132	37428192	17010212	19026793	5688678	3392291	656038	594933
东 部	80194330	42137	566538	21942284	15953166	6599109	8325083	2567319	1327940	284509	175500
中 部	61266053	34493	467657	18103731	11079774	5285636	4972125	1597593	1042304	224375	201192
西 部	58119183	16302	675554	15771117	10395252	5125467	5729585	1523766	1022047	147154	218241
北 京	3392106		4090	816063	696932	215027	384152	142125	55063	13478	8884
天 津	1551921		5220	412608	298664	99618	149434	64290	27019	5286	2780
河 北	9843590	3288	74105	3228362	1802342	895319	951576	244692	107398	26124	13503
山 西	4198537	360	33098	1421789	781671	343063	401117	133347	53911	12309	16791
内蒙古	3315664	2554	13216	1026301	533192	211938	255009	91149	37584	9667	8212
辽 宁	6676373	287	32079	2520512	1219827	359460	445515	195296	97175	22738	31872
吉 林	3699690		29430	1393684	687263	202025	243425	98151	46168	7838	7510
黑龙江	5164364	66	17590	2202032	821903	304930	243337	114815	68367	18961	14518
上 海	3958120	1244	30196	944269	917460	229952	406908	134900	106768	18187	11479
江 苏	11714336	2951	41419	3135591	2346423	883515	1057584	307259	187910	49116	17888
浙 江	9232041	1307	103000	2231095	2160057	605102	964934	283030	149668	29177	18178
安 徽	8227956	1442	51940	2077498	1565930	705964	784010	220897	137951	26312	15702
福 建	4670062	3	18653	995608	947459	533370	608211	202479	85125	10427	4083
江 西	5684701	7804	71536	1550888	1046439	531443	461067	130013	102778	9666	14642
山 东	14447763	29609	73126	4057424	2637969	1340312	1406107	538511	254980	68531	36590
河 南	14567847	13143	80493	4206880	2576646	1466101	1269769	359381	243595	68636	36071
湖 北	9363422	4966	66667	2437436	1712170	815334	729422	285913	199945	35271	72693
湖 南	10359536	6712	116903	2813524	1887752	916776	839978	255076	189589	45382	23265
广 东	13681940	3448	157740	3323343	2765471	1352665	1814086	417093	242262	39202	29259
广 西	6021257	40	46226	1423768	1008914	631012	680841	195576	127334	15066	16299
海 南	1026078		26910	277409	160562	84769	136576	37644	14572	2243	984
重 庆	4791614	219	42054	1299867	861220	377428	364146	129255	112093	9683	15165
四 川	12816410	4099	97798	3668912	2430325	945737	970621	358247	259141	24240	58910
贵 州	6335968	459	166175	1534593	1229759	602970	796297	119335	108954	17734	27086
云 南	7620142	272	63241	1943489	1475292	753322	911881	217955	127436	26532	28058
西 藏	269096	2685	10735	61354	50851	18919	60181	1636	2463	743	34
陕 西	6695312	13	51607	2084020	1111315	710551	628986	208466	100287	12651	17100
甘 肃	3844656	1401	23621	919607	629533	330685	391308	66408	47211	8155	7265
青 海	867453	668	25882	218347	140644	73629	120474	21999	11621	4666	7877
宁 夏	1089379		12068	332778	189949	92256	118390	30324	18740	4313	3624
新 疆	4452232	3892	122931	1258081	734258	377020	431451	83416	69183	13704	28611

医疗美容科	精神科	传染科	结核病科	肿瘤科	急诊医学科	康复医学科	职业病科	中医科	民族医学科	中西医结合科	其他
224228	2938171	3246350	490966	8906542	1642638	3101838	112548	28929082	833325	3522225	4214703
109519	1058846	1207573	251705	4382578	616052	1159690	32667	10382439	7591	1602469	1599616
59818	928683	1020595	180457	2892075	547081	1008266	31441	9321113	27807	837881	1401956
54891	950642	1018182	58804	1631889	479505	933882	48440	9225530	797927	1081875	1213131
16507	28037	55973	6820	269278	4500	38846	5119	326613	906	169627	134066
846	20325	19120	4783	152248	1212	9292		199537		37958	41681
6401	92189	104721	11622	319979	122245	60921	2602	1341565	522	277967	156147
1657	37711	49974	12862	182920	20195	57116	9841	464131	6	78629	86039
485	29965	55267		159501	37042	41535	2098	290570	373487	33383	103509
3415	108756	115807	30863	470215	19800	91664	7564	699748	818	64075	138887
2753	76131	53285	12891	210868	21599	44801	768	418587	4590	48268	89655
4207	88387	80980	9144	288579	53021	57118	7883	644649	3684	51270	68923
5055	15911	52391	102466	258219	44521	61310	126	297091		184036	135631
18144	166553	230498	17640	796057	89881	263743	4001	1656552		236741	204870
18993	198448	179946	6184	465139	60551	148330	4157	1211964	2808	223049	166924
10040	128267	196235	35565	412080	141115	158792	2652	1235650	111	111629	208174
8343	61586	59528	20423	216468	46050	57313	126	620865	1496	100977	71469
1280	78283	100236	26372	258844	83072	62452	1666	998296	180	45558	102186
19477	181775	186479	33685	732840	172717	181560	8221	2096505	694	104718	285933
15217	156354	208330	10452	722138	166573	233725	1170	2208304		168986	355883
8985	168656	151995	32694	439283	22576	213971	1831	1434470	13781	212109	303254
15679	194894	179560	40477	377363	38930	180291	5630	1917026	5455	121432	187842
11016	155693	184980	17219	657014	39570	229367	751	1799622	347	188945	252847
1693	124511	133542	5630	218932	11786	59842	5402	1048059	28669	151314	86801
1322	29573	18130		45121	15005	17344		132377		14376	11161
11142	89151	63470	27	139834	25978	127424	9911	914830		144397	54320
12087	336930	163945	2519	382294	39449	291309	13629	2131816	23001	334088	267313
4274	69422	127458	8395	86946	88106	75577	719	983698	14867	121083	152061
14009	106121	172565	2866	185476	90797	105758	1700	1191436	8485	53999	139452
360	1078	6827	676	1405	2349	2003		37	28798	4150	11812
5673	72393	82479	13118	161581	52644	119439	3693	1046987	405	99418	112486
1261	41443	59307	960	97955	46670	46286	5105	897219	20358	98329	104569
	2285	21425		25864	28637	3533	1078	88665	24412	5117	40630
50	4724	19522		28268	11322	16890	1793	177335	2817	11986	12230
3857	72619	112375	24613	143833	44725	44286	3312	454878	272628	24611	127948

5-5 2018年医疗卫生机构床位利用情况

机构分类	实际开放总床日数（日）	平均开放病床（张）	实际占用总床日数（日）	出院者占用总床日数（日）	病床周转次数	病床工作日（日）	病床使用率（%）	平均住院日
总　计	2907361548	7965374	2290835432	2206839804	31.9	287.6	78.8	8.7
一、医院	2264527244	6204184	1907159567	1849537784	32.2	307.4	84.2	9.3
综合医院	1534689133	4204628	1306654469	1275186798	35.7	310.8	85.1	8.5
中医医院	305397931	836707	258820079	253339456	31.8	309.3	84.8	9.5
中西医结合医院	37451363	102606	29975681	29819983	28.1	292.1	80.0	10.4
民族医院	13117870	35939	9396139	8997126	25.5	261.4	71.6	9.8
专科医院	354113867	970175	287943335	270362342	19.5	296.8	81.3	14.3
口腔医院	4188393	11475	1304366	1197763	13.9	113.7	31.1	7.5
眼科医院	15158991	41531	7962887	7739285	50.4	191.7	52.5	3.7
耳鼻喉科医院	3073388	8420	1959451	1907027	33.9	232.7	63.8	6.7
肿瘤医院	29445998	80674	31250161	30859840	37.9	387.4	106.1	10.1
心血管病医院	6403960	17545	5102846	4869870	30.9	290.8	79.7	9.0
胸科医院	3623793	9928	3301720	3288230	28.2	332.6	91.1	11.7
血液病医院	615341	1686	620490	618726	31.9	368.1	100.8	11.5
妇产(科)医院	20566983	56348	11602040	11322670	34.6	205.9	56.4	5.8
儿童医院	14916411	40867	14027354	13868213	50.3	343.3	94.0	6.8
精神病医院	143148160	392187	133881063	122367365	5.9	341.4	93.5	52.9
传染病医院	19901750	54525	17248526	16975693	20.4	316.3	86.7	15.3
皮肤病医院	2611643	7155	1147939	1055443	14.5	160.4	44.0	10.2
结核病医院	4187558	11473	3957724	3918318	26.7	345.0	94.5	12.8
麻风病医院	506588	1388	104160	49157	0.7	75.1	20.6	52.5
职业病医院	1249926	3424	848226	824715	12.1	247.7	67.9	19.8
骨科医院	21520700	58961	14809986	14023121	23.7	251.2	68.8	10.0
康复医院	25225457	69111	17067211	15074219	12.4	247.0	67.7	17.6
整形外科医院	762296	2088	394264	323380	27.6	188.8	51.7	5.6
美容医院	2124663	5821	413371	368646	23.6	71.0	19.5	2.7
其他专科医院	34881868	95567	20939550	19710661	21.6	219.1	60.0	9.6
护理院	19757080	54129	14369864	11832079	4.6	265.5	72.7	47.2
二、基层医疗卫生机构	539264458	1477437	315020950	291963400	29.6	213.2	58.4	6.7
社区卫生服务中心(站)	73874398	202396	37989070	34413764	17.5	187.7	51.4	9.7
社区卫生服务中心	69373047	190063	36036429	33499003	17.8	189.6	52.0	9.9
社区卫生服务站	4501351	12332	1952641	914761	12.3	158.3	43.4	6.0
卫生院	465365480	1274974	277012814	257547822	31.4	217.3	59.5	6.4
街道卫生院	4019667	11013	2083881	1835378	22.5	189.2	51.8	7.4
乡镇卫生院	461345813	1263961	274928933	255712444	31.5	217.5	59.6	6.4
中心卫生院	204764265	560998	129367471	121589918	33.7	230.6	63.2	6.4
乡卫生院	256581548	702963	145561462	134122526	29.7	207.1	56.7	6.4
门诊部								
护理站	24580	67	19066	1814	1.9	283.1	77.6	14.2
三、专业公共卫生机构	95074393	260478	64558073	62417057	39.4	247.8	67.9	6.1
专科疾病防治院(所、站)	13916566	38128	9445663	8718038	12.5	247.7	67.9	18.3
妇幼保健院(所、站)	81157827	222350	55112410	53699019	44.0	247.9	67.9	5.5
内:妇幼保健院	77306707	211799	53840095	52521440	45.2	254.2	69.6	5.5
四、其他医疗卫生机构	8495453	23275	4096842	2921563	13.5	176.0	48.2	9.3
疗养院	8495453	23275	4096842	2921563	13.5	176.0	48.2	9.3
临床检验中心								

5-6-1 医院病床使用情况

年份	病床使用率(%)	卫生健康部门	综合医院	中医医院	平均住院日(日)	卫生健康部门	综合医院	中医医院
1980	82.5	85.7	84.2	86.9	14.0	13.7	11.7	23.7
1985	82.7	87.9	87.0	83.9	15.8	15.4	13.3	23.3
1986	82.7	87.8	87.3	82.3	15.9	15.6	13.4	23.3
1987	84.3	89.8	89.5	81.9	16.0	15.6	13.4	21.9
1988	84.4	89.9	89.7	79.6	15.8	15.6	13.5	20.2
1989	81.5	86.2	86.1	73.7	15.8	15.4	13.4	19.0
1990	80.7	85.6	85.7	73.6	15.9	15.5	13.5	18.0
1991	81.2	85.8	86.2	74.0	16.0	15.5	13.4	17.4
1992	78.4	83.1	83.7	69.2	16.2	15.8	13.7	17.5
1993	70.9	75.7	76.3	62.5	15.6	15.2	13.3	15.4
1994	68.8	72.1	72.6	58.9	15.0	14.5	12.9	14.4
1995	66.9	70.2	70.8	57.4	14.2	14.2	12.6	13.9
1996	64.4	67.9	69.1	54.5	14.3	13.7	12.3	13.4
1997	61.5	65.0	65.4	52.1	13.8	13.3	11.9	13.1
1998	60.0	63.1	63.3	49.8	13.1	12.6	11.3	12.4
1999	59.6	63.1	63.2	50.5	12.7	12.1	11.0	12.0
2000	60.6	64.5	65.0	50.7	12.2	11.6	10.5	11.4
2001	61.1	65.3	65.6	51.5	11.8	11.3	10.3	10.9
2002	64.6	68.6	70.5	57.7	10.9	10.6	9.6	10.8
2003	65.3	69.3	70.6	59.4	11.0	10.8	10.0	10.9
2004	68.4	73.2	74.4	63.0	10.8	10.5	9.8	10.4
2005	70.3	75.3	76.6	65.7	10.9	10.6	9.8	10.8
2006	72.4	77.9	79.2	67.7	10.9	10.5	9.8	10.4
2007	78.2	84.3	85.6	73.2	10.8	10.5	9.8	10.4
2008	81.5	88.1	89.6	78.6	10.7	10.6	9.9	10.5
2009	84.7	91.5	93.0	83.1	10.5	10.4	9.7	10.4
2010	86.7	93.4	94.9	85.7	10.5	10.4	9.7	10.7
2011	88.5	95.2	96.6	88.1	10.3	10.2	9.6	10.5
2012	90.1	96.9	98.2	90.4	10.0	10.0	9.3	10.1
2013	89.0	95.9	96.9	90.5	9.8	9.8	9.1	10.1
2014	88.0	94.9	95.8	89.1	9.6	9.6	8.9	9.9
2015	85.4	92.2	93.1	86.6	9.6	9.5	8.9	9.9
2016	85.3	92.8	93.7	87.1	9.4	9.3	8.6	9.8
2017	85.0	93.1	94.0	87.8	9.3	9.2	8.5	9.6
2018	84.2	92.9	93.5	88.1	9.3	9.1	8.4	9.5

注：2002年以前医院数字包括妇幼保健院、专科疾病防治院数字，综合医院不含高校附属医院。

5-6-2 医院病床使用率(%)

医院分类	2010	2014	2015	2016	2017	2018
总　计	86.7	88.0	85.4	85.3	85.0	84.2
按登记注册类型分						
公立医院	90.0	92.8	90.4	91.0	91.3	91.1
民营医院	59.0	63.1	62.8	62.8	63.4	63.2
按主办单位分						
政府办	92.8	94.5	91.9	92.4	92.7	92.4
社会办	69.1	73.6	72.6	72.1	71.4	70.9
个人办	55.2	60.1	59.9	60.0	60.5	60.1
按管理类别分						
其中：非营利性	88.9	90.9	88.3	88.6	88.5	87.9
营利性	52.9	57.3	56.9	57.2	58.6	59.3
按医院等级分						
其中：三级医院	102.9	101.8	98.8	98.8	98.6	97.5
二级医院	87.3	87.9	84.1	84.1	84.0	83.0
一级医院	56.6	60.1	58.8	58.0	57.5	56.9
按机构类别分						
综合医院	87.5	88.8	86.1	86.2	86.0	85.1
中医医院	84.1	87.3	84.7	84.9	85.0	84.8
中西医结合医院	82.8	84.2	81.5	80.5	80.7	80.0
民族医院	70.6	71.3	71.4	70.7	68.3	71.6
专科医院	85.7	86.2	83.2	82.6	81.6	81.3
护理院	85.3	78.5	76.5	76.3	75.2	72.7

5-6-3 医院平均住院日

医院分类	2010	2013	2014	2015	2016	2017
总　　计	10.5	9.8	9.6	9.6	9.4	9.3
按登记注册类型分						
公立医院	10.7	10.0	9.8	9.8	9.6	9.4
民营医院	8.4	8.4	8.4	8.5	8.6	8.9
按主办单位分						
政府办	10.5	9.9	9.7	9.6	9.4	9.3
社会办	11.7	10.8	10.6	10.5	10.1	9.9
个人办	8.0	8.0	8.2	8.3	8.4	8.7
按管理类别分						
其中：非营利性	10.6	10.0	9.8	9.7	9.5	9.4
营利性	8.0	7.7	7.7	7.9	8.1	8.4
按医院等级分						
其中：三级医院	12.5	11.0	10.7	10.4	10.1	9.6
二级医院	9.4	9.0	8.8	8.9	8.8	8.8
一级医院	9.1	9.0	9.1	9.0	9.0	8.8
按机构类别分						
综合医院	9.8	9.2	9.0	8.9	8.7	8.5
中医医院	10.6	10.1	10.0	9.9	9.8	9.5
中西医结合医院	10.8	10.9	10.6	10.4	10.5	10.4
民族医院	11.6	10.9	10.8	10.4	10.4	9.8
专科医院	17.3	14.9	14.4	14.5	14.2	14.3
护理院	59.6	76.6	77.8	56.8	51.3	47.2

5-6-4 2018年各地区医院床位利用情况

地区	病床工作日			病床使用率(%)			平均住院日		
	合计	公立	民营	合计	公立	民营	合计	公立	民营
总　计	307.4	332.4	230.7	84.2	91.1	63.2	9.3	9.4	8.9
东　部	307.0	332.9	227.1	84.1	91.2	62.2	9.3	9.2	9.7
中　部	307.5	329.0	236.8	84.3	90.1	64.9	9.4	9.6	8.5
西　部	307.8	335.5	229.5	84.3	91.9	62.9	9.1	9.3	8.5
北　京	304.5	331.8	210.3	83.4	90.9	57.6	10.1	9.9	11.0
天　津	283.0	312.9	142.8	77.5	85.7	39.1	9.2	8.9	13.9
河　北	301.8	328.2	217.5	82.7	89.9	59.6	9.0	9.1	8.3
山　西	290.5	316.8	211.2	79.6	86.8	57.9	10.5	10.7	9.5
内蒙古	277.6	303.9	149.2	76.1	83.3	40.9	9.6	9.8	7.9
辽　宁	285.0	315.8	199.8	78.1	86.5	54.7	10.3	10.6	9.1
吉　林	277.5	304.8	191.2	76.0	83.5	52.4	9.3	9.7	7.7
黑龙江	269.5	282.8	221.7	73.8	77.5	60.7	10.2	10.1	10.7
上　海	349.9	362.5	295.0	95.9	99.3	80.8	10.2	9.3	25.6
江　苏	315.2	346.3	254.0	86.4	94.9	69.6	9.6	9.5	9.8
浙　江	326.5	351.0	257.9	89.5	96.2	70.7	9.6	9.0	13.3
安　徽	303.9	328.8	236.9	83.3	90.1	64.9	8.7	9.0	7.6
福　建	306.3	327.9	215.2	83.9	89.8	59.0	8.6	8.9	7.3
江　西	316.5	330.6	264.1	86.7	90.6	72.4	8.9	9.0	8.5
山　东	301.3	327.2	217.5	82.5	89.7	59.6	8.8	8.8	8.6
河　南	319.8	338.7	262.2	87.6	92.8	71.8	9.5	9.7	8.6
湖　北	338.2	361.1	226.8	92.7	98.9	62.1	9.4	9.6	8.4
湖　南	307.6	331.9	234.1	84.3	90.9	64.1	9.2	9.5	8.0
广　东	303.1	329.1	203.7	83.0	90.2	55.8	8.9	8.9	8.6
广　西	319.8	332.0	245.9	87.6	91.0	67.4	8.7	8.6	9.9
海　南	290.5	303.5	209.6	79.6	83.2	57.4	8.9	9.1	6.5
重　庆	300.0	333.0	230.5	82.2	91.2	63.2	9.4	9.9	8.2
四　川	323.8	359.0	251.2	88.7	98.4	68.8	10.5	10.7	9.8
贵　州	298.4	341.7	226.4	81.8	93.6	62.0	8.1	8.5	7.3
云　南	313.0	352.3	219.2	85.8	96.5	60.1	8.6	8.7	8.3
西　藏	235.8	247.2	194.9	64.6	67.7	53.4	8.9	9.6	6.6
陕　西	306.4	332.7	230.4	84.0	91.1	63.1	8.9	9.0	8.6
甘　肃	297.9	311.0	225.9	81.6	85.2	61.9	8.4	8.6	7.4
青　海	267.0	283.3	182.2	73.2	77.6	49.9	9.0	9.4	7.0
宁　夏	291.5	317.0	206.2	79.9	86.9	56.5	8.9	9.3	7.3
新　疆	312.3	328.8	201.3	85.6	90.1	55.2	8.5	8.6	7.4

5-7-1 2018年各地区医院医师担负工作量

地区	医师日均担负诊疗人次			医师日均担负住院床日		
	合计	公立	民营	合计	公立	民营
总　计	7.0	7.5	5.0	2.6	2.6	2.3
东　部	8.1	8.7	5.7	2.2	2.3	2.0
中　部	5.6	6.0	4.1	2.7	2.8	2.3
西　部	6.5	7.0	4.7	2.9	2.9	2.8
北　京	9.1	10.1	5.7	1.4	1.6	1.0
天　津	9.9	10.1	9.0	1.5	1.8	0.6
河　北	5.1	5.4	4.1	2.1	2.3	1.6
山　西	4.2	4.5	3.3	2.1	2.2	1.8
内蒙古	5.1	5.2	4.3	2.2	2.3	1.6
辽　宁	5.2	5.6	3.9	2.5	2.7	2.1
吉　林	5.0	5.4	3.4	2.3	2.4	1.8
黑龙江	4.6	4.8	3.7	2.6	2.6	2.7
上　海	14.4	15.1	9.6	2.6	2.5	3.6
江　苏	8.5	9.0	7.2	2.6	2.6	2.6
浙　江	10.9	11.9	6.8	2.4	2.3	2.6
安　徽	6.4	6.9	4.9	2.7	2.9	2.3
福　建	8.3	9.1	4.7	2.4	2.5	1.8
江　西	5.9	6.3	4.0	3.0	2.9	3.2
山　东	5.6	5.9	4.4	2.2	2.3	1.7
河　南	6.1	6.4	5.0	2.9	3.0	2.5
湖　北	6.8	7.3	4.5	3.0	3.2	2.1
湖　南	4.5	5.0	2.8	2.8	3.0	2.3
广　东	10.1	10.6	6.7	2.2	2.2	2.2
广　西	7.6	7.9	4.8	2.8	2.7	3.0
海　南	6.2	6.5	4.6	2.1	2.1	1.7
重　庆	6.8	7.9	3.9	3.0	3.2	2.7
四　川	7.0	7.9	4.7	3.4	3.4	3.2
贵　州	5.8	6.0	5.4	3.1	3.0	3.3
云　南	7.6	8.3	5.5	3.2	3.4	2.8
西　藏	5.6	5.3	7.0	1.5	1.5	1.5
陕　西	6.0	6.4	4.2	2.8	2.8	2.5
甘　肃	6.2	6.5	4.5	2.8	2.9	2.3
青　海	5.2	5.3	4.9	2.2	2.3	1.8
宁　夏	7.1	7.3	6.2	2.2	2.3	2.0
新　疆	5.7	5.9	4.0	2.7	2.8	2.1

5-7-2 2018年各地区综合医院医师担负工作量

地区	医师日均担负诊疗人次						医师日均担负住院床日					
	合计	委属	省属	地级市属	县级市属	县属	合计	委属	省属	地级市属	县级市属	县属
总　计	7.7	10.1	8.1	7.5	8.0	7.1	2.6	2.3	2.5	2.5	2.4	3.0
东　部	8.8	10.5	9.3	8.7	9.1	7.4	2.2	1.8	2.3	2.2	2.2	2.5
中　部	6.3	10.4	6.7	6.0	5.9	6.1	2.8	3.2	2.9	2.7	2.6	3.0
西　部	7.4	8.1	7.2	7.0	7.1	7.9	2.9	2.1	2.5	2.8	2.8	3.4
北　京	10.3	10.6	9.6	10.6			1.4	1.5	1.5	1.3		
天　津	10.4		11.5	9.5			1.9		2.4	1.4		
河　北	5.5		4.8	5.4	5.6	5.8	2.3		2.6	2.3	2.0	2.4
山　西	4.6		5.4	4.7	4.0	4.4	2.2		2.1	2.2	2.0	2.4
内蒙古	5.5		7.8	5.4	4.9	5.7	2.3		2.6	2.3	1.9	2.4
辽　宁	5.7		7.1	5.5	5.2	5.0	2.5		2.6	2.7	2.3	2.4
吉　林	5.7	9.2	5.5	5.1	5.1	4.0	2.4	3.2	2.5	2.6	2.1	2.0
黑龙江	5.2		5.6	5.6	5.0	4.3	2.7		3.3	2.8	2.2	2.4
上　海	14.9	12.3	15.1	15.3		13.2	2.0	1.6	2.1	2.1		3.1
江　苏	8.9		10.6	8.7	8.9	7.7	2.6		2.8	2.6	2.5	2.8
浙　江	12.0		10.8	10.5	13.3	12.2	2.2		2.1	2.4	2.2	2.4
安　徽	7.2		8.0	6.7	5.9	7.6	2.7		2.6	2.6	2.5	3.0
福　建	9.2		7.8	8.7	9.8	10.4	2.4		2.3	2.4	2.2	2.7
江　西	6.7		7.1	5.2	6.9	7.7	2.9		3.0	2.6	2.7	3.2
山　东	6.2	6.2	7.8	6.1	6.1	5.8	2.2	2.3	2.2	2.2	2.2	2.5
河　南	6.5		6.4	6.2	6.7	6.8	3.0		3.2	2.7	2.9	3.3
湖　北	7.6	12.1	10.0	7.3	6.6	6.6	3.2	3.4	3.0	3.1	3.0	3.7
湖　南	5.5	9.7	6.0	5.5	5.4	4.6	2.9	2.9	3.0	2.9	2.8	2.8
广　东	10.4	12.3	8.3	9.9	11.2	9.0	2.1	2.2	2.5	2.2	1.9	2.3
广　西	8.6		8.4	8.0	8.5	9.6	2.7		2.4	2.6	2.5	3.0
海　南	6.9		7.9	5.6	6.6	7.5	2.0		2.2	1.5	2.1	2.1
重　庆	8.2		7.1	8.6		8.1	2.9		2.4	3.0		3.4
四　川	8.2	6.7	9.2	7.8	8.3	8.5	3.2	1.7	2.9	3.2	3.1	3.6
贵　州	6.2		6.0	5.0	5.9	7.3	3.0		2.5	2.7	2.6	3.5
云　南	8.4		8.8	7.1	7.7	9.8	3.4		2.7	3.0	3.1	4.1
西　藏	5.5		5.1	5.1	4.8	6.1	1.6		1.7	2.1	1.0	1.3
陕　西	6.5	10.3	5.9	5.9	6.5	6.6	2.9	2.6	2.5	2.7	2.8	3.2
甘　肃	6.7		5.8	6.1	6.9	7.7	2.8		2.1	2.5	2.8	3.5
青　海	5.6		5.3	4.9	4.4	7.0	2.3		2.3	2.3	1.5	2.7
宁　夏	7.1		6.8	7.0	7.7	7.5	2.3		2.1	2.1	2.7	2.9
新　疆	6.5		6.9	6.3	5.9	6.7	2.9		2.6	2.5	2.7	3.6

注：本表系卫生健康部门医院数字。

5-7-3 综合医院工作效率

医院级别	年份	医师日均担负		医师人均年业务收入（万元）	病床使用率（%）	平均住院日（日）
		诊疗人次	住院床日			
医院合计	2010	6.8	2.4	88.1	95.0	9.7
	2014	8.0	2.7	139.6	95.9	9.0
	2015	7.8	2.6	145.1	93.2	8.9
	2016	7.8	2.6	153.7	93.7	8.7
	2017	7.8	2.6	159.9	94.1	8.5
	2018	7.7	2.6	167.5	93.6	8.4
委属	2010	9.8	2.5	219.7	105.5	10.9
	2014	11.0	2.5	326.5	104.6	9.3
	2015	10.2	2.3	322.1	102.1	9.1
	2016	10.4	2.3	346.1	103.9	8.8
	2017	10.4	2.4	373.2	105.0	8.5
	2018	10.1	2.3	386.1	106.1	8.1
省属	2010	7.4	2.5	148.0	103.5	11.9
	2014	8.8	2.7	226.1	102.5	10.1
	2015	8.6	2.6	235.2	101.1	9.8
	2016	8.5	2.5	245.6	100.8	9.5
	2017	8.2	2.5	252.6	101.6	9.3
	2018	8.1	2.5	265.8	100.6	8.8
地级市(地区)属	2010	7.0	2.5	95.2	99.3	11.6
	2014	7.9	2.7	145.9	100.2	10.3
	2015	7.7	2.6	151.3	97.0	10.1
	2016	7.6	2.6	159.9	97.1	9.7
	2017	7.5	2.5	164.4	97.0	9.5
	2018	7.5	2.5	172.4	96.2	9.3
县级市(区)属	2010	6.9	2.1	66.7	89.9	8.9
	2014	8.2	2.5	107.1	91.9	8.6
	2015	8.1	2.4	109.5	89.0	8.5
	2016	8.2	2.4	115.4	89.4	8.3
	2017	8.1	2.4	119.8	90.0	8.2
	2018	8.0	2.4	124.5	89.3	8.2
县属	2010	5.6	2.4	54.3	89.4	7.6
	2014	7.1	3.1	93.5	91.0	7.6
	2015	6.9	3.0	96.4	88.2	7.6
	2016	7.0	3.0	101.7	89.4	7.5
	2017	7.1	3.0	106.7	89.7	7.5
	2018	7.1	3.0	111.7	89.8	7.6

注：本表系卫生健康部门医院数字。

5-8-1 2018年公立医院出院病人疾病转归情况

疾病名称 (ICD-10)	出院 人数 （人）	疾病 构成 （%）	病死率 （%）	平　均 住院日 （日）	人均 医药费用 （元）
总　　计	87576766	100.00	0.44	8.25	8995.67
1.传染病和寄生虫病小计	2569913	2.93	0.35	8.40	6070.89
其中：肠道传染病	256862	0.29	0.07	5.38	3370.32
内：霍乱					
伤寒和副伤寒	7305	0.01	0.07	8.83	6855.16
细菌性痢疾	8088	0.01	0.04	5.86	3102.41
结核病	461970	0.53	0.27	12.86	9686.86
内：肺结核	343883	0.39	0.30	12.80	8956.93
白喉					
百日咳	5400	0.01	0.00	8.89	4929.89
猩红热	12122	0.01	0.01	6.15	2490.09
性传播模式疾病	19890	0.02	0.05	7.62	5198.63
内：梅毒	7579	0.01	0.11	9.89	6662.16
淋球菌感染	1807	0.00	0.00	7.30	3160.58
乙型脑炎	691	0.00	0.58	12.79	19670.53
斑疹伤寒	23485	0.03	0.14	6.78	5224.62
病毒性肝炎	217173	0.25	0.13	11.81	7774.74
人类免疫缺陷病毒病（HIV）	44652	0.05	2.12	13.71	9471.45
血吸虫病					
丝虫病	65	0.00	0.00	9.18	8928.27
钩虫病	848	0.00	0.00	7.97	7171.64
2.肿瘤小计	5433399	6.20	1.72	10.68	16973.97
恶性肿瘤计	3380349	3.86	2.67	12.42	19747.77
其中：鼻咽恶性肿瘤	39921	0.05	2.50	12.76	14705.94
食管恶性肿瘤	158600	0.18	2.84	14.08	19275.32
胃恶性肿瘤	274997	0.31	2.67	12.77	22198.93
小肠恶性肿瘤	12812	0.01	3.34	14.53	25956.51
结肠恶性肿瘤	166550	0.19	2.78	14.11	28033.03
直肠乙状结肠连接处、直肠、肛门 和肛管恶性肿瘤	173550	0.20	1.89	14.17	26843.70
肝和肝内胆管恶性肿瘤	262282	0.30	4.73	11.50	18662.06
喉恶性肿瘤	22849	0.03	1.85	15.55	21680.67
气管、支气管、肺恶性肿瘤	627191	0.72	3.98	12.35	19112.53
骨、关节软骨恶性肿瘤	11253	0.01	2.46	13.36	19296.79
乳房恶性肿瘤	277012	0.32	0.98	11.31	16030.59
女性生殖器官恶性肿瘤	220763	0.25	1.46	13.16	19824.29
男性生殖器官恶性肿瘤	91037	0.10	1.50	11.21	16313.45
泌尿道恶性肿瘤	132639	0.15	1.51	13.01	22812.25
脑恶性肿瘤	28186	0.03	3.76	15.95	31935.89
白血病	126162	0.14	3.04	12.43	17751.10
原位癌计	114517	0.13	0.37	8.60	13853.28
其中：子宫颈原位癌	71512	0.08	0.01	7.26	10916.40
良性肿瘤计	1619404	1.85	0.02	7.41	12171.36
其中：皮肤良性肿瘤	52428	0.06	0.01	4.87	4869.47

疾病名称 (ICD-10)	出院 人数 (人)	疾病 构成 (%)	病死率 (%)	平 均 住院日 (日)	人均 医药费用 (元)
乳房良性肿瘤	292376	0.33	0.00	4.26	7189.14
子宫平滑肌瘤	382629	0.44	0.01	8.61	13612.02
卵巢良性肿瘤	97066	0.11	0.00	8.10	14388.39
前列腺良性肿瘤	423	0.00	0.00	10.87	11539.96
甲状腺良性肿瘤	52583	0.06	0.00	7.85	12647.90
交界恶性和动态未知的肿瘤	315551	0.36	0.80	9.60	13182.54
3.血液、造血器官及免疫疾病小计	756158	0.86	0.27	7.04	7259.66
其中：贫血	442647	0.51	0.26	6.47	6712.77
4.内分泌、营养和代谢疾病小计	2801201	3.20	0.18	9.05	7992.94
其中：甲状腺功能亢进	115401	0.13	0.11	7.39	5661.19
糖尿病	2064710	2.36	0.15	9.74	7773.90
5.精神和行为障碍小计	549956	0.63	0.08	18.11	7611.20
其中：依赖性物质引起的精神和行为障碍	48531	0.06	0.17	6.48	3512.27
酒精引起的精神和行为障碍	46052	0.05	0.17	5.76	3085.65
精神分裂症、分裂型和妄想性障碍	89281	0.10	0.03	51.71	11186.43
情感障碍	63258	0.07	0.01	19.32	9205.07
6.神经系统疾病小计	2784008	3.18	0.25	9.01	7815.92
其中：中枢神经系统炎性疾病	100801	0.12	0.61	10.40	11395.50
帕金森病	79560	0.09	0.12	10.38	8762.79
癫痫	217549	0.25	0.26	6.46	6590.18
7.眼和附器疾病小计	2007794	2.29	0.00	4.84	6395.74
其中：晶状体疾患	1002561	1.14	0.00	3.80	7111.83
内：老年性白内障	750305	0.86	0.00	3.64	6902.74
视网膜脱离和断裂	57505	0.07	0.00	6.73	13148.19
青光眼	127035	0.15	0.00	7.28	6381.47
8.耳和乳突疾病小计	868886	0.99	0.00	7.43	5829.79
其中：中耳和乳突疾病	180016	0.21	0.00	7.49	7784.09
9.循环系统疾病小计	14006849	15.99	0.81	9.25	10943.73
其中：急性风湿热	8583	0.01	0.08	9.23	5487.15
慢性风湿性心脏病	110816	0.13	0.89	9.25	9161.99
高血压	1275542	1.46	0.09	8.20	6322.54
内：高血压性心脏、肾脏病	140905	0.16	0.55	9.67	8581.06
缺血性心脏病	4141288	4.73	0.80	8.16	13083.90
内：心绞痛	1182791	1.35	0.10	7.65	14939.55
急性心肌梗死	460684	0.53	4.07	8.30	28879.30
肺栓塞	45755	0.05	4.75	11.25	16755.32
心律失常	514715	0.59	0.29	6.83	14374.52
心力衰竭	559163	0.64	1.59	9.19	8900.09
脑血管病	5679328	6.48	0.80	10.75	10441.71
内：颅内出血	723102	0.83	3.49	13.76	18863.63
脑梗死	3737077	4.27	0.46	10.31	9409.64
大脑动脉闭塞和狭窄	87218	0.10	0.59	9.90	9420.48

疾病名称 (ICD-10)	出院 人数 （人）	疾病 构成 （%）	病死率 （%）	平　均 住院日 （日）	人均 医药费用 （元）
静脉炎和血栓形成	109239	0.12	0.14	10.47	16001.53
下肢静脉曲张	193641	0.22	0.01	8.14	9964.48
10.呼吸系统疾病小计	12604196	14.39	0.46	7.69	6101.01
其中：急性上呼吸道感染	1794329	2.05	0.01	4.88	2337.64
流行性感冒	44505	0.05	0.18	5.08	3748.55
内：人禽流感	206	0.00	0.97	5.43	7174.92
肺炎	4205343	4.80	0.51	7.62	5327.97
慢性鼻窦炎	189125	0.22	0.00	7.48	9311.01
慢性扁桃体和腺样体疾病	213113	0.24	0.00	6.55	8762.68
慢性下呼吸道疾病	2698650	3.08	0.46	9.35	8284.67
内：哮喘	220177	0.25	0.15	7.70	6473.41
外部物质引起的肺病	78301	0.09	1.73	17.20	11893.55
11.消化系统疾病小计	9021430	10.30	0.26	7.50	8644.51
其中：口腔疾病	269336	0.31	0.02	6.63	6054.64
胃及十二指肠溃疡	466436	0.53	0.29	8.01	8469.73
阑尾疾病	856609	0.98	0.02	6.48	8563.89
疝	695854	0.79	0.03	6.45	8968.72
内：腹股沟疝	638575	0.73	0.02	6.20	8422.32
肠梗阻	442225	0.50	0.34	7.03	7856.85
酒精性肝病	54339	0.06	0.96	10.20	9781.71
肝硬化	399345	0.46	0.99	10.99	11590.72
胆石病和胆囊炎	1286430	1.47	0.06	8.31	12441.31
急性胰腺炎	356035	0.41	0.28	9.13	12111.66
12.皮肤和皮下组织疾病小计	743215	0.85	0.09	9.09	6229.53
其中：皮炎及湿疹	116099	0.13	0.02	8.09	4742.06
牛皮癣	29798	0.03	0.02	11.58	7633.39
荨麻疹	75215	0.09	0.00	5.62	3026.07
13.肌肉骨骼系统和结缔组织疾病小计	3318394	3.79	0.05	9.69	11318.62
其中：炎性多关节炎	388018	0.44	0.03	9.37	8019.65
内：类风湿性关节炎	183295	0.21	0.04	9.65	8291.87
痛风	131134	0.15	0.03	8.56	5896.16
其他关节病	256450	0.29	0.02	10.80	21227.81
系统性结缔组织病	252825	0.29	0.28	9.07	9034.18
内：系统性红斑狼疮	107999	0.12	0.29	8.71	8555.47
脊椎关节强硬	405558	0.46	0.01	9.59	8377.58
椎间盘疾病	832529	0.95	0.01	9.94	9367.98
骨密度和骨结构疾病	220487	0.25	0.10	9.20	13534.56
内：骨质疏松	181589	0.21	0.10	8.74	12731.42
骨髓炎	18820	0.02	0.11	18.12	15295.41
14.泌尿生殖系统疾病小计	5455489	6.23	0.15	8.22	8700.56
其中：肾小球疾病	305446	0.35	0.09	9.15	7411.44
肾盂肾炎	72515	0.08	0.05	9.07	6372.79
肾衰竭	874281	1.00	0.82	13.55	11041.80
尿石病	628432	0.72	0.01	6.64	8887.11
膀胱炎	45587	0.05	0.02	7.91	6968.97
尿道狭窄	18681	0.02	0.00	8.96	9099.43

疾病名称 (ICD-10)	出院 人数 (人)	疾病 构成 (%)	病死率 (%)	平 均 住院日 (日)	人均 医药费用 (元)
男性生殖器官疾病	740869	0.85	0.02	7.70	7730.47
内：前列腺增生	323017	0.37	0.02	10.67	12111.22
乳房疾患	221563	0.25	0.01	5.66	6358.69
女性盆腔器官炎性疾病	322319	0.37	0.01	6.85	5831.53
子宫内膜异位	147213	0.17	0.01	8.00	13712.46
女性生殖器脱垂	69575	0.08	0.01	9.93	12442.25
15.妊娠、分娩和产褥期小计	7359592	8.40	0.01	4.69	4975.44
其中：异位妊娠	307065	0.35	0.01	6.50	8541.84
医疗性流产	535520	0.61	0.00	3.35	2180.07
妊娠高血压	130742	0.15	0.01	6.20	8372.92
前置胎盘、胎盘早剥和产前出血	102059	0.12	0.01	6.65	8759.70
梗阻性分娩	150217	0.17	0.01	5.95	7061.57
分娩时会阴、阴道裂伤	328365	0.37	0.00	3.35	3834.43
产后出血	104277	0.12	0.04	5.08	7156.22
顺产	1263854	1.44	0.00	3.51	3181.63
16.起源于围生期疾病小计	1421164	1.62	0.13	6.44	7219.06
其中：产伤	7840	0.01	0.03	6.21	6152.62
出生窒息	60844	0.07	0.45	7.49	9066.91
新生儿吸入综合征	80743	0.09	0.09	6.28	7209.89
围生期的感染	71748	0.08	0.23	7.18	8163.92
胎儿和新生儿的溶血性疾病	41325	0.05	0.02	5.76	6208.13
新生儿硬化病	726	0.00	0.55	5.68	5267.07
17.先天性畸形、变形和染色体异常小计	434408	0.50	0.18	7.93	13368.38
神经系统其他先天性畸形	14287	0.02	0.07	11.89	12444.84
循环系统先天性畸形	140131	0.16	0.44	8.21	19127.78
内：先天性心脏病	114656	0.13	0.45	8.12	18441.47
唇裂和腭裂	8812	0.01	0.01	7.17	6977.89
消化系统先天性畸形	30835	0.04	0.18	7.99	12395.11
生殖泌尿系统先天性畸形	88225	0.10	0.02	7.54	9180.19
肌肉骨骼系统先天性畸形	46888	0.05	0.05	7.75	14929.69
18.症状、体征和检验异常小计	1648327	1.88	1.18	6.47	6259.52
19.损伤、中毒小计	6548395	7.48	0.52	11.04	12147.85
其中：骨折	606919	0.69	0.66	12.73	14715.70
内：颅骨和面骨骨折	168449	0.19	0.10	9.62	9085.13
股骨骨折	415609	0.47	0.25	15.25	27662.98
多部位骨折	18767	0.02	1.11	17.64	24506.28
颅内损伤	751029	0.86	2.68	12.00	12603.45
烧伤和腐蚀伤	160215	0.18	0.31	11.48	9400.36
药物、药剂和生物制品中毒	75734	0.09	0.71	3.34	4769.09
非药用物质的毒性效应	264237	0.30	0.91	4.93	5727.10
医疗并发症计	159718	0.18	0.13	10.96	10818.47
内：手术和操作并发症	68336	0.08	0.12	13.45	9811.29
假体装置、植入物和 移植物并发症	68286	0.08	0.10	9.25	12493.93
20.其他接受医疗服务小计	7243992	8.27	0.13	7.27	9369.81

5-8-2 2018年城市及县级公立医院出院病人疾病转归情况

疾病名称 (ICD-10)	城市医院			县级医院		
	出院 人数 (人)	疾病 构成 (%)	平　均 住院日 (日)	出院 人数 (人)	疾病 构成 (%)	平　均 住院日 (日)
总　　计	42820120	100.00	8.7	44756646	100.00	7.8
1.传染病和寄生虫病小计	1099564	2.57	9.5	1470349	3.29	7.6
其中：肠道传染病	88261	0.21	5.9	168601	0.38	5.1
内：霍乱						
伤寒和副伤寒	2157	0.01	9.4	5148	0.01	8.6
细菌性痢疾	2448	0.01	6.5	5640	0.01	5.6
结核病	227687	0.53	13.6	234283	0.52	12.1
内：肺结核	153433	0.36	13.7	190450	0.43	12.1
白喉						
百日咳	2565	0.01	9.1	2835	0.01	8.7
猩红热	4365	0.01	6.3	7757	0.02	6.1
性传播模式疾病	10868	0.03	7.9	9022	0.02	7.3
内：梅毒	5527	0.01	9.7	2052		10.4
淋球菌感染	535		7.6	1272		7.2
乙型脑炎	588		12.9	103		12.0
斑疹伤寒	6210	0.01	7.5	17275	0.04	6.5
病毒性肝炎	106641	0.25	11.9	110532	0.25	11.7
人类免疫缺陷病毒病（HIV）	18414	0.04	13.6	26238	0.06	13.8
血吸虫病						
丝虫病	34		11.2	31		7.0
钩虫病	376		8.1	472		7.9
2.肿瘤小计	3634819	8.49	10.9	1798580	4.02	10.2
恶性肿瘤计	2267046	5.29	12.7	1113303	2.49	11.9
其中：鼻咽恶性肿瘤	26558	0.06	13.8	13363	0.03	10.7
食管恶性肿瘤	82355	0.19	15.1	76245	0.17	13.0
胃恶性肿瘤	155409	0.36	13.4	119588	0.27	12.0
小肠恶性肿瘤	8684	0.02	14.9	4128	0.01	13.9
结肠恶性肿瘤	109890	0.26	14.6	56660	0.13	13.1
直肠乙状结肠连接处、直肠、肛门 和肛管恶性肿瘤	110163	0.26	14.9	63387	0.14	13.0
肝和肝内胆管恶性肿瘤	168764	0.39	11.5	93518	0.21	11.5
喉恶性肿瘤	18099	0.04	16.0	4750	0.01	13.9
气管、支气管、肺恶性肿瘤	398617	0.93	12.6	228574	0.51	12.0
骨、关节软骨恶性肿瘤	7946	0.02	14.0	3307	0.01	11.9
乳房恶性肿瘤	195026	0.46	11.7	81986	0.18	10.5
女性生殖器官恶性肿瘤	153139	0.36	13.9	67624	0.15	11.5
男性生殖器官恶性肿瘤	63333	0.15	11.3	27704	0.06	11.0
泌尿道恶性肿瘤	98031	0.23	13.1	34608	0.08	12.7
脑恶性肿瘤	20971	0.05	16.0	7215	0.02	15.7
白血病	94164	0.22	13.2	31998	0.07	10.1
原位癌计	83745	0.20	8.4	30772	0.07	9.2
其中：子宫颈原位癌	55728	0.13	7.1	15784	0.04	7.9
良性肿瘤计	1099871	2.57	7.6	519533	1.16	7.1
其中：皮肤良性肿瘤	32973	0.08	4.9	19455	0.04	4.7

注：①县级医院包括县和县级市医院。

疾病名称 (ICD-10)	城市医院			县级医院		
	出院 人数 (人)	疾病 构成 (%)	平　均 住院日 （日）	出院 人数 (人)	疾病 构成 (%)	平　均 住院日 （日）
乳房良性肿瘤	222859	0.52	4.2	69517	0.16	4.4
子宫平滑肌瘤	231221	0.54	8.5	151408	0.34	8.8
卵巢良性肿瘤	68093	0.16	8.1	28973	0.06	8.1
前列腺良性肿瘤	200		12.1	223		9.8
甲状腺良性肿瘤	31795	0.07	7.8	20788	0.05	7.9
交界恶性和动态未知的肿瘤	184104	0.43	10.2	131447	0.29	8.7
3.血液、造血器官及免疫疾病小计	436181	1.02	7.6	319977	0.71	6.3
其中：贫血	230123	0.54	7.2	212524	0.47	5.7
4.内分泌、营养和代谢疾病小计	1554894	3.63	9.4	1246307	2.78	8.6
其中：甲状腺功能亢进	76435	0.18	7.4	38966	0.09	7.3
糖尿病	1102256	2.57	10.3	962454	2.15	9.1
5.精神和行为障碍小计	302510	0.71	18.2	247446	0.55	18.1
其中:依赖性物质引起的精神和行为障碍	11385	0.03	13.0	37146	0.08	4.5
酒精引起的精神和行为障碍	10517	0.02	12.3	35535	0.08	3.8
精神分裂症、分裂型和妄想性障碍	48293	0.11	44.8	40988	0.09	59.8
情感障碍	47871	0.11	18.3	15387	0.03	22.5
6.神经系统疾病小计	1424542	3.33	9.8	1359466	3.04	8.2
其中：中枢神经系统炎性疾病	60267	0.14	12.0	40534	0.09	8.1
帕金森病	49968	0.12	10.8	29592	0.07	9.8
癫痫	122314	0.29	6.6	95235	0.21	6.3
7.眼和附器疾病小计	1164404	2.72	4.8	843390	1.88	4.8
其中：晶状体疾患	544908	1.27	3.7	457653	1.02	3.9
内：老年性白内障	389402	0.91	3.5	360903	0.81	3.8
视网膜脱离和断裂	53651	0.13	6.7	3854	0.01	6.8
青光眼	84579	0.20	7.3	42456	0.09	7.2
8.耳和乳突疾病小计	419263	0.98	8.2	449623	1.00	6.7
其中：中耳和乳突疾病	103426	0.24	8.0	76590	0.17	6.9
9.循环系统疾病小计	6702760	15.65	9.6	7304089	16.32	9.0
其中：急性风湿热	2149	0.01	10.8	6434	0.01	8.7
慢性风湿性心脏病	49306	0.12	9.9	61510	0.14	8.7
高血压	603692	1.41	8.9	671850	1.50	7.6
内：高血压性心脏、肾脏病	73010	0.17	10.4	67895	0.15	8.9
缺血性心脏病	2209269	5.16	8.3	1932019	4.32	8.0
内：心绞痛	869461	2.03	7.7	313330	0.70	7.4
急性心肌梗死	306943	0.72	8.6	153741	0.34	7.7
肺栓塞	33231	0.08	11.5	12524	0.03	10.7
心律失常	314469	0.73	7.1	200246	0.45	6.5
心力衰竭	230246	0.54	9.8	328917	0.73	8.8
脑血管病	2417854	5.65	11.5	3261474	7.29	10.2
内：颅内出血	319333	0.75	14.1	403769	0.90	13.5
脑梗死	1575556	3.68	11.1	2161521	4.83	9.8
大脑动脉闭塞和狭窄	46245	0.11	10.4	40973	0.09	9.3

疾病名称 (ICD-10)	城市医院			县级医院		
	出院 人数 （人）	疾病 构成 （%）	平　均 住院日 （日）	出院 人数 （人）	疾病 构成 （%）	平　均 住院日 （日）
静脉炎和血栓形成	75915	0.18	10.6	33324	0.07	10.3
下肢静脉曲张	103090	0.24	7.8	90551	0.20	8.6
10.呼吸系统疾病小计	4682827	10.94	8.4	7921369	17.70	7.3
其中：急性上呼吸道感染	479273	1.12	5.2	1315056	2.94	4.8
流行性感冒	16728	0.04	6.0	27777	0.06	4.6
内：人禽流感	76		7.3	130		4.3
肺炎	1676720	3.92	8.3	2528623	5.65	7.2
慢性鼻窦炎	98216	0.23	7.6	90909	0.20	7.4
慢性扁桃体和腺样体疾病	141421	0.33	6.5	71692	0.16	6.7
慢性下呼吸道疾病	962016	2.25	10.0	1736634	3.88	9.0
内：哮喘	99520	0.23	8.2	120657	0.27	7.3
外部物质引起的肺病	41071	0.10	19.4	37230	0.08	14.7
11.消化系统疾病小计	4187327	9.78	8.0	4834103	10.80	7.1
其中：口腔疾病	142593	0.33	7.2	126743	0.28	6.0
胃及十二指肠溃疡	197777	0.46	8.4	268659	0.60	7.8
阑尾疾病	305952	0.71	6.6	550657	1.23	6.4
疝	305571	0.71	6.2	390283	0.87	6.7
内：腹股沟疝	275080	0.64	5.8	363495	0.81	6.5
肠梗阻	199958	0.47	7.9	242267	0.54	6.3
酒精性肝病	26300	0.06	10.6	28039	0.06	9.8
肝硬化	222278	0.52	11.3	177067	0.40	10.6
胆石病和胆囊炎	639643	1.49	8.7	646787	1.45	7.9
急性胰腺炎	171260	0.40	9.9	184775	0.41	8.4
12.皮肤和皮下组织疾病小计	399174	0.93	9.8	344041	0.77	8.3
其中：皮炎及湿疹	72778	0.17	8.7	43321	0.10	7.1
牛皮癣	25495	0.06	11.6	4303	0.01	11.6
荨麻疹	39641	0.09	6.1	35574	0.08	5.1
13.肌肉骨骼系统和结缔组织疾病小计	1729118	4.04	10.1	1589276	3.55	9.3
其中：炎性多关节炎	225868	0.53	9.8	162150	0.36	8.8
内：类风湿性关节炎	125605	0.29	9.8	57690	0.13	9.3
痛风	63252	0.15	9.2	67882	0.15	7.9
其他关节病	156104	0.36	10.9	100346	0.22	10.7
系统性结缔组织病	209864	0.49	9.2	42961	0.10	8.3
内：系统性红斑狼疮	89488	0.21	8.9	18511	0.04	7.9
脊椎关节强硬	163753	0.38	10.4	241805	0.54	9.0
椎间盘疾病	331580	0.77	10.6	500949	1.12	9.5
骨密度和骨结构疾病	126802	0.30	9.1	93685	0.21	9.4
内：骨质疏松	104701	0.24	8.5	76888	0.17	9.1
骨髓炎	10873	0.03	19.5	7947	0.02	16.3
14.泌尿生殖系统疾病小计	2777218	6.49	8.5	2678271	5.98	7.9
其中：肾小球疾病	219793	0.51	9.2	85653	0.19	9.0
肾盂肾炎	36551	0.09	9.9	35964	0.08	8.3
肾衰竭	494235	1.15	12.6	380046	0.85	14.8
尿石病	245088	0.57	7.7	383344	0.86	6.0
膀胱炎	22229	0.05	8.3	23358	0.05	7.6
尿道狭窄	11958	0.03	9.3	6723	0.02	8.3

疾病名称 (ICD-10)	城市医院			县级医院		
	出院 人数 (人)	疾病 构成 (%)	平　均 住院日 (日)	出院 人数 (人)	疾病 构成 (%)	平　均 住院日 (日)
男性生殖器官疾病	340636	0.80	8.1	400233	0.89	7.4
内：前列腺增生	163059	0.38	11.1	159958	0.36	10.2
乳房疾患	138933	0.32	5.5	82630	0.18	5.9
女性盆腔器官炎性疾病	130276	0.30	7.3	192043	0.43	6.6
子宫内膜异位	95532	0.22	7.9	51681	0.12	8.1
女性生殖器脱垂	36104	0.08	10.2	33471	0.07	9.7
15.妊娠、分娩和产褥期小计	2866193	6.69	5.0	4493399	10.04	4.5
其中：异位妊娠	151371	0.35	6.5	155694	0.35	6.5
医疗性流产	205022	0.48	3.5	330498	0.74	3.3
妊娠高血压	71932	0.17	6.6	58810	0.13	5.7
前置胎盘、胎盘早剥和产前出血	62031	0.14	7.1	40028	0.09	6.0
梗阻性分娩	50936	0.12	5.9	99281	0.22	6.0
分娩时会阴、阴道裂伤	129104	0.30	3.5	199261	0.45	3.3
产后出血	52062	0.12	5.4	52215	0.12	4.8
顺产	271184	0.63	3.9	992670	2.22	3.4
16.起源于围生期疾病小计	614431	1.43	7.7	806733	1.80	5.5
其中：产伤	2571	0.01	7.1	5269	0.01	5.8
出生窒息	21139	0.05	9.2	39705	0.09	6.6
新生儿吸入综合征	24735	0.06	7.7	56008	0.13	5.7
围生期的感染	36643	0.09	8.2	35105	0.08	6.1
胎儿和新生儿的溶血性疾病	25341	0.06	5.9	15984	0.04	5.5
新生儿硬化病	172		7.4	554		5.2
17.先天性畸形、变形和染色体异常小计	322025	0.75	8.1	112383	0.25	7.4
神经系统其他先天性畸形	9218	0.02	12.2	5069	0.01	11.4
循环系统先天性畸形	110951	0.26	8.4	29180	0.07	7.4
内：先天性心脏病	88610	0.21	8.4	26046	0.06	7.2
唇裂和腭裂	8136	0.02	7.2	676		6.4
消化系统先天性畸形	24007	0.06	8.7	6828	0.02	5.3
生殖泌尿系统先天性畸形	63968	0.15	7.6	24257	0.05	7.5
肌肉骨骼系统先天性畸形	35020	0.08	7.9	11868	0.03	7.4
18.症状、体征和检验异常小计	780114	1.82	7.1	868213	1.94	6.0
19.损伤、中毒小计	2443784	5.71	11.8	4104611	9.17	10.6
其中：骨折	232097	0.54	13.2	374822	0.84	12.4
内：颅骨和面骨骨折	72583	0.17	10.1	95866	0.21	9.3
股骨骨折	174532	0.41	15.2	241077	0.54	15.3
多部位骨折	9562	0.02	17.7	9205	0.02	17.6
颅内损伤	260705	0.61	13.2	490324	1.10	11.4
烧伤和腐蚀伤	80458	0.19	13.0	79757	0.18	9.9
药物、药剂和生物制品中毒	27332	0.06	3.8	48402	0.11	3.1
非药用物质的毒性效应	83277	0.19	6.5	180960	0.40	4.2
医疗并发症计	97039	0.23	11.7	62679	0.14	9.9
内：手术和操作并发症	40077	0.09	14.4	28259	0.06	12.1
假体装置、植入物和 移植物并发症	44374	0.10	9.4	23912	0.05	9.1
20.其他接受医疗服务小计	5278972	12.33	7.2	1965020	4.39	7.5

5-9-1　2018年医院出院病人年龄别疾病构成(%)(合计)

疾病名称 (ICD-10)	5岁以下	5～14岁	15～44岁	45～59岁	60岁及以上
总　　计	10.2	3.8	24.2	23.0	38.8
1.传染病和寄生虫病小计	34.6	8.2	18.7	16.1	22.5
其中：肠道传染病	51.7	6.0	11.6	11.2	19.6
内：霍乱					
伤寒和副伤寒	9.7	8.8	29.9	22.2	29.5
细菌性痢疾	35.2	12.7	16.9	13.6	21.7
结核病	0.7	1.1	33.3	25.6	39.4
内：肺结核	0.5	0.8	29.9	26.2	42.7
白喉					
百日咳	91.2	7.6	0.6	0.1	0.4
猩红热	30.3	67.7	1.8	0.1	0.1
性传播模式疾病	5.5	0.7	49.3	26.2	18.3
内：梅毒	11.9	0.3	36.7	28.8	22.4
淋球菌感染	6.8	1.9	61.9	17.3	12.2
乙型脑炎	4.5	13.6	20.7	24.8	36.5
斑疹伤寒	5.5	5.7	21.2	33.6	34.0
病毒性肝炎	0.5	0.7	48.0	34.9	15.9
人类免疫缺陷病毒病（HIV）	0.3	0.9	37.4	34.4	27.0
血吸虫病					
丝虫病	0.0	0.0	7.7	23.1	69.2
钩虫病	0.8	0.1	7.6	13.3	78.2
2.肿瘤小计	1.0	0.9	21.0	33.8	43.3
恶性肿瘤计	0.6	0.5	11.3	31.3	56.3
其中：鼻咽恶性肿瘤	0.3	0.2	22.9	45.8	30.9
食管恶性肿瘤	0.6	0.0	0.9	19.9	78.7
胃恶性肿瘤	0.4	0.0	4.4	24.0	71.1
小肠恶性肿瘤	0.4	0.0	7.0	30.3	62.2
结肠恶性肿瘤	0.3	0.0	7.4	26.9	65.4
直肠乙状结肠连接处、直肠、肛门 和肛管恶性肿瘤	0.5	0.0	6.0	28.4	65.2
肝和肝内胆管恶性肿瘤	0.5	0.1	10.8	37.2	51.5
喉恶性肿瘤	0.3	0.0	2.0	30.2	67.6
气管、支气管、肺恶性肿瘤	0.5	0.0	3.7	26.6	69.2
骨、关节软骨恶性肿瘤	0.9	8.3	26.1	23.7	41.1
乳房恶性肿瘤	0.4	0.0	21.4	50.0	28.2
女性生殖器官恶性肿瘤	0.4	0.1	16.4	49.8	33.3
男性生殖器官恶性肿瘤	0.4	0.1	2.4	7.2	89.9
泌尿道恶性肿瘤	0.6	0.2	6.1	24.6	68.6
脑恶性肿瘤	2.1	5.7	27.6	33.2	31.4
白血病	4.2	7.6	27.3	25.4	35.4
原位癌计	0.6	0.1	34.0	39.7	25.7
其中：子宫颈原位癌			47.4	42.3	10.3
良性肿瘤计	1.7	1.8	40.5	39.7	16.3
其中：皮肤良性肿瘤	8.3	11.6	39.4	22.9	17.9

注：本表系卫生健康部门综合医院数字。

疾病名称 (ICD-10)	5岁以下	5～14岁	15～44岁	45～59岁	60岁及以上
乳房良性肿瘤	0.4	0.6	70.1	25.6	3.4
子宫平滑肌瘤	0.4		39.8	57.3	2.5
卵巢良性肿瘤	0.4	1.5	62.0	24.0	12.1
前列腺良性肿瘤	0.5	0.0	1.4	7.3	90.8
甲状腺良性肿瘤	0.5	0.6	30.4	43.5	25.0
交界恶性和动态未知的肿瘤	1.3	1.3	19.5	28.4	49.5
3.血液、造血器官及免疫疾病小计	9.7	21.0	20.3	18.1	30.8
其中：贫血	8.4	14.5	20.3	19.3	37.5
4.内分泌、营养和代谢疾病小计	1.5	2.2	16.1	35.3	44.9
其中：甲状腺功能亢进	0.7	1.2	42.3	35.8	20.1
糖尿病	0.6	0.4	12.7	36.3	50.0
5.精神和行为障碍小计	3.9	3.2	34.9	31.4	26.7
其中：依赖性物质引起的精神和行为障碍	1.1	1.6	55.4	30.1	11.7
酒精引起的精神和行为障碍	1.0	1.7	54.8	30.8	11.8
精神分裂症、分裂型和妄想性障碍	0.6	0.9	53.8	32.4	12.4
情感障碍	0.4	2.8	45.8	28.0	23.0
6.神经系统疾病小计	4.4	3.6	13.0	26.5	52.5
其中：中枢神经系统炎性疾病	24.9	28.3	18.3	13.9	14.7
帕金森病			1.4	13.0	85.7
癫痫	12.6	14.5	24.6	19.5	28.9
7.眼和附器疾病小计	1.8	2.4	9.3	20.9	65.5
其中：晶状体疾患	0.7	0.2	2.3	12.9	83.9
内：老年性白内障			0.4	9.7	89.9
视网膜脱离和断裂	0.7	1.5	24.1	38.8	35.1
青光眼	0.6	1.1	9.2	22.6	66.5
8.耳和乳突疾病小计	3.2	4.6	23.1	31.8	37.3
其中：中耳和乳突疾病	10.6	14.3	31.9	26.4	16.8
9.循环系统疾病小计	0.8	0.5	6.7	23.0	69.0
其中：急性风湿热	0.9	7.2	22.3	27.0	42.7
慢性风湿性心脏病	0.3	0.1	5.4	30.0	64.2
高血压	0.5	0.1	9.1	28.0	62.4
内：高血压性心脏、肾脏病	0.4	0.0	6.0	17.8	75.9
缺血性心脏病	0.5	0.0	2.9	21.1	75.5
内：心绞痛	0.2	0.0	2.9	24.7	72.1
急性心肌梗死	0.4	0.0	5.8	25.1	68.7
肺栓塞	0.3	0.0	7.8	19.2	72.7
心律失常	0.7	1.3	12.7	26.4	58.9
心力衰竭	1.7	0.4	2.8	11.3	83.8
脑血管病	0.7	0.1	4.0	22.9	72.3
内：颅内出血	1.2	0.6	8.2	30.2	59.9
脑梗死	0.5	0.0	2.5	20.7	76.3
大脑动脉闭塞和狭窄	0.1	0.0	3.4	24.3	72.1

疾病名称 (ICD-10)	5岁以下	5~14岁	15~44岁	45~59岁	60岁及以上
静脉炎和血栓形成	0.5	0.1	12.2	27.2	60.0
下肢静脉曲张	0.5	0.0	10.4	42.1	46.9
10.呼吸系统疾病小计	37.1	10.1	8.6	10.9	33.3
其中：急性上呼吸道感染	58.7	22.7	8.7	5.0	5.0
流行性感冒	48.1	26.5	10.8	6.0	8.7
内：人禽流感	35.4	17.5	18.9	11.7	16.5
肺炎	59.7	10.5	5.3	6.5	18.0
慢性鼻窦炎	2.0	10.4	38.6	31.2	17.7
慢性扁桃体和腺样体疾病	16.3	50.6	24.7	6.5	1.9
慢性下呼吸道疾病	4.9	1.7	4.0	13.1	76.4
内：哮喘	9.4	5.3	16.9	31.5	37.0
外部物质引起的肺病	5.6	0.4	5.4	21.6	67.1
11.消化系统疾病小计	6.0	3.8	22.5	28.5	39.2
其中：口腔疾病	17.1	13.9	28.8	19.0	21.1
胃及十二指肠溃疡	0.4	0.7	21.5	30.8	46.7
阑尾疾病	1.3	12.3	45.2	22.3	18.9
疝	18.7	9.6	10.8	18.9	42.0
内：腹股沟疝	20.1	10.3	10.8	18.6	40.2
肠梗阻	9.4	2.9	13.9	22.5	51.3
酒精性肝病	0.3	0.0	19.0	48.0	32.7
肝硬化	0.4	0.1	14.3	41.5	43.7
胆石病和胆囊炎	0.4	0.3	21.5	32.6	45.3
急性胰腺炎	0.5	0.7	36.7	30.8	31.4
12.皮肤和皮下组织疾病小计	7.9	9.2	30.3	22.5	30.1
其中：皮炎及湿疹	5.9	6.2	25.0	23.9	39.0
牛皮癣	0.9	5.2	39.9	31.3	22.8
荨麻疹	17.2	29.0	30.8	14.0	9.1
13.肌肉骨骼系统和结缔组织疾病小计	1.4	1.4	19.9	32.7	44.6
其中：炎性多关节炎	0.6	1.1	16.1	33.0	49.1
内：类风湿性关节炎	0.7	0.2	13.2	37.5	48.4
痛风	0.3	0.1	21.5	29.0	49.1
其他关节病	0.8	0.3	5.2	26.3	67.5
系统性结缔组织病	7.3	3.6	35.7	29.9	23.6
内：系统性红斑狼疮	0.5	4.8	57.0	27.5	10.2
脊椎关节强硬	0.4	0.1	19.6	42.0	38.0
椎间盘疾病	0.5	0.1	20.4	36.4	42.7
骨密度和骨结构疾病	0.5	0.9	5.1	11.0	82.5
内：骨质疏松	0.3	0.0	1.1	8.2	90.3
骨髓炎	2.2	7.5	25.2	31.5	33.6
14.泌尿生殖系统疾病小计	1.8	3.4	34.6	30.3	29.9
其中：肾小球疾病	2.6	7.9	32.6	29.4	27.4
肾盂肾炎	0.6	1.0	35.2	27.4	35.9
肾衰竭	0.4	0.2	19.1	33.4	46.9
尿石病	0.8	0.3	31.5	37.7	29.7
膀胱炎	0.8	1.0	21.0	31.1	46.2
尿道狭窄	1.0	3.7	16.3	26.6	52.5

疾病名称 (ICD-10)	5岁以下	5～14岁	15～44岁	45～59岁	60岁及以上
男性生殖器官疾病	6.8	17.9	16.4	10.0	48.8
内：前列腺增生			0.2	6.8	92.9
乳房疾患	0.5	0.5	61.3	31.4	6.3
女性盆腔器官炎性疾病	0.5	0.4	61.9	29.7	7.5
子宫内膜异位			62.6	37.1	0.3
女性生殖器脱垂			9.7	28.7	61.6
15.妊娠、分娩和产褥期小计			99.0	0.4	
其中：异位妊娠			99.0	1.0	
医疗性流产			99.1	0.9	
妊娠高血压			99.2	0.7	
前置胎盘、胎盘早剥和产前出血			99.4	0.6	
梗阻性分娩			99.7	0.2	
分娩时会阴、阴道裂伤			99.8	0.1	
产后出血			99.6	0.3	
顺产			99.9	0.1	
16.起源于围生期疾病小计	100.0				
其中：产伤	100.0				
出生窒息	100.0				
新生儿吸入综合征	100.0				
围生期的感染	100.0				
胎儿和新生儿的溶血性疾病	100.0				
新生儿硬化病	100.0				
17.先天性畸形、变形和染色体异常小计	28.6	18.1	25.2	16.4	11.7
神经系统其他先天性畸形	62.8	7.0	13.8	12.2	4.3
循环系统先天性畸形	16.1	7.5	24.9	28.3	23.2
内：先天性心脏病	15.7	6.4	22.5	30.2	25.2
唇裂和腭裂	79.1	12.4	7.6	0.7	0.3
消化系统先天性畸形	62.3	12.6	9.6	8.5	7.0
生殖泌尿系统先天性畸形	31.8	32.8	22.1	8.2	5.2
肌肉骨骼系统先天性畸形	47.3	19.9	16.3	9.0	7.4
18.症状、体征和检验异常小计	10.9	4.7	18.1	24.1	42.3
19.损伤、中毒小计	3.7	5.0	31.7	29.9	29.7
其中：骨折	3.2	6.3	30.4	30.3	29.8
内：颅骨和面骨骨折	5.6	9.0	46.8	25.7	12.8
股骨骨折	1.7	2.1	8.9	13.1	74.2
多部位骨折	0.9	3.0	29.1	33.2	33.8
颅内损伤	3.5	5.1	29.6	29.7	32.2
烧伤和腐蚀伤	28.7	6.8	27.3	22.4	14.8
药物、药剂和生物制品中毒	17.1	4.6	36.2	17.8	24.4
非药用物质的毒性效应	6.5	7.4	30.0	25.8	30.3
医疗并发症计	2.0	3.3	30.9	30.8	33.1
内：手术和操作并发症	1.7	4.7	33.3	29.1	31.2
假体装置、植入物和移植物并发症	0.8	1.7	27.4	33.0	37.1
20.其他接受医疗服务小计	2.1	1.6	20.2	36.0	40.2

5-9-2 2018年医院出院病人年龄别疾病构成(%)(男)

疾病名称 (ICD-10)	5岁以下	5～14岁	15～44岁	45～59岁	60岁及以上
总　　计	12.5	4.8	16.6	23.5	42.6
1.传染病和寄生虫病小计	34.2	8.3	19.4	16.3	21.7
其中：肠道传染病	56.6	6.7	10.7	9.5	16.6
内：霍乱					
伤寒和副伤寒	11.0	10.2	28.9	21.1	28.9
细菌性痢疾	39.9	15.0	16.3	10.7	18.1
结核病	0.6	0.9	30.9	26.9	40.8
内：肺结核	0.4	0.6	27.6	27.8	43.6
白喉					
百日咳	92.6	6.5	0.4	0.1	0.4
猩红热	31.9	66.4	1.7	0.1	0.0
性传播模式疾病	5.9	0.6	45.8	25.1	22.6
内：梅毒	11.2	0.2	29.7	31.2	27.7
淋球菌感染	6.7	2.1	71.3	11.8	8.1
乙型脑炎	5.6	17.0	23.5	24.0	29.9
斑疹伤寒	6.7	7.8	25.2	30.9	29.3
病毒性肝炎	0.5	0.7	50.7	34.1	14.1
人类免疫缺陷病毒病（HIV）	0.3	0.6	39.7	32.3	27.1
血吸虫病					
丝虫病	0.0	0.0	4.0	24.0	72.0
钩虫病	0.5	0.3	9.2	11.0	79.0
2.肿瘤小计	1.1	1.1	11.2	28.3	58.4
恶性肿瘤计	0.6	0.5	7.8	26.8	64.3
其中：鼻咽恶性肿瘤	0.2	0.2	22.7	45.5	31.5
食管恶性肿瘤	0.5	0.0	1.0	22.3	76.2
胃恶性肿瘤	0.4	0.0	3.0	22.9	73.6
小肠恶性肿瘤	0.4	0.0	7.4	29.7	62.6
结肠恶性肿瘤	0.3	0.0	7.2	26.7	65.8
直肠乙状结肠连接处、直肠、肛门 　　　　　和肛管恶性肿瘤	0.5	0.0	5.2	27.7	66.6
肝和肝内胆管恶性肿瘤	0.4	0.1	11.6	39.5	48.5
喉恶性肿瘤	0.3	0.0	1.9	30.6	67.3
气管、支气管、肺恶性肿瘤	0.5	0.0	2.7	24.8	72.0
骨、关节软骨恶性肿瘤	1.0	7.4	27.3	22.3	42.0
乳房恶性肿瘤	0.5	0.1	6.3	30.1	63.2
男性生殖器官恶性肿瘤	0.4	0.1	2.4	7.2	90.0
泌尿道恶性肿瘤	0.5	0.1	5.8	24.6	69.0
脑恶性肿瘤	2.1	5.9	27.2	32.8	32.0
白血病	4.4	8.0	27.2	24.3	36.1
原位癌计	0.6	0.1	6.2	27.9	65.2
其中：子宫颈原位癌					
良性肿瘤计	2.9	3.7	27.2	36.4	29.9
其中：皮肤良性肿瘤	8.7	12.4	35.8	22.8	20.3

注：本表系卫生健康部门综合医院数字。

疾病名称 (ICD-10)	5岁以下	5～14岁	15～44岁	45～59岁	60岁及以上
乳房良性肿瘤	0.7	1.3	38.2	31.4	28.4
子宫平滑肌瘤					
卵巢良性肿瘤					
前列腺良性肿瘤	0.5		1.4	7.2	90.9
甲状腺良性肿瘤	0.6	0.8	25.9	40.9	31.8
交界恶性和动态未知的肿瘤	1.4	1.4	12.2	25.5	59.5
3.血液、造血器官及免疫疾病小计	12.1	25.0	17.7	14.4	30.9
其中：贫血	11.1	18.1	15.8	15.2	39.8
4.内分泌、营养和代谢疾病小计	1.6	1.9	18.2	37.3	41.0
其中：甲状腺功能亢进	0.7	0.9	46.4	33.7	18.5
糖尿病	0.5	0.4	16.5	39.5	43.2
5.精神和行为障碍小计	5.4	4.0	39.1	27.6	23.8
其中：依赖性物质引起的精神和行为障碍	1.1	1.5	54.0	31.5	12.0
酒精引起的精神和行为障碍	1.0	1.5	53.1	32.2	12.2
精神分裂症、分裂型和妄想性障碍	0.4	0.6	56.3	31.6	11.2
情感障碍	0.4	2.7	50.8	25.7	20.4
6.神经系统疾病小计	5.2	4.4	14.6	25.2	50.5
其中：中枢神经系统炎性疾病	24.7	29.7	17.9	13.6	14.2
帕金森病	0.4	0.0	1.4	12.6	85.6
癫痫	11.1	13.8	24.5	21.1	29.7
7.眼和附器疾病小计	2.0	3.2	11.2	21.8	61.9
其中：晶状体疾患	0.7	0.4	3.3	14.8	80.9
内：老年性白内障			0.6	10.8	88.6
视网膜脱离和断裂	0.7	1.8	27.8	38.0	31.7
青光眼	0.6	1.6	13.9	25.1	58.8
8.耳和乳突疾病小计	4.1	6.4	24.8	29.3	35.5
其中：中耳和乳突疾病	12.2	17.8	32.3	22.2	15.5
9.循环系统疾病小计	0.8	0.6	8.1	24.8	65.7
其中：急性风湿热	0.9	11.1	23.9	22.2	42.0
慢性风湿性心脏病	0.3	0.2	6.3	30.7	62.5
高血压	0.5	0.1	13.2	29.4	56.9
内：高血压性心脏、肾脏病	0.3	0.0	8.8	20.4	70.6
缺血性心脏病	0.5	0.0	4.4	24.6	70.5
内：心绞痛	0.2	0.0	4.3	28.5	67.0
急性心肌梗死	0.4	0.0	7.8	30.9	60.9
肺栓塞	0.3	0.1	9.8	20.6	69.3
心律失常	0.8	1.5	13.8	26.0	57.9
心力衰竭	1.8	0.5	3.6	13.6	80.6
脑血管病	0.6	0.1	4.8	24.6	69.8
内：颅内出血	1.1	0.6	9.9	30.9	57.6
脑梗死	0.5	0.0	3.3	23.2	73.1
大脑动脉闭塞和狭窄	0.1	0.1	4.2	27.2	68.4

疾病名称 (ICD-10)	5岁以下	5～14岁	15～44岁	45～59岁	60岁及以上
静脉炎和血栓形成	0.5	0.2	12.7	28.2	58.5
下肢静脉曲张	0.5	0.0	10.5	40.2	48.8
10.呼吸系统疾病小计	37.8	10.2	8.0	9.7	34.2
其中：急性上呼吸道感染	60.3	24.3	7.4	3.9	4.1
流行性感冒	50.2	28.3	9.0	4.8	7.6
内：人禽流感	37.7	21.1	15.8	11.4	14.0
肺炎	62.4	10.2	4.7	5.7	17.0
慢性鼻窦炎	2.1	11.4	43.0	28.1	15.4
慢性扁桃体和腺样体疾病	17.7	56.1	21.6	3.5	1.1
慢性下呼吸道疾病	4.7	1.7	3.2	11.5	78.9
内：哮喘	14.4	7.9	16.4	28.1	33.2
外部物质引起的肺病	4.1	0.3	5.3	23.3	67.1
11.消化系统疾病小计	7.0	4.3	23.8	27.7	37.2
其中：口腔疾病	18.0	16.0	27.5	18.3	20.1
胃及十二指肠溃疡	0.3	0.7	24.5	30.8	43.6
阑尾疾病	1.5	14.4	45.2	21.4	17.6
疝	19.1	8.1	10.6	19.3	42.9
内：腹股沟疝	19.6	8.4	10.4	19.2	42.5
肠梗阻	9.9	3.2	13.3	21.4	52.2
酒精性肝病	0.3	0.0	18.9	48.4	32.4
肝硬化	0.4	0.1	18.0	45.9	35.7
胆石病和胆囊炎	0.4	0.3	20.9	31.8	46.7
急性胰腺炎	0.5	0.6	44.5	30.5	23.9
12.皮肤和皮下组织疾病小计	8.0	9.6	29.7	21.9	30.8
其中：皮炎及湿疹	6.6	7.0	19.6	20.8	46.0
牛皮癣	0.8	4.3	39.2	31.3	24.3
荨麻疹	22.4	37.7	22.8	9.8	7.3
13.肌肉骨骼系统和结缔组织疾病小计	1.8	1.9	23.1	31.2	42.1
其中：炎性多关节炎	0.5	1.3	19.2	29.9	49.2
内：类风湿性关节炎	0.6	0.3	9.7	31.2	58.2
痛风	0.3	0.1	23.1	30.3	46.3
其他关节病	0.7	0.5	8.3	24.3	66.2
系统性结缔组织病	19.7	5.2	23.3	22.5	29.4
内：系统性红斑狼疮	0.6	7.1	53.6	25.1	13.6
脊椎关节强硬	0.4	0.1	19.4	38.6	41.5
椎间盘疾病	0.5	0.1	24.1	34.7	40.7
骨密度和骨结构疾病	0.8	2.5	12.2	14.3	70.2
内：骨质疏松	0.3	0.1	2.4	8.4	88.8
骨髓炎	1.8	7.0	26.8	32.0	32.4
14.泌尿生殖系统疾病小计	3.0	6.4	24.6	26.7	39.3
其中：肾小球疾病	3.2	9.4	32.4	27.7	27.3
肾盂肾炎	1.0	1.9	21.1	28.7	47.4
肾衰竭	0.4	0.2	20.5	34.6	44.4
尿石病	0.7	0.3	34.1	36.6	28.3
膀胱炎	0.9	1.3	19.6	28.2	50.1
尿道狭窄	1.0	3.9	16.4	26.2	52.5

疾病名称 (ICD-10)	5岁以下	5～14岁	15～44岁	45～59岁	60岁及以上
男性生殖器官疾病	6.8	18.0	16.5	10.0	48.7
内：前列腺增生	0.3		0.2	6.8	92.7
乳房疾患	1.2	3.2	47.1	20.7	27.8
15.妊娠、分娩和产褥期小计					
16.起源于围生期疾病小计	100.0				
其中：产伤	100.0				
出生窒息	100.0				
新生儿吸入综合征	100.0				
围生期的感染	100.0				
胎儿和新生儿的溶血性疾病	100.0				
新生儿硬化病	100.0				
17.先天性畸形、变形和染色体异常小计	34.8	23.3	20.0	12.5	9.3
神经系统其他先天性畸形	73.6	7.5	10.2	6.0	2.8
循环系统先天性畸形	17.4	7.8	25.8	27.6	21.4
内：先天性心脏病	18.0	6.7	23.2	29.1	23.1
唇裂和腭裂	79.8	11.8	7.5	0.6	0.2
消化系统先天性畸形	67.5	14.6	7.3	5.6	5.1
生殖泌尿系统先天性畸形	39.2	39.8	12.8	5.0	3.3
肌肉骨骼系统先天性畸形	50.0	22.8	17.3	5.3	4.6
18.症状、体征和检验异常小计	11.9	5.3	16.8	22.6	43.4
19.损伤、中毒小计	3.7	5.6	36.1	30.6	24.0
其中：骨折	3.1	6.9	34.5	30.9	24.6
内：颅骨和面骨骨折	4.8	8.6	48.7	25.9	12.0
股骨骨折	2.2	3.2	16.2	18.2	60.2
多部位骨折	0.8	3.3	35.7	35.3	24.9
颅内损伤	3.2	5.1	31.5	29.6	30.6
烧伤和腐蚀伤	27.4	6.7	30.8	22.9	12.3
药物、药剂和生物制品中毒	23.4	5.5	29.2	16.9	24.9
非药用物质的毒性效应	7.5	8.0	29.9	25.2	29.4
医疗并发症计	2.3	4.2	29.5	29.7	34.2
内：手术和操作并发症	1.9	5.5	31.9	28.0	32.8
假体装置、植入物和移植物并发症	0.9	2.7	24.2	32.3	40.0
20.其他接受医疗服务小计	2.3	2.1	14.3	31.3	49.9

5-9-3　2018年医院出院病人年龄别疾病构成(%)(女)

疾病名称 (ICD-10)	5岁以下	5～14岁	15～44岁	45～59岁	60岁及以上
总　　计	8.1	2.8	31.5	22.4	35.2
1.传染病和寄生虫病小计	35.1	7.9	17.5	15.9	23.5
其中：肠道传染病	45.6	5.1	12.8	13.2	23.3
内：霍乱					
伤寒和副伤寒	8.3	7.3	30.8	23.5	30.2
细菌性痢疾	29.8	10.4	17.5	16.8	25.6
结核病	0.7	1.6	38.5	22.8	36.5
内：肺结核	0.5	1.3	35.4	22.2	40.6
白喉					
百日咳	89.8	8.8	0.8	0.1	0.5
猩红热	27.9	69.9	2.1	0.1	0.1
性传播模式疾病	5.2	0.7	53.0	27.1	14.0
内：梅毒	13.0	0.3	45.4	25.6	15.8
淋球菌感染	7.3	1.5	44.5	27.0	19.7
乙型脑炎	3.3	10.0	17.9	25.8	42.9
斑疹伤寒	4.5	4.0	17.8	35.9	37.8
病毒性肝炎	0.6	0.8	41.7	36.6	20.3
人类免疫缺陷病毒病（HIV）	0.5	1.4	31.5	39.8	26.8
血吸虫病					
丝虫病	0.0	0.0	10.0	22.5	67.5
钩虫病	0.7	0.0	6.3	15.3	77.8
2.肿瘤小计	0.9	0.8	28.9	38.3	31.1
恶性肿瘤计	0.6	0.5	15.7	36.8	46.5
其中：鼻咽恶性肿瘤	0.2	0.1	23.7	46.6	29.5
食管恶性肿瘤	0.7	0.0	0.5	11.2	87.7
胃恶性肿瘤	0.4	0.0	8.3	27.0	64.3
小肠恶性肿瘤	0.4	0.1	6.5	31.3	61.7
结肠恶性肿瘤	0.3	0.0	7.7	27.0	64.9
直肠乙状结肠连接处、直肠、肛门 　　　　和肛管恶性肿瘤	0.5	0.0	7.2	29.3	63.0
肝和肝内胆管恶性肿瘤	0.7	0.2	7.7	28.4	63.1
喉恶性肿瘤	0.4	0.1	3.5	23.8	72.2
气管、支气管、肺恶性肿瘤	0.4	0.0	5.8	30.3	63.5
骨、关节软骨恶性肿瘤	0.8	9.2	24.2	25.8	40.1
乳房恶性肿瘤	0.4	0.0	21.5	50.2	27.9
女性生殖器官恶性肿瘤	0.4	0.1	16.4	49.8	33.3
泌尿道恶性肿瘤	0.8	0.3	6.9	24.5	67.4
脑恶性肿瘤	1.9	5.6	28.3	33.6	30.5
白血病	4.2	7.2	27.4	26.8	34.5
原位癌计	0.5	0.0	40.0	42.1	17.3
其中：子宫颈原位癌			47.4	42.3	10.3
良性肿瘤计	1.4	1.2	44.8	40.8	11.8
其中：皮肤良性肿瘤	8.0	10.8	42.8	22.9	15.5

注：本表系卫健康生部门综合医院数字。

疾病名称 (ICD-10)	5岁以下	5~14岁	15~44岁	45~59岁	60岁及以上
乳房良性肿瘤	0.4	0.5	70.2	25.5	3.3
子宫平滑肌瘤	0.4	0.0	39.8	57.3	2.5
卵巢良性肿瘤	0.4	1.5	62.0	24.0	12.1
甲状腺良性肿瘤	0.5	0.6	31.6	44.3	23.1
交界恶性和动态未知的肿瘤	1.1	1.2	26.3	31.1	40.3
3.血液、造血器官及免疫疾病小计	7.6	17.5	22.7	21.6	30.7
其中：贫血	6.2	11.6	23.9	22.7	35.6
4.内分泌、营养和代谢疾病小计	1.3	2.5	14.1	33.5	48.7
其中：甲状腺功能亢进	0.6	1.3	40.3	36.8	20.9
糖尿病	0.6	0.5	8.4	32.5	58.0
5.精神和行为障碍小计	2.6	2.5	31.0	34.7	29.3
其中：依赖性物质引起的精神和行为障碍	1.1	2.4	61.5	24.2	10.8
酒精引起的精神和行为障碍	0.9	2.5	62.0	24.7	10.0
精神分裂症、分裂型和妄想性障碍	0.7	1.2	50.6	33.5	14.0
情感障碍	0.4	2.9	42.9	29.2	24.6
6.神经系统疾病小计	3.6	2.8	11.3	27.7	54.6
其中：中枢神经系统炎性疾病	25.1	26.6	18.7	14.2	15.3
帕金森病	0.4	0.0	1.3	13.3	85.0
癫痫	15.1	15.7	24.8	16.7	27.7
7.眼和附器疾病小计	1.6	1.9	7.8	20.3	68.4
其中：晶状体疾患	0.6	0.1	1.5	11.5	86.2
内：老年性白内障			0.3	8.8	96.2
视网膜脱离和断裂	0.7	1.0	19.2	39.7	39.5
青光眼	0.6	0.8	6.0	21.0	71.8
8.耳和乳突疾病小计	2.5	3.2	21.8	33.8	38.7
其中：中耳和乳突疾病	9.1	11.0	31.5	30.5	18.0
9.循环系统疾病小计	0.8	0.5	5.0	20.8	72.9
其中：急性风湿热	0.8	4.7	21.4	30.1	43.0
慢性风湿性心脏病	0.3	0.1	5.0	29.7	64.9
高血压	0.5	0.0	5.4	26.6	67.5
内：高血压性心脏、肾脏病	0.4	0.0	2.9	14.9	81.8
缺血性心脏病	0.5	0.0	1.3	16.9	81.3
内：心绞痛	0.2	0.0	1.3	20.3	78.1
急性心肌梗死	0.4	0.0	1.1	12.0	86.4
肺栓塞	0.4	0.0	5.9	17.6	76.1
心律失常	0.6	1.1	11.8	26.8	59.7
心力衰竭	1.6	0.4	2.0	8.9	87.2
脑血管病	0.6	0.1	2.9	20.8	75.6
内：颅内出血	1.2	0.6	5.5	29.1	63.6
脑梗死	0.5	0.0	1.5	17.3	80.7
大脑动脉闭塞和狭窄	0.1	0.0	2.4	20.4	77.1

疾病名称 (ICD-10)	5岁以下	5～14岁	15～44岁	45～59岁	60岁及以上
静脉炎和血栓形成	0.5	0.1	11.6	26.0	61.8
下肢静脉曲张	0.5	0.0	10.3	44.7	44.5
10.呼吸系统疾病小计	36.2	9.9	9.5	12.5	31.9
其中：急性上呼吸道感染	56.5	20.4	10.5	6.5	6.1
流行性感冒	45.4	24.0	13.2	7.4	10.0
内：人禽流感	32.6	13.0	22.8	12.0	19.6
肺炎	56.3	10.9	6.0	7.5	19.2
慢性鼻窦炎	1.9	9.0	32.3	35.7	21.1
慢性扁桃体和腺样体疾病	14.2	42.5	29.3	11.0	3.1
慢性下呼吸道疾病	5.2	1.8	5.3	15.7	72.1
内：哮喘	5.4	3.2	17.2	34.1	40.0
外部物质引起的肺病	13.4	0.7	5.8	13.0	67.1
11.消化系统疾病小计	4.7	3.2	20.8	29.5	41.7
其中：口腔疾病	16.2	11.5	30.2	19.7	22.3
胃及十二指肠溃疡	0.4	0.5	14.7	30.7	53.7
阑尾疾病	1.1	9.9	45.2	23.3	20.5
疝	16.8	18.3	11.8	16.3	36.8
内：腹股沟疝	25.1	27.6	13.8	13.2	20.5
肠梗阻	8.6	2.5	14.8	24.1	50.0
酒精性肝病	0.4	0.0	21.7	36.5	41.4
肝硬化	0.4	0.1	7.0	32.9	59.5
胆石病和胆囊炎	0.5	0.2	21.9	33.0	44.5
急性胰腺炎	0.5	0.7	24.4	31.4	43.0
12.皮肤和皮下组织疾病小计	7.7	8.7	31.2	23.4	29.1
其中：皮炎及湿疹	5.1	5.4	31.7	27.5	30.3
牛皮癣	0.9	7.1	40.8	31.1	20.0
荨麻疹	12.5	21.3	38.0	17.6	10.6
13.肌肉骨骼系统和结缔组织疾病小计	1.1	1.1	17.5	33.8	46.5
其中：炎性多关节炎	0.7	0.9	13.0	36.2	49.2
内：类风湿性关节炎	0.7	0.1	14.3	39.6	45.2
痛风	0.2	0.2	5.4	15.6	78.6
其他关节病	0.8	0.2	3.9	27.1	68.1
系统性结缔组织病	3.8	3.2	39.3	32.0	21.8
内：系统性红斑狼疮	0.4	4.5	57.4	27.8	9.8
脊椎关节强硬	0.4	0.1	19.7	44.2	35.7
椎间盘疾病	0.5	0.1	17.1	37.9	44.5
骨密度和骨结构疾病	0.4	0.4	2.7	9.9	86.7
内：骨质疏松	0.3	0.0	0.8	8.2	90.7
骨髓炎	3.0	8.8	21.2	30.4	36.7
14.泌尿生殖系统疾病小计	0.8	0.9	43.2	33.5	21.7
其中：肾小球疾病	1.9	6.0	32.9	31.6	27.6
肾盂肾炎	0.5	0.7	39.4	27.0	32.5
肾衰竭	0.4	0.2	17.1	31.6	50.7
尿石病	0.7	0.3	26.0	40.1	32.8
膀胱炎	0.7	0.8	21.8	32.7	44.0
尿道狭窄	1.0	0.6	10.9	33.4	54.1

疾病名称 (ICD-10)	5岁以下	5～14岁	15～44岁	45～59岁	60岁及以上
乳房疾患	0.5	0.4	62.1	32.0	5.1
女性盆腔器官炎性疾病	0.4	0.4	62.0	29.6	7.5
子宫内膜异位			62.6	37.1	0.3
女性生殖器脱垂			9.7	28.7	61.6
15.妊娠、分娩和产褥期小计			99.6	0.4	
其中：异位妊娠			99.0	1.0	
医疗性流产			99.1	0.9	
妊娠高血压			99.2	0.7	
前置胎盘、胎盘早剥和产前出血			99.4	0.6	
梗阻性分娩			99.8	0.2	
分娩时会阴、阴道裂伤			99.8	0.1	
产后出血			99.6	0.3	
顺产			99.9	0.1	
16.起源于围生期疾病小计	100.0				
其中：产伤	100.0				
出生窒息	100.0				
新生儿吸入综合征	100.0				
围生期的感染	100.0				
胎儿和新生儿的溶血性疾病	100.0				
新生儿硬化病	100.0				
17.先天性畸形、变形和染色体异常小计	21.4	12.1	31.1	20.9	14.5
神经系统其他先天性畸形	50.2	6.2	17.8	19.7	6.1
循环系统先天性畸形	15.1	7.4	24.2	28.8	24.6
内：先天性心脏病	14.1	6.1	22.0	30.9	26.9
唇裂和腭裂	78.5	12.9	7.6	0.7	0.4
消化系统先天性畸形	53.6	9.4	13.6	13.4	10.0
生殖泌尿系统先天性畸形	5.8	8.1	54.8	19.6	11.7
肌肉骨骼系统先天性畸形	44.6	16.7	15.2	13.0	10.5
18.症状、体征和检验异常小计	9.5	4.1	19.7	25.9	40.9
19.损伤、中毒小计	3.8	4.1	24.6	28.7	38.9
其中：骨折	3.4	5.3	23.2	29.1	39.1
内：颅骨和面骨骨折	8.1	10.5	40.8	25.2	15.4
股骨骨折	1.3	1.2	3.1	9.1	85.3
多部位骨折	1.0	2.5	17.2	29.3	50.1
颅内损伤	4.0	5.1	25.8	29.7	35.4
烧伤和腐蚀伤	31.0	7.1	21.1	21.6	19.2
药物、药剂和生物制品中毒	12.6	4.0	41.0	18.3	24.0
非药用物质的毒性效应	5.5	6.8	30.0	26.5	31.4
医疗并发症计	1.6	2.2	32.3	31.9	31.9
内：手术和操作并发症	1.5	3.5	35.3	30.8	28.9
假体装置、植入物和移植物并发症	0.6	0.9	29.9	33.6	34.9
20.其他接受医疗服务小计	1.8	1.1	25.6	40.3	31.3

5-10-1 调查地区居民两周就诊率(%)

	合计			城市			农村		
	2003	2008	2013	2003	2008	2013	2003	2008	2013
调查人数	193689	177501	273688	49698	46510	133393	143991	130991	140295
就诊人次数	25906	25813	35681	5869	5914	17728	20037	19899	17953
两周就诊率	13.4	14.5	13.0	11.8	12.7	13.3	13.9	15.2	12.8
分性别两周就诊率									
男性	12.2	13.1	11.9	10.3	11.3	12.2	12.8	13.8	11.7
女性	14.6	16.0	14.1	13.3	14.0	14.3	15.1	16.7	13.9
年龄别两周就诊率									
0～4岁	20.2	24.8	14.6	15.6	19.1	15.3	21.3	26.0	14.1
5～14岁	7.7	9.1	6.2	5.5	6.8	6.3	8.2	9.6	6.1
15～24岁	4.7	4.7	3.4	3.2	3.2	3.3	5.1	5.1	3.5
25～34岁	7.8	6.1	4.8	4.8	4.5	4.9	8.9	6.7	4.5
35～44岁	11.3	11.4	8.5	7.5	7.0	8.0	12.7	12.8	8.9
45～54岁	17.6	16.0	13.7	12.5	10.9	13.2	19.6	18.1	14.1
55～64岁	22.8	21.6	19.7	19.1	18.4	19.1	24.4	22.9	20.4
65岁及以上	28.1	30.3	26.4	28.8	30.3	27.8	27.6	30.3	24.8
文化程度别两周就诊率									
文盲半文盲	23.8	25.6	22.8	27.6	25.3	25.8	23.2	25.6	21.4
小学	16.6	18.4	18.6	19.8	22.2	21.5	16.1	17.8	16.9
初中	10.0	10.7	11.5	10.6	12.0	13.2	9.8	10.3	10.1
高中、技校	8.7	9.2	9.8	8.3	9.1	10.3	9.1	9.3	8.6
中专	9.4	10.7	10.7	9.9	12.6	11.9	8.2	7.0	7.5
大专	8.7	8.0	7.9	9.3	8.8	8.2	5.7	5.0	6.5
大学及以上	7.9	8.2	5.9	7.7	8.4	6.3	9.4	6.8	2.7
医疗保障形式别两周就诊率									
城镇职工医疗保险	13.5	14.6	13.4	13.4	14.5	13.4	14.6	15.1	13.6
城镇居民医疗保险		10.5	12.4		10.4	12.4		11.1	12.5
新型农村合作医疗	14.8	15.5	13.3	21.4	20.2	15.4	13.2	15.3	12.5
其他社会医疗保险	10.2	8.1	14.8	10.0	7.3	16.6	10.4	10.3	12.3
无社会医疗保险	13.5	10.8	8.4	8.6	8.2	6.7	14.4	14.2	12.5
就业状况别两周就诊率									
在岗	13.7	13.3	11.5	7.8	6.9	10.2	14.9	14.6	12.4
离退休	25.6	24.3	21.4	24.6	23.9	21.6	33.5	26.6	20.3
学生	4.3	4.9	3.1	3.0	3.0	3.2	4.9	5.6	3.0
无业、失业、半失业	14.1	19.3	19.9	11.0	12.9	18.1	21.5	23.7	21.8

5-10-2　2013年调查地区居民两周就诊率(%)

	合计	城市				农村			
		小计	东	中	西	小计	东	中	西
调查人数	273688	133393	44499	44774	44120	140295	45875	44883	49537
就诊人次数	35681	17728	6835	3944	6949	17953	7389	5108	5456
两周就诊率	13.0	13.3	15.4	8.8	15.8	12.8	16.1	11.4	11.0
分性别两周就诊率									
男性	11.9	12.2	14.4	8.1	14.2	11.7	15.3	10.5	9.4
女性	14.1	14.3	16.2	9.5	17.2	13.9	16.9	12.3	12.7
年龄别两周就诊率									
0～4岁	14.6	15.3	14.4	11.4	19.7	14.1	21.3	12.9	9.3
5～14岁	6.2	6.3	7.6	3.8	7.6	6.1	10.3	5.6	3.5
15～24岁	3.4	3.3	4.6	1.8	3.6	3.5	4.0	3.1	3.4
25～34岁	4.8	4.9	4.9	3.6	6.4	4.5	4.7	5.1	3.9
35～44岁	8.5	8.0	7.7	5.4	10.8	8.9	9.5	8.4	8.9
45～54岁	13.7	13.2	13.2	10.1	16.4	14.1	15.8	13.1	13.2
55～64岁	19.7	19.1	21.9	12.5	22.6	20.4	23.7	16.7	20.5
65岁及以上	26.4	27.8	32.8	17.4	32.8	24.8	30.9	20.3	22.4
文化程度别两周就诊率									
文盲半文盲	22.8	25.8	27.4	15.8	31.6	21.4	28.8	19.2	18.1
小学	18.6	21.5	26.4	14.3	23.4	16.9	22.1	14.4	14.8
初中	11.5	13.2	16.4	8.7	14.7	10.1	11.7	9.3	9.2
高中、技校	9.8	10.3	13.3	7.2	10.5	8.6	11.1	8.4	5.8
中专	10.7	11.9	12.6	8.4	15.3	7.5	8.1	6.8	7.4
大专	7.9	8.2	9.3	6.4	9.1	6.5	6.7	6.0	6.6
大学及以上	5.9	6.3	7.7	4.3	6.6	2.7	2.3	2.8	3.2
医疗保障形式别两周就诊率									
城镇职工医疗保险	13.4	13.4	16.2	9.7	13.3	13.6	15.0	10.5	13.2
城镇居民医疗保险	12.4	12.4	16.7	8.6	10.2	12.5	14.4	9.0	12.7
新型农村合作医疗	13.3	15.4	15.0	9.1	20.6	12.5	15.8	11.9	10.9
城乡居民合作医疗	13.9	12.9	6.4	8.0	17.3	14.3	17.2	8.8	12.2
其他社会医疗保险	14.8	16.6	20.0	7.3	18.9	12.3	13.7	11.8	11.1
无社保	8.4	6.7	8.1	4.5	8.3	12.5	20.1	8.3	8.4
就业状况别两周就诊率									
在岗	11.5	10.2	9.3	6.0	14.6	12.4	14.2	11.3	11.6
离退休	21.4	21.6	27.0	14.3	22.4	20.3	29.1	14.1	14.9
学生	3.1	3.2	4.4	1.2	4.0	3.0	4.3	2.8	2.3
失业	15.5	15.3	15.0	10.7	21.2	15.9	11.2	9.8	24.4
无业	20.4	18.5	22.7	13.4	21.5	22.2	26.9	18.1	21.0

5-11-1 调查地区居民疾病别两周就诊率(‰)

	合计			城市			农村		
	2003	2008	2013	2003	2008	2013	2003	2008	2013
传染病计	2.9	1.9	0.4	1.8	1.2	0.5	3.3	2.1	0.4
寄生虫病计	0.2	0.0	0.0		0.0	0.0	0.2	0.0	0.0
恶性肿瘤计	1.3	1.7	0.8	1.6	1.9	0.9	1.2	1.6	0.6
良性肿瘤计	0.4	0.7	0.3	0.4	0.9	0.3	0.4	0.7	0.3
内分泌、营养和代谢疾病计	2.2	3.9	6.3	4.6	8.7	8.8	1.3	2.1	3.9
其中：糖尿病	1.4	2.9	5.6	3.3	7.6	7.8	0.7	1.3	3.4
血液、造血器官疾病	1.4	1.3	0.4	1.1	0.8	0.3	1.5	1.5	0.5
精神病小计	0.5	0.8	0.4	0.5	0.9	0.4	0.5	0.8	0.5
神经系病计	2.9	2.2	1.0	1.8	1.8	1.1	3.2	2.4	1.0
眼及附器疾病	1.4	1.3	0.7	1.6	1.2	0.7	1.3	1.3	0.6
耳和乳突疾病	0.6	0.5	0.3	0.7	0.5	0.3	0.6	0.5	0.3
循环系统疾病	18.3	26.4	27.5	28.0	36.4	30.1	14.9	22.8	24.9
其中：心脏病	5.8	7.9	3.1	10.2	11.9	3.4	4.3	6.5	2.8
高血压	8.0	12.3	21.4	12.9	19.3	23.8	6.4	9.9	19.2
脑血管病	2.9	4.3	2.2	3.6	3.6	2.3	2.7	4.6	2.2
呼吸系统疾病	51.4	46.9	27.0	34.0	29.1	25.4	57.4	53.2	28.5
其中：急上呼感染	41.9	37.2	23.1	26.5	21.7	21.5	47.2	42.7	24.6
肺炎	1.8	2.0	0.6	1.0	1.0	0.5	2.1	2.4	0.6
老慢支	3.6	3.3	1.3	3.2	2.4	1.3	3.8	3.6	1.4
消化系统疾病	21.7	22.1	8.6	16.2	14.3	7.6	23.6	24.9	9.6
其中：急性胃炎	10.7	11.9	4.3	7.5	6.3	3.8	11.8	13.9	4.9
肝硬化	0.3	0.4	0.1	0.3	0.4	0.2	0.3	0.5	0.1
胆囊疾病	2.9	1.8	0.8	2.6	1.5	0.7	3.0	1.9	0.9
泌尿生殖系病	6.2	6.4	3.2	4.4	5.9	3.3	6.9	6.6	3.1
妊娠、分娩病及产褥期并发症	0.1	0.1	0.1	0.2	0.1	0.1	0.1	0.1	0.1
皮肤皮下组织	2.6	3.4	1.5	2.5	2.8	1.5	2.6	3.7	1.5
肌肉、骨骼结缔组织	11.1	17.1	7.2	12.2	13.7	6.5	10.7	18.2	7.8
其中：类风湿性关节炎	3.8	5.3	1.7	2.9	2.2	1.4	4.1	6.4	2.0
先天异常	0.1	0.0	0.0	0.1		0.0	0.1	0.1	0.0
围生期疾病	0.0	0.0	0.0		0.0	0.0	0.0	0.0	0.0
损伤和中毒	6.9	6.2	2.9	4.6	4.9	2.5	7.7	6.6	3.4
其他	0.6	0.5	0.4	0.4	0.5	0.4	0.6	0.6	0.3
不详	1.1	1.8	0.7	1.4	1.5	0.8	1.1	2.0	0.6

5-11-2 2013年调查地区居民疾病别两周就诊率(‰)

	合计	城市				农村			
		小计	东	中	西	小计	东	中	西
传染病计	0.4	0.5	0.4	0.6	0.3	0.4	0.3	0.5	0.5
寄生虫病计	0.0	0.0		0.0		0.0			0.0
恶性肿瘤计	0.8	0.9	1.5	0.6	0.7	0.6	0.7	0.6	0.5
良性肿瘤计	0.3	0.3	0.4	0.3	0.3	0.3	0.4	0.2	0.2
内分泌、营养和代谢疾病计	6.3	8.8	14.6	5.8	6.1	3.9	5.8	3.9	2.3
其中：糖尿病	5.6	7.8	12.8	5.1	5.6	3.4	5.0	3.4	1.9
血液、造血器官疾病	0.4	0.3	0.2	0.3	0.5	0.5	0.4	0.5	0.5
精神病小计	0.4	0.4	0.7	0.3	0.2	0.5	0.7	0.4	0.3
神经系病计	1.0	1.1	1.4	1.0	0.8	1.0	1.3	0.7	0.9
眼及附器疾病	0.7	0.7	1.0	0.5	0.7	0.6	0.9	0.4	0.6
耳和乳突疾病	0.3	0.3	0.4	0.2	0.5	0.3	0.3	0.3	0.3
循环系统疾病	27.5	30.1	45.7	22.3	22.4	24.9	30.8	24.3	20.0
其中：心脏病	3.1	3.4	4.0	3.0	3.1	2.8	3.8	2.7	2.1
高血压	21.4	23.8	38.2	16.6	16.4	19.2	23.6	18.9	15.4
脑血管病	2.2	2.3	2.5	2.2	2.0	2.2	2.5	2.3	1.8
呼吸系统疾病	27.0	25.4	21.0	17.1	38.2	28.5	34.4	26.7	24.6
其中：急上呼感染	23.1	21.5	17.1	14.7	32.9	24.6	30.2	23.6	20.4
肺炎	0.6	0.5	0.6	0.4	0.5	0.6	0.8	0.5	0.6
老慢支	1.3	1.3	1.0	0.5	2.2	1.4	1.4	1.0	1.8
消化系统疾病	8.6	7.6	7.3	5.5	10.2	9.6	9.5	8.4	10.7
其中：急性胃炎	4.3	3.8	3.3	2.3	5.9	4.9	5.0	4.0	5.5
肝病硬化	0.1	0.2	0.1	0.2	0.2	0.1	0.2	0.1	0.1
胆囊疾病	0.8	0.7	0.6	0.8	0.7	0.9	0.5	0.8	1.4
泌尿生殖系病	3.2	3.3	3.3	2.9	3.6	3.1	2.9	3.2	3.3
妊娠、分娩病及产褥期并发症	0.1	0.1	0.1	0.1	0.1	0.1	0.1	0.0	0.1
皮肤皮下组织	1.5	1.5	1.5	1.2	1.8	1.5	1.4	1.4	1.7
肌肉、骨骼结缔组织	7.2	6.5	6.4	4.6	8.5	7.8	8.3	6.6	8.5
其中：类风湿性关节炎	1.7	1.4	1.0	0.9	2.4	2.0	1.6	1.6	2.7
先天异常	0.0	0.0	0.1		0.0	0.0	0.0	0.1	
围生期疾病	0.0	0.0		0.0		0.0	0.0	0.0	
损伤和中毒	2.9	2.5	2.7	1.8	3.0	3.4	3.9	3.7	2.6
其他	0.4	0.4	0.4	0.5	0.4	0.3	0.4	0.3	0.2
不详	0.7	0.8	0.5	0.4	1.6	0.6	0.7	0.6	0.5

5-12-1 调查地区居民住院率(%)

	合计			城市			农村		
	2003	2008	2013	2003	2008	2013	2003	2008	2013
住院人次数	6981	12139	24740	2107	3293	12110	4874	8846	12630
住院率	3.6	6.8	9.0	4.2	7.1	9.1	3.4	6.8	9.0
分性别住院									
男性	3.2	6.0	8.0	4.1	6.6	8.2	2.9	5.9	7.8
女性	4.0	7.6	10.1	4.4	7.6	9.9	3.9	7.7	10.2
年龄别住院率									
0~4岁	3.3	8.1	8.6	2.6	3.3	7.4	3.5	9.1	9.5
5~14岁	1.2	2.1	2.2	0.9	1.2	1.9	1.2	2.3	2.4
15~24岁	2.8	4.6	5.0	1.6	2.0	4.1	3.1	5.3	5.7
25~34岁	3.9	6.9	7.3	3.5	5.6	6.9	4.1	7.4	7.8
35~44岁	2.6	4.7	5.5	2.1	3.3	4.8	2.8	5.2	6.1
45~54岁	3.7	6.2	7.3	3.2	5.2	6.9	3.9	6.6	7.6
55~64岁	5.3	9.3	12.4	6.0	9.7	11.8	5.1	9.2	13.1
65岁及以上	8.4	15.3	19.9	12.7	19.4	21.5	5.8	12.9	18.0
文化程度别住院率									
文盲半文盲	5.0	10.0	14.7	8.0	14.5	16.3	4.5	9.4	14.0
小学	4.6	8.8	12.8	6.8	12.3	14.4	4.2	8.1	11.8
初中	3.5	6.5	8.7	4.2	7.1	9.6	3.3	6.4	7.9
高中、技校	3.3	4.9	6.8	3.4	5.2	6.9	3.1	4.6	6.5
中专	5.0	7.6	9.2	4.9	7.8	9.4	5.2	7.1	8.7
大专	3.4	6.8	6.8	3.4	6.9	6.8	3.2	6.4	6.5
大学及以上	4.5	5.5	6.2	4.6	5.5	6.4	3.5	3.3	4.8
医疗保障形式别住院率									
城镇职工基本医保		9.2	11.2		9.2	11.3		8.8	10.5
城镇居民基本医保		5.1	7.1		4.9	7.1		6.3	6.9
新型农村合作医疗	3.4	6.9	9.0	3.7	7.8	8.6	3.3	6.9	9.1
其他社会医疗保险	2.7	5.1	8.0	2.3	4.4	8.0	2.9	7.1	7.9
无社保	3.4	4.3	5.1	3.0	4.0	4.5	3.4	4.8	6.6
就业状况别住院率									
在岗	3.7	6.5	7.7	2.9	3.9	6.3	3.9	7.0	8.7
离退休	10.1	14.8	17.7	10.0	14.8	17.6	10.7	15.2	18.0
学生	1.1	1.4	1.3	0.5	0.6	1.3	1.3	1.7	1.2
无业、失业、半失业	4.5	9.9	15.0	3.7	7.8	13.4	6.3	11.4	16.8

5-12-2　2013年调查地区居民住院率(%)

	合计	城市				农村			
		小计	东	中	西	小计	东	中	西
住院人次数	24740	12110	3495	3892	4723	12630	3501	4493	4636
住院率	9.0	9.1	7.9	8.7	10.7	9.0	7.6	10.0	9.4
分性别住院									
男性	8.0	8.2	6.9	8.0	9.7	7.8	6.9	9.1	7.6
女性	10.1	9.9	8.8	9.3	11.7	10.2	8.4	10.9	11.2
年龄别住院率									
0～4岁	8.6	7.4	5.6	7.1	9.1	9.5	6.9	11.5	9.7
5～14岁	2.2	1.9	1.9	1.4	2.3	2.4	1.6	3.1	2.5
15～24岁	5.0	4.1	3.5	3.3	5.5	5.7	4.9	6.4	5.7
25～34岁	7.3	6.9	6.0	6.5	8.5	7.8	7.3	7.5	8.6
35～44岁	5.5	4.8	3.4	3.9	6.8	6.1	4.3	6.8	7.0
45～54岁	7.3	6.9	5.2	7.1	8.3	7.6	5.6	8.5	9.0
55～64岁	12.4	11.8	10.2	11.8	13.8	13.1	10.8	14.6	13.9
65岁及以上	19.9	21.5	17.6	21.6	26.0	18.0	15.7	19.6	19.0
文化程度别住院率									
文盲半文盲	14.7	16.3	15.6	14.7	17.8	14.0	13.3	14.6	14.1
小学	12.8	14.4	13.6	13.3	15.9	11.8	10.3	13.2	11.9
初中	8.7	9.6	8.5	9.2	11.4	7.9	6.5	8.7	8.5
高中、技校	6.8	6.9	6.0	7.3	7.7	6.5	5.6	8.0	6.1
中专	9.2	9.4	6.6	9.7	12.9	8.7	8.4	8.5	9.3
大专	6.8	6.8	5.8	7.3	7.7	6.5	6.0	8.6	5.2
大学及以上	6.2	6.4	5.5	7.2	6.8	4.8	4.9	6.0	3.5
医疗保障形式别住院率									
城镇职工基本医保	11.2	11.3	9.2	12.8	13.1	10.5	9.3	13.0	10.7
城镇居民基本医保	7.1	7.1	6.9	6.9	7.7	6.9	4.7	10.6	7.6
新型农村合作医疗	9.0	8.6	7.4	6.6	10.5	9.1	7.8	10.3	8.9
城乡居民合作医疗	9.3	9.4	4.6	7.1	12.2	9.2	7.9	6.2	13.5
其他社会医疗保险	8.0	8.0	7.4	5.4	10.5	7.9	6.9	9.4	7.4
无社保	5.1	4.5	4.1	4.0	5.4	6.6	6.2	5.9	8.0
就业状况别住院率									
在岗	7.7	6.3	4.5	5.3	8.6	8.7	6.8	9.7	9.6
离退休	17.7	17.6	14.1	19.2	21.7	18.0	16.6	19.3	18.0
学生	1.3	1.3	0.7	0.8	2.4	1.2	0.9	1.4	1.3
失业	13.6	11.3	10.9	8.4	15.4	18.8	12.1	18.4	23.5
无业	15.2	13.7	13.9	11.1	17.1	16.6	15.2	16.7	18.5

5-13-1 调查地区居民疾病别住院率(‰)

	合计			城市			农村		
	2003	2008	2013	2003	2008	2013	2003	2008	2013
传染病计	1.1	1.1	1.0	0.7	0.6	0.8	1.2	1.3	1.2
寄生虫病计	0.1	0.1	0.1	0.1	0.0	0.1	0.0	0.1	0.0
恶性肿瘤计	1.1	2.9	3.9	2.3	4.4	4.9	0.7	2.3	3.0
良性肿瘤计	1.0	1.7	2.0	1.2	1.8	2.0	0.9	1.7	2.0
内分泌、营养和代谢疾病计	0.9	2.0	3.5	2.1	4.5	4.7	0.5	1.1	2.3
其中：糖尿病	0.6	1.6	2.6	1.6	3.9	3.6	0.2	0.7	1.6
血液、造血器官疾病	0.3	0.5	0.6	0.2	0.3	0.5	0.3	0.6	0.7
精神病小计	0.3	0.5	0.5	0.3	0.5	0.5	0.3	0.5	0.4
神经系病计	0.6	1.1	1.6	0.5	1.2	1.7	0.6	1.0	1.5
眼及附器疾病	0.6	1.2	1.9	0.7	1.5	2.0	0.6	1.0	1.7
耳和乳突疾病	0.1	0.1	0.3	0.1	0.1	0.3	0.0	0.1	0.2
循环系统疾病	6.2	13.7	20.4	11.9	21.7	21.9	4.3	10.8	18.9
其中：心脏病	2.8	5.5	6.9	5.8	9.6	8.1	1.8	4.0	5.8
高血压	1.2	3.2	4.9	2.0	4.6	5.1	1.0	2.7	4.7
脑血管病	1.8	4.1	6.9	3.3	5.9	7.1	1.3	3.4	6.7
呼吸系统疾病	4.2	10.2	13.3	4.5	6.1	11.5	4.1	11.7	15.1
其中：急上呼感染	1.5	3.8	5.4	1.2	1.4	3.9	1.6	4.7	6.9
肺炎	1.0	2.6	2.9	0.9	1.4	2.8	1.0	3.0	3.1
老慢支	0.6	1.6	1.9	0.9	1.5	1.8	0.5	1.6	2.0
消化系统疾病	5.7	9.1	10.2	5.6	8.1	9.8	5.8	9.5	10.5
其中：急性胃炎	0.9	1.9	2.3	0.6	1.1	1.9	1.1	2.2	2.8
肝硬化	0.2	0.4	0.5	0.3	0.2	0.6	0.2	0.5	0.3
胆囊疾病	1.2	1.9	1.9	1.8	2.4	2.0	1.1	1.8	1.9
泌尿生殖系病	2.3	3.9	5.4	2.4	3.5	5.2	2.3	4.0	5.6
妊娠、分娩病及产褥期并发症	5.6	9.0	9.8	4.7	6.3	9.5	5.9	9.9	10.0
皮肤皮下组织	0.4	0.6	1.2	0.4	0.6	1.2	0.3	0.6	1.1
肌肉、骨骼结缔组织	1.1	2.7	6.0	1.4	3.0	6.1	1.0	2.6	5.8
其中：类风湿性关节炎	0.2	0.6	1.0	0.2	0.5	0.8	0.3	0.6	1.2
先天异常	0.0	0.1	0.2	0.0	0.0	0.1	0.0	0.1	0.2
围生期疾病	0.0	0.2	0.3	0.0	0.1	0.3	0.0	0.2	0.3
损伤和中毒	3.8	6.2	6.9	2.5	4.4	5.8	4.2	6.8	7.9
其他	0.3	0.6	0.9	0.4	0.5	1.0	0.3	0.6	0.7
不详	0.3	1.2	0.6	0.3	1.5	0.7	0.3	1.1	0.6

5-13-2 2013年调查地区居民疾病别住院率(‰)

	合计	城市				农村			
		小计	东	中	西	小计	东	中	西
传染病计	1.0	0.8	0.4	1.3	0.7	1.2	1.2	1.5	1.0
寄生虫病计	0.1	0.1	0.0	0.1	0.0	0.0	0.1	0.0	0.0
恶性肿瘤计	3.9	4.9	6.8	4.7	3.2	3.0	3.4	3.8	1.9
良性肿瘤计	2.0	2.0	1.9	1.7	2.4	2.0	2.4	2.0	1.8
内分泌、营养和代谢疾病计	3.5	4.7	4.3	5.4	4.5	2.3	2.4	2.5	2.1
其中：糖尿病	2.6	3.6	3.2	4.1	3.4	1.6	1.7	1.7	1.6
血液、造血器官疾病	0.6	0.5	0.4	0.4	0.8	0.7	0.4	1.0	0.7
精神病小计	0.5	0.5	0.5	0.5	0.5	0.4	0.4	0.5	0.4
神经系病计	1.6	1.7	1.5	1.6	2.0	1.5	1.3	1.3	1.8
眼及附器疾病	1.9	2.0	1.8	2.0	2.2	1.7	1.6	2.0	1.6
耳和乳突疾病	0.3	0.3	0.2	0.2	0.5	0.2	0.2	0.3	0.2
循环系统疾病	20.4	21.9	20.0	23.5	22.3	18.9	16.9	23.2	16.8
其中：心脏病	6.9	8.1	7.5	8.6	8.1	5.8	4.9	7.9	4.7
高血压	4.9	5.1	4.0	5.5	5.9	4.7	3.7	4.9	5.5
脑血管病	6.9	7.1	6.7	8.0	6.5	6.7	6.6	8.8	4.9
呼吸系统疾病	13.3	11.5	8.8	8.9	16.9	15.1	10.8	16.7	17.5
其中：急上呼感染	5.4	3.9	2.4	2.7	6.6	6.9	4.1	9.1	7.7
肺炎	2.9	2.8	2.9	2.2	3.2	3.1	3.0	2.8	3.5
老慢支	1.9	1.8	1.6	1.3	2.4	2.0	1.4	1.8	2.7
消化系统疾病	10.2	9.8	7.6	8.3	13.5	10.5	8.1	10.8	12.6
其中：急性胃炎	2.3	1.9	0.9	1.3	3.5	2.8	1.8	2.8	3.6
肝病硬化	0.5	0.6	0.3	1.0	0.6	0.3	0.4	0.2	0.3
胆囊疾病	1.9	2.0	1.5	1.8	2.8	1.9	1.2	2.0	2.3
泌尿生殖系病	5.4	5.2	3.9	4.9	7.0	5.6	3.9	6.2	6.6
妊娠、分娩病及产褥期并发症	9.8	9.5	8.9	9.2	10.4	10.0	9.9	9.3	10.8
皮肤皮下组织	1.2	1.2	0.9	1.0	1.7	1.1	0.9	1.1	1.4
肌肉、骨骼结缔组织	6.0	6.1	3.5	6.3	8.6	5.8	3.6	6.2	7.6
其中：类风湿性关节炎	1.0	0.8	0.3	0.8	1.3	1.2	0.5	1.3	1.9
先天异常	0.2	0.1	0.1	0.2	0.1	0.2	0.1	0.4	0.2
围生期疾病	0.3	0.3	0.2	0.2	0.4	0.3	0.1	0.3	0.4
损伤和中毒	6.9	5.8	5.2	5.1	7.1	7.9	7.5	9.4	7.0
其他	0.9	1.0	1.1	0.9	1.1	0.7	0.9	0.8	0.6
不详	0.6	0.7	0.5	0.4	1.2	0.6	0.5	0.8	0.4

5-14-1　调查地区居民经常就诊单位构成(%)

	合计	城市	农村
2003年			
患者两周就诊单位			
门诊部、卫生室	47.1	25.7	53.5
卫生院、社区中心	22.4	10.9	25.8
县市区医院	11.3	13.3	10.7
地市医院	8.1	28.4	2.0
省医院	3.8	13.4	0.9
其他医院	7.3	8.2	7.0
2008年			
患者两周首诊单位			
私人诊所	16.5	12.5	17.8
卫生室（站）	33.0	12.3	39.5
卫生院、社区中心	24.2	23.5	24.4
县市区医院	17.3	23.7	15.3
地市医院	4.7	15.4	1.3
省医院	3.2	11.2	0.7
其他医院	1.0	1.4	0.9
2013年			
患者一般性疾病就诊单位			
卫生室	47.4	30.4	64.4
卫生服务站	11.2	18.5	3.8
卫生院	13.9	5.4	22.4
社区中心	8.6	14.6	2.6
综合医院	15.6	25.8	5.3
中医院	1.6	2.2	1.0
其他	1.8	3.0	0.7

5-14-2　2013年调查地区居民一般性疾病就诊单位构成(%)

	合计	城市				农村			
		小计	东	中	西	小计	东	中	西
卫生室	47.4	30.4	17.9	36.9	36.4	64.4	59.2	72.6	61.2
卫生服务站	11.2	18.5	27.1	15.9	12.6	3.8	8.4	1.3	1.6
卫生院	13.9	5.4	3.1	5.2	7.9	22.4	20.1	18.6	28.4
社区中心	8.6	14.6	20.2	10.3	13.4	2.6	5.6	1.1	1.1
综合医院	15.6	25.8	26.6	27.5	23.4	5.3	4.9	4.6	6.3
中医院	1.6	2.2	2.7	1.3	2.5	1.0	1.4	0.9	0.6
其他	1.8	3.0	2.4	2.9	3.8	0.7	0.4	0.8	0.7

5-15-1 调查地区住户距最近医疗单位距离和时间构成(%)

	合计	城市	农村
2003年			
到最近医疗点距离			
不足1公里	67.2	81.8	61.1
1-公里	15.9	10.4	18.2
2-公里	7.7	4.2	9.2
3-公里	3.7	2.4	4.2
4-公里	2.0	0.7	2.5
5公里及以上	3.5	0.4	4.8
到最近医疗点所需时间			
10分钟以内	71.2	81.6	66.9
10-分钟	17.4	14.8	18.5
20-分钟	6.3	2.6	7.8
30分钟以上	5.1	1.0	6.8
2008年			
到最近医疗点距离			
不足1公里	65.6	83.5	58.0
1-公里	15.5	10.0	17.9
2-公里	8.4	4.3	10.1
3-公里	3.9	1.3	5.0
4-公里	2.0	0.5	2.6
5公里及以上	4.5	0.5	6.3
到最近医疗点所需时间			
10分钟以内	69.9	80.2	65.6
10-分钟	19.0	16.9	19.8
20-分钟	6.9	2.3	8.8
30分钟以上	4.2	0.7	5.7
2013年			
到最近医疗点距离			
不足1公里	63.9	71.0	56.7
1-公里	16.7	15.1	18.3
2-公里	9.7	7.7	11.6
3-公里	4.2	3.1	5.3
4-公里	2.1	1.3	3.0
5公里及以上	3.4	1.8	5.0
到最近医疗点所需时间			
15分钟及以内	84.0	87.8	80.2
16~20分钟	7.9	6.9	8.9
20分钟以上	8.1	5.3	10.9

5-15-2 2013年调查地区住户距最近医疗单位距离和时间构成(%)

	合计	城市				农村			
		小计	东	中	西	小计	东	中	西
到最近医疗点距离									
不足1公里	63.9	71.0	72.1	74.6	66.3	56.7	63.2	60.0	47.0
1-公里	16.7	15.1	15.2	13.4	16.8	18.3	18.4	18.0	18.6
2-公里	9.7	7.7	8.4	5.7	9.2	11.6	10.3	11.8	12.8
3-公里	4.2	3.1	2.7	3.2	3.5	5.3	3.8	4.4	7.8
4-公里	2.1	1.3	0.7	1.4	1.6	3.0	1.9	2.3	4.9
5公里及以上	3.4	1.8	0.9	1.7	2.7	5.0	2.5	3.4	9.0
到最近医疗点所需时间									
15分钟及以内	84.0	87.8	93.0	88.8	81.6	80.2	90.4	81.1	69.1
16~20分钟	7.9	6.9	4.8	7.0	8.9	8.9	6.1	9.2	11.5
20分钟以上	8.1	5.3	2.2	4.2	9.5	10.9	3.5	9.7	19.4

5-16-1 调查地区居民医疗保障制度构成(%)

	合计	城市	农村
2003年			
城镇基本医疗保险	8.9	30.4	1.5
大病医疗保险	0.6	1.8	0.1
公费医疗	1.2	4.0	0.2
劳保医疗	1.3	4.6	0.1
合作医疗	8.8	6.6	9.5
其他社会医疗保险	1.4	2.2	1.2
商业医疗保险	7.6	5.6	8.3
无医疗保险	70.3	44.8	79.0
2008年			
城镇职工基本医保	12.7	44.2	1.5
公费医疗	1.0	3.0	0.3
城镇居民基本医保	3.8	12.5	0.7
新型农村合作医疗	68.7	9.5	89.7
其他社会医疗保险	1.0	2.8	0.4
无社会医疗保险	12.9	28.1	7.5
2013年			
城镇职工医疗保险	21.0	38.1	4.6
城镇居民医疗保险	13.2	22.0	4.7
新型农村合作医疗	51.1	26.9	74.1
城乡居民合作医疗	9.9	5.7	13.8
其他社保	0.5	0.9	0.1
无社保	4.4	6.4	2.6

5-16-2 2013年调查地区居民社会医疗保障制度构成(%)

	合计	城市				农村			
		小计	东	中	西	小计	东	中	西
城镇职工医疗保险	21.0	38.1	48.8	36.7	28.8	4.6	8.2	3.8	2.1
城镇居民医疗保险	13.2	22.0	27.2	21.7	17.2	4.7	8.0	4.2	2.2
新型农村合作医疗	51.1	26.9	13.4	29.6	37.8	74.1	57.9	81.7	82.2
城乡居民合作医疗	9.9	5.7	4.3	3.2	9.8	13.8	22.9	7.3	11.3
其他社保	0.5	0.9	1.0	0.9	0.7	0.1	0.2	0.1	0.1
无社保	4.4	6.4	5.4	8.0	5.7	2.6	2.8	2.8	2.2

六、基层医疗卫生服务

简要说明

一、本章主要介绍全国及 31 个省、自治区、直辖市基层医疗卫生机构门诊、住院和床位利用情况，包括诊疗人次、入院人数、病床使用率、平均住院日、医师人均工作量、医药费用等。

二、本章数据来源于卫生资源与医疗服务统计年报。

三、本章及其他有关社区卫生服务中心（站）数据系登记注册机构数，均不包括医疗机构下设的未注册的社区卫生服务站数。

主要指标解释

家庭卫生服务人次数　是指医生赴病人家中提供医疗、预防和保健服务的人次数。

6-1-1　基层医疗卫生机构医疗服务量

机构分类	诊疗人次数（万人次）				入院人数（万人）			
	2015	2016	2017	2018	2015	2016	2017	2018
总　　计	434192.7	436663.3	442891.6	440632.0	4036.6	4164.8	4450.0	4375.1
按主办单位分								
政府办	176140.4	179037.5	185182.3	187324.8	3910.7	4047.3	4321.7	4254.0
非政府办	258052.3	257625.8	257709.3	253307.2	125.9	117.5	128.3	122.2
按机构类别分								
社区卫生服务中心	55902.6	56327.0	60743.2	63897.9	305.5	313.7	344.2	339.5
其中：政府办	46441.8	46703.4	50205.8	52848.1	242.0	251.5	274.0	273.2
社区卫生服务站	14742.5	15561.9	15982.4	16011.5	16.5	15.0	21.2	14.5
其中：政府办	3265.9	3795.7	3689.7	3487.4	4.1	4.0	6.4	4.5
街道卫生院	792.1	881.4	1222.8	1239.6	17.8	19.2	26.1	24.9
乡镇卫生院	105464.3	108233.0	111075.6	111595.8	3676.1	3799.9	4047.2	3985.1
其中：政府办	104610.6	107467.5	110164.0	110649.2	3647.0	3772.7	4015.9	3951.9
村卫生室	189406.9	185263.6	178932.5	167207.0				
门诊部	9394.2	10288.7	12044.7	13581.4	20.4	16.7	11.4	12.2
诊所(医务室)	58490.1	60107.6	62890.5	67098.8	0.3	0.3		
构成（%）	100.0	100.0	100.0	100.0	100.0	100.0	100.0	100.0
按主办单位分								
政府办	40.6	41.0	41.8	42.5	96.9	97.2	97.1	97.2
非政府办	59.4	59.0	58.2	57.5	3.1	2.8	2.9	2.8
按机构类别分								
社区卫生服务中心	12.9	12.9	13.7	14.5	7.6	7.5	7.7	7.8
社区卫生服务站	3.4	3.6	3.6	3.6	0.4	0.4	0.5	0.3
街道卫生院	0.2	0.2	0.3	0.3	0.4	0.5	0.6	0.6
乡镇卫生院	24.3	24.8	25.1	25.3	91.1	91.2	90.9	91.1
村卫生室	43.6	42.4	40.4	37.9				
门诊部	2.2	2.4	2.7	3.1	0.5	0.4	0.3	0.3
诊所(医务室)	13.5	13.8	14.2	15.2				

6-1-2 2018年各地区基层医疗卫生机构工作情况

地区	机构数 （个）	床位数 （张）	人员数 （人）	诊疗人次 （万人次）	入院人数 （万人）
总　计	943639	1583587	3964744	440632	4376
东　部	353895	507598	1674672	219876	1144
中　部	294555	558612	1164085	116026	1649
西　部	295189	517377	1125987	104729	1583
北　京	9172	4774	77178	7933	3
天　津	5101	6972	33117	4833	7
河　北	82236	86553	216638	26608	172
山　西	40198	38924	106684	6340	57
内蒙古	23235	27783	73187	4876	42
辽　宁	33777	40441	102606	9392	63
吉　林	21371	21627	76031	5343	26
黑龙江	18460	31635	80139	4314	55
上　海	4729	16042	62166	10682	7
江　苏	30295	93539	253867	31644	246
浙　江	30883	27589	175296	32319	42
安　徽	23076	67023	137442	17176	166
福　建	26423	34484	113337	12052	84
江　西	35020	60615	113669	12957	236
山　东	77614	119373	337104	39573	307
河　南	67730	126978	291028	35847	359
湖　北	34912	94949	178748	19413	320
湖　南	53788	116861	180344	14637	429
广　东	48684	70741	277767	42082	205
广　西	31826	67497	152106	13193	249
海　南	4981	7090	25596	2759	9
重　庆	19535	52881	90336	8133	202
四　川	78427	143846	260079	29763	489
贵　州	26374	47947	110358	8712	147
云　南	23108	58852	128464	13844	164
西　藏	6539	3771	19005	946	3
陕　西	33412	39933	120021	10033	98
甘　肃	25785	30998	71602	7540	82
青　海	5994	6119	18553	1191	11
宁　夏	4121	3955	16722	1808	6
新　疆	16833	33795	65554	4692	90

6-2　社区卫生服务机构、床位、人员数

	2010	2014	2015	2016	2017	2018
机构数合计(个)	32739	34238	34321	34327	34652	34997
社区卫生服务中心	6903	8669	8806	8918	9147	9352
社区卫生服务站	25836	25569	25515	25409	25505	25645
按主办单位分						
政府办	18390	18306	18246	18031	18014	17715
非政府办	14349	8835	16075	16296	16638	17282
按床位分						
无床	25285	26973	27357	27334	27556	27769
1～9张	3211	2301	2053	2053	1993	1962
10～49张	3210	3701	3573	3575	3538	3630
50～99张	797	998	1057	1086	1235	1282
100张及以上	236	265	281	279	330	354
床位数合计(张)	168814	195913	200979	202689	218358	231274
社区卫生服务中心	137628	171754	178410	182191	198586	209024
社区卫生服务站	31186	24159	22569	20498	19772	22250
人员数合计(人)	389516	488771	504817	521974	554694	582852
卫生技术人员	331322	417503	431158	446176	474010	499296
内：执业（助理）医师	144225	176998	181670	187699	198203	209392
注册护士	106528	145672	153393	162132	175984	189207
其他技术人员	14879	18963	20305	21569	23752	24680
管理人员	18652	20380	20790	21350	22749	23455
工勤技能人员	24663	31925	32564	32879	34183	35421

6-3　2018年社区卫生服务中心分科床位、门急诊人次、出院人数及构成

科室分类	床位		门急诊		出院	
	床位数(张)	构成(%)	人次数(万)	构成(%)	人数(万)	构成(%)
总　计	209024	100.0	60852.1	100.0	338.9	100.0
预防保健科	1873	0.9	3917.4	6.4	1.4	0.4
全科医疗科	67505	32.3	31976.7	52.6	92.7	27.4
内科	64114	30.7	8765.3	14.4	133.3	39.3
外科	19442	9.3	1984.1	3.3	32.8	9.7
儿科	5510	2.6	1641.0	2.7	10.5	3.1
妇产科	10325	4.9	1698.0	2.8	16.6	4.9
中医科	11316	5.4	5767.9	9.5	18.5	5.5
其他	28939	13.8	5101.7	8.4	33.2	9.8

6-4 社区卫生服务中心收入、支出及病人医药费用

指标名称	2010	2014	2015	2016	2017	2018
机构数(个)	5903	7746	7932	8112	8384	8631
平均每个中心总收入(万元)	805.4	1195.2	1337.1	1457.7	1647.2	1845.8
其中：医疗收入	574.8	739.6	794.0	854.2	972.0	1104.9
内：药品收入	388.1	483.6	519.8	564.0	631.4	716.2
财政补助收入	185.2	409.2	487.8	548.5	616.0	676.1
上级补助收入	24.0	21.5	23.0	21.5	21.7	23.6
平均每个中心总支出(万元)	783.8	1149.5	1276.4	1402.9	1599.4	1801.2
其中：医疗卫生支出	717.2	1115.6	1015.5	1114.6	1542.2	1741.3
内：药品支出	290.4	449.2	474.3	513.1	594.2	685.9
平均每个中心人员经费(万元)	229.5	416.5	489.8	544.0	620.5	681.0
职工人均年业务收入(万元)	12.6	15.6	16.6	17.6	19.5	21.5
医师人均年业务收入(万元)	34.6	44.4	47.6	50.6	56.3	61.9
门诊病人次均医药费(元)	82.8	92.3	97.7	107.2	117.0	132.3
其中：药费	58.7	63.5	67.3	74.6	80.4	90.5
药费所占比重(%)	70.8	68.7	68.9	69.6	68.7	68.4
住院病人人均医药费(元)	2357.6	2635.2	2760.6	2872.4	3059.1	3194.0
其中：药费	1162.4	1161.5	1189.7	1201.4	1208.4	1169.6
药费所占比重(%)	49.3	44.1	43.1	41.8	39.5	36.6

注：2010年医疗卫生支出为医疗支出,药品支出为药品费。

6-5 各地区社区卫生服务中心(站)医疗服务情况

地区	社区卫生服务中心						社区卫生服务站	
	诊疗人次	入院人数	病床使用率 (%)	平均住院日 (日)	医师日均担负诊疗人次	医师日均担负住院床日	诊疗人次	医师日均担负诊疗人次
2010	347404131	2180577	56.1	10.4	13.6	0.7	137111392	13.6
2014	536187933	2980571	55.6	9.9	16.1	0.7	149119766	14.4
2015	559025520	3055499	54.7	9.8	16.3	0.7	147424820	14.1
2016	563270221	3137143	54.6	9.7	15.9	0.6	155618949	14.5
2017	607432288	3442497	54.8	9.5	16.2	0.7	159823646	14.1
2018	638978662	3395371	52.0	9.9	16.1	0.6	160115334	13.7
东　部	494502897	1256648	53.3	13.2	19.7	0.5	89679153	16.5
中　部	75469243	1140591	48.5	8.2	9.0	0.8	39733951	11.7
西　部	69006522	998132	53.9	7.7	11.1	0.9	30702230	10.6
北　京	54768723	27969	34.4	18.1	18.1	0.1	7620055	20.8
天　津	18599978	9070	20.7	12.6	23.3	0.2	3636826	35.1
河　北	7380158	72307	42.9	9.3	8.3	0.6	10644889	10.0
山　西	4022608	47540	39.9	9.4	6.9	0.5	4217634	6.7
内蒙古	4596189	54373	38.7	9.7	6.8	0.6	3203661	6.6
辽　宁	10415696	65574	32.1	9.8	9.6	0.5	5769800	10.5
吉　林	4781348	22671	33.1	10.6	7.2	0.3	596308	8.3
黑龙江	6550869	60303	30.4	8.4	6.7	0.4	791788	6.0
上　海	85776150	68533	88.0	77.0	26.6	1.1		
江　苏	76370254	445792	54.9	8.9	18.2	0.7	13589867	18.2
浙　江	99246670	66919	40.7	14.8	25.1	0.2	3659027	23.6
安　徽	14262812	125256	42.9	8.0	13.5	0.7	11339397	13.3
福　建	16828904	56766	32.8	7.2	17.8	0.3	3830374	12.3
江　西	3653755	52098	43.7	6.8	9.2	0.7	2983748	12.2
山　东	21730893	269804	50.6	8.6	9.8	0.8	15971882	12.8
河　南	14943710	170187	45.6	9.2	9.6	0.8	9966953	13.5
湖　北	15946054	316969	56.4	8.4	9.6	1.2	7573150	18.5
湖　南	11308087	345567	59.9	7.4	7.5	1.2	2264973	7.5
广　东	102710130	164777	52.1	9.4	22.0	0.3	22614981	30.7
广　西	8332594	37812	47.8	8.1	14.0	0.4	1917527	12.1
海　南	675341	9137	34.3	6.5	7.4	0.6	2341452	15.4
重　庆	7339988	296541	69.5	7.6	8.2	1.8	1263203	11.3
四　川	23734718	265053	62.9	8.3	16.1	1.1	4786270	14.1
贵　州	4155142	93666	39.7	4.9	8.3	0.8	3245628	9.3
云　南	4791054	102001	49.6	8.0	10.1	1.2	2665049	10.7
西　藏	131922		11.1		5.0		25798	4.5
陕　西	5391162	55503	41.9	7.8	10.0	0.6	2856029	11.1
甘　肃	3692944	37799	55.4	5.5	9.1	0.6	3468590	10.2
青　海	776800	7515	45.5	9.0	7.3	0.5	1962501	17.9
宁　夏	986942	1449	25.7	9.5	16.5	0.2	2035125	16.2
新　疆	5077067	46420	41.2	7.9	10.6	0.6	3272849	9.3

6-6 2018年各地区家庭卫生服务人次数

地　区	合计	医院	社区卫生服务中心(站)	街　道卫生院	其他医疗卫生机构
总　计	47135017	4720880	21016898	278936	21118303
东　部	20376348	2067120	11940856	197137	6171235
中　部	12581220	1548809	5267803	63890	5700718
西　部	14177449	1104951	3808239	17909	9246350
北　京	576494	143510	428533		4451
天　津	610116	25906	359465		224745
河　北	1533783	200927	556357		776499
山　西	1349139	179087	611081	55279	503692
内蒙古	831645	159505	459722		212418
辽　宁	891481	124773	669905	1059	95744
吉　林	820723	267826	338938		213959
黑龙江	475891	37375	342491		96025
上　海	740838	28063	712775		
江　苏	4492705	492440	3086607	16284	897374
浙　江	1403687	113902	690741		599044
安　徽	3365051	84838	1311362		1968851
福　建	759065	34157	386881		338027
江　西	865607	215065	164870		485672
山　东	3273870	768995	1305036	72553	1127286
河　南	2074213	347890	934445	811	791067
湖　北	1844063	276480	1033028	7800	526755
湖　南	1786533	140248	531588		1114697
广　东	6007579	130271	3680293	107241	2089774
广　西	1273351	110315	326248		836788
海　南	86730	4176	64263		18291
重　庆	487553	41590	179156		266807
四　川	6425013	213497	1643456	4311	4563749
贵　州	550074	35855	152780	13598	347841
云　南	1090213	61213	79241		949759
西　藏	763252	94641	35710		632901
陕　西	363257	75739	169056		118462
甘　肃	631354	42679	307956		280719
青　海	418496	16306	186544		215646
宁　夏	207557	17391	69272		120894
新　疆	1135684	236220	199098		700366

6-7 乡镇卫生院机构、床位、人员数

	2010	2014	2015	2016	2017	2018
机构数合计(个)	**37836**	**36902**	**36817**	**36795**	**36551**	**36461**
中心卫生院	10373	10540	10579	10568	10547	10513
乡镇卫生院	27463	26362	26238	26227	26004	25948
按主办单位分						
政府办	37217	36445	36344	36348	36083	35973
非政府办	619	457	473	447	468	488
按床位分						
无床	1482	1427	1519	1532	1532	1547
1~9张	7075	5515	5358	5240	5004	4918
10~49张	23701	22162	21785	21453	20313	19772
50~99张	4637	6214	6486	6780	7496	7832
100张及以上	941	1584	1669	1730	2206	2392
床位数合计(张)	**994329**	**1167245**	**1196122**	**1223891**	**1292076**	**1333909**
中心卫生院	421441	511732	528268	539026	569665	589231
乡镇卫生院	572888	655513	667854	684865	722411	744678
人员数合计(人)	**1151349**	**1247299**	**1277697**	**1320841**	**1360272**	**1391324**
卫生技术人员	973059	1053348	1078532	1115921	1151278	1181125
内：执业（助理）医师	422648	432831	440889	454995	466049	479025
注册护士	217693	281864	298881	318609	340952	359726
其他技术人员	53508	55774	57654	60371	63191	64549
管理人员	43983	41677	42202	42553	43368	43109
工勤技能人员	80799	96500	99309	101996	102435	102541

6-8 2018年乡镇卫生院分科床位、门急诊人次、出院人数及构成

科室分类	床位		门急诊		出院	
	床位数(张)	构成(%)	人次数(万)	构成(%)	人数(万)	构成(%)
总　计	1333909	100.0	107265.9	100.0	3977.8	100.0
预防保健科	7341	0.6	2582.0	2.4	9.4	0.2
全科医疗科	281723	21.1	25814.8	24.1	826.1	20.8
内科	495199	37.1	41531.3	38.7	1793.8	45.1
外科	195403	14.7	9654.2	9.0	491.0	12.3
儿科	95158	7.1	7796.5	7.3	296.9	7.5
妇产科	111615	8.4	5628.1	5.3	218.0	5.5
中医科	71148	5.3	7323.4	6.8	205.3	5.2
其他	76322	5.7	6935.7	6.5	137.3	3.5

6-9 乡镇卫生院收入、支出及病人医药费用

指标名称	2010	2014	2015	2016	2017	2018
机构数	37386	36314	36178	36118	35929	35841
平均每院总收入(万元)	301.3	540.0	619.3	686.6	766.5	830.3
其中：医疗收入	208.7	302.5	325.5	357.9	398.1	426.0
内：药品收入	118.7	152.3	163.2	177.9	193.2	203.5
财政补助收入	76.0	217.9	272.3	304.9	342.1	373.8
上级补助收入	5.2	7.8	8.4	9.5	10.1	11.9
平均每个中心总支出(万元)	290.4	521.2	594.1	666.7	748.8	816.3
其中：医疗卫生支出	266.0	500.4	480.5	539.4	720.2	783.7
内：药品支出	77.1	140.9	150.8	165.0	180.2	190.1
平均每院人员经费(万元)	94.5	209.8	253.7	291.7	334.8	367.9
职工人均年业务收入(万元)	7.2	9.2	9.6	10.2	11.0	11.5
医师人均年业务收入(万元)	19.5	26.4	27.8	29.6	32.0	33.3
门诊病人次均医药费(元)	47.5	56.9	60.1	63.0	66.5	71.5
其中：药费	28.7	30.9	32.6	34.5	36.2	39.3
药费所占比重(%)	60.4	54.3	54.2	54.8	54.4	55.0
住院病人人均医药费(元)	1004.6	1382.9	1487.4	1616.8	1717.1	1834.2
其中：药费	531.1	632.7	675.4	711.3	725.2	730.7
药费所占比重(%)	52.9	45.8	45.4	44.0	42.2	39.8

注：2010年医疗卫生支出为医疗支出，药品支出为药品费。

6-10-1 乡镇卫生院医疗服务情况

年份	诊疗人次数 （亿次）	入院人数 （万人）	病床周 转次数 （次）	病 床 使用率 （%）	平 均 住院日 （日）
1985	11.00	1771	26.4	46.0	5.9
1986	11.18	1782	26.9	46.0	5.9
1987	11.30	1959	28.5	47.4	5.6
1988	11.36	2031	29.2	47.3	5.6
1989	10.60	1935	28.3	44.6	5.4
1990	10.65	1958	28.6	43.4	5.2
1991	10.82	2016	29.1	43.5	5.1
1992	10.34	1960	28.7	42.9	5.1
1993	8.98	1855	27.9	38.4	4.6
1994	9.73	1913	29.4	40.5	4.6
1995	9.38	1960	29.9	40.2	4.6
1996	9.44	1916	28.6	37.0	4.4
1997	9.16	1918	26.0	34.5	4.5
1998	8.74	1751	24.4	33.3	4.6
1999	8.38	1688	24.2	32.8	4.6
2000	8.24	1708	24.8	33.2	4.6
2001	8.24	1700	23.7	31.3	4.5
2002	7.10	1625	28.0	34.7	4.0
2003	6.91	1608	28.1	36.2	4.2
2004	6.81	1599	27.0	37.1	4.4
2005	6.79	1622	25.8	37.7	4.6
2006	7.01	1836	28.8	39.4	4.6
2007	7.59	2662	36.7	48.4	4.8
2008	8.27	3313	42.0	55.8	4.4
2009	8.77	3808	42.9	60.7	4.8
2010	8.74	3630	38.4	59.0	5.2
2011	8.66	3449	35.2	58.1	5.6
2012	9.68	3908	37.4	62.1	5.7
2013	10.07	3937	36.1	62.8	5.9
2014	10.29	3733	33.2	60.5	6.3
2015	10.55	3676	32.0	59.9	6.4
2016	10.82	3800	32.2	60.6	6.4
2017	11.10	4047	33.0	61.3	6.3
2018	11.20	3985	31.5	59.6	6.4
中心卫生院	4.80	1890	33.7	63.2	6.4
乡卫生院	6.40	2095	29.7	56.7	6.4

注：1993年以前的诊疗人次及入院人数系推算数字。

6-10-2 2018年各地区乡镇卫生院医疗服务情况

地区	诊疗人次数	门急诊人次	入院人数	出院人数	病床使用率(%)	平均住院日(日)	医师日均担负	
							诊疗人次	住院床日
总　计	1115957673	1072658771	39850865	39778245	59.6	6.4	9.3	1.6
东　部	447191913	434287400	10017412	10007471	55.0	6.8	10.0	1.1
中　部	324934655	311623076	15150293	15145183	62.1	6.4	7.9	1.7
西　部	343831105	326748295	14683160	14625591	60.9	6.2	10.2	2.0
北　京								
天　津	7118660	6876907	52417	52731	29.9	6.6	11.5	0.5
河　北	37669318	35944693	1607225	1608988	51.2	6.9	5.8	1.3
山　西	12999311	12136605	465621	465785	34.2	7.8	5.1	1.0
内蒙古	11164829	10730373	360529	360558	37.6	6.4	4.9	0.9
辽　宁	18879270	18521360	557534	556206	43.0	7.3	8.5	1.5
吉　林	10381316	9988640	232322	235189	32.2	6.5	4.9	0.6
黑龙江	8095059	7798474	461087	457326	41.2	6.5	4.0	1.1
上　海								
江　苏	95010187	92879281	2009522	2008188	64.8	7.4	10.7	1.2
浙　江	103560583	100612952	345873	345062	52.7	8.9	19.3	0.4
安　徽	58985812	56218632	1531807	1540988	55.9	6.5	10.7	1.3
福　建	30082642	29323067	787156	791884	45.2	6.0	11.1	1.2
江　西	29305492	27546182	2294061	2288924	66.2	5.4	7.9	2.4
山　东	73425470	71437089	2718583	2705986	60.4	7.0	7.6	1.4
河　南	108333667	105267478	3395903	3378386	63.1	7.0	11.7	1.9
湖　北	54379337	52965881	2843919	2848411	76.5	6.9	7.7	2.0
湖　南	42454661	39701184	3925573	3930174	69.8	5.8	4.7	1.9
广　东	70046256	67349395	1859899	1859204	54.5	5.9	8.8	1.0
广　西	45621530	44067829	2451477	2442753	59.9	5.3	10.0	2.0
海　南	11399527	11342656	79203	79222	39.0	7.0	15.2	0.7
重　庆	19884296	19065834	1680292	1675155	76.3	6.7	7.0	2.8
四　川	99266468	91423779	4587491	4568043	72.2	6.9	11.7	2.7
贵　州	34735531	33725277	1349888	1349103	47.8	4.9	10.2	1.4
云　南	55743238	54124737	1525654	1519606	50.6	5.8	15.8	1.8
西　藏	4569848	3842211	31556	31461	24.0	4.1	11.8	0.5
陕　西	23888469	23514665	921545	913213	50.9	7.2	8.6	1.7
甘　肃	18901855	18118280	769673	766177	61.0	5.6	7.4	1.4
青　海	2644298	2299220	98211	97782	47.8	5.8	5.3	0.9
宁　夏	6473232	6260045	57744	56083	41.1	6.8	12.3	0.6
新　疆	20937511	19576045	849100	845657	65.6	6.2	11.3	2.3

6-11　2018年各地区村卫生室基本情况

地区	机构数（个）	人员总数（人）	执业(助理)医师	注册护士	乡村医生和卫生员	诊疗人次数（人次）	门急诊人次
总　计	622001	1441005	381353	152554	907098	1672070355	1538645423
东　部	211375	501063	155600	57476	287987	743126287	684224978
中　部	213165	534602	146767	59444	328391	567653861	515117531
西　部	197461	405340	78986	35634	290720	361290207	339302914
北　京	2493	4300	970	353	2977	2577385	2402614
天　津	2511	7234	2004	630	4600	9623934	8243621
河　北	59047	117474	37647	7137	72690	163859760	141398566
山　西	28338	52124	12162	4320	35642	26227773	22560543
内蒙古	13539	29552	8392	3521	17639	16974199	13664874
辽　宁	19127	33969	7980	4105	21884	37060807	28068733
吉　林	9901	22373	5452	2153	14768	22395758	14402201
黑龙江	10740	31981	9220	2605	20156	18611667	14096465
上　海	1162	3924	2482	725	717	6946656	6917349
江　苏	15311	73608	33807	12801	27000	89540213	87019722
浙　江	11483	27808	14482	6014	7312	44114420	43458172
安　徽	15317	66299	20985	7705	37609	71937634	68236498
福　建	18283	35602	8734	3571	23297	44295126	41522935
江　西	28309	59804	13560	6694	39550	79835179	75125087
山　东	53246	145824	30713	14042	101069	216618981	201712132
河　南	56173	162092	42222	16564	103306	198938960	183725928
湖　北	24411	67415	18639	11403	37373	85815412	80868044
湖　南	39976	72514	24527	8000	39987	63891478	56102765
广　东	25996	43967	14769	6135	23063	121435017	116551223
广　西	20409	38762	5512	602	32648	41672626	40039169
海　南	2716	7353	2012	1963	3378	7053988	6929911
重　庆	10847	28041	7422	2713	17906	27592961	25594843
四　川	56019	92955	23340	6708	62907	96823341	91637354
贵　州	20355	37171	2452	622	34097	31092080	29098022
云　南	13404	49010	6215	4352	38443	49962012	49337164
西　藏	5298	13797	566	483	12748	1836347	1567844
陕　西	24183	40482	7412	3646	29424	48569347	46221096
甘　肃	16487	34042	8537	6175	19330	30717817	27782988
青　海	4474	10005	2292	918	6795	4549442	4191239
宁　夏	2300	5791	1645	1009	3137	4315033	4224257
新　疆	10146	25732	5201	4885	15646	7185002	5944064

注：本表包括乡镇卫生院在村卫生室工作的执业(助理)医师和注册护士数。

6-12　各地区县及县级市医院工作情况

地区	县医院					县级市医院				
	机构数（个）	床位数（张）	人员数（人）	诊疗人次	入院人数	机构数（个）	床位数（张）	人员数（人）	诊疗人次	入院人数
2010	6400	845737	976030	421371135	29450186	3221	483284	590804	263983433	14513846
2014	8411	1364075	1375768	626004112	48654626	3954	705269	789132	383333619	22487152
2015	8919	1462234	1455619	644862576	49989782	4155	741710	816226	386039266	22953907
2016	9298	1546867	1541409	678180999	53880686	4342	786509	858497	406285731	24613476
2017	9828	1669441	1634777	714653301	57575376	4654	841746	906372	426450839	26066923
2018	10516	1773940	1723831	745235603	59938545	4958	910854	962162	441514104	27507689
东　部	2922	468901	491579	241980953	15210305	2125	398617	442506	243714955	12303577
中　部	3293	646084	611340	235945430	21919056	1466	279152	286294	105468696	8527620
西　部	4380	677938	638739	275579423	23434473	1367	233085	233362	92330453	6676492
北　京										
天　津										
河　北	928	120253	118232	51411412	4002382	388	46223	55882	25912783	1542303
山　西	525	51829	54474	17959011	1484213	184	15707	18466	5042059	405870
内蒙古	304	41181	43820	17137843	1232342	78	12617	16789	5576825	304810
辽　宁	168	28490	26222	8927679	790331	218	42549	36296	11792552	1068970
吉　林	130	21085	23536	6900710	588360	237	36873	38145	12424911	972222
黑龙江	236	35867	35716	10772297	1001297	205	26362	29102	8899002	640439
上　海										
江　苏	388	58999	61081	32238254	1930215	443	83143	91192	58412395	2575851
浙　江	285	54082	61097	46604590	1562670	288	64275	82671	64892038	2041794
安　徽	471	93115	92106	42553267	3478648	61	13439	13897	7097476	448779
福　建	199	40785	42316	23291856	1276290	128	23718	25839	15400842	699584
江　西	323	69861	64811	28502196	2506972	70	15515	15661	6124015	541498
山　东	680	118656	126985	51399410	4096143	417	81332	92596	38054658	2535958
河　南	792	178900	170653	73367224	6235785	237	60379	64190	26516416	2014771
湖　北	168	55514	50787	21162961	2083529	254	61779	61455	25831416	2092506
湖　南	648	139913	119257	34727764	4540252	218	49098	45378	13533401	1411535
广　东	185	37479	43719	22009165	1260646	194	51033	50723	26056466	1651424
广　西	264	61557	70666	33853599	2373870	38	10340	10779	5125226	340346
海　南	81	8063	9490	4140376	222572	49	6344	7307	3193221	187693
重　庆	128	26568	23478	9062959	849687					
四　川	905	146708	123882	56401469	4569232	305	54216	51204	23503977	1533552
贵　州	686	90000	80777	32124956	3374445	181	28445	30416	10655396	942290
云　南	608	97304	89917	46073228	3720611	280	50175	48844	20228958	1512992
西　藏	95	4575	5203	2443367	78376					
陕　西	461	70734	82487	25993951	2441414	70	8679	11641	3782144	261568
甘　肃	277	52333	37608	19970444	1832293	30	6398	4839	2788602	168308
青　海	126	12963	11314	4855281	319116	22	2596	2676	850949	50607
宁　夏	62	8684	9060	4426821	322751	22	2382	2577	1424921	73214
新　疆	393	48442	45137	16923513	1764103	341	57237	53597	18393455	1488805

6-13 各地区县及县级市妇幼保健院(所、站)工作情况

地区	县妇幼保健院(所、站)					县级市妇幼保健院(所、站)				
	机构数（个）	床位数（张）	人员数（人）	诊疗人次	入院人数	机构数（个）	床位数（张）	人员数（人）	诊疗人次	入院人数
2010	1586	53826	86307	44757476	2319121	397	22506	40406	25101250	1037614
2014	1602	71740	110719	63349768	3058970	400	30549	53641	38327877	1477394
2015	1566	74303	115909	63136415	2810760	392	31381	56337	37832079	1371778
2016	1528	77150	128355	69362045	2958448	390	32094	61353	41787625	1517549
2017	1523	81457	140226	74912356	3070421	394	34812	66886	43381244	1574957
2018	1505	84976	146428	76885878	2917213	402	36196	71432	44308820	1535579
东　部	327	20050	36878	22414668	648300	144	15826	32104	23488950	747610
中　部	461	33719	53493	24449966	1126717	146	13318	24471	11695988	490482
西　部	724	32010	57215	30916512	1176113	112	7052	14857	9123882	297487
北　京										
天　津										
河　北	105	5753	9270	4292454	162016	22	1522	2837	1778008	65410
山　西	85	1803	4647	1395017	26947	12	412	951	397603	18134
内蒙古	70	1948	3616	1328617	31334	13	257	706	449740	2631
辽　宁	25	574	1451	501394	10023	16	465	1199	501669	10481
吉　林	19	552	1536	212072	6086	21	900	2649	964479	20298
黑龙江	47	1467	2713	635723	15071	29	1086	2027	517338	15833
上　海										
江　苏	20	511	1658	1214983	15771	23	794	2752	2489785	27449
浙　江	31	1416	4018	3872669	77190	20	3008	6564	6641099	177348
安　徽	55	1467	3597	2161876	31407	6	239	519	383848	4870
福　建	43	2393	3634	2306833	43212	12	1245	2185	2135128	40276
江　西	63	4465	6950	3869486	180138	11	1026	1670	774755	38234
山　东	56	5754	9077	5224910	176978	26	4462	8042	4324559	173589
河　南	84	12200	15888	7816042	459040	21	3347	5355	3261747	138107
湖　北	38	5206	6752	3631952	170316	27	3882	6371	3315109	134382
湖　南	70	6559	11410	4727798	237712	19	2426	4929	2081109	120624
广　东	36	3505	7255	4475209	162473	20	4064	8078	5279647	238729
广　西	63	6488	13008	8270121	375385	7	868	1848	1379427	60150
海　南	10	144	470	524197	637	5	266	447	339055	14328
重　庆	13	700	1455	718139	30083					
四　川	113	5254	10332	6259055	220441	20	1523	3397	2507176	74620
贵　州	65	4215	5412	2040725	112121	11	620	1281	376694	23797
云　南	97	4242	7584	5218622	145762	23	1904	4025	2670835	82479
西　藏	47	117	78	16559	2495					
陕　西	71	3983	7808	2312837	123721	4	502	1080	316520	14459
甘　肃	64	2201	2972	1678931	57761	7	222	318	140620	5783
青　海	37	316	728	188586	3504	5	69	186	27062	601
宁　夏	11	363	719	411169	10739	2	34	136	68688	865
新　疆	67	1380	2390	1579902	28850	20	1053	1880	1187120	32102

6-14 各地区县及县级市专科疾病防治院(所、站)工作情况

地区	县专科疾病防治院(所、站)					县级市专科疾病防治院(所、站)				
	机构数(个)	床位数(张)	人员数(人)	诊疗人次	入院人数	机构数(个)	床位数(张)	人员数(人)	诊疗人次	入院人数
2010	517	8081	13061	4169366	89564	263	4468	8347	3511977	59013
2014	503	8832	12985	4565764	146162	269	6276	8806	3825238	92693
2015	497	10443	12802	4415846	144283	264	6163	8634	3727678	95425
2016	483	10074	12536	4290131	169968	252	6259	8328	3675461	95531
2017	466	10422	11909	4199859	131068	260	7169	8494	3792502	102637
2018	450	10544	11800	4032517	136670	250	6963	8183	3948467	109535
东 部	151	3093	3941	1950397	22465	105	3106	3855	2881838	35514
中 部	210	6225	5989	1347644	90082	123	3481	3719	824855	64471
西 部	90	1226	1902	760212	24123	22	376	609	241774	9550
北 京										
天 津										
河 北	4	28	35	27115						
山 西	4	20	35	9393	220					
内蒙古	29	125	366	51460	830	6	20	96	50206	
辽 宁	27	504	517	55608	2610	15	312	410	95679	3141
吉 林	18	119	372	49659	949	20	186	492	77895	1507
黑龙江	32	103	485	60076	224	22	67	445	83933	1654
上 海										
江 苏	5	10	97	73402	245	12	110	371	552951	761
浙 江	3	1	37	63081		6	391	341	540278	1813
安 徽	23	831	853	59173	5423	4	130	55	2380	82
福 建	9	292	219	193452	2970	3	70	46	68498	
江 西	70	2001	1627	626015	39264	15	842	541	138817	13310
山 东	56	1076	1454	657935	8892	40	1116	1235	602524	10903
河 南	5	130	158	32799	4295	4	534	395	116230	9318
湖 北	9	543	383	83609	3828	40	820	1166	310916	18056
湖 南	49	2478	2076	426920	35879	18	902	625	94684	20544
广 东	41	1182	1474	776209	7748	26	1107	1362	962865	18896
广 西	21	248	456	294553	3771	2	34	54	42148	1678
海 南	6		108	103595		3		90	59043	
重 庆	4	274	133	31291	2958					
四 川	8	170	195	106635	4137	6	32	90	72779	
贵 州	1	60	14	2833	104	3	50	69	16230	600
云 南	22	306	622	244104	12323	5	240	300	60411	7272
西 藏										
陕 西	1		34							
甘 肃	2	3	11	3600						
青 海	1	40	39							
宁 夏										
新 疆										

七、中医药服务

简要说明

一、本章主要介绍全国及 31 个省、自治区、直辖市中医类医疗卫生机构门诊、住院和床位利用情况，包括诊疗人次、出院人数、病床使用率、平均住院日、医师人均工作量、医药费用等。

二、本章数据来源于卫生资源与医疗服务统计年报。

三、本章涉及的相关指标解释与"医疗卫生机构""医疗服务"章一致。

主要指标解释

中医类医疗卫生机构　　包括中医类医院、中医类门诊部、中医类诊所和中医类研究机构。

中医类医疗机构　　包括中医类医院、中医类门诊部、中医类诊所。

中医类医院　　包括中医医院、中西医结合医院、民族医医院。

中医类门诊部　　包括中医门诊部、中西医结合门诊部、民族医门诊部。

中医类诊所　　包括中医诊所、中西医结合诊所、民族医诊所。

中医类临床科室　　包括中医科各专业、中西医结合科、民族医学科。

7-1-1　中医类医疗机构诊疗人次

机构分类	2010	2014	2015	2016	2017	2018
中医类总诊疗量（万人次）	61264.1	87430.9	90912.4	96225.1	101885.4	107147.1
中医类医院	36026.5	53058.1	54870.9	57670.4	60379.8	63052.7
中医医院	32770.2	47164.2	48502.6	50774.5	52849.2	54840.5
中西医结合医院	2702.6	5101.3	5401.4	5927.3	6363.0	6821.0
民族医医院	553.8	792.6	966.8	968.7	1167.5	1391.1
中医类门诊部	975.9	1525.5	1761.9	1978.3	2322.6	2821.0
中医门诊部	808.9	1304.8	1567.4	1757.4	2063.9	2504.8
中西医结合门诊部	164.6	218.5	192.1	217.9	253.0	310.0
民族医门诊部	2.4	2.2	2.4	3.0	5.7	6.2
中医类诊所	9178.3	11342.0	11781.4	12517.9	13660.9	14973.2
中医诊所	6796.1	8870.1	9215.8	9886.0	10894.3	11993.5
中西医结合诊所	2283.8	2362.0	2446.7	2517.9	2644.4	2856.9
民族医诊所	98.3	110.0	118.8	114.1	122.2	122.8
其他机构中医类临床科室	15083.4	21505.3	22498.3	24058.5	25522.2	26300.3
中医类诊疗量占总诊疗量%	14.7	15.6	15.7	15.8	15.9	16.1

7-1-2　其他机构中医类临床科室诊疗人次

机构分类	2010	2014	2015	2016	2017	2018
门急诊量（万人次）	15083.4	21505.3	22498.3	24058.5	25522.2	26300.3
综合医院	8089.2	10114.9	10069.2	10286.8	10273.2	10269.7
专科医院	390.2	570.6	563.5	635.7	653.0	682.8
社区卫生服务中心（站）	2512.9	5094.5	5571.7	6178.5	6611.4	6939.4
乡镇卫生院	3419.5	5195.4	5662.9	6148.5	6930.8	7323.4
其他机构	671.6	534.0	631.1	809.0	1053.8	1085.1
占同类机构诊疗量的%						
综合医院	5.4	4.6	4.5	4.3	4.1	4.0
专科医院	2.3	2.2	2.0	2.1	2.0	1.9
社区卫生服务中心（站）	5.2	7.4	7.9	8.6	8.6	8.7
乡镇卫生院	3.9	5.1	5.4	5.7	6.2	6.6
其他机构	1.0	0.6	0.7	0.8	1.0	1.0

7-1-3　村卫生室中医诊疗人次

	2010	2014	2015	2016	2017	2018
中医诊疗量（万人次）	50468.3	66716.5	76569.4	74455.3	72059.2	68695.9
以中医为主	4550.2	5648.5	6187.8	5919.9	5606.8	5139.8
以中西医结合为主	45918.1	61068.1	70381.6	68535.3	66452.5	63556.1
中医占村卫生室诊疗量的%	30.5	33.6	40.4	40.2	40.3	41.1

7-2-1 中医类医院诊疗人次(万人次)

机构分类	2010	2014	2015	2016	2017	2018
中医医院合计	32770.2	47164.2	48502.6	50774.5	52849.2	54840.5
按医院等级分						
其中：三级医院	10779.7	22171.6	23346.6	24628.1	25241.8	26558.6
内：三甲医院	9138.5	18892.0	19899.2	20859.8	21273.5	22250.7
二级医院	18639.7	21471.1	22292.9	23274.7	24371.4	24971.5
一级医院	833.4	1202.6	1319.1	1437.3	1636.6	1744.7
按登记注册类型分						
公立医院	31761.0	45135.5	46016.5	47942.6	49364.4	51044.8
民营医院	1009.2	2028.6	2486.2	2831.9	3484.9	3795.7
按医院类别分						
其中：中医综合医院	31410.5	45295.3	46764.7	48943.6	50848.7	52660.5
中医专科医院	1359.6	1868.8	1738.0	1830.8	2000.5	2179.9
中西医结合医院	2702.6	5101.3	5401.4	5927.3	6363.0	6821.0
民族医医院	553.8	792.6	966.8	968.7	1167.5	1391.1
蒙医	169.2	309.7	428.1	412.3	588.0	753.1
藏医	185.0	226.6	280.0	290.6	298.6	328.2
维医	124.3	142.5	134.3	138.9	152.0	172.7
傣医	8.5	10.6	9.8	8.9	10.1	15.4
其他	66.8	103.1	114.6	118.1	118.9	121.8

7-2-2 中医医院分科门急诊人次

科　别	门急诊人次（万人次）		构成（%）	
	2017	2018	2017	2018
总　计	51557.0	53426.3	100.0	100.0
内科	16092.8	16540.2	31.2	31.0
外科	3155.8	3233.1	6.1	6.1
妇科	4503.7	4493.9	8.7	8.4
儿科	3876.4	3939.3	7.5	7.4
骨伤科	3970.3	4203.4	7.7	7.9
肛肠科	596.7	646.6	1.2	1.2
针灸科	2232.2	2230.3	4.3	4.2
推拿科	971.0	976.4	1.9	1.8
皮肤科	2120.0	2203.1	4.1	4.1
眼科	1040.2	1068.5	2.0	2.0
耳鼻喉科	1291.7	1368.2	2.5	2.6
其他	11706.2	12523.3	22.7	23.4

7-2-3 2018年各地区中医类医疗机构诊疗人次（万人次）

地 区	总计	中医类医院	中医医院	中西医结合医院	民族医医院	中医类门诊部	中医类诊所	其他机构中医类临床科室
总 计	107147.1	63052.7	54840.5	6821.0	1391.1	2821.0	14973.2	26300.3
东 部	57784.4	33595.9	29078.0	4477.7	40.1	2275.9	6186.0	15726.6
中 部	21263.4	14142.7	13069.5	1048.8	24.5	244.3	2661.6	4214.9
西 部	28099.3	15314.0	12693.0	1294.5	1326.5	300.8	6125.6	6358.9
北 京	5966.5	3837.1	2936.3	888.3	12.6	140.1	103.7	1885.6
天 津	2222.8	1360.2	1263.9	96.4		132.2	30.0	700.5
河 北	4184.4	2454.0	2055.7	398.3		46.8	855.9	827.7
山 西	1630.0	862.6	802.7	59.9		17.6	375.9	373.9
内蒙古	2063.6	1178.9	442.5	20.5	715.9	18.9	485.5	380.3
辽 宁	1846.7	1114.1	1051.4	51.3	11.4	25.4	328.4	378.8
吉 林	1429.2	966.4	862.1	99.6	4.7	29.3	256.6	177.0
黑龙江	1397.5	987.2	956.6	26.8	3.9	26.8	159.8	223.7
上 海	4648.1	2489.1	1644.8	844.3		190.5	35.3	1933.3
江 苏	7541.2	5203.9	4592.2	611.7		172.9	386.9	1777.5
浙 江	10042.0	5670.9	4974.7	696.2		944.3	1078.9	2347.8
安 徽	2686.9	1820.9	1701.1	119.7		57.2	267.1	541.7
福 建	3330.4	1848.6	1640.9	201.3	6.4	185.8	521.7	774.3
江 西	2095.9	1410.1	1326.3	83.8		17.3	324.4	344.2
山 东	6077.9	3389.7	3198.7	181.2	9.8	54.4	1024.5	1609.3
河 南	5576.9	3822.6	3664.7	157.9		37.2	430.6	1286.5
湖 北	3562.0	2353.0	1908.5	429.6	14.9	51.8	379.1	778.1
湖 南	2885.0	1920.0	1847.5	71.4	1.0	7.0	468.1	489.9
广 东	11503.7	5934.3	5452.7	481.7		374.3	1752.0	3443.0
广 西	3138.6	2031.1	1754.7	246.7	29.6	21.7	467.7	618.0
海 南	420.6	294.0	266.8	27.2		9.1	68.7	48.8
重 庆	2698.7	1364.1	1244.1	120.0		38.4	766.2	530.1
四 川	8536.5	3811.3	3249.0	504.2	58.1	89.2	2370.7	2265.3
贵 州	1700.5	1033.9	902.1	115.6	16.3	11.6	309.6	345.4
云 南	2908.6	1782.9	1706.1	56.3	20.5	68.2	418.8	638.7
西 藏	253.8	161.1	0.0	3.0	158.0	0.0	59.4	33.3
陕 西	2441.6	1417.2	1320.1	97.0		28.6	416.0	579.8
甘 肃	2229.3	1227.8	1091.4	95.4	40.9	3.7	484.8	513.0
青 海	384.9	252.7	157.6	12.8	82.3	13.4	54.0	64.7
宁 夏	584.6	356.2	339.3	8.4	8.4	2.3	85.8	140.3
新 疆	1158.6	696.8	485.9	14.4	196.5	4.8	207.0	249.9

7-3-1 中医类医疗机构出院人数

机构分类	2010	2014	2015	2016	2017	2018
中医类医疗机构出院人数	14472356	25371372	26914631	29489766	32909642	35846857
中医类医院	12756660	22271102	23493099	25567342	28160546	30410418
中医医院	11600936	20015393	20915263	22703628	24818618	26612919
中西医结合医院	912724	1769930	2020219	2275409	2599168	2879720
民族医医院	243000	485779	557617	588305	742760	917779
中医类门诊部	2321	27262	19150	20869	11977	7112
中医门诊部	1528	18625	16340	14220	11030	6214
中西医结合门诊部	788	8637	2810	6049	947	898
民族医门诊部	5			600		
其他机构中医类临床科室	1713375	3073008	3402382	3901555	4737119	5429327
中医类出院人数占总出院人数的%	10.3	12.5	12.9	13.1	13.6	14.1

7-3-2 其他机构中医类临床科室出院人数

机构分类	2010	2014	2015	2016	2017	2018
出院人数	1713375	3073008	3402382	3901555	4737119	5429327
综合医院	1128717	1787055	1955243	2151774	2497745	2804286
专科医院	124738	228673	220710	241611	289241	332329
社区卫生服务中心（站）	43173	106272	120778	125619	163791	191417
乡镇卫生院	404581	937869	1087064	1359696	1749695	2053437
其他机构	12166	13139	18587	22855	36647	47858
占同类机构出院人数的%						
综合医院	1.5	1.5	1.8	1.6	1.7	1.9
专科医院	1.7	1.8	1.6	1.6	1.7	1.8
社区卫生服务中心（站）	1.6	3.3	3.8	3.9	4.5	5.4
乡镇卫生院	1.1	2.5	3.0	3.6	4.3	5.2
其他机构	0.2	0.1	0.2	0.2	0.3	0.3

7-4-1 中医类医院出院人数

机构分类	2010	2014	2015	2016	2017	2018
中医医院合计	11600936	20015393	20915263	22703628	24818618	26612919
按医院等级分						
其中：三级医院	2627489	7074584	7726841	8627114	9363540	10266435
内：三甲医院	2183578	5883338	6392631	7041864	7615032	8330155
二级医院	7876588	11630221	12183571	13042630	14196420	14933157
一级医院	200912	326820	352744	427684	511584	604484
按登记注册类型分						
公立医院	11156555	19070163	19670638	21246412	22954282	24492834
民营医院	444381	945230	1244625	1457216	1864336	2120085
按医院类别分						
中医综合医院	11149761	19296952	20099234	21813460	23818115	25499155
中医专科医院	451175	718441	816029	890168	1000503	1113764
中西医结合医院	912724	1769930	2020219	2275409	2599168	2879720
民族医医院	243000	485779	557617	588305	742760	917779
蒙医	50199	142417	175376	191340	310586	452352
藏医	44032	88786	95775	99449	107657	113422
维医	114028	189858	204896	214524	234876	263647
傣医	1034	5461	5717	5889	5853	5809
其他	33707	59257	75853	77103	83788	82549

7-4-2 中医医院分科出院人数

科　别	出院人数		构成（%）	
	2017	2018	2017	2018
总　计	24818618	26612919	100.0	100.0
内科	8681518	9425981	35.0	35.4
外科	3375701	3552100	13.6	13.4
妇科	2276860	2158630	9.2	8.1
儿科	1722179	1779678	6.9	6.7
骨伤科	2980893	3218622	12.0	12.1
肛肠科	713005	782980	2.9	2.9
针灸科	1083179	1208859	4.4	4.5
推拿科	297613	332942	1.2	1.3
皮肤科	155071	172296	0.6	0.7
眼科	411100	431086	1.7	1.6
耳鼻喉科	320136	346983	1.3	1.3
其他	2801363	3202762	11.3	12.0

7-4-3 2018年各地区中医类医疗机构出院人数

地　区	总计	中医类医院	中医医院	中西医结合医院	民族医医院	中医类门诊部	其他机构中医类临床科室
总　计	35846857	30410418	26612919	2879720	917779	7112	5429327
东　部	12620770	11180114	9752525	1412861	14728	2510	1438146
中　部	10958516	9339019	8698448	618622	21949	286	1619211
西　部	12267571	9891285	8161946	848237	881102	4316	2371970
北　京	504124	465173	294148	168527	2498		38951
天　津	238529	224335	190935	33400			14194
河　北	1706131	1518982	1276896	242086		281	186868
山　西	583201	462414	402182	60232			120787
内蒙古	800600	699692	260651	20533	418508	345	100563
辽　宁	795369	708590	647258	50948	10384	880	85899
吉　林	479552	437551	391153	43596	2802	11	41990
黑龙江	719626	634926	609370	21753	3803	12	84688
上　海	489103	415239	240472	174767			73864
江　苏	1981236	1811942	1594583	217359			169294
浙　江	1452931	1379412	1186018	193394			73519
安　徽	1410050	1243136	1161539	81597		80	166834
福　建	750084	657684	566060	90128	1496		92400
江　西	1117739	993249	953988	39261			124490
山　东	2467589	2041054	1959767	80937	350	1349	425186
河　南	2582444	2181703	2064694	117009			400741
湖　北	1800954	1486274	1297067	175426	13781	129	314551
湖　南	2264950	1899766	1818455	79748	1563	54	365130
广　东	2088297	1831214	1681971	149243			257083
广　西	1386536	1115473	959872	140667	14934		271063
海　南	147377	126489	114417	12072			20888
重　庆	1178448	952380	821398	130982			226068
四　川	2844127	2210874	1933728	252587	24559	339	632914
贵　州	1208864	941025	835110	91150	14765		267839
云　南	1345409	1063432	1017658	36297	9477	3474	278503
西　藏	42715	37620		1570	36050		5095
陕　西	1192140	1055359	970852	84507		37	136744
甘　肃	1117319	873825	786346	65072	22407	121	243373
青　海	145544	125990	76746	3989	45255		19554
宁　夏	195908	151272	143885	4570	2817		44636
新　疆	809961	664343	355700	16313	292330		145618

7-5-1 中医医院病床使用及工作效率

	病床使用率（%）		平均住院日		医师日均担负诊疗人次		医师日均担负住院床日	
	2017	2018	2017	2018	2017	2018	2017	2018
中医医院合计	85.0	84.8	9.6	9.8	7.4	7.3	2.3	2.4
按医院等级分								
其中：三级医院	94.1	94.0	11.0	11.6	8.7	8.5	2.5	2.5
内：三甲医院	95.0	94.8	11.2	11.9	8.9	8.7	2.5	2.5
二级医院	82.8	83.1	8.8	8.9	6.7	6.6	2.4	2.4
一级医院	52.7	48.7	9.3	9.1	5.7	5.3	1.2	1.2
按登记注册类型分								
公立医院	87.7	88.0	9.6	9.9	7.7	7.6	2.4	2.4
民营医院	62.2	59.8	9.6	9.6	5.2	4.8	1.9	1.8
按医院类别分								
中医综合医院	85.9	85.6	9.5	9.7	7.5	7.4	2.3	2.3
中医专科医院	71.5	72.2	12.2	12.3	5.6	5.6	2.5	2.4

7-5-2 2018年各地区中医医院病床使用及工作效率

地 区	病床使用率（%）	平均住院日	医师日均担负诊疗人次	医师日均担负住院床日
总 计	84.8	9.5	7.3	2.4
北 京	72.6	12.1	11.5	1.0
天 津	74.7	11.1	10.6	1.2
河 北	79.6	8.9	4.9	1.9
山 西	72.0	11.0	4.8	1.8
内 蒙 古	63.5	9.0	4.8	1.9
辽 宁	70.1	11.2	4.7	2.2
吉 林	71.6	10.8	5.0	1.7
黑 龙 江	70.7	10.8	4.5	2.2
上 海	96.8	8.9	20.2	1.8
江 苏	88.4	9.2	9.5	2.1
浙 江	86.7	10.1	12.3	2.1
安 徽	90.3	9.1	6.6	2.8
福 建	79.7	9.1	9.2	2.0
江 西	85.9	9.2	5.7	2.7
山 东	84.3	9.3	5.0	2.0
河 南	86.5	10.2	6.3	2.6
湖 北	90.6	9.9	6.3	3.0
湖 南	87.0	9.2	4.1	2.6
广 东	86.5	9.1	10.8	2.1
广 西	87.1	8.6	7.6	2.5
海 南	70.7	8.7	6.9	1.8
重 庆	85.0	9.3	6.8	2.9
四 川	93.8	10.2	7.4	3.1
贵 州	91.0	8.2	5.9	3.2
云 南	88.9	9.0	8.4	3.2
西 藏				
陕 西	84.3	9.6	6.0	2.9
甘 肃	85.5	8.5	6.9	3.1
青 海	87.0	9.4	7.9	2.6
宁 夏	86.1	9.2	8.9	2.4
新 疆	96.8	9.3	6.0	2.9

7-6 公立中医类医院病人医药费用

	次均门诊费用（元）	药费	门诊药费占门诊费用%	人均住院费用（元）	药费	住院药费占住院费用%
中医医院						
2010	137.1	82.2	60.0	4899.3	2238.0	45.7
2014	195.1	116.1	59.5	6316.2	2551.0	40.4
2015	208.2	122.5	58.8	6715.9	2564.5	38.2
2016	218.4	125.9	57.6	7008.0	2505.3	35.7
2017	229.8	128.0	55.7	7197.6	2341.1	32.5
2018	243.0	132.8	54.6	7510.3	2231.2	29.7
其中：三级医院						
2010	185.6	119.7	64.5	8842.5	3960.2	44.8
2014	238.8	150.9	63.2	9628.1	3834.3	39.8
2015	254.3	158.9	62.5	10056.9	3851.0	38.3
2016	265.5	162.3	61.1	10235.1	3681.4	36.0
2017	282.5	166.4	58.9	10481.8	3384.0	32.3
2018	297.5	170.9	57.5	10770.8	3151.9	29.3
二级医院						
2010	116.2	65.2	56.1	3660.3	1796.2	49.1
2014	156.3	84.5	54.1	4464.8	1835.3	41.1
2015	163.3	86.2	52.8	4653.0	1770.5	38.1
2016	170.9	88.5	51.8	4896.0	1735.1	35.4
2017	177.0	89.3	50.5	5055.9	1662.6	32.9
2018	186.9	93.0	49.8	5291.0	1600.0	30.2
中西医结合医院						
2010	166.4	100.4	60.3	6388.5	2841.8	44.5
2014	232.7	134.5	57.8	9924.6	3938.6	39.7
2015	248.7	142.5	57.3	10688.5	4119.8	38.5
2016	260.3	145.1	55.7	11290.5	4086.7	36.2
2017	274.8	143.9	52.4	11881.1	3802.6	32.0
2018	290.3	146.7	50.5	12458.3	3623.5	29.1
民族医医院						
2010	83.1	57.4	69.1	2523.4	1228.6	48.7
2014	128.0	81.4	63.6	3514.8	1487.6	42.3
2015	156.6	88.5	56.5	4523.9	1741.0	38.5
2016	170.1	92.2	54.2	4806.6	1669.3	34.7
2017	175.8	91.3	51.9	5319.0	1655.4	31.1
2018	187.3	95.5	51.0	5649.4	1622.8	28.7

7-7-1　中医类医疗卫生机构数（个）

机构名称	2010	2014	2015	2016	2017	2018
总计	36714	43635	46541	49527	54243	60738
中医类医院	3232	3732	3966	4238	4566	4939
中医医院	2778	3115	3267	3462	3695	3977
按登记注册类型分						
公立医院	2328	2340	2335	2327	2303	2293
民营医院	450	775	932	1135	1392	1684
按医院级别分						
其中：三级医院	203	368	399	415	422	448
内：三甲医院	145	287	307	313	314	326
二级医院	1585	1629	1756	1795	1818	1848
一级医院	267	400	513	616	724	874
按医院类别分						
中医综合医院	2365	2649	2752	2911	3093	3345
中医专科医院	413	466	515	551	602	632
肛肠医院	42	57	65	77	88	88
骨伤医院	146	186	200	198	210	224
按摩医院	7	13	14	14	17	17
针灸医院	27	25	24	25	28	31
其他专科医院	191	185	212	237	259	272
中西医结合医院	256	384	446	510	587	650
民族医医院	198	233	253	266	284	312
蒙医医院	53	66	69	72	89	108
藏医医院	41	40	41	45	45	44
维医医院	73	88	96	99	98	112
傣医医院	1	1	1	1	1	1
其他民族医医院	30	38	46	49	51	47
中医类门诊部	937	1468	1640	1913	2418	2958
中医门诊部	734	1154	1304	1539	2015	2495
中西医结合门诊部	192	301	320	355	374	436
民族医门诊部	11	13	16	19	29	27
中医类诊所	32496	38386	40888	43328	47214	52799
中医诊所	24978	30795	32968	35289	38882	43802
中西医结合诊所	7159	7116	7386	7513	7747	8389
民族医诊所	359	475	534	526	585	608
中医类研究机构	49	49	47	48	45	42
中医(药)研究院(所)	36	36	35	36	36	33
中西医结合研究所	3	3	3	3	2	2
民族医(药)学研究所	10	10	9	9	7	7

7-7-2 设有中医类临床科室的医疗卫生机构数

机构名称	2010	2014	2015	2016	2017	2018
设立中医类临床科室的机构数（个）						
二级及以上公立综合医院	3706	3896	3948	3948	3932	3986
社区卫生服务中心	1834	2790	3013	3154	3391	3630
乡镇卫生院	9240	11091	11886	12369	12985	13835
设有中医类临床科室的机构占同类机构总数的%						
二级及以上公立综合医院	81.8	82.2	82.3	83.4	83.6	84.4
社区卫生服务中心	45.0	49.3	51.1	51.9	53.1	54.7
乡镇卫生院	25.4	31.1	33.4	34.9	36.6	39.1

注：本表不含分支机构。下表同。

7-7-3 提供中医服务的基层医疗卫生机构数

机构名称	2010	2014	2015	2016	2017	2018
社区卫生服务中心(个)	4075	5659	5899	6082	6387	6640
其中：提供中医服务的机构	3283	4709	5718	5930	6274	6540
所占比重(%)	80.6	83.2	96.9	97.5	98.2	98.5
社区卫生服务站(个)	8806	9365	9552	9806	10289	10880
其中：提供中医服务的机构	4080	4964	7734	8164	8792	9490
所占比重(%)	46.3	53.0	81.0	83.3	85.5	87.2
乡镇卫生院(个)	36406	35667	33070	35456	35509	35350
其中：提供中医服务的机构	20854	23148	33052	33444	34095	34304
所占比重(%)	57.3	64.9	93.0	94.3	96.0	97.0
村卫生室(个)	593359	590854	587472	587640	584851	577553
其中：提供中医服务的机构	185690	202980	354113	369263	388518	398471
所占比重(%)	31.3	34.4	60.3	62.8	66.4	69.0

注：①2014年之前按配备中医类别执业(助理)医师的社区卫生服务中心(站)、乡镇卫生院数及以中医、中西医结合、民族医为主的村卫生室统计；②2015年起按配备中医类别执业(助理)医师、有中草药收入、中医处方、开展中医医疗技术和中医药健康管理的社区卫生服务中心(站)、乡镇卫生院数及以中医、中西医结合、民族医为主、有中药柜、开展中医医疗技术和中医药健康管理的村卫生室统计；③本表不含分支机构。

7-7-4 2018年各地区中医类医疗卫生机构数（个）

地 区	总计	中医类医院	中医医院	中西医结合医院	民族医医院	中医类门诊部	中医类诊所	中医类研究机构
总 计	60738	4939	3977	650	312	2958	52799	42
东 部	23653	1774	1525	244	5	1929	19928	22
中 部	14827	1483	1285	186	12	622	12716	6
西 部	22258	1682	1167	220	295	407	20155	14
北 京	959	201	159	40	2	172	578	8
天 津	345	58	55	3		107	177	3
河 北	4009	284	243	41		96	3629	
山 西	3046	242	213	29		58	2745	1
内蒙古	2863	228	117	16	95	66	2568	1
辽 宁	2469	202	186	15	1	114	2151	2
吉 林	2061	121	108	10	3	112	1828	
黑龙江	1628	177	161	11	5	119	1332	
上 海	356	29	19	10		119	206	2
江 苏	1987	175	138	37		264	1548	
浙 江	2974	204	171	33		382	2387	1
安 徽	1139	137	113	24		70	931	1
福 建	1660	92	80	11	1	146	1421	1
江 西	1286	117	106	11		32	1136	1
山 东	4374	323	290	32	1	128	3919	4
河 南	1760	327	287	40		51	1380	2
湖 北	1573	148	123	23	2	145	1280	
湖 南	2334	214	174	38	2	35	2084	1
广 东	4252	184	167	17		377	3690	1
广 西	1732	119	96	18	5	27	1583	3
海 南	268	22	17	5		24	222	
重 庆	2706	163	110	53		75	2468	
四 川	6327	300	232	33	35	65	5959	3
贵 州	1145	126	97	20	9	28	990	1
云 南	1619	169	141	24	4	36	1412	2
西 藏	168	39		1	38		129	
陕 西	1904	177	163	14		56	1670	1
甘 肃	1929	152	109	27	16	6	1768	3
青 海	367	55	14	5	36	29	283	
宁 夏	332	33	26	4	3	4	295	
新 疆	1166	121	62	5	54	15	1030	

7-8-1 中医类医疗机构床位数

机构名称	2010	2014	2015	2016	2017	2018
总　　计	548726	877255	957523	1033547	1135615	1234237
中医类医院	471289	755050	819412	877313	951356	1021548
中医医院	424244	665005	715393	761755	818216	872052
中西医结合医院	35234	67277	78611	89074	99680	110579
民族医医院	11811	22768	25408	26484	33460	38917
中医类门诊部	596	736	585	461	494	548
中医门诊部	407	500	370	294	409	423
中西医结合门诊部	185	218	197	141	72	112
民族医门诊部	4	18	18	26	13	13
其他医疗机构中医类临床科室	76841	121469	137526	155773	183765	212141

7-8-2 中医类医院床位数

机构名称	2010	2014	2015	2016	2017	2018
总　　计	471289	755050	819412	877313	951356	1021548
中医医院	424244	665005	715393	761755	818216	872052
按登记注册类型分						
公立医院	401022	617750	654413	688389	725568	762845
民营医院	23222	47255	60980	73366	92648	109207
按医院级别分						
其中：三级医院	109257	249981	275734	294438	309116	331888
内：三甲医院	89376	210183	231582	244230	253520	272774
二级医院	261440	352153	385656	408810	439174	458579
一级医院	11287	18310	21278	26034	31070	37468
按医院类别分						
中医综合医院	397213	628787	672158	714936	765893	815208
中医专科医院	27031	36218	43235	46819	52323	56844
肛肠医院	2153	3621	4477	5945	6677	6621
骨伤医院	13794	20128	23935	24939	28105	30375
针灸医院	370	1429	1552	1848	2058	2115
按摩医院	1170	1332	1357	1440	1590	1819
其他专科医院	9544	9708	11914	12647	13893	15914
中西医结合医院	35234	67277	78611	89074	99680	110579
民族医医院	11811	22768	25408	26484	33460	38917
蒙医医院	2622	6962	8498	8935	13294	18043
藏医医院	4839	7293	7409	7984	8958	8933
维医医院	2644	5438	6159	6364	7198	7680
傣医医院	49	222	214	214	214	212
其他民族医医院	1657	2853	3128	2987	3796	4049

7-8-3 其他医疗卫生机构中医类临床科室床位数

科　别	其他医疗卫生机构中医类临床科室床位数（张）			占同类机构床位数的%		
	2016	2017	2018	2016	2017	2018
总　计	155773	183765	212141			
综合医院	83049	95069	106745	2.1	2.3	2.4
专科医院	13723	16208	18112	1.6	1.7	1.7
社区卫生服务中心（站）	8316	10264	12362	4.1	4.7	5.3
乡镇卫生院	48775	59571	71148	4.0	4.6	5.3
其他医疗卫生机构	1910	2653	3774	0.5	0.6	0.7

7-8-4 中医医院分科床位及构成

科　别	床位数（张）			构成（%）		
	2016	2017	2018	2016	2017	2018
总　计	761755	818216	872052	100.0	100.0	100.0
内科	252012	271129	290400	33.1	33.1	33.3
外科	108140	112300	115244	14.2	13.7	13.2
儿科	35117	38890	40853	4.6	4.8	4.7
妇产科	56751	58548	58659	7.5	7.2	6.7
眼科	9802	10657	11260	1.3	1.3	1.3
耳鼻喉科	8411	9034	9645	1.1	1.1	1.1
皮肤科	5801	6200	6757	0.8	0.8	0.8
骨伤科	109483	116476	122330	14.4	14.2	14.0
肛肠科	25851	27250	29206	3.4	3.3	3.4
针灸科	37505	41107	44386	4.9	5.0	5.1
推拿科	11849	12494	14208	1.6	1.5	1.6
其他	101033	114131	129104	13.3	14.0	14.8

7-8-5　2018年各地区中医类医疗机构床位数

地　区	总计	中医类医院	中医医院	中西医结合医院	民族医医院	中医类门诊部	其他机构中医类临床科室
总　计	1234237	1021548	872052	110579	38917	548	212141
东　部	446201	381434	326973	53871	590	215	64552
中　部	381353	320438	294983	24423	1032	173	60742
西　部	406683	319676	250096	32285	37295	160	86847
北　京	26280	24867	14515	10172	180		1413
天　津	10920	9645	8396	1249		10	1265
河　北	60098	51351	42844	8507		52	8695
山　西	26982	21044	18114	2930		34	5904
内蒙古	35033	29953	11525	1851	16577	38	5042
辽　宁	37601	32103	29357	2446	300	50	5448
吉　林	22346	19782	17553	1985	244	11	2553
黑龙江	33032	28486	27184	951	351	61	4485
上　海	12923	10790	6164	4626			2133
江　苏	62369	54907	47756	7151		25	7437
浙　江	51777	47924	40173	7751		20	3833
安　徽	44073	37568	34403	3165		20	6485
福　建	25647	22117	19226	2831	60		3530
江　西	35487	31389	29645	1744		2	4096
山　东	86010	66994	63208	3736	50	51	18965
河　南	89512	74080	69823	4257		4	15428
湖　北	58243	47696	41190	6126	380	26	10521
湖　南	71678	60393	57071	3265	57	15	11270
广　东	67228	56377	51421	4956		7	10844
广　西	43200	33418	27021	5277	1120	18	9764
海　南	5348	4359	3913	446			989
重　庆	39555	31880	26263	5617		4	7671
四　川	93041	70312	60316	8431	1565	45	22684
贵　州	34670	25431	21976	2806	649		9239
云　南	40978	31847	29832	1643	372	6	9125
西　藏	2681	2327		50	2277		354
陕　西	39352	33895	31400	2495		10	5447
甘　肃	38147	28906	24816	2951	1139	2	9239
青　海	7107	6168	2549	226	3393	22	917
宁　夏	6791	4966	4509	270	187		1825
新　疆	26128	20573	9889	668	10016	15	5540

7-9-1 中医药人员数

人员类别	2010	2014	2015	2016	2017	2018
中医药人员总数（万人）	40.4	54.5	58.0	61.3	66.4	71.5
中医类别执业(助理)医师	29.4	41.9	45.2	48.2	52.7	57.5
见习中医师	1.3	1.5	1.4	1.4	1.6	1.6
中药师(士)	9.7	11.2	11.4	11.7	12.0	12.4
占同类人员总数的%						
中医类别执业(助理)医师	12.2	14.5	14.9	15.1	15.6	16.0
见习中医师	9.9	6.7	6.4	6.6	7.7	7.6
中药师(士)	27.4	27.3	26.9	26.6	26.6	26.5

7-9-2 2018年各地区中医药人员数

地　区	合计	中医类别执业 （助理）医师	见习中医师	中药师（士）
总　计	714937	575454	15570	123913
东　部	312433	250209	5135	57089
中　部	191537	152502	3411	35624
西　部	210967	172743	7024	31200
北　京	25566	19670	507	5389
天　津	11285	8975	189	2121
河　北	39859	34088	620	5151
山　西	19851	16587	231	3033
内蒙古	20250	15554	317	4379
辽　宁	20713	15998	280	4435
吉　林	14697	12090	202	2405
黑龙江	15301	11803	222	3276
上　海	10946	8952	54	1940
江　苏	36489	29070	761	6658
浙　江	37655	28858	715	8082
安　徽	18812	15199	435	3178
福　建	20261	16100	446	3715
江　西	17107	13066	419	3622
山　东	53386	42924	855	9607
河　南	45996	37872	902	7222
湖　北	24466	18586	462	5418
湖　南	35307	27299	538	7470
广　东	53385	43240	614	9531
广　西	20927	17042	1184	2701
海　南	2888	2334	94	460
重　庆	19663	16578	410	2675
四　川	59413	51816	828	6769
贵　州	15565	12086	1495	1984
云　南	16904	13654	1011	2239
西　藏	2535	2168	110	257
陕　西	20145	14872	553	4720
甘　肃	17139	14267	514	2358
青　海	3767	3077	79	611
宁　夏	3690	2771	76	843
新　疆	10969	8858	447	1664

7-9-3 中医类医疗卫生机构人员数

机构类别	2010	2014	2015	2016	2017	2018
总　计	700483	966786	1044242	1129167	1226170	1321902
中医类医院	618106	869714	940387	1015919	1094773	1169359
中医医院	558110	769166	824022	884394	943444	998777
中医综合医院	530505	733007	781741	839306	892497	944007
中医专科医院	27605	36159	42281	45088	50947	54770
中西医结合医院	47480	81144	93209	105358	118230	130085
民族医医院	12516	19404	23156	26167	33099	40497
中医类门诊部	12156	18597	21434	25277	32731	40468
中医门诊部	9822	15144	17848	21015	27845	34588
中西医结合门诊部	2260	3361	3482	4125	4692	5697
民族医门诊部	74	92	104	137	194	183
中医类诊所	67165	75153	79314	85006	96111	109662
中医诊所	47386	56674	60344	65409	75072	86846
中西医结合诊所	19142	17752	18185	18818	20110	21821
民族医诊所	637	727	785	779	929	995
中医类研究机构	3056	3322	3107	2965	2555	2413
中医(药)研究院(所)	2409	2639	2616	2634	2355	2239
中西医结合研究所	67	87	87	88	89	84
民族医(药)学研究所	580	596	404	243	111	90

7-9-4 中医类医疗机构卫生技术人员数

机构类别	中医类别执业(助理)医师(人)		中药师(士)(人)		注册护士(人)		中医类别占同类机构执业(助理)医师总数的%		中药师(士)占同类机构药师(士)总数的%	
	2017	2018	2017	2018	2017	2018	2017	2018	2017	2018
总　计	217118	241281	46207	49538	428226	466819	53.6	54.8	57.8	58.5
中医类医院	160469	174596	34846	36338	404613	438590	48.6	49.3	52.3	52.2
中医医院	142147	153148	31030	32162	349572	375744	50.1	50.7	53.0	53.1
中医综合医院	134524	144684	29593	30645	332047	356709	49.9	50.5	53.0	53.1
中医专科医院	7623	8464	1437	1517	17525	19035	53.8	53.9	52.3	52.9
中西医结合医院	12319	13557	2176	2350	45526	50995	34.4	34.2	37.9	37.7
民族医医院	6003	7891	1640	1826	9515	11851	58.3	61.7	69.1	66.3
中医类门诊部	11321	14054	2268	2731	5929	7609	77.8	78.4	79.0	79.0
中医门诊部	10531	13139	2118	2562	4490	5828	84.8	85.2	82.7	82.6
中西医结合门诊部	722	849	138	164	1403	1745	35.2	35.1	46.3	46.7
民族医门诊部	68	66	12	5	36	36	74.7	76.7	100.0	100.0
中医类诊所	45328	52631	9093	10469	17684	20620	75.3	77.2	87.8	89.8
中医诊所	39685	46214	8388	9678	11364	13518	82.3	83.4	90.2	91.9
中西医结合诊所	5227	5963	643	714	6186	6978	46.0	49.1	64.6	67.7
民族医诊所	416	454	62	77	134	124	68.1	70.0	92.5	93.9

7-9-5 其他医疗卫生机构中医类人员数

机构类别	中医类别执业(助理)医师(人)		中药师(士)(人)		中医类别占同类机构执业(助理)医师总数的%		中药师(士)占同类机构药师(士)总数的%	
	2017	2018	2017	2018	2017	2018	2017	2018
总　计	280338	302219	74001	74297	9.9	10.1	20.0	19.0
综合医院	97945	105817	30865	30921	7.1	7.3	16.3	16.0
专科医院	17805	20528	5113	5314	8.1	8.4	16.2	15.8
社区卫生服务中心	29128	31737	7928	8137	19.3	19.7	26.5	25.9
社区卫生服务站	12435	13286	1689	1698	26.5	27.4	29.1	30.5
乡镇卫生院	74456	78229	20044	19434	16.0	16.3	26.1	25.1
门诊部	8753	9933	1738	1814	11.4	10.1	27.1	26.7
诊所	21481	23078	2361	2581	11.2	11.0	32.6	34.6
妇幼保健机构	6061	6957	1902	2043	4.8	5.1	13.1	13.3
专科疾病防治机构	994	1023	410	401	6.4	6.7	15.6	15.1
其他医疗卫生机构	11280	11631	1951	1954	7.4	7.7	22.0	23.0

7-9-6　2018年各地区中医医院人员数

地　区	合计	卫生技术人员								其他技术人员	管理人员	工勤技能人员
		小计	执业(助理)医师	执业医师	注册护士	药师(士)	技师(士)	其他			
总　　计	998777	846105	302068	279187	375744	60589	44747	62957	40786	40312	71574
东　　部	420837	356344	133951	125407	154534	26838	17184	23837	18899	16008	29586
中　　部	314700	266015	95438	86280	119346	19204	15133	16894	12812	13315	22558
西　　部	263240	223746	72679	67500	101864	14547	12430	22226	9075	10989	19430
北　　京	29699	23860	10191	9731	9033	2162	1159	1315	1326	1830	2683
天　　津	12544	10753	4756	4624	3935	934	508	620	352	862	577
河　　北	47347	39185	16862	14597	15366	2311	2131	2515	2858	1757	3547
山　　西	20588	17176	6803	6180	7054	1302	951	1066	1049	785	1578
内　蒙古	12139	10054	3655	3300	4302	774	597	726	624	572	889
辽　　宁	27982	22892	8968	8354	9686	1807	1236	1195	1443	1544	2103
吉　　林	21526	17402	6908	6428	7298	1239	967	990	825	1465	1834
黑龙江	28063	22895	8470	7692	9210	1895	1309	2011	786	1821	2561
上　　海	10049	8537	3262	3247	3585	806	430	454	634	502	376
江　　苏	60369	51919	19245	18782	23990	3742	2257	2685	2522	2117	3811
浙　　江	54076	45530	16165	15504	19852	3751	2243	3519	2327	1729	4490
安　　徽	35688	30845	10381	9765	14697	2053	1798	1916	1583	1243	2017
福　　建	23998	20407	7164	6807	9181	1644	1063	1355	1092	678	1821
江　　西	30326	26513	9307	8673	12055	2102	1677	1372	1084	734	1995
山　　东	78455	68105	25579	23444	30769	4287	3271	4199	4246	2187	3917
河　　南	79102	65408	23181	20175	28744	4479	3923	5081	3736	3414	6544
湖　　北	40606	35379	12155	11141	16545	2727	1857	2095	1593	1562	2072
湖　　南	58801	50397	18233	16226	23743	3407	2651	2363	2156	2291	3957
广　　东	70745	60544	20220	18870	26953	5027	2624	5720	1884	2607	5710
广　　西	35848	30093	9264	8732	14364	2148	1599	2718	1153	1251	3351
海　　南	5573	4612	1539	1447	2184	367	262	260	215	195	551
重　　庆	25897	21884	7308	6776	10741	1320	1066	1449	904	1162	1947
四　　川	61259	51785	17568	16655	24402	3367	2711	3737	1703	2611	5160
贵　　州	23087	19820	6100	5643	8991	985	1211	2533	1118	838	1311
云　　南	29661	25676	8085	7398	11736	1569	1194	3092	1262	758	1965
西　　藏											
陕　　西	38391	32870	8779	8037	14574	2077	2253	5187	410	2553	2558
甘　　肃	17769	15429	6375	5753	5955	979	857	1263	693	465	1182
青　　海	2811	2451	799	755	941	237	176	298	170	56	134
宁　　夏	5412	4601	1530	1419	1984	455	246	386	320	177	314
新　　疆	10966	9083	3216	3032	3874	636	520	837	718	546	619

7-9-7   2017年公立中医医院人员性别、年龄、学历及职称构成(%)

分类	卫生技术人员							其他技术人员	管理人员
	合计	执业(助理)医师	执业医师	注册护士	药师(士)	技师(士)	其他		
总　计	100.0	100.0	100.0	100.0	100.0	100.0	100.0	100.0	100.0
按性别分									
男	29.0	56.9	57.4	1.6	35.3	41.1	43.4	38.3	43.6
女	71.0	43.1	42.6	98.4	64.7	58.9	56.6	61.7	56.4
按年龄分									
25岁以下	8.1	0.1	0.1	13.9	3.5	6.5	13.2	4.3	2.1
25～34岁	42.4	27.1	26.6	50.2	35.2	40.8	61.8	38.3	25.7
35～44岁	26.1	35.8	35.5	21.2	26.5	28.4	15.6	29.6	27.2
45～54岁	17.7	25.9	26.4	12.9	26.0	18.5	6.9	22.1	33.3
55～59岁	3.2	5.3	5.5	1.5	6.2	3.9	1.3	3.9	8.0
60岁及以上	2.5	5.9	6.2	0.4	2.6	1.9	1.2	1.8	3.6
按工作年限分									
5年以下	24.2	12.2	12.1	27.8	15.4	22.9	51.1	21.9	13.8
5～9年	24.6	19.2	19.2	29.9	20.7	21.5	24.4	22.7	15.0
10～19年	20.7	25.1	24.7	19.9	18.0	21.7	12.6	20.5	17.0
20～29年	19.1	26.1	26.1	15.6	25.8	21.1	7.2	21.4	28.4
30年及以上	11.3	17.4	17.9	6.8	20.2	12.9	4.7	13.6	25.9
按学历分									
研究生	6.5	16.4	17.6	0.1	3.2	1.8	7.1	2.2	4.7
大学本科	32.9	50.2	52.8	17.8	30.7	30.9	43.4	32.1	36.9
大专	38.6	24.1	21.7	51.0	34.8	44.2	32.8	39.1	36.8
中专	20.6	8.4	7.1	30.5	24.6	21.1	14.8	18.0	14.0
高中及以下	1.4	0.9	0.8	0.6	6.7	2.1	2.0	8.6	7.6
按专业技术资格分									
正高	2.0	5.7	6.1	0.2	0.9	0.6	0.2	0.2	3.0
副高	6.5	15.2	16.3	2.3	4.3	3.7	0.7	2.1	8.3
中级	20.5	31.9	34.1	16.3	21.4	19.7	3.5	12.4	17.6
师级/助理	29.8	36.8	36.2	24.9	36.2	32.4	22.9	22.8	16.8
士级	30.0	4.6	1.6	47.2	27.6	31.6	38.3	33.3	15.8
不详	11.1	5.9	5.8	9.1	9.6	12.0	34.4	29.2	38.6
按聘任技术职务分									
正高	1.9	5.4	5.8	0.2	0.8	0.5	0.2	0.3	4.6
副高	6.6	15.4	16.6	2.2	4.2	3.8	0.7	2.2	11.3
中级	20.8	32.7	34.9	16.2	21.8	20.3	4.0	12.9	25.3
师级/助理	31.0	39.3	38.3	26.2	36.7	33.2	21.0	26.8	26.7
士级	29.2	4.7	2.0	47.2	27.3	30.9	31.3	31.3	20.8
待聘	10.5	2.6	2.5	8.0	9.2	11.4	42.8	26.5	11.3

| 分类 | 卫生技术人员 | | | | | | | 其他技术人员 | 管理人员 |
	合计	执业(助理)医师	执业医师	注册护士	药师(士)	技师(士)	其他		
总　计	100.0	100.0	100.0	100.0	100.0	100.0	100.0	100.0	100.0
按性别分									
男	28.3	56.2	56.7	1.8	34.8	40.5	43.1	38.8	43.4
女	71.7	43.8	43.3	98.2	65.2	59.5	57.0	61.2	56.6
按年龄分									
25岁以下	5.1	0.1	0.0	8.6	2.0	4.2	8.4	2.4	1.2
25～34岁	43.4	24.7	24.2	53.8	35.6	42.1	63.0	37.8	25.9
35～44岁	26.7	35.9	35.6	22.1	25.8	27.9	18.0	29.7	26.0
45～54岁	17.3	25.4	25.6	12.3	24.9	18.3	7.4	22.3	30.9
55～59岁	4.7	7.6	7.9	2.7	8.3	5.2	1.9	5.4	11.3
60岁及以上	2.8	6.4	6.7	0.5	3.5	2.3	1.3	2.3	4.7
按工作年限分									
5年以下	18.0	9.6	9.5	20.0	10.9	17.1	41.2	15.8	10.7
5～9年	27.7	20.3	20.2	33.6	23.0	25.7	30.3	26.5	17.0
10～19年	23.4	26.0	25.8	23.9	20.3	22.6	15.9	22.5	18.4
20～29年	18.5	25.4	25.3	14.7	24.5	20.8	7.6	20.1	26.0
30年及以上	12.4	18.7	19.3	7.8	21.4	13.8	5.0	15.0	27.9
按学历分									
研究生	6.9	17.9	19.2	0.1	3.7	1.9	6.4	2.4	5.1
大学本科	34.0	50.5	53.0	19.7	33.5	33.1	44.0	33.4	38.8
大专	38.8	23.1	20.6	51.6	34.0	44.0	33.6	38.6	35.6
中专	19.2	7.8	6.5	28.0	23.0	19.3	14.1	17.5	13.4
高中及以下	1.2	0.8	0.7	0.5	5.8	1.7	1.9	8.0	7.2
按专业技术资格分									
正高	2.2	6.1	6.6	0.2	1.0	0.8	0.2	0.2	3.2
副高	6.9	15.8	17.0	2.7	4.6	4.2	0.7	2.2	8.4
中级	20.7	32.3	34.4	16.2	22.1	19.6	3.8	12.9	17.1
师级/助理	30.4	36.8	36.2	26.2	35.7	32.2	23.3	23.1	16.6
士级	30.4	4.6	1.6	47.0	27.8	32.5	41.1	35.3	15.3
不详	9.3	4.4	4.2	7.7	8.7	10.7	31.0	26.3	39.4
按聘任技术职务分									
正高	2.1	5.8	6.3	0.2	1.0	0.7	0.2	0.4	4.9
副高	6.9	15.9	17.1	2.6	4.6	4.2	0.8	2.2	11.7
中级	20.8	32.5	34.6	16.0	22.3	20.0	4.1	12.8	25.0
师级/助理	31.0	38.4	37.5	27.0	35.8	32.2	20.6	26.2	26.4
士级	29.4	4.7	2.1	46.3	27.5	31.7	34.2	33.0	20.5
待聘	9.9	2.6	2.5	7.9	8.9	11.3	40.2	25.5	11.5

八、妇幼保健与计划生育

简要说明

一、本章主要介绍全国及 31 个省、自治区、直辖市孕产妇保健、儿童保健、妇科病查治、婚前医学检查、计划生育手术及质量等情况。主要包括 5 岁以下儿童死亡率、孕产妇死亡率，产前检查及产后访视率、新法接生率、住院分娩率、孕产妇和 3 岁以下儿童保健系统管理率，查出各种妇科病及治疗情况，男女婚前医学检查及查出疾病情况，已婚育龄妇女避孕率等。

二、除新生儿死亡率、婴儿死亡率、5 岁以下儿童死亡率、孕产妇死亡率系妇幼卫生监测地区数字外，其他数据来源于妇幼卫生统计年报。

三、妇幼卫生监测网：1990~1995 年，原卫生部在 30 个省、自治区、直辖市建立两个妇幼卫生监测网（孕产妇死亡监测网，247 个监测点；5 岁以下儿童死亡监测网，81 个监测点），动态监测全国孕产妇死亡和 5 岁以下儿童死亡情况。1996 年起实行孕产妇死亡监测、5 岁以下儿童死亡监测和出生缺陷监测三网合一，抽取 116 个监测点建立全国妇幼卫生监测网，2007 年起全国妇幼卫生监测点扩大到 336 个。

四、因缺个别地区数字，部分历史年份计划生育手术数字变动较大。

主要指标解释

活产数　指年内妊娠满 28 周及以上（如孕周不清楚，可参考出生体重达 1000 克及以上），娩出后有心跳、呼吸、脐带搏动、随意肌收缩 4 项生命体征之一的新生儿数。

新生儿死亡率　指年内新生儿死亡数与活产数之比，一般以‰表示。新生儿死亡指出生至 28 天以内（即 0~27 天）死亡人数。

5 岁以下儿童死亡率　指年内未满 5 岁儿童死亡人数与活产数之比，一般以‰表示。

孕产妇死亡率　指年内每 10 万名孕产妇的死亡人数。孕产妇死亡指从妊娠期至产后 42 天内，由于任何妊娠或妊娠处理有关原因导致的死亡，但不包括意外原因死亡者。按国际通用计算方法，"孕产妇总数"以"活产数"代替计算。

高危产妇比重　指高危产妇人数与活产数之比，一般用%表示。高危产妇是指在妊娠期有某种病理因素可能危害孕妇、胎儿、新生儿或导致难产的产妇人数。

孕产妇建卡率　指年内孕产妇中由保健人员建立的保健卡（册）人数与活产数之比，一般用%表示。

孕产妇系统管理率　指年内孕产妇系统管理人数与活产数之比，一般用%表示。孕产妇系统管理人数指按系统管理程序要求，妊娠至产后 28 天内接受过早孕检查、至少 5 次产前检查、新法接生和产后访视的产妇人数。

产前检查率　指年内产前接受过 1 次及以上产前检查的产妇人数与活产数之比，一般用%表示。

产后访视率　指年内产后接受过 1 次及以上产后访视的产妇人数与活产数之比，一般用%表示。

住院分娩率　指年内在取得助产技术资质乡的机构分娩的活产数与所有活产数之比，一般用%表示。

新法接生率　指年内住院分娩和非住院分娩新法接生人数之和与活产数之比，一般用%表示。新法接生指产包、接生者的手、产妇的外阴部、脐带四消毒，并由医生、助产士和受过培训并取得"家庭接生人员合格证"的初级卫生人员和接生员接生。

出生体重<2500 克婴儿比重　指年内出生体重低于 2500 克的婴儿数与活产数之比。

围产儿死亡率　指孕满 28 周或出生体重≥1000 克的胎儿（含死胎、死产）至产后 7 天内新生儿死亡数与活产数（孕产妇）之比。一般以‰表示。

新生儿破伤风发病率　指年内新生儿破伤风发病数与活产数之比。一般 1/万表示。新生儿破伤风指：①活产，生后 2 天内正常吸吮，哭叫；②出生后第 3~28 天内发病；③发病后不能吸吮，进食困难，强直，抽搐。必须符合上述三项标准者才可诊断为新生儿破伤风。

新生儿破伤风死亡率　指年内新生儿破伤风死亡数与活产数之比。一般 1/万表示。

新生儿访视率　指接受 1 次及以上访视的新生儿人数与活产数之比。一般以%表示。

3 岁以下儿童系统管理率　指年内 3 岁以下儿童系统管理人数与当地 3 岁儿童数之比，一般以%表示。3 岁以下儿童系统管理是指 3 岁以下儿童按年龄接受生长监测或 4：2：1（城市）或 3：2：1（农村）体检检查（身高和体重）的人数。新生儿访视时的体检次数不包括在内。

7 岁以下儿童保健管理率　指 7 岁以下儿童保健覆盖人数与 7 岁以下儿童数之比，一般以%表示。7 岁以下儿童保健覆盖人数指 7 岁以下儿童中当年实际接受 1 次及以上体格检查（身高和体重）的人数。

5 岁以下儿童中重度营养不良比重　包括低体重患病率和发育迟缓患病率两个指标。本资料指低体重患病率，即对照世界卫生组织各年龄段体重标准，5 岁以下儿童体重低于同龄标准人群中位数减 2 个标准差的人数占 5 岁以下体检儿童总数的百分比。

节育手术总例数　指年内放（取）宫内节育器、输卵（精）管绝育术、人工流产和放（取）皮下埋植的例数之和。

人工流产例数　包括药物流产、负压吸引术、钳刮术和中期引产例数。

节育手术并发症例数　指节育手术中因各种原因造成的术中和术后生殖器官的损伤、感染等病症的例数。两种及以上并发症只统计一种主要的疾病，如子宫穿孔后感染，只统计为子宫穿孔。

子宫穿孔例数　计划生育手术中将子宫壁损伤、穿破，含单纯子宫壁损伤及合并内脏如肠管、网膜等损伤的例数。

节育手术感染例数　指术前无生殖器炎症，术后 2 周内出现与手术有关的生殖器（绝育术后腹壁）感染。

妇女病应查人数　指年内常住人口中 20~64 岁妇女数。

妇女病检查率　指年内实际进行妇女病普查人数与 20~64 岁妇女数之比，一般用%表示。

查出妇女病率　指年内查出进行妇科病普查时查出的妇科病患病人数与实查人数之比，一般用%表示。

某种妇女病患病率　指查出某种妇女病病人数与实查人数之比。一般用%表示。

某种妇女病治疗率　指接受某种妇女病治疗人数与查出同种妇科病病人数之比，一般用%表示。

婚前检查率　指年内进行婚前医学检查人数与应查人数之比，一般用%表示。

指定传染病　是指《中华人民共和国传染病防治法》中规定的医学上认为影响结婚和生育的传染病。

严重遗传疾病　是指由于遗传因素先天形成，患者全部或部分散失自主生活能力，后代再现风险高，医学上认为不宜生育的遗传性疾病。

影响婚育疾病医学指导意见"合计"　是指检出疾病的人群中，医学上认为应暂缓结婚、不宜结婚等人数之和。

8-1 监测地区5岁以下儿童和孕产妇死亡率

年份	新生儿死亡率(‰)			婴儿死亡率(‰)			5岁以下儿童死亡率(‰)			孕产妇死亡率(1/10万)		
	合计	城市	农村	合计	城市	农村	合计	城市	农村	合计	城市	农村
2000	22.8	9.5	25.8	32.2	11.8	37.0	39.7	13.8	45.7	53.0	29.3	69.6
2001	21.4	10.6	23.9	30.0	13.6	33.8	35.9	16.3	40.4	50.2	33.1	61.9
2002	20.7	9.7	23.2	29.2	12.2	33.1	34.9	14.6	39.6	43.2	22.3	58.2
2003	18.0	8.9	20.1	25.5	11.3	28.7	29.9	14.8	33.4	51.3	27.6	65.4
2004	15.4	8.4	17.3	21.5	10.1	24.5	25.0	12.0	28.5	48.3	26.1	63.0
2005	13.2	7.5	14.7	19.0	9.1	21.6	22.5	10.7	25.7	47.7	25.0	53.8
2006	12.0	6.8	13.4	17.2	8.0	19.7	20.6	9.6	23.6	41.1	24.8	45.5
2007	10.7	5.5	12.8	15.3	7.7	18.6	18.1	9.0	21.8	36.6	25.2	41.3
2008	10.2	5.0	12.3	14.9	6.5	18.4	18.5	7.9	22.7	34.2	29.2	36.1
2009	9.0	4.5	10.8	13.8	6.2	17.0	17.2	7.6	21.1	31.9	26.6	34.0
2010	8.3	4.1	10.0	13.1	5.8	16.1	16.4	7.3	20.1	30.0	29.7	30.1
2011	7.8	4.0	9.4	12.1	5.8	14.7	15.6	7.1	19.1	26.1	25.2	26.5
2012	6.9	3.9	8.1	10.3	5.2	12.4	13.2	5.9	16.2	24.5	22.2	25.6
2013	6.3	3.7	7.3	9.5	5.2	11.3	12.0	6.0	14.5	23.2	22.4	23.6
2014	5.9	3.5	6.9	8.9	4.8	10.7	11.7	5.9	14.2	21.7	20.5	22.2
2015	5.4	3.3	6.4	8.1	4.7	9.6	10.7	5.8	12.9	20.1	19.8	20.2
2016	4.9	2.9	5.7	7.5	4.2	9.0	10.2	5.2	12.4	19.9	19.5	20.0
2017	4.5	2.6	5.3	6.8	4.1	7.9	9.1	4.8	10.9	19.6	16.6	21.1
2018	3.9	2.2	4.7	6.1	3.6	7.3	8.4	4.4	10.2	18.3	15.5	19.9

8-2 监测地区孕产妇主要疾病死亡率及死因构成

	主要疾病死亡率（1/10万）						占死亡总数%					
	产科出血	妊娠期高血压疾病	心脏病	羊水栓塞	产褥感染	肝病	产科出血	妊娠期高血压疾病	心脏病	羊水栓塞	产褥感染	肝病
合计												
2010	8.3	3.7	3.3	2.8	0.4	0.9	27.8	12.3	10.9	9.2	1.2	3.1
2012	6.6	2.0	2.7	3.2	0.4	0.8	27.0	8.0	10.9	12.9	1.4	3.2
2013	6.6	2.6	1.8	3.1	0.2	0.6	28.2	11.4	7.8	13.3	0.6	2.6
2014	5.7	2.0	2.5	3.2	0.2	1.0	26.3	9.1	11.4	14.9	1.1	4.6
2015	4.2	2.3	3.3	1.9	0.1	1.0	21.1	11.6	16.4	9.5	0.7	4.7
2016	4.7	1.6	2.0	2.2	0.2	0.7	23.5	7.8	10.2	10.9	1.0	3.8
2017	5.7	2.0	1.5	2.7	0.1	0.4	29.0	10.4	7.9	13.9	0.6	2.2
2018	4.2	1.7	1.8	2.3	0.2	0.7	23.2	9.5	10.0	12.3	0.9	3.8
城市												
2010	8.0	1.9	2.8	2.5	0.3	0.9	27.1	6.3	9.4	8.3	1.0	3.1
2012	5.7	1.5	1.5	3.9	0.3	0.8	25.6	7.0	7.0	17.4	1.2	3.5
2013	5.6	2.1	2.1	2.7	0.0	0.9	25.0	9.2	9.2	11.8	0.0	3.9
2014	4.3	1.4	2.3	2.7	0.2	0.8	21.2	7.1	11.1	13.1	1.0	4.0
2015	3.5	0.9	5.2	0.7	0.2	0.7	17.9	4.8	26.2	3.6	1.2	3.6
2016	4.0	0.5	2.4	1.6	0.3	0.3	20.3	2.7	12.2	8.1	1.4	1.4
2017	5.1	1.1	1.3	2.1	0.2	0.0	30.7	6.8	8.0	12.5	1.1	0.0
2018	3.8	1.4	2.1	1.9	0.5	0.2	24.2	9.1	13.6	12.1	3.0	1.5
农村												
2010	8.4	4.3	3.4	2.8	0.4	0.9	28.0	14.2	11.3	9.4	1.3	3.1
2012	7.0	2.1	3.1	2.9	0.4	0.8	27.5	8.4	12.2	11.5	1.5	3.1
2013	6.9	2.8	1.7	3.3	0.2	0.5	29.3	12.1	7.3	13.8	0.9	2.2
2014	6.3	2.2	2.6	3.4	0.3	1.1	28.3	10.0	11.6	15.5	1.2	4.8
2015	4.5	3.0	2.4	2.4	0.1	1.1	22.5	14.7	12.0	12.0	0.5	5.2
2016	4.9	1.9	1.9	2.4	0.2	0.9	24.7	9.6	9.6	11.9	0.9	4.6
2017	6.0	2.5	1.7	3.0	0.2	0.7	28.4	11.8	7.9	14.4	0.4	3.1
2018	4.5	1.9	1.6	2.5	0.0	1.0	22.8	9.7	8.3	12.4	0.0	4.8

8-3 儿童保健情况

年份 地区	出生体重 <2500克婴 儿比重(%)	围产儿 死亡率 (‰)	5岁以下儿童 低体重患病率(%)	新生儿 访视率 (%)	3岁以下 儿童系统 管理率(%)	7岁以下 儿童保健 管理率(%)
2010	2.34	7.02	1.55	89.6	81.5	83.4
2013	2.44	5.53	1.37	93.2	89.0	90.7
2014	2.61	5.37	1.48	93.6	89.8	91.3
2015	2.64	4.99	1.49	94.3	90.7	92.1
2016	2.73	5.05	1.44	94.6	91.1	92.4
2017	2.88	4.58	1.40	93.9	91.1	92.6
2018	3.13	4.26	1.43	93.7	91.2	92.7
北　京	4.84	2.86	0.20	96.4	95.6	98.9
天　津	4.22	5.74	0.51	98.9	91.5	93.7
河　北	2.84	3.11	1.84	92.1	90.7	92.5
山　西	2.60	5.70	0.85	90.6	87.7	89.4
内蒙古	3.14	5.15	0.60	95.6	94.1	94.0
辽　宁	2.73	5.71	0.64	93.5	92.9	94.1
吉　林	3.10	5.51	0.24	96.4	91.5	92.6
黑龙江	2.45	5.12	1.02	93.2	92.1	92.8
上　海	5.51	2.38	0.17	97.8	98.0	99.5
江　苏	3.02	3.56	0.57	95.5	94.7	97.7
浙　江	4.13	3.55	0.47	98.0	96.3	97.3
安　徽	2.13	3.29	0.59	92.0	87.5	91.5
福　建	3.68	3.76	0.89	94.2	93.0	95.2
江　西	2.37	2.43	2.33	94.2	90.0	89.3
山　东	1.67	3.69	0.97	93.2	92.6	92.3
河　南	2.81	3.72	1.84	88.7	87.2	88.2
湖　北	2.58	3.59	1.43	94.5	91.7	91.0
湖　南	3.30	4.60	1.17	96.9	92.0	94.8
广　东	4.50	4.22	1.88	93.4	90.2	94.5
广　西	5.95	5.82	4.47	96.1	91.3	92.2
海　南	4.00	3.56	3.33	91.0	86.4	91.4
重　庆	2.39	3.82	0.95	92.2	90.0	91.2
四　川	2.48	3.16	1.08	95.6	94.2	94.1
贵　州	2.82	5.25	1.56	92.0	90.3	91.3
云　南	4.01	5.42	1.70	95.5	88.6	90.9
西　藏	2.98	14.67	2.11	69.1	71.3	71.0
陕　西	2.15	3.52	0.84	94.8	94.1	95.1
甘　肃	2.50	6.74	1.08	95.2	91.6	91.3
青　海	2.81	6.50	1.08	92.3	91.4	89.4
宁　夏	2.94	6.35	0.54	99.2	93.8	95.3
新　疆	3.19	11.01	1.61	94.3	92.3	94.1

8-4-1 孕产妇保健情况

年份	活产数	建卡率 (%)	系 统 管理率 (%)	产 前 检查率 (%)	产 后 访视率 (%)	住院分娩率(%)		
						合计	市	县
1980	…	…	…	…	…	…	…	…
1985	…	…	…	…	…	43.7	73.6	36.4
1990	14517207	…	…	…	…	50.6	74.2	45.1
1991	15293237	…	…	…	…	50.6	72.8	45.5
1992	11746275	76.6	…	69.7	69.7	52.7	71.7	41.2
1993	10170690	75.7	…	72.2	71.0	56.5	68.3	51.0
1994	11044607	79.1	…	76.3	74.5	65.6	76.4	50.4
1995	11539613	81.4	…	78.7	78.8	58.0	70.7	50.2
1996	11412028	82.4	65.5	83.7	80.1	60.7	76.5	51.7
1997	11286021	84.5	68.3	85.9	82.3	61.7	76.4	53.0
1998	10961516	86.2	72.3	87.1	83.9	66.2	79.0	58.1
1999	10698467	87.9	75.4	89.3	85.9	70.0	83.3	61.5
2000	10987691	88.6	77.2	89.4	86.2	72.9	84.9	65.2
2001	10690630	89.4	78.6	90.3	87.2	76.0	87.0	69.0
2002	10591949	89.2	78.2	90.1	86.7	78.7	89.4	71.6
2003	10188005	87.6	75.5	88.9	85.4	79.4	89.9	72.6
2004	10892614	88.3	76.4	89.7	85.9	82.8	91.4	77.1
2005	11415809	88.5	76.7	89.8	86.0	85.9	93.2	81.0
2006	11770056	88.2	76.5	89.7	85.7	88.4	94.1	84.6
2007	12506498	89.3	77.3	90.9	86.7	91.7	95.8	88.8
2008	13307045	89.3	78.1	91.0	87.0	94.5	97.5	92.3
2009	13825431	90.9	80.9	92.2	88.7	96.3	98.5	94.7
2010	14218657	92.9	84.1	94.1	90.8	97.8	99.2	96.7
2011	14507141	93.8	85.2	93.7	91.0	98.7	99.6	98.1
2012	15442995	94.8	87.6	95.0	92.6	99.2	99.7	98.8
2013	15108153	95.7	89.5	95.6	93.5	99.5	99.9	99.2
2014	15178881	95.8	90.0	96.2	93.9	99.6	99.9	99.4
2015	14544524	96.4	91.5	96.5	94.5	99.7	99.9	99.5
2016	18466561	96.6	91.6	96.6	94.6	99.8	100.0	99.6
2017	17578815	96.6	89.6	96.5	94.0	99.9	100.0	99.8
2018	15207729	92.5	89.9	96.6	93.8	99.9	99.9	99.8

注：2016～2018年活产数均源自全国住院分娩月报，包括户籍和非户籍活产数；2015年及以前年份活产数源自全国妇幼卫生年报，仅包括户籍活产数。

8-4-2 2018年各地区孕产妇保健情况

地区	活产数	建卡率(%)	系统管理率(%)	产前检查率(%)	产后访视率(%)	住院分娩率(%)		
						合计	市	县
总　计	13621475	92.5	89.9	96.6	93.8	99.9	99.9	99.8
北　京	140304	100.0	96.1	98.5	96.4	100.0	100.0	
天　津	78072	100.0	93.1	99.0	97.9	100.0	100.0	
河　北	735253	91.2	88.4	96.4	91.9	100.0	100.0	100.0
山　西	303647	81.8	83.5	95.9	90.6	100.0	100.0	100.0
内蒙古	181445	96.3	93.7	97.5	95.3	100.0	100.0	100.0
辽　宁	253180	92.3	90.2	97.9	93.7	100.0	100.0	100.0
吉　林	136396	90.4	86.8	97.2	96.4	100.0	100.0	100.0
黑龙江	151058	93.4	89.9	97.4	93.5	100.0	100.0	100.0
上　海	69734	98.3	96.2	97.9	97.8	100.0	100.0	
江　苏	619047	88.5	89.9	98.5	95.5	100.0	100.0	100.0
浙　江	413967	97.6	95.9	98.5	97.9	100.0	100.0	100.0
安　徽	736530	90.4	86.6	93.7	92.0	100.0	100.0	100.0
福　建	444863	92.3	91.5	97.5	94.1	100.0	100.0	100.0
江　西	558666	94.8	91.0	96.5	94.7	100.0	100.0	100.0
山　东	1058022	95.4	91.9	95.3	93.1	100.0	100.0	100.0
河　南	1126750	89.0	85.3	94.2	89.7	99.9	100.0	99.8
湖　北	590923	94.2	92.1	96.6	94.2	99.9	99.9	100.0
湖　南	705524	95.9	94.0	97.6	96.0	100.0	100.0	100.0
广　东	1317909	93.2	91.9	97.1	94.3	99.9	99.9	100.0
广　西	667539	99.8	93.5	99.2	96.1	100.0	100.0	100.0
海　南	101307	92.2	86.8	96.8	90.5	99.9	100.0	99.8
重　庆	273940	93.9	90.3	97.4	92.0	99.8	100.0	99.4
四　川	800752	92.6	93.6	96.6	95.6	99.6	100.0	99.3
贵　州	564969	92.6	89.0	94.6	91.9	99.4	99.7	99.2
云　南	564411	80.4	75.6	97.8	95.2	99.8	99.9	99.8
西　藏	56622	64.6	54.4	77.0	68.9	90.7	99.6	89.6
陕　西	346083	97.2	93.6	97.4	95.2	100.0	100.0	100.0
甘　肃	278912	94.7	91.3	96.5	94.5	99.8	100.0	99.8
青　海	74287	92.4	91.6	96.1	93.7	98.7	99.4	98.2
宁　夏	73409	97.5	96.1	99.2	98.5	100.0	100.0	100.0
新　疆	197954	92.9	87.0	97.5	93.8	99.1	98.6	99.5

8-4-2 续表

孕产妇死亡率(1/10万)			孕产妇死因构成(%)				
合计	市	县	产科出血	妊娠高血压疾病	内科合并症	羊水栓塞	其他
10.7	10.7		13.3	0.0	40.0	20.0	26.7
5.1	5.1		0.0	25.0	25.0	0.0	50.0
8.8	6.3	10.8	13.9	10.8	24.6	13.9	36.9
14.2	10.4	17.6	9.3	7.0	34.9	7.0	41.9
10.5	12.1	8.8	15.8	21.1	31.6	5.3	26.3
9.9	9.0	13.4	16.0	8.0	36.0	4.0	36.0
15.4	14.2	19.5	9.5	4.8	28.6	19.1	38.1
23.2	17.2	34.4	11.4	14.3	48.6	11.4	14.3
1.4	1.4		0.0	0.0	0.0	0.0	100.0
9.5	8.8	11.7	18.6	5.1	33.9	10.2	32.2
4.1	3.4	5.8	5.9	0.0	47.1	23.5	23.5
9.6	13.8	7.5	15.5	11.3	23.9	22.5	26.8
8.8	11.0	6.4	12.8	7.7	38.5	5.1	35.9
8.1	5.7	9.7	20.0	11.1	28.9	26.7	13.3
9.5	8.9	10.2	12.0	10.0	31.0	12.0	35.0
11.5	11.3	11.6	14.0	6.2	27.9	23.3	28.7
9.7	10.2	8.7	19.3	5.3	35.1	19.3	21.1
10.4	10.5	10.3	20.6	5.5	19.2	12.3	42.5
6.5	6.6	6.1	16.3	4.7	27.9	22.1	29.1
10.5	9.0	11.6	21.4	1.4	34.3	18.6	24.3
16.8	18.4	13.0	5.9	5.9	29.4	29.4	29.4
12.1	11.6	12.8	15.2	6.1	42.4	12.1	24.2
11.5	8.7	13.5	17.4	12.0	21.7	8.7	40.2
19.5	20.6	18.9	18.2	10.9	24.6	15.5	30.9
17.7	15.5	18.7	27.0	8.0	27.0	20.0	18.0
56.5	33.9	59.2	40.6	15.6	12.5	6.3	25.0
6.4	5.0	7.3	13.6	18.2	31.8	9.1	27.3
18.6	19.6	18.2	21.2	7.7	23.1	25.0	23.1
25.6	7.7	35.3	36.8	15.8	10.5	15.8	21.1
20.4	20.1	20.8	20.0	13.3	20.0	20.0	26.7
27.8	15.7	36.5	21.8	14.6	34.6	9.1	20.0

8-5 妇女病查治情况

年份 地区	应查 人数	实查 人数	检查率 (%)	查出妇 女病率 (%)	滴虫性阴道炎 患病率 (%)	宫颈糜烂 患病率 (%)	尖锐湿疣 患病率 (1/10万)	宫颈癌 患病率 (1/10万)	乳腺癌 患病率 (1/10万)	卵巢癌 患病率 (1/10万)
2010	138883231	84946929	61.2	28.8	13.2	12.1	33.8	15.1	10.1	3.4
2013	156973213	107799764	68.7	27.4	13.6	11.3	20.7	16.4	12.2	3.1
2014	172359476	94989818	55.1	27.6	13.4	10.7	34.1	17.6	14.3	4.3
2015	165227057	101713169	61.6	26.3	12.9	10.0	28.5	15.8	13.2	3.5
2016	161277617	103940228	64.4	25.6	12.6	9.5	35.6	46.1	46.8	3.1
2017	155632099	104194268	66.9	24.2	12.3	7.5	28.1	45.6	51.2	3.2
2018	140908304	106357605	75.5	22.2	11.6	5.8	27.0	45.2	44.3	2.5
北　京	1646745	1364149	82.8	32.0	9.8	4.8	9.9	3.0	23.0	1.0
天　津	1063988	978880	92.0	40.3	9.0	0.0	8.6	15.0	20.2	1.3
河　北	11823063	7928787	67.1	19.3	10.2	6.2	7.0	32.1	38.1	1.8
山　西	3215719	2126464	66.1	23.5	12.8	6.1	12.8	61.3	32.6	1.8
内蒙古	2352567	1784781	75.9	23.0	12.3	5.1	12.0	42.7	46.0	1.5
辽　宁	4204191	3391810	80.7	25.7	13.4	5.1	22.3	80.5	94.5	5.8
吉　林	2202670	1743948	79.2	19.7	9.5	6.1	22.7	61.1	166.6	3.1
黑龙江	3265202	2708424	82.9	20.7	12.9	5.2	21.8	61.5	83.4	4.2
上　海	819030	728172	88.9	34.8	1.1	2.9	1.8	13.2	30.3	2.3
江　苏	8198090	7175525	87.5	16.2	8.1	3.9	6.3	31.6	29.6	2.6
浙　江	5203847	4554988	87.5	24.5	9.9	3.7	12.0	29.9	41.3	0.7
安　徽	6743340	3842720	57.0	23.6	13.1	5.3	41.9	55.8	50.8	2.7
福　建	3037115	2604926	85.8	24.8	14.9	4.4	66.3	82.1	102.4	12.2
江　西	4582236	3496700	76.3	31.6	19.5	9.5	40.1	36.3	32.1	1.9
山　东	11711554	9574640	81.8	17.8	8.9	5.3	13.8	38.8	49.8	1.6
河　南	10079946	6236056	61.9	22.4	13.9	6.1	39.6	58.9	60.5	3.1
湖　北	6095557	5020874	82.4	29.1	14.7	11.0	29.2	197.2	138.8	10.8
湖　南	6314572	5879182	93.1	28.0	13.9	8.0	16.0	27.2	26.3	0.8
广　东	9379541	7405005	78.9	18.6	9.2	4.7	25.9	40.2	35.5	1.2
广　西	4926475	3461275	70.3	19.8	9.3	5.6	23.7	55.5	42.5	2.1
海　南	857785	648838	75.6	21.7	10.0	4.7	31.1	37.3	45.2	3.2
重　庆	3272804	2502773	76.5	14.7	9.1	3.5	44.2	117.0	104.5	6.9
四　川	9243893	7648402	82.7	15.6	9.3	3.8	40.7	65.0	61.8	2.4
贵　州	5132844	3105935	60.5	17.8	10.2	5.2	15.6	73.3	53.4	1.6
云　南	4368715	3105387	71.1	22.4	14.6	3.8	31.8	78.3	46.4	3.9
西　藏	539918	167663	31.1	17.3	12.4	3.4	63.2	276.7	151.8	1.2
陕　西	4412558	2780589	63.0	25.8	13.7	7.6	34.0	48.5	47.8	0.7
甘　肃	2477711	1959466	79.1	34.4	18.7	11.7	26.8	43.0	28.6	0.8
青　海	806711	480374	59.5	26.0	13.3	8.6	92.8	110.7	69.3	2.3
宁　夏	765262	643827	84.1	31.7	17.7	10.1	7.8	33.0	42.5	1.6
新　疆	2145834	1279858	59.6	29.9	15.8	10.3	245.7	96.0	50.1	4.2

注：①2000年妇女病查治包括艾滋病和HIV感染者、Ⅱ度以上子宫脱垂；②2008年起，滴虫性阴道炎调整为阴道炎，宫颈糜烂调整为宫颈炎；③2009～2010年妇女病检查率根据各省（区、市）妇女病筛查频率进行了调整；④妇女常见病筛查率超过100%的省（区、市）均视为100%。

8-6 各地区已婚育龄妇女避孕率(%)

地 区	2010	2014	2015	2016	2017	2018
总 计	89.1	86.6	86.1	83.0	80.6	80.6
北 京	84.6	78.3	76.6	73.0	64.3	68.3
天 津	90.7	90.5	90.2	88.0	87.9	86.3
河 北	90.8	90.8	90.8	89.5	88.6	87.3
山 西	90.1	91.2	91.0	88.4	85.0	81.7
内蒙古	91.5	89.8	90.0	90.0	88.9	87.9
辽 宁	88.2	86.0	85.0	79.4	79.7	79.8
吉 林	89.9	89.5	89.4	87.0	88.6	88.8
黑龙江	92.6	91.2	90.8	90.5	90.2	90.0
上 海	82.8	81.0	78.8	75.6	75.5	83.4
江 苏	90.0	88.4	88.5	87.3	86.6	82.3
浙 江	88.6	86.1	86.2	82.3	80.1	75.6
安 徽	90.4	89.7	90.1	89.2	89.5	89.1
福 建	81.6	80.3	79.3	77.8	73.7	70.9
江 西	93.9	82.2	83.6	83.9	83.4	82.5
山 东	89.6	84.9	81.7	83.7	64.0	81.4
河 南	89.6	89.8	89.7	83.3	87.5	85.7
湖 北	86.1	84.4	84.2	80.4	78.9	76.4
湖 南	92.2	89.8	89.7	85.6	84.6	82.9
广 东	89.9	81.4	81.5	81.9	78.2	72.6
广 西	87.1	86.8	86.5	85.0	78.7	82.0
海 南	79.2	80.7	81.3	81.5	85.9	77.7
重 庆	90.8	82.0	78.7	64.4	55.1	48.9
四 川	88.3	85.7	84.8	79.0	76.8	74.6
贵 州	88.2	89.1	88.7	85.4	83.4	78.9
云 南	86.2	86.0	86.8	78.2	79.8	79.0
西 藏	78.0			61.4	53.1	30.1
陕 西	91.3	91.1	91.2	77.9	88.5	88.1
甘 肃	87.9	82.3	81.2	67.6	74.3	78.1
青 海	84.9	87.7	88.1	87.1	85.7	85.4
宁 夏	90.5	92.3	93.0	92.4	92.0	91.8
新 疆	82.7	73.0	83.5	83.3	79.1	82.4

注：年报统计时段为2017年10月1日至2018年9月30日。

8-7-1 婚前检查保健情况(合计)

年份地区	应查人数	实查人数	检查率(%)	检出疾病人数	指定传染病	性病	严重遗传病	精神病	生殖系统疾病	内科系统疾病	影响婚育疾病接受医学指导意见人数
2010	20373786	6257617	31.0	629925	134015	17736	8099	1050	229697	200628	209098
2013	22484981	11722101	52.9	945631	237949	36239	7511	1791	321027	306159	346086
2014	21659134	12046543	55.3	957574	232845	41479	6512	3637	324908	323620	388880
2015	20391247	11815398	58.7	937389	236365	44747	7803	2099	303178	327777	366274
2016	19454089	11621213	59.7	934512	239508	44269	5576	1951	298325	319375	347458
2017	18038460	10953214	61.4	892876	217103	49050	9119	1883	277643	320962	345349
2018	16850892	10196029	61.1	860959	207218	42537	3666	1861	266480	326540	314558
北 京	275636	17783	6.5	2137	109	5	347	6	1208	471	133
天 津	141874	59145	41.7	5093	1240	131	7	6	1379	2583	5093
河 北	828696	242076	29.2	9157	2557	154	20	29	3186	2765	1333
山 西	522644	30981	8.0	1403	333	78	6	11	566	493	338
内蒙古	263500	199709	75.8	9525	2422	638	34	24	3794	2796	1778
辽 宁	460246	110052	23.9	4732	738	365	3	2	2423	989	763
吉 林	265057	128509	48.5	5028	1902	671	5	3	942	2380	1360
黑龙江	419781	140817	33.5	6929	2394	577	13	1	2084	2132	1370
上 海	195280	37383	19.1	2854	170	22	62	7	1530	1085	195
江 苏	789649	677249	85.8	52545	4513	1229	418	73	24366	23198	11530
浙 江	465809	413168	88.7	69703	3843	1321	55	102	22421	42462	9726
安 徽	1012456	965695	95.4	106238	21126	3020	394	350	36009	41865	37271
福 建	443575	226458	51.1	27071	1659	543	232	41	11452	10182	29846
江 西	574238	492190	85.7	57071	9128	1501	138	166	14143	33486	12446
山 东	1033245	747543	72.3	35953	9821	967	101	73	14199	12137	6953
河 南	1424601	1089098	76.4	59340	26415	4479	197	154	8811	19240	7231
湖 北	620593	391450	63.1	26686	9301	612	60	161	7627	8937	4928
湖 南	747975	677864	90.6	64187	26054	2502	249	193	17500	19385	28075
广 东	1356386	498175	36.8	38811	3012	1199	100	23	15698	9281	11943
广 西	609236	603432	99.0	38493	6323	2389	235	184	21144	11923	18977
海 南	142024	47826	33.7	6303	2723	142	66	8	1672	1022	790
重 庆	445936	84009	19.1	9911	2560	387	23	14	1528	5628	2850
四 川	1131505	971142	85.8	109144	31645	7504	411	89	19069	36800	36806
贵 州	585058	20209	3.6	1348	331	43	17		548	480	210
云 南	694636	608334	87.6	57597	14960	4288	79	45	20229	17911	11261
西 藏	69596	9754	16.4	262	124	62		10	60	17	7
陕 西	551425	228322	41.4	14339	2635	370	27	29	3748	6480	3597
甘 肃	315451	118370	37.5	6149	2385	175	66	18	1991	1689	2569
青 海	79506	17808	23.0	430	260	88	2	1	109	34	160
宁 夏	74669	62497	83.7	10609	2024	222	13	4	3958	4628	3466
新 疆	310609	278981	89.9	21911	14511	6853	286	34	3086	4061	61553

注：应查人数指结婚登记人数，实查人数指婚前医学检查人数。以下两表同。

8-7-2 婚前检查保健情况(男)

年份 地区	应查人数	实查人数	检查率 (%)	检出疾病人数	指定传染病	性病	严重遗传病	精神病	生殖系统疾病	内科系统疾病	影响婚育疾病接受医学指导意见人数
2010	10201759	3122118	30.9	309820	77570	8186	3967	173	94596	106967	115790
2013	11243952	5857781	52.9	466971	135581	17031	3640	308	124281	166800	187973
2014	11078787	6023521	55.0	474111	132293	19807	2901	2013	129334	174654	209177
2015	10200514	5910776	58.8	460614	133455	21900	3305	482	122003	171057	193322
2016	9735299	5810845	59.7	460461	133374	21061	2181	363	121591	167009	183275
2017	9027653	5480772	61.4	430953	121863	24621	4333	346	107934	164152	180306
2018	8427496	5099443	61.1	404794	114379	19646	1315	348	95529	163696	158997
北　京	137818	9852	7.1	1091	64	4	145		631	256	83
天　津	70937	29651	41.8	1863	665	57	3	2	102	1160	1863
河　北	414348	120861	29.2	4684	1488	58	9	2	1461	1407	809
山　西	261322	15003	7.8	662	177	28	3	3	257	222	211
内蒙古	131797	99911	75.8	4218	1259	247	6	3	1296	1354	861
辽　宁	230230	55247	24.0	1928	357	142	2		883	431	352
吉　林	132527	64533	48.7	2657	980	274	1		612	1157	698
黑龙江	209906	70781	33.7	3135	1250	241	5		862	871	670
上　海	97640	18962	19.4	1466	107	8	24	1	406	928	113
江　苏	394823	338674	85.8	24707	2300	529	175	15	10026	12191	6115
浙　江	232904	205532	88.2	33786	2257	562	23	10	6012	24916	5280
安　徽	506223	482911	95.4	48215	12095	1247	113	68	14172	17635	17496
福　建	221786	113683	51.3	10806	1051	282	64	4	3262	4824	16610
江　西	287217	246101	85.7	27883	5401	640	54	27	4760	17680	6321
山　东	516641	372541	72.1	16745	5243	376	40	10	5353	6307	3540
河　南	712586	544275	76.4	29777	14766	2261	75	29	3473	9047	3599
湖　北	309797	196190	63.3	12791	4863	251	15	46	1834	5332	2395
湖　南	373989	338623	90.5	30993	14431	1046	69	52	6232	9773	13547
广　东	678294	250516	37.0	16958	1264	277	40	10	4971	4656	6218
广　西	304618	301935	99.1	14288	3350	1040	53	7	7063	4152	9434
海　南	71012	24001	33.8	2675	1414	66	63		205	545	434
重　庆	222949	42265	19.3	5752	1516	173	9	6	953	3330	1383
四　川	565532	485127	85.8	59430	17545	3874	113	12	14010	17505	19965
贵　州	294301	10046	3.5	511	162	25	9		88	260	88
云　南	347318	304302	87.6	22603	8444	2171	29	8	3353	8731	5225
西　藏	34798	4804	16.2	82	38	11		10	7	8	2
陕　西	275789	114027	41.3	6093	1377	175	8	6	923	3078	1765
甘　肃	157751	59168	37.5	2964	1325	60	25	4	601	1009	1184
青　海	39921	8971	23.1	160	130	45	2		3	12	79
宁　夏	37345	31251	83.7	4551	1116	104	4	1	1140	2306	1744
新　疆	155377	139699	90.0	11320	7944	3372	134	12	578	2613	30913

8-7-3 婚前检查保健情况(女)

年份 地区	应查人数	实查人数	检查率 (%)	检出 疾病 人数	指定 传染病	性病	严重 遗传病	精神病	生殖 系统 疾病	内科 系统 疾病	影响婚育 疾病接受 医学指导 意见人数
2010	10172027	3135499	31.1	320105	56445	9550	4132	877	135101	93661	93308
2013	11241029	5864320	53.0	478660	102368	19208	3871	1483	196746	139359	158113
2014	10580347	6023022	57.6	483463	100552	21672	3611	1624	195574	148966	179703
2015	10190733	5904622	58.7	476775	102910	22847	4498	1617	181175	156720	172952
2016	9718790	5810368	59.8	474051	106134	23208	3395	1588	176734	152366	164183
2017	9010807	5472442	61.4	461923	95240	24429	4786	1537	169709	156810	165043
2018	8423396	5096586	61.1	456165	92839	22891	2351	1513	170951	162844	155561
北 京	137818	7931	5.8	1046	45	1	202	6	577	215	50
天 津	70937	29494	41.6	3230	575	74	4	4	1277	1423	3230
河 北	414348	121215	29.3	4473	1069	96	11	27	1725	1358	524
山 西	261322	15978	8.3	741	156	50	3	8	309	271	127
内蒙古	131703	99798	75.8	5307	1163	391	28	21	2498	1442	917
辽 宁	230016	54805	23.8	2804	381	223	1	2	1540	558	411
吉 林	132530	63976	48.3	2371	922	397	4	3	330	1223	662
黑龙江	209875	70036	33.4	3794	1144	336	8	1	1222	1261	700
上 海	97640	18421	18.9	1388	63	14	38	6	1124	157	82
江 苏	394826	338575	85.8	27838	2213	700	243	58	14340	11007	5415
浙 江	232905	207636	89.2	35917	1586	759	32	92	16409	17546	4446
安 徽	506233	482784	95.4	58023	9031	1773	281	282	21837	24230	19775
福 建	221789	112775	50.8	16265	608	261	168	37	8190	5358	13236
江 西	287021	246089	85.7	29188	3727	861	84	139	9383	15806	6125
山 东	516604	375002	72.6	19208	4578	591	61	63	8846	5830	3413
河 南	712015	544823	76.5	29563	11649	2218	122	125	5338	10193	3632
湖 北	310796	195260	62.8	13895	4438	361	45	115	5793	3605	2533
湖 南	373986	339241	90.7	33194	11623	1456	180	141	11268	9612	14528
广 东	678092	247659	36.6	21853	1748	922	60	13	10727	4625	5725
广 西	304618	301497	99.0	24205	2973	1349	182	177	14081	7771	9543
海 南	71012	23825	33.6	3628	1309	76	3	8	1467	477	356
重 庆	222987	41744	19.0	4159	1044	214	14	8	575	2298	1467
四 川	565973	486015	85.9	49714	14100	3630	298	77	5059	19295	16841
贵 州	290757	10163	3.6	837	169	18	8		460	220	122
云 南	347318	304032	87.5	34994	6516	2117	50	37	16876	9180	6036
西 藏	34798	4950	16.7	180	86	51			53	9	5
陕 西	275636	114295	41.5	8246	1258	195	19	23	2825	3402	1832
甘 肃	157700	59202	37.5	3185	1060	115	41	14	1390	680	1385
青 海	39585	8837	22.9	270	130	43		1	106	22	81
宁 夏	37324	31246	83.7	6058	908	118	9	3	2818	2322	1722
新 疆	155232	139282	89.8	10591	6567	3481	152	22	2508	1448	30640

8-8-1 计划生育手术情况

年份	节育手术总例数	放置节育器		取出节育器		输精管结扎		输卵管结扎		人工流产	
		例数	%	例数	%	人数	%	人数	%	人数	%
1975	29462861	16743693	56.8	1702213	5.8	2652653	9.0	3280042	11.1	5084260	17.3
1980	28628437	11491871	40.1	2403408	8.4	1363508	4.8	3842006	13.4	9527644	33.3
1981	22760305	10344537	45.4	1513376	6.6	649476	2.9	1555971	6.8	8696945	38.2
1982	33702389	14069161	41.7	2056671	6.1	1230967	3.7	3925927	11.6	12419663	36.9
1983	58205572	17755736	30.5	5323354	9.1	4259261	7.3	16398378	28.2	14371843	24.7
1984	31734864	11751146	37.0	4383129	13.8	1293286	4.1	5417163	17.1	8890140	28.0
1985	25646972	9576980	37.3	2278892	8.9	575564	2.2	2283971	8.9	10931565	42.6
1986	28475506	10637909	37.4	2313157	8.1	1030827	3.6	2914900	10.2	11578713	40.7
1987	34597082	13448332	38.9	2411389	7.0	1752598	5.1	4407755	12.7	10489412	30.3
1988	31820664	12227219	38.4	2264969	7.1	1062161	3.3	3590469	11.3	12675839	39.8
1989	29031912	10854752	37.4	2066723	7.1	1509294	5.2	4221717	14.5	10379426	35.8
1990	34982328	12352110	35.3	2355128	6.7	1466442	4.2	5314722	15.2	13493926	38.6
1991	38135578	12289953	32.2	2623304	6.9	2382670	6.2	6753338	17.7	14086313	36.9
1992	28017605	10091391	36.0	2151223	7.7	858675	3.1	4500029	16.1	10416287	37.2
1993	25114685	9366096	37.3	2030421	8.1	641705	2.6	3580344	14.3	9496119	37.8
1994	27967575	10353790	37.0	2322221	8.3	671890	2.4	3726861	13.3	9467064	33.9
1995	22236012	8368242	37.6	1841903	8.3	464387	2.1	2315472	10.4	7476482	33.6
1996	22953599	8807090	38.4	2029474	8.8	546425	2.4	2736415	11.9	8834195	38.5
1997	20418688	7947709	38.9	1868727	9.2	436656	2.1	2340303	11.5	6589869	32.3
1998	19458072	7663447	39.4	2088129	10.7	329080	1.7	1993126	10.2	7384290	37.9
1999	18209721	7159823	39.3	2138951	11.7	318858	1.8	1827732	10.0	6764357	37.1
2000	17720620	6833181	38.6	2235434	12.6	312538	1.8	1680917	9.5	6658550	37.6
2001	17070650	6627130	38.8	2354747	13.8	254229	1.5	1549700	9.1	6284844	36.8
2002	17671279	6539550	37.0	2395709	13.6	209006	1.2	1372535	7.8	6812317	38.6
2003	18644537	6808186	36.5	2607231	14.0	272608	1.5	1478979	7.9	7215440	38.8
2004	18524918	6661851	36.0	2807888	15.2	192751	1.0	1466742	7.9	7140588	38.5
2005	19388510	6803959	35.1	2788035	14.4	199372	1.0	1418789	7.3	7105995	36.7
2006	19010352	6955904	36.6	2786171	14.7	259433	1.4	1422983	7.5	7308615	38.4
2007	19682051	7242095	36.8	2784691	14.2	206103	1.1	1576399	8.0	7632539	38.8
2008	22965823	7680893	33.4	2928735	12.8	214514	0.9	1606313	7.0	9173101	40.0
2009	22768853	7818040	34.3	3084561	13.6	219284	1.0	1775706	7.8	6111375	26.8
2010	22157408	7543621	34.0	2817209	12.7	218306	1.0	1699379	7.7	6361539	28.7
2011	21948224	7296642	33.2	2818858	12.8	196064	0.9	1595105	7.3	6631310	30.2
2012	21763821	7200416	33.1	2835480	13.0	173231	0.8	1561809	7.2	6690027	30.7
2013	20348829	6811831	33.5	2792446	13.7	157153	0.8	1373089	6.7	6237177	30.7
2014	24182908	8482706	35.1	3531477	14.6	180959	0.7	1467743	6.1	9621995	39.8
2015	23786065	8227879	34.6	3528728	14.8	149432	0.6	1230805	5.2	9851961	41.4
2016	20993376	5319423	25.3	4728595	22.5	35554	0.2	491109	2.3	9644724	45.9
2017	19043390	4639490	24.4	3935241	20.7	21525	0.1	405648	2.1	9626731	50.6
2018	18424866	3774318	20.5	3474467	18.9	53128	0.3	404212	2.2	9740004	52.9

8-8-2　2018年各地区计划生育手术情况

地区	节育手术总例数	放置节育器例数	子宫穿孔	感染	取出节育器例数	子宫穿孔	感染	输精管结扎人数	阴囊脓肿	感染
总　计	18424866	3774318	88	502	3474467	203	119	53128		3
北　京	195122	15921	1		34834			6		
天　津	135628	12004			26615			1		
河　北	716982	295684			111425	2		163		
山　西	321525	74529		1	76172			95		
内蒙古	295607	64011			66618			116		
辽　宁	488056	83151	2	2	146614	3	2	67		
吉　林	235472	49435		1	64691	1		12		
黑龙江	287938	64698			85328	1		1		
上　海	309948	33627			83102	3		34		
江　苏	1257806	158055			336786	1		13		
浙　江	1190295	154067	1	8	261087	8	17	50		
安　徽	661522	159695	5	2	154419	12	4	98		
福　建	518246	70346			75270	3		104		
江　西	527489	135698	1	3	76938	2		20		
山　东	1182011	216840	3	11	258511	1	8	919		
河　南	1088840	342451	4	39	136170		10	48256		
湖　北	659853	112976	16	7	169535	26		175		
湖　南	747022	213745	4	16	119794	4		15		
广　东	1759871	188863	18	267	217477	34	35	776		3
广　西	643288	92399	1	14	83915	2		55		
海　南	148130	42593	1	4	16297			51		
重　庆	449827	70836	1		99937	4	2	376		
四　川	1216073	203268	6	12	264301	19	4	219		
贵　州	378498	174608	16	11	65587	5		341		
云　南	838146	209555	2	3	182582	9		122		
西　藏	46485	9405	3	12	4536		3	19		
陕　西	426183	86145		6	80013	39	3	46		
甘　肃	229746	51324	1	30	40088		17	36		
青　海	96148	27954			21249		9	1		
宁　夏	128223	31960			25558					
新　疆	1244886	328475	2	53	89018	24	5	941		

输卵管结扎人数	肠管损伤	膀胱损伤	感染	人工流产例数	子宫穿孔	人流不全	感染	节育手术构成(%)				
								放置节育器	取出节育器	输精管结扎	输卵管结扎	人工流产
404212	4	11	16	9740004	428	12420	698	20.48	18.86	0.29	2.19	52.86
522				143663				8.16	17.85	0.00	0.27	73.63
245				96614	1	15		8.85	19.62	0.00	0.18	71.23
4476				296670	21	313	2	41.24	15.54	0.02	0.62	41.38
5543				165111	1	76	1	23.18	23.69	0.03	1.72	51.35
2674				161816		237	1	21.65	22.54	0.04	0.90	54.74
707				237181	3	249	4	17.04	30.04	0.01	0.14	48.60
1094				119752		4		20.99	27.47	0.01	0.46	50.86
1324				132555	1	102		22.47	29.63	0.00	0.46	46.04
1598				185815	1	35		10.85	26.81	0.01	0.52	59.95
4226				757499	1	59	4	12.57	26.78	0.00	0.34	60.22
17529			1	755547	25	539	68	12.94	21.93	0.00	1.47	63.48
6883	1		2	261124	29	290	18	24.14	23.34	0.01	1.04	39.47
18289				351850	114	1156	124	13.57	14.52	0.02	3.53	67.89
10015				304013	3	719	25	25.73	14.59	0.00	1.90	57.63
5840				676026	14	714	26	18.35	21.87	0.08	0.49	57.19
106175				431623	4	528	22	31.45	12.51	4.43	9.75	39.64
15117				357466	2	191	2	17.12	25.69	0.03	2.29	54.17
24507			3	384594	12	404	23	28.61	16.04	0.00	3.28	51.48
66564		6	7	1282048	44	2010	90	10.73	12.36	0.04	3.78	72.85
7279	2	2	2	457986	2	465	2	14.36	13.04	0.01	1.13	71.19
2205				86865	2	293	7	28.75	11.00	0.03	1.49	58.64
1530				274947	16	382	110	15.75	22.22	0.08	0.34	61.12
9264				729764	54	1942	72	16.72	21.73	0.02	0.76	60.01
5345	1	1	1	102129	41	184	6	46.13	17.33	0.09	1.41	26.98
9597				428210	24	838	40	25.00	21.78	0.01	1.15	51.09
1190			2	3436		2		20.23	9.76	0.04	2.56	7.39
2965				238975	2	291	5	20.21	18.77	0.01	0.70	56.07
9906				127455	5	95		22.34	17.45	0.02	4.31	55.48
871				36722	1	39	21	29.07	22.10	0.00	0.91	38.19
1233				69319	3	93	12	24.93	19.93		0.96	54.06
59499				83229	2	155	13	26.39	7.15	0.08	4.78	6.69

九、人民健康水平

简要说明

一、本章主要介绍全国人民健康水平和营养状况。包括人口出生率、死亡率、预期寿命、患病率、居民长期失能和残障情况、城乡青少年和儿童身体发育情况、居民营养状况等。

二、出生率、死亡率和预期寿命数据摘自《中国统计年鉴》；居民患病率、长期失能和残障情况数据来源于 2003 年、2008 年、2013 年国家卫生服务调查（调查情况介绍见第五部分医疗服务）；城乡性别年龄别平均身高和体重数据来源于 2002 年、2012 年居民营养与健康状况监测；居民营养状况数据来源于 1982 年、1992 年全国营养调查，2002 年、2012 年居民营养与健康状况监测。

主要指标解释

出生率 又称粗出生率。指年内一定地区出生人数与同期平均人数之比，一般用‰表示。出生人数指活产数，年平均人数指年初和年底人口数的平均数，也可用年中人口数代替。

死亡率 又称粗死亡率。指年内一定地区的死亡人数与同期平均人数之比，一般用‰表示。

人口自然增长率 指年内一定地区的人口自然增加数（出生人数减死亡人数）与同期平均人数之比（或者人口自然增长率＝出生率−死亡率），一般用‰表示。

婴儿死亡率 指年内一定地区未满 1 岁婴儿死亡人数与同年出生的活产数之比，一般用‰表示。

预期寿命 某年某地区新出生的婴儿预期存活的平均年数，又称出生期望寿命、人均预期寿命，一般用"岁"表示。

两周患病率 即调查前两周内患病人数（或例数）/调查人数×1000。

慢性病患病率 两种定义：按人数计算的慢性病患病率，是指调查前半年内慢性病患病人数与调查人数之比；按例数计算的慢性病患病率，是指调查前半年内慢性病患病例数（含一人多次得病）与调查人数之比。"慢性病患病"是指：①调查前半年内经过医生诊断明确有慢性病（包括慢性感染性疾病如结核等和慢性非感染性疾病如冠心病和高血压等）；②半年以前经医生诊断有慢性病，在调查前半年内时有发作，并采取了治疗措施如服药、理疗等。二者有其一者，即认为患慢性病。

每千人患病天数 即调查前两周内病人患病天数之和/调查人数×1000。

每千人休工天数 即调查前两周内病人因病休工天数之和/调查人数×1000。

每千人休学天数 即调查前两周内学生因病休学天数之和/调查人数×1000。

每千人卧床天数 即调查前两周内病人因病卧床天数之和/调查人数×1000。

9-1-1 人口出生率、死亡率与自然增长率

	出生率 (‰)	死亡率 (‰)	自然增长率 (‰)
1955	32.60	12.28	20.32
1960	20.86	25.43	-4.57
1965	37.88	9.50	28.38
1970	33.43	7.60	25.83
1975	23.01	7.32	15.69
1980	18.21	6.34	11.87
1985	21.04	6.78	14.26
1986	22.43	6.86	15.57
1987	23.33	6.72	16.61
1988	22.37	6.64	15.73
1989	21.58	6.54	15.04
1990	21.06	6.67	14.39
1991	19.68	6.70	12.98
1992	18.24	6.64	11.60
1993	18.09	6.64	11.45
1994	17.70	6.49	11.21
1995	17.12	6.57	10.55
1996	16.98	6.56	10.42
1997	16.57	6.51	10.06
1998	15.64	6.50	9.14
1999	14.64	6.46	7.58
2000	14.03	6.45	7.58
2001	13.38	6.43	6.95
2002	12.86	6.41	6.45
2003	12.41	6.40	6.01
2004	12.29	6.42	5.87
2005	12.40	6.51	5.89
2006	12.09	6.81	5.28
2007	12.10	6.93	5.17
2008	12.14	7.06	5.08
2009	11.95	7.08	4.87
2010	11.90	7.11	4.79
2011	11.93	7.14	4.79
2012	12.10	7.15	4.95
2013	12.08	7.16	4.92
2014	12.37	7.16	5.21
2015	12.07	7.11	4.96
2016	12.95	7.09	5.86
2017	12.43	7.11	5.32
2018	10.94	7.13	3.81

资料来源：有关年份《中国统计年鉴》。

9-1-2 各地区人口出生率和死亡率

地区	出生率(‰)						死亡率(‰)					
	1990	2000	2005	2010	2015	2017	1990	2000	2005	2010	2015	2017
总　计	21.06	14.03	12.40	11.90	12.07	12.43	6.67	6.45	6.51	7.11	7.11	7.11
北　京	13.01	8.39	6.29	7.48	7.96	9.06	5.81	6.99	5.20	4.41	4.95	5.30
天　津	15.61	7.50	7.44	8.18	5.84	7.65	5.78	6.67	6.01	5.58	5.61	5.05
河　北	20.46	13.86	12.84	13.22	11.35	13.20	6.82	6.65	6.75	6.41	5.79	6.60
山　西	22.54	21.36	12.02	10.68	9.98	11.06	6.56	7.32	6.00	5.38	5.56	5.45
内蒙古	21.19	12.65	10.08	9.30	7.72	9.47	7.21	6.84	5.46	5.54	5.32	5.74
辽　宁	16.30	10.67	7.01	6.68	6.17	6.49	6.59	6.74	6.04	6.26	6.59	6.93
吉　林	19.49	10.31	7.89	7.91	5.87	6.76	6.56	5.85	5.32	5.88	5.53	6.50
黑龙江	18.11	10.54	7.87	7.35	6.00	6.22	6.35	5.48	5.20	5.03	6.60	6.63
上　海	10.31	6.02	7.04	7.05	7.52	8.10	6.64	7.17	6.08	5.07	5.07	5.30
江　苏	20.54	11.83	9.24	9.73	9.05	9.71	6.53	6.68	7.03	6.88	7.03	7.03
浙　江	15.33	13.90	11.10	10.27	10.52	11.92	6.31	6.61	6.08	5.54	5.50	5.56
安　徽	24.47	13.06	12.43	12.70	12.92	14.07	6.25	5.53	6.23	5.95	5.94	5.90
福　建	24.44	16.96	11.60	11.27	13.90	15.00	6.71	6.08	5.62	5.16	6.10	6.20
江　西	24.59	16.85	13.79	13.72	13.20	13.79	7.54	5.29	5.96	6.06	6.24	6.08
山　东	18.21	11.38	12.14	11.65	12.55	17.54	6.96	6.70	6.31	6.26	6.67	7.40
河　南	24.92	11.60	11.55	11.52	12.70	12.95	6.52	5.58	6.30	6.57	7.05	6.97
湖　北	21.60	8.55	8.74	10.36	10.74	12.60	7.30	5.75	5.69	6.02	5.83	7.01
湖　南	23.93	10.40	11.90	13.10	13.58	13.27	7.23	5.94	6.75	6.70	6.86	7.08
广　东	22.26	18.20	11.70	11.18	11.12	13.68	5.76	5.43	4.68	4.21	4.32	4.52
广　西	20.20	16.47	14.26	14.13	14.05	15.14	6.60	5.06	6.09	5.48	6.15	6.22
海　南	24.86	26.12	14.65	14.71	14.57	14.73	6.26	4.74	5.72	5.73	6.00	6.01
重　庆	}19.11	11.43	9.40	9.17	11.05	11.18	}7.66	7.98	6.40	6.40	7.19	7.27
四　川		10.16	9.70	8.93	10.30	11.26		6.73	6.80	6.62	6.94	7.03
贵　州	23.09	20.30	14.59	13.96	13.00	13.98	7.90	6.29	7.21	6.55	7.20	6.88
云　南	23.60	17.06	14.72	13.10	12.88	13.53	7.92	6.60	6.75	6.56	6.48	6.68
西　藏	23.98	17.70	17.94	15.80	15.75	16.00	7.55	6.60	7.15	5.55	5.10	4.95
陕　西	23.48	11.00	10.02	9.73	10.10	11.11	6.52	5.92	6.01	6.01	6.28	6.24
甘　肃	20.68	13.23	12.59	12.05	12.36	12.54	6.20	5.92	6.57	6.02	6.15	6.52
青　海	24.34	19.85	15.70	14.94	14.72	14.42	7.47	7.35	6.21	6.31	6.17	6.17
宁　夏	24.34	15.42	15.93	14.14	12.62	13.44	5.52	4.92	4.95	5.10	4.58	4.75
新　疆	26.44	14.50	16.42	15.99	15.59	15.88	7.82	5.17	5.04	5.43	4.51	4.48

注：①本表数字摘自《中国统计年鉴》；②1981年广东省出生率和死亡率包括海南数据。

9-2-1　婴儿死亡率与预期寿命

年份	婴儿死亡率 (‰)	预期寿命(岁)		
		合计	男	女
解放前	200左右	35.0	…	…
1973～1975	47.0	…	63.6	66.3
1981	34.7	67.9	66.4	69.3
1990	…	68.6	66.9	70.5
2000	32.2	71.4	69.6	73.3
2005	19.0	73.0	71.0	74.0
2010	13.1	74.8	72.4	77.4
2015	8.1	76.3	73.6	79.4
2016	7.5	76.5		
2017	6.8	76.7		
2018	6.1	77.0		

资料来源：①1973～1975年系全国3年肿瘤死亡回顾调查数字；②1981年、1990年、2000年、2010年预期寿命系人口普查数，2005年、2015年系1%人口抽样调查数；③2000年及以后年份婴儿死亡率系妇幼卫生监测地区数字；④2016年、2017年、2018年人均预期寿命系根据生命登记及人口普查数估算。

9-2-2　各地区预期寿命

地区	1990年预期 寿命(岁) 合计	男	女	2000年预 期寿命(岁) 合计	男	女	2010年预 期寿命(岁) 合计	男	女
总　计	68.55	66.84	70.47	71.40	69.63	73.33	74.83	72.38	77.37
北　京	72.86	71.07	74.93	76.10	74.33	78.01	80.18	78.28	82.21
天　津	72.32	71.03	73.73	74.91	73.31	76.63	78.89	77.42	80.48
河　北	70.35	68.47	72.53	72.54	70.68	74.57	74.97	72.70	77.47
山　西	68.97	67.33	70.93	71.65	69.96	73.57	74.92	72.87	77.28
内蒙古	65.68	64.47	67.22	69.87	68.29	71.79	74.44	72.04	77.27
辽　宁	70.22	68.72	71.94	73.34	71.51	75.36	76.38	74.12	78.86
吉　林	67.95	66.65	69.49	73.10	71.38	75.04	76.18	74.12	78.44
黑龙江	66.97	65.50	68.73	72.37	70.39	74.66	75.98	73.52	78.81
上　海	74.90	72.77	77.02	78.14	76.22	80.04	80.26	78.20	82.44
江　苏	71.37	69.26	73.57	73.91	71.69	76.23	76.63	74.60	78.81
浙　江	71.38	69.66	74.24	74.70	72.50	77.21	77.73	75.58	80.21
安　徽	69.48	67.75	71.36	71.85	70.18	73.59	75.08	72.65	77.84
福　建	68.57	66.49	70.93	72.55	70.30	75.07	75.76	73.27	78.64
江　西	66.11	64.87	67.49	68.95	68.37	69.32	74.33	71.94	77.06
山　东	70.57	68.64	72.67	73.92	71.70	76.26	76.46	74.05	79.06
河　南	70.15	67.96	72.55	71.54	69.67	73.41	74.57	71.84	77.59
湖　北	67.25	65.51	69.23	71.08	69.31	73.02	74.87	72.68	77.35
湖　南	66.93	65.41	68.70	70.66	69.05	72.47	74.70	72.28	77.48
广　东	72.52	69.71	75.43	73.27	70.79	75.93	76.49	74.00	79.37
广　西	68.72	67.17	70.34	71.29	69.07	73.75	75.11	71.77	79.05
海　南	70.01	66.93	73.28	72.92	70.66	75.26	76.30	73.20	80.01
重　庆	}66.33	}65.06	}67.70	71.73	69.84	73.89	75.70	73.16	78.60
四　川				71.20	69.25	73.39	74.75	72.25	77.59
贵　州	64.29	63.04	65.63	65.96	64.54	67.57	71.10	68.43	74.11
云　南	63.49	62.08	64.98	65.49	64.24	66.89	69.54	67.06	72.43
西　藏	59.64	57.64	61.57	64.37	62.52	66.15	68.17	66.33	70.07
陕　西	67.40	66.23	68.79	70.07	68.92	71.3	74.68	72.84	76.74
甘　肃	67.24	66.35	68.25	67.47	66.77	68.26	72.23	70.60	74.06
青　海	60.57	59.29	61.96	66.03	64.55	67.7	69.96	68.11	72.07
宁　夏	66.94	65.95	68.05	70.17	68.71	71.84	73.38	71.31	75.71
新　疆	63.59	61.95	63.26	67.41	65.98	69.14	72.35	70.30	74.86

资料来源：1990年、2000年、2010年人口普查数字。

9-3-1　调查地区居民两周患病率

指标名称	合计			城市			农村		
	2003	2008	2013	2003	2008	2013	2003	2008	2013
调查人数	193689	177501	273688	49698	46510	133393	143991	130991	140295
患病人次数	27696	33473	66067	7614	10326	37660	20082	23147	28407
两周患病率(‰)	14.3	18.9	24.1	15.3	22.2	28.2	13.9	17.7	20.2
分性别两周患病率(‰)									
男性	13.0	17.0	22.4	13.5	20.3	26.8	12.9	15.9	18.3
女性	15.6	20.7	25.9	17.0	24.0	29.6	15.1	19.4	22.2
年龄别两周患病率(‰)									
0～4岁	13.3	17.4	10.6	10.4	14.7	11.5	14.0	18.0	9.9
5～14岁	7.2	7.7	5.3	6.1	6.4	5.7	7.5	8.0	5.0
15～24岁	5.0	5.0	3.7	4.0	5.1	4.2	5.2	5.0	3.3
25～34岁	8.2	7.5	5.7	6.0	6.3	5.9	9.0	8.0	5.3
35～44岁	12.6	13.6	12.4	10.0	10.2	12.9	13.6	14.8	12.0
45～54岁	19.2	22.7	24.3	16.3	21.4	26.3	20.3	23.3	22.5
55～64岁	25.2	32.3	42.0	25.8	35.5	47.0	24.9	31.0	37.0
65岁及以上	33.8	46.6	62.2	39.7	58.1	73.6	30.2	39.8	48.8
文化程度别两周患病率(‰)									
文盲半文盲	24.9	33.8	42.1	32.7	42.7	52.4	23.8	32.5	37.4
小学	17.9	24.6	34.7	25.1	36.9	46.0	16.7	22.4	28.2
初中	11.7	15.5	23.1	15.1	24.0	31.0	10.6	12.9	16.6
高中、技校	10.6	14.3	22.2	11.1	17.6	25.0	10.0	10.9	16.7
中专	14.1	17.9	24.8	16.2	22.1	28.5	9.8	9.9	14.2
大专	11.5	16.1	17.6	12.3	18.1	19.0	7.6	8.1	11.2
大学及以上	11.7	14.3	15.1	12.1	15.5	16.3	7.6	5.9	7.4
医疗保障形式别两周患病率(‰)									
城镇职工基本医保	17.8	28.4	38.3	18.2	28.6	38.9	15.5	26.6	33.0
城镇居民基本医保		14.6	23.6		14.2	22.9		16.7	26.2
新型农村合作医疗	13.8	17.8	19.7	15.1	21.2	22.0	13.5	17.7	18.8
其他社会医疗保险	10.2	13.9	22.8	9.6	14.1	25.2	10.6	13.2	19.7
无医疗保险	14.2	14.8	13.1	12.5	14.4	13.3	14.5	15.3	12.4
就业状况别两周患病率(‰)									
在岗	14.5	16.8	18.7	9.8	11.5	17.3	15.4	17.9	19.8
离退休	33.4	46.3	63.2	33.6	47.2	64.4	32.2	39.9	53.9
学生	4.6	4.7	3.4	4.1	4.7	3.9	4.8	4.8	2.9
无业、失业、半失业	19.5	28.9	39.5	15.5	22.2	38.7	29.1	33.6	40.2

资料来源：国家卫生服务调查。

9-3-2　2013年调查地区居民两周患病率

指标名称	合计	城市				农村			
		小计	东	中	西	小计	东	中	西
调查人数	273688	133393	44499	44774	44120	140295	45875	44883	49537
患病人次数	66067	37660	14278	11810	11572	28407	11767	8754	7886
两周患病率(%)	24.1	28.2	32.1	26.4	26.2	20.2	25.7	19.5	15.9
分性别两周患病率(%)									
男性	22.4	26.8	30.6	25.3	24.5	18.3	23.6	17.7	14.0
女性	25.9	29.6	33.5	27.4	27.9	22.2	27.7	21.3	17.9
年龄别两周患病率(%)									
0～4岁	10.6	11.5	9.9	9.1	14.9	9.9	12.7	10.3	7.2
5～14岁	5.3	5.7	5.9	3.8	7.4	5.0	7.0	4.8	3.6
15～24岁	3.7	4.2	5.1	2.7	4.7	3.3	3.9	3.0	3.2
25～34岁	5.7	5.9	6.3	5.0	6.5	5.3	5.7	6.0	4.5
35～44岁	12.4	12.9	12.5	12.0	13.9	12.0	13.4	11.8	10.9
45～54岁	24.3	26.3	27.6	25.8	25.6	22.5	26.2	21.8	19.3
55～64岁	42.0	47.0	50.0	46.8	43.3	37.0	44.6	34.3	31.5
65岁及以上	62.2	73.6	80.7	69.4	69.6	48.8	58.9	45.5	40.4
文化程度别两周患病率(%)									
文盲半文盲	42.1	52.4	63.6	55.1	44.0	37.4	52.0	33.4	30.4
小学	34.7	46.0	56.6	44.7	38.9	28.2	38.5	26.9	21.0
初中	23.1	31.0	35.9	28.8	27.9	16.6	19.9	16.6	12.7
高中、技校	22.2	25.0	28.5	23.8	22.2	16.7	20.6	17.6	11.0
中专	24.8	28.5	28.6	26.8	30.6	14.2	14.1	17.0	10.8
大专	17.6	19.0	21.0	18.1	17.6	11.2	10.4	13.2	10.2
大学及以上	15.1	16.3	17.6	14.7	16.2	7.4	3.8	13.7	5.2
医疗保障形式别两周患病率(%)									
城镇职工基本医保	38.3	38.9	39.7	38.7	37.9	33.0	30.1	41.6	29.0
城镇居民基本医保	23.6	22.9	27.5	22.3	16.3	26.2	26.5	29.5	19.7
新型农村合作医疗	19.7	22.0	26.5	19.5	22.3	18.8	25.7	18.5	14.6
城乡居民合作医疗	22.7	22.7	12.2	13.0	30.4	22.7	24.2	16.1	23.5
其他社会医疗保险	22.8	25.2	27.5	20.9	25.6	19.7	21.7	22.1	14.1
无社保	13.1	13.3	13.8	12.4	14.1	12.4	16.0	11.6	9.2
就业状况别两周患病率(%)									
在岗	18.7	17.3	16.8	15.5	19.3	19.8	24.4	18.5	16.6
离退休	63.2	64.4	66.1	60.6	67.0	53.9	58.8	56.9	38.7
学生	3.4	3.9	4.5	2.5	4.6	2.9	4.3	2.8	1.9
失业	28.7	27.4	31.1	25.7	24.2	31.8	32.9	23.2	38.4
无业	40.7	40.7	50.7	36.6	36.5	40.8	47.5	37.6	35.5

资料来源：2013年国家卫生服务调查。

9-4-1 调查地区居民疾病别两周患病率(‰)

指标名称	合计			城市			农村		
	2003	2008	2013	2003	2008	2013	2003	2008	2013
传染病计	2.5	2.1	1.0	1.8	1.7	0.9	2.7	2.2	1.0
寄生虫病计	0.1	0.1	0.1	0.0	0.0	0.0	0.1	0.1	0.1
恶性肿瘤计	0.9	1.4	1.7	1.3	2.2	2.2	0.8	1.1	1.3
良性肿瘤计	0.4	0.8	0.5	0.4	1.0	0.5	0.4	0.7	0.5
内分泌、营养和代谢疾病计	3.1	7.4	28.4	7.7	17.8	41.5	1.6	3.7	15.9
其中：糖尿病	2.2	6.0	26.5	6.3	15.5	38.8	0.8	2.6	14.8
血液、造血器官疾病	1.3	1.4	0.8	0.9	1.0	0.7	1.4	1.6	0.9
精神病小计	0.8	1.3	1.5	0.9	1.7	1.7	0.8	1.2	1.4
神经系病计	3.5	3.4	2.7	3.4	3.1	3.0	3.5	3.5	2.5
眼及附器疾病	1.6	1.6	1.3	2.0	2.0	1.5	1.5	1.4	1.1
耳和乳突疾病	0.5	0.5	0.4	0.4	0.6	0.4	0.5	0.5	0.3
循环系统疾病	24.4	50.3	116.8	45.2	91.7	144.2	17.2	35.6	90.7
其中：心脏病	7.2	10.7	10.2	14.6	20.4	12.8	4.6	7.2	7.7
高血压	11.9	31.4	98.9	21.9	60.8	123.2	8.4	20.9	75.8
脑血管病	3.7	5.8	6.1	6.4	7.7	6.3	2.7	5.2	5.9
呼吸系统疾病	52.6	47.8	41.3	42.4	40.5	42.4	56.1	50.4	40.2
其中：急上呼感染	44.1	38.0	34.4	34.1	30.8	35.3	47.5	40.6	33.6
肺炎	0.9	1.1	0.6	0.4	0.8	0.6	1.1	1.2	0.7
老慢支	3.8	4.1	2.7	3.6	3.3	2.4	3.8	4.4	2.9
消化系统疾病	21.1	26.4	15.0	17.7	20.6	14.1	22.3	28.5	15.8
其中：急性胃炎	10.5	13.6	7.5	8.3	8.6	6.9	11.3	15.4	8.0
肝硬化	0.4	0.6	0.4	0.4	0.8	0.5	0.4	0.6	0.3
胆囊疾病	2.5	2.8	1.6	2.8	2.4	1.6	2.4	3.0	1.7
泌尿生殖系病	5.2	6.6	5.2	4.4	5.7	5.6	5.5	6.9	4.9
妊娠、分娩病及产褥期并发症	0.1	0.1	0.1	0.2	0.1	0.1	0.1	0.1	0.1
皮肤皮下组织病	1.9	3.0	2.1	1.7	2.7	2.1	2.0	3.1	2.0
肌肉、骨骼结缔组织病	14.7	25.0	16.5	16.3	21.1	15.2	14.2	26.4	17.7
其中：类风湿性关节炎	5.1	7.6	4.1	4.2	4.8	3.5	5.4	8.6	4.6
先天异常	0.2	0.1	0.1	0.1	0.2	0.1	0.2	0.1	0.2
围生期疾病	0.0	0.0	0.0	0.0	0.0	0.0	0.0	0.0	0.0
损伤和中毒	5.7	5.6	4.2	4.0	4.4	3.9	6.3	6.0	4.5
其他	0.7	0.6	0.6	0.5	0.6	0.7	0.8	0.6	0.4
不详	1.7	3.1	1.1	2.0	3.5	1.4	1.6	2.9	0.9

资料来源：国家卫生服务调查。

9-4-2 2013年调查地区居民疾病别两周患病率(‰)

指标名称	合计	城市				农村			
		小计	东	中	西	小计	东	中	西
传染病计	1.0	0.9	0.8	1.2	0.8	1.0	0.7	1.3	0.9
寄生虫病计	0.1	0.0	0.0	0.1	0.0	0.1		0.2	0.0
恶性肿瘤计	1.7	2.2	3.0	2.2	1.3	1.3	1.4	1.5	1.0
良性肿瘤计	0.5	0.5	0.6	0.5	0.5	0.5	0.5	0.6	0.3
内分泌、营养和代谢疾病计	28.4	41.5	52.1	40.8	31.7	15.9	24.2	15.3	8.8
其中：糖尿病	26.5	38.8	47.5	38.7	30.0	14.8	22.6	14.4	8.0
血液、造血器官疾病计	0.8	0.7	0.5	0.7	0.9	0.9	0.8	0.9	0.8
精神病小计	1.5	1.7	2.1	1.8	1.3	1.4	2.0	1.3	0.8
神经系病计	2.7	3.0	3.5	2.7	2.8	2.5	3.2	2.0	2.1
眼及附器疾病	1.3	1.5	1.9	1.3	1.3	1.1	1.5	0.9	1.0
耳和乳突疾病	0.4	0.4	0.4	0.2	0.5	0.3	0.3	0.4	0.3
循环系统疾病	116.8	144.2	177.2	147.2	107.8	90.7	124.3	87.0	63.0
其中：心脏病	10.2	12.8	14.7	13.4	10.4	7.7	10.4	8.0	4.9
高血压	98.9	123.2	153.8	125.8	89.7	75.8	104.9	71.5	52.7
脑血管病	6.1	6.3	6.4	6.7	5.8	5.9	7.3	6.4	4.1
呼吸系统疾病	41.3	42.4	35.1	30.2	62.2	40.2	47.7	38.3	35.0
其中：急上呼感染	34.4	35.3	28.1	24.9	53.2	33.6	40.3	32.5	28.4
肺炎	0.6	0.6	0.6	0.5	0.5	0.7	0.8	0.6	0.7
老慢支	2.7	2.4	2.1	1.5	3.7	2.9	3.2	2.4	3.2
消化系统疾病	15.0	14.1	13.7	11.1	17.7	15.8	16.2	14.6	16.4
其中：急性胃炎	7.5	6.9	6.2	4.3	10.1	8.0	8.1	7.1	8.9
肝硬化	0.4	0.5	0.4	0.7	0.5	0.3	0.5	0.3	0.3
胆囊疾病	1.6	1.6	1.5	1.8	1.5	1.7	1.2	1.6	2.2
泌尿生殖系病	5.2	5.6	5.8	5.1	5.8	4.9	4.8	5.4	4.6
妊娠、分娩病及产褥期并发症	0.1	0.1	0.1	0.1	0.1	0.1	0.1	0.0	0.2
皮肤皮下组织病	2.1	2.1	2.1	1.6	2.5	2.0	2.0	2.0	2.1
肌肉、骨骼结缔组织病	16.5	15.2	15.3	12.5	17.7	17.7	19.6	16.8	16.9
其中：类风湿性关节炎	4.1	3.5	2.7	2.8	5.0	4.6	4.3	4.3	5.2
先天异常	0.1	0.1	0.2	0.0	0.1	0.2	0.1	0.3	0.1
围生期疾病	0.0	0.0		0.0	0.0	0.0	0.0	0.0	
损伤和中毒	4.2	3.9	4.5	3.2	4.1	4.5	5.3	4.8	3.5
其他	0.6	0.7	1.0	0.6	0.6	0.4	0.2	0.5	0.2
不详	1.1	1.4	1.0	0.6	2.5	0.9	1.0	1.0	0.8

资料来源：2013年国家卫生服务调查。

9-5-1 调查地区居民两周患疾病严重程度

	合计			城市			农村		
	2003	2008	2013	2003	2008	2013	2003	2008	2013
每千人患病天数	1093	1537	2237	1238	1842	2628	1043	1428	1865
每千人休工天数	194	90	141	84	59	94	218	97	177
每千人休学天数	50	44	24	35	29	19	54	48	29
每千人卧床天数	170	185	169	175	164	156	169	193	181

资料来源：国家卫生服务调查。

9-5-2 2013年调查地区居民两周患疾病严重程度

	合计	城市				农村			
		小计	东	中	西	小计	东	中	西
每千人患病天数	2237	2628	3065	2520	2297	1865	2406	1786	1435
每千人休工天数	141	94	69	86	125	177	155	214	167
每千人休学天数	24	19	23	13	20	29	37	29	22
每千人卧床天数	169	156	136	164	169	181	168	183	192

资料来源：2013年国家卫生服务调查。

9-6-1 调查地区居民慢性病患病率(‰)

指标名称	合计			城市			农村		
	2003	2008	2013	2003	2008	2013	2003	2008	2013
慢性病患病率									
按人数计算	123.3	157.4	245.2	177.3	205.3	263.2	104.7	140.4	227.2
按例数计算	151.1	199.9	330.7	239.6	282.8	366.7	120.5	170.5	294.7
分性别慢性病患病率									
男性	133.5	177.3	310.0	215.4	266.2	355.2	106.4	147.0	266.2
女性	169.0	222.5	350.5	262.7	298.6	377.4	135.3	194.4	322.7
年龄别慢性病患病率									
0～4岁	6.3	6.4		5.3	7.9		6.5	6.1	
5～14岁	9.6	8.7		8.7	7.0		9.7	9.0	
15～24岁	18.0	20.2	14.4	14.5	15.1	17.0	18.9	21.7	12.2
25～34岁	58.3	51.3	38.3	48.9	35.6	38.4	61.6	57.5	38.2
35～44岁	117.1	121.7	115.0	118.6	105.0	111.6	116.5	127.3	118.4
45～54岁	219.5	259.5	235.4	261.7	272.7	241.6	203.1	254.0	230.0
55～64岁	362.1	419.9	389.0	497.1	522.5	410.5	302.6	379.7	367.8
65岁及以上	538.8	645.4	539.9	777.1	851.8	589.8	391.7	523.9	481.7
疾病别慢性病患病率									
传染病计	2.7	2.7	2.3	2.4	1.7	2.2	2.8	3.1	2.3
寄生虫病计	0.1	0.1	0.4	0.2	0.1	0.3	0.1	0.1	0.4
恶性肿瘤计	1.3	2.0	2.9	2.5	3.3	3.5	0.8	1.5	2.3
良性肿瘤计	0.8	1.2	1.1	1.1	1.8	1.2	0.6	1.0	1.0
内分泌、营养和代谢疾病计	7.5	12.9	39.1	20.3	31.4	54.6	3.1	6.3	23.6
其中：糖尿病	5.6	10.7	35.1	16.3	27.5	48.9	1.9	4.8	21.3
血液、造血器官疾病	1.9	2.0	2.1	1.6	1.6	1.9	2.0	2.2	2.2
精神病小计	1.9	2.1	3.0	2.4	2.3	3.1	1.8	2.0	3.0
神经系病计	3.9	4.2	4.3	4.6	4.0	4.5	3.7	4.2	4.2
眼及附器疾病	2.8	2.7	2.8	4.6	4.0	3.0	2.1	2.2	2.5
耳和乳突疾病	0.6	0.5	0.3	0.9	0.5	0.3	0.5	0.5	0.3
循环系统疾病	50.0	85.5	180.3	105.8	153.3	203.7	30.8	61.5	156.8
其中：心脏病	14.3	17.6	22.1	32.8	34.4	25.9	7.9	11.7	18.3
高血压	26.2	54.9	142.5	54.7	100.8	161.8	16.4	38.5	123.1
脑血管病	6.6	9.7	12.2	13.0	13.6	12.1	4.4	8.3	12.3
呼吸系统疾病	15.5	14.7	15.6	19.1	15.7	15.8	14.2	14.3	15.5
其中：老慢支	7.5	6.9	7.2	8.2	6.6	6.2	7.3	7.1	8.1
消化系统疾病	25.5	24.5	24.9	28.2	21.9	23.7	24.6	25.5	26.1
其中：急性胃炎	10.3	10.7	12.0	9.8	7.9	10.8	10.5	11.7	13.2
肝硬化	1.2	1.2	1.3	1.4	1.5	1.5	1.1	1.0	1.1
胆囊疾病	5.7	5.1	5.0	8.5	5.0	4.9	4.7	5.2	5.1
泌尿生殖系病	8.4	9.3	10.3	10.1	9.4	10.5	7.8	9.3	10.1
妊娠、分娩病及产褥期并发症	0.1	0.0	0.0	0.1	0.0	0.0	0.1	0.0	0.0
皮肤皮下组织	1.3	1.3	1.3	1.8	1.3	1.3	1.2	1.3	1.3
肌肉、骨骼结缔组织	23.1	31.0	37.3	29.8	27.4	34.3	20.8	32.3	40.3
其中：类风湿性关节炎	8.6	10.2	9.7	8.4	7.2	8.0	8.7	11.3	11.4
先天异常	0.4	0.4	0.4	0.4	0.5	0.3	0.5	0.4	0.5
围生期疾病	0.0	0.0	0.0	0.0			0.0	0.1	0.0
损伤和中毒	2.1	1.4	1.3	2.4	1.4	1.4	2.0	1.4	1.2
其他	0.3	0.3	1.0	0.2	0.2	1.1	0.3	0.3	1.0

　　资料来源：国家卫生服务调查。2013年系15岁以上慢性病患病率。

9-6-2　2013年调查地区15岁及以上居民慢性病患病率(‰)

指标名称	合计	城市				农村			
		小计	东	中	西	小计	东	中	西
慢性病患病率									
按人数计算	245.2	263.2	279.1	261.6	247.9	227.2	246.5	231.5	204.7
按例数计算	330.7	366.7	387.3	362.3	349.5	294.7	318.3	303.4	264.0
分性别慢性病患病率									
男性	310.0	355.2	378.4	354.1	331.7	266.2	294.8	275.2	230.9
女性	350.5	377.4	395.5	369.8	366.0	322.7	341.2	330.5	297.3
年龄别慢性病患病率									
0～4岁									
5～14岁									
15～24岁	14.4	17.0	19.2	12.6	19.3	12.2	8.5	13.9	13.6
25～34岁	38.3	38.4	37.8	34.3	43.5	38.2	34.5	41.7	38.7
35～44岁	115.0	111.6	103.9	113.4	116.4	118.4	112.6	121.9	120.0
45～54岁	235.4	241.6	239.4	252.4	232.6	230.0	232.8	232.6	224.6
55～64岁	389.0	410.5	418.0	422.0	388.3	367.8	388.9	361.5	350.5
65岁及以上	539.9	589.8	613.7	577.7	574.0	481.7	513.6	472.0	454.5
疾病别慢性病患病率									
传染病计	2.3	2.2	1.7	2.1	2.9	2.3	1.6	3.2	2.3
寄生虫病计	0.4	0.3	0.0	0.9	0.0	0.4	0.1	1.2	0.0
恶性肿瘤计	2.9	3.5	4.3	3.9	2.3	2.3	2.8	2.8	1.5
良性肿瘤计	1.1	1.2	1.2	1.3	1.2	1.0	0.9	1.3	0.9
内分泌、营养、代谢及免疫	39.1	54.6	66.5	53.9	42.9	23.6	32.9	24.1	14.2
其中:糖尿病	35.1	48.9	57.8	49.6	38.7	21.3	30.0	22.1	12.3
血液、造血器官疾病计	2.1	1.9	1.3	1.4	3.1	2.2	1.5	2.9	2.3
精神病小计	3.0	3.1	3.4	2.6	3.2	3.0	3.4	3.2	2.5
神经系病计	4.3	4.5	4.3	4.3	4.8	4.2	4.8	4.1	3.8
眼及附器疾病	2.8	3.0	3.3	2.4	3.5	2.5	2.5	2.6	2.3
耳和乳突疾病	0.3	0.3	0.3	0.2	0.5	0.3	0.3	0.3	0.3
循环系统疾病	180.3	203.7	228.1	214.3	166.9	156.8	184.3	159.6	127.7
其中:心脏病	22.1	25.9	24.1	30.5	23.1	18.3	19.6	20.7	14.9
高血压	142.5	161.8	190.1	166.4	127.1	123.1	150.0	120.9	99.0
脑血管病	12.2	12.1	9.7	14.0	12.7	12.3	12.0	14.8	10.4
呼吸系统疾病	15.6	15.8	13.7	11.6	22.2	15.5	14.2	14.7	17.4
其中:老慢支	7.2	6.2	4.6	4.0	10.3	8.1	7.6	6.8	9.7
消化系统疾病	24.9	23.7	18.9	20.2	32.4	26.1	22.1	25.9	30.0
其中:急性胃炎	12.0	10.8	7.9	7.3	17.5	13.2	11.2	13.1	15.3
肝硬化	1.3	1.5	1.1	1.9	1.4	1.1	1.1	1.0	1.2
胆囊疾病	5.0	4.9	3.6	5.0	6.2	5.1	3.1	4.7	7.3
泌尿生殖系病	10.3	10.5	9.4	9.9	12.1	10.1	7.5	11.9	11.1
妊娠、分娩病及产褥期并发症	0.0	0.0			0.1	0.0		0.0	0.0
皮肤皮下组织	1.3	1.3	1.4	1.1	1.3	1.3	1.1	1.6	1.2
肌肉、骨骼结缔组织	37.3	34.3	27.0	30.3	46.1	40.3	35.7	41.1	44.2
其中:类关节炎	9.7	8.0	4.8	6.1	13.4	11.4	8.0	10.6	15.4
先天异常	0.4	0.3	0.4	0.2	0.3	0.5	0.3	0.4	0.7
围生期疾病	0.0					0.0		0.0	
损伤和中毒	1.3	1.4	1.4	1.0	1.8	1.2	1.4	0.9	1.2
其他	1.0	1.1	0.6	0.7	2.0	1.0	1.0	1.4	0.6

资料来源:2013年国家卫生服务调查。

9-7-1　城市7岁以下儿童身体发育情况

年龄	男性				女性			
	体重(千克)		身高(厘米)		体重(千克)		身高(厘米)	
	平均值	标准差	平均值	标准差	平均值	标准差	平均值	标准差
0～3天	3.33	0.39	50.4	1.7	3.24	0.39	49.7	1.7
1月	5.11	0.65	56.8	2.4	4.73	0.58	55.6	2.2
2月	6.27	0.73	60.5	2.3	5.75	0.68	59.1	2.3
3月	7.17	0.78	63.3	2.2	6.56	0.73	62.0	2.1
4月	7.76	0.86	65.7	2.3	7.16	0.78	64.2	2.2
5月	8.32	0.95	67.8	2.4	7.65	0.84	66.1	2.3
6月	8.75	1.03	69.8	2.6	8.13	0.93	68.1	2.4
8月	9.35	1.04	72.6	2.6	8.74	0.99	71.1	2.6
10月	9.92	1.09	75.5	2.6	9.28	1.01	73.8	2.7
12月	10.49	1.15	78.3	2.9	9.80	1.05	76.8	2.8
15月	11.04	1.23	81.4	3.1	10.43	1.14	80.2	3.0
18月	11.65	1.31	84.0	3.2	11.01	1.18	82.9	3.1
21月	12.39	1.39	87.3	3.4	11.77	1.30	86.0	3.3
2岁	13.19	1.48	91.2	3.8	12.60	1.48	89.9	3.8
2.5岁	14.28	1.64	95.4	3.9	13.73	1.63	94.3	3.8
3岁	15.31	1.75	98.9	3.8	14.80	1.69	97.6	3.8
3.5岁	16.33	1.97	102.4	4.0	15.83	1.86	101.3	3.8
4岁	17.37	2.03	106.0	4.1	16.84	2.02	104.9	4.1
4.5岁	18.55	2.27	109.5	4.4	18.01	2.22	108.7	4.3
5岁	19.90	2.61	113.1	4.4	18.93	2.45	111.7	4.4
5.5岁	21.16	2.82	116.4	4.5	20.27	2.73	115.4	4.5
6～7岁	22.51	3.21	120.0	4.8	21.55	2.94	118.9	4.6

资料来源：《2005年中国九市7岁以下儿童体格发育调查研究资料》。

9-7-2 农村7岁以下儿童身体发育情况

年龄	男性				女性			
	体重(千克)		身高(厘米)		体重(千克)		身高(厘米)	
	平均值	标准差	平均值	标准差	平均值	标准差	平均值	标准差
0～3天	3.32	0.40	50.4	1.7	3.19	0.39	49.8	1.7
1月	5.12	0.73	56.6	2.5	4.79	0.61	55.6	2.2
2月	6.29	0.75	60.5	2.4	5.75	0.72	59.0	2.4
3月	7.08	0.82	63.0	2.3	6.51	0.76	61.7	2.2
4月	7.63	0.89	65.0	2.2	7.08	0.83	63.6	2.3
5月	8.15	0.93	67.0	2.2	7.54	0.91	65.5	2.4
6月	8.57	1.01	69.2	2.5	7.98	0.94	67.6	2.5
8月	9.18	1.07	72.1	2.6	8.54	1.05	70.5	2.7
10月	9.65	1.10	74.7	2.8	9.00	1.04	73.2	2.7
12月	10.11	1.15	77.5	2.8	9.44	1.12	75.8	2.8
15月	10.59	1.20	80.2	3.1	9.97	1.13	78.9	3.1
18月	11.21	1.25	82.8	3.2	10.63	1.20	81.7	3.3
21月	11.82	1.36	85.8	3.4	11.21	1.27	84.4	3.3
2岁	12.65	1.43	89.5	3.8	12.04	1.38	88.2	3.7
2.5岁	13.81	1.60	93.7	3.8	13.18	1.52	92.4	3.7
3岁	14.65	1.65	97.2	3.9	14.22	1.66	96.2	3.9
3.5岁	15.51	1.77	100.5	4.0	15.09	1.82	99.5	4.2
4岁	16.49	1.95	103.9	4.4	15.99	1.89	103.1	4.1
4.5岁	17.47	2.18	107.4	4.3	16.84	2.07	106.2	4.5
5岁	18.46	2.32	110.7	4.5	17.85	2.35	109.7	4.6
5.5岁	19.58	2.72	113.6	4.7	18.83	2.49	112.7	4.7
6～7岁	20.79	2.89	117.4	5.0	20.11	2.87	116.5	5.0

资料来源：《2005年中国九市7岁以下儿童体格发育调查研究资料》。

9-7-3 青少年身体发育情况

年龄(岁)	男性				女性			
	平均体重(千克)		平均身高(厘米)		平均体重(千克)		平均身高(厘米)	
	2002	2012	2002	2012	2002	2012	2002	2012
城市								
7	24.8	26.2	124.0	126.0	23.2	24.5	122.6	124.4
8	27.2	29.7	129.0	131.4	26.0	28.0	128.3	130.5
9	30.4	33.1	134.4	136.1	28.6	31.4	133.5	136.0
10	33.8	37.3	139.6	141.7	32.8	34.5	139.9	141.4
11	37.4	41.8	144.9	147.5	36.7	40.1	145.8	148.5
12	40.5	45.2	149.5	153.3	40.5	43.9	150.5	152.8
13	44.9	50.6	156.6	160.0	44.5	47.5	154.5	156.6
14	49.4	56.2	162.0	165.6	47.2	50.5	157.2	158.6
15	55.2	57.7	167.6	167.7	50.8	51.5	158.3	158.8
16	57.2	60.4	168.4	170.1	52.2	52.9	158.8	159.6
17	58.7	61.7	170.2	171.0	51.9	52.7	158.6	159.3
18	60.9	63.6	170.8	169.5	51.9	54.9	158.8	159.9
19	61.2	65.3	170.4	171.3	51.8	55.8	159.6	161.8
农村								
7	21.7	24.9	119.6	123.9	20.6	23.7	118.2	122.6
8	23.9	27.4	124.6	128.7	22.9	26.6	123.8	128.0
9	26.1	30.8	129.1	133.3	25.4	29.0	128.8	133.1
10	28.6	34.0	134.2	138.4	28.2	33.1	134.3	139.2
11	31.9	37.8	139.2	144.0	31.8	36.3	140.0	144.4
12	35.4	41.8	144.5	149.6	35.8	41.0	145.4	149.8
13	39.3	46.3	149.9	155.9	40.5	44.8	150.1	153.5
14	45.1	50.7	157.2	161.3	44.1	47.7	153.2	156.0
15	48.6	54.0	161.4	165.2	46.7	50.0	154.8	156.9
16	53.0	56.3	165.2	166.8	49.2	50.8	156.0	157.5
17	54.9	58.0	166.3	168.3	51.2	51.6	157.0	158.1
18	56.8	59.0	167.2	167.9	51.7	52.6	157.5	157.2
19	58.8	61.8	168.3	167.2	52.3	52.6	157.0	156.9

资料来源：2002年、2012年中国居民营养与健康监测。

9-8-1 城乡居民每人每日营养素摄入量

营养素名称	合计			城市			农村		
	1992	2002	2012	1992	2002	2012	1992	2002	2012
能量(卡)	2328.3	2250.5	2172.1	2394.6	2134.0	2052.6	2294.0	2295.5	2286.4
蛋白质(克)	68.0	65.9	64.5	75.1	69.0	65.4	64.3	64.6	63.6
脂肪(克)	58.3	76.2	79.9	77.7	85.5	83.8	48.3	72.7	76.2
碳水化合物（克）	378.4	321.2	300.8	340.5	268.3	261.1	397.9	341.6	338.8
膳食纤维(克)	13.3	12.0	10.8	11.6	11.1	10.8	14.1	12.4	10.9
视黄醇当量(微克)	476.0	469.2	443.5	605.5	547.2	514.5	409.0	439.1	375.4
硫胺素(毫克)	1.2	1.0	0.9	1.1	1.0	0.9	1.2	1.0	1.0
核黄素(毫克)	0.8	0.8	0.8	0.9	0.9	0.8	0.7	0.7	0.7
维生素E(毫克)		35.6	35.9		37.3	37.5		35.0	34.3
钾(毫克)		1700.1	1616.9		1722.4	1660.7		1691.5	1574.3
钠(毫克)		6268.2	5702.7		6007.7	5858.8		6368.8	5554.6
钙(毫克)	405.4	388.8	366.1	457.9	438.6	412.4	378.2	369.6	321.4
铁(毫克)	23.4	23.2	21.5	25.5	23.7	21.9	22.4	23.1	21.2
锌(毫克)		11.3	10.7		11.5	10.6		11.2	10.8
硒(毫克)		39.9	44.6		46.5	47.0		37.4	42.2

资料来源：1992年全国营养调查，2002年、2012年中国居民营养与健康监测。

9-8-2 城乡居民膳食结构(%)

食物分类	合计		城市		农村	
	2002	2012	2002	2012	2002	2012
能量的食物来源						
谷类	57.9	53.1	48.5	47.1	61.5	58.8
动物性食物类	12.6	15.0	17.6	17.6	10.7	12.5
其他	29.5	31.9	33.9	35.3	27.8	28.7
能量的营养素来源						
蛋白质	11.8	12.1	13.1	12.9	11.3	11.2
脂肪	29.6	32.9	35.0	36.1	27.5	29.7
碳水化合物	58.6	55.0	51.9	51.0	61.2	59.1
蛋白质的食物来源						
谷类	52.0	47.3	40.7	39.7	56.5	54.6
豆类	7.5	5.4	7.3	6.3	7.6	4.5
动物性食物类	25.1	30.7	35.8	36.2	21.0	25.4
其他	15.4	16.6	16.2	17.8	14.9	15.5
脂肪的食物来源						
动物性食物	39.2	35.9	36.2	34.3	40.4	37.4
植物性食物	60.8	64.1	63.8	65.7	59.6	62.6

资料来源: 2002年、2012年中国居民营养与健康监测。

9-8-3 城乡居民每人每日食物摄入量(克)

食物分类	合计			城市			农村		
	1992	2002	2012	1992	2002	2012	1992	2002	2012
米及其制品	226.7	238.3	177.7	223.1	217.8	130.8	255.8	246.2	222.7
面及其制品	178.7	140.2	142.8	165.3	131.9	134.7	189.1	143.5	150.4
其他谷类	34.5	23.6	16.8	17.0	16.3	15.9	40.9	26.4	17.6
薯类	86.6	49.1	35.8	46.0	31.9	28.4	108.0	55.7	42.8
干豆类	3.3	4.2	3.3	2.3	2.6	2.9	4.0	4.8	3.7
豆制品	7.9	11.8	10.9	11.0	12.9	12.4	6.2	11.4	9.4
深色蔬菜	102.0	90.8	89.4	98.1	88.1	104.8	107.1	91.8	74.7
浅色蔬菜	208.3	185.4	180.0	221.2	163.8	178.5	199.6	193.8	181.4
腌菜	9.7	10.2	3.9	8.0	8.4	4.8	10.8	10.9	3.1
水果	49.2	45.0	40.7	80.1	69.4	48.8	32.0	35.6	32.9
坚果	3.1	3.8	3.8	3.4	5.4	4.7	3.0	3.2	2.8
奶及其制品	14.9	26.5	24.7	36.1	65.8	37.8	3.8	11.4	12.1
蛋及其制品	16.0	23.7	24.3	29.4	33.2	29.5	8.8	20.0	19.4
畜禽类	58.9	78.6	89.7	100.5	104.5	98.5	37.6	68.7	81.2
鱼虾类	27.5	29.6	23.7	44.2	44.9	32.4	19.2	23.7	15.4
植物油	22.4	32.9	37.3	32.4	40.2	41.0	17.1	30.1	33.7
动物油	7.1	8.7	4.8	4.5	3.8	2.1	8.5	10.6	7.3
糕点类		9.2	7.4		17.2	8.3		6.2	6.6
淀粉及糖	4.7	4.4	6.4	7.7	5.2	7.0	3.0	4.1	5.9
食盐	13.9	12.0	10.5	13.3	10.9	10.3	13.9	12.4	10.7
酱油	12.6	8.9	7.9	15.9	10.6	9.1	10.6	8.2	6.8
酒类	2.2		2.1	2.9		2.2	1.8		2.0
其他	11.5			20.6			6.6		

资料来源:1992年全国营养调查,2002年、2012年中国居民营养与健康监测。

十、疾病控制与公共卫生

简要说明

一、本章主要介绍全国及 31 个省、自治区、直辖市疾病控制与公共卫生情况，包括法定报告传染病发病率及死亡率，高血压病患病率和治疗率，恶性肿瘤死亡率，血吸虫病、寄生虫病和地方病防治情况，农村改水和改厕进展情况等。

二、传染病发病率、死亡率、病死率数据来源于法定报告传染病统计年报资料；血吸虫病、寄生虫和地方病防治情况来源于寄生虫和地方病统计年报资料；农村改厕情况来源于爱卫会农村改厕统计年报资料；高血压病患病率和治疗率来源于《2002 年中国居民营养与健康状况调查报告》和《2015 年中国居民营养与慢性病状况报告》；恶性肿瘤死亡率来源于 1973～1975 年、1990～1992 年、2004～2005 年《中国恶性肿瘤死亡抽样回顾调查》。

三、随着新的传染性疾病的出现和流行，甲、乙类法定报告传染病病种有所调整。1989 年及以前法定报告传染病包括鼠疫、副霍乱、白喉、流脑、百日咳、猩红热、麻疹、流感、痢疾、伤寒和副伤寒、病毒性肝炎、脊髓灰质炎、乙脑、疟疾、黑热病、森林脑炎、恙虫病、出血热和钩端螺旋体病 19 种。根据 1989 年颁布的《中华人民共和国传染病防治法》，1990～1995 年甲、乙类法定报告传染病包括鼠疫、霍乱、病毒性肝炎、痢疾、伤寒和副伤寒、艾滋病、淋病、梅毒、脊髓灰质炎、麻疹、百日咳、白喉、流脑、猩红热、流行性出血热、狂犬病、钩端螺旋体病、布鲁氏菌病、炭疽、流行性和地方性斑疹伤寒、流行性乙型脑炎、黑热病、疟疾、登革热 25 种。1996 年乙类传染病增加新生儿破伤风和肺结核；2002 年增加 HIV 感染者；2003 年增加传染性非典型肺炎；2005 年增加血吸虫病和人禽流感；2009 年增加甲型 H1N1 流感；2013 年乙类传染病增加人感染 H7N9 禽流感，甲型 H1N1 流感从乙类调整至丙类。

四、建国初期及 20 世纪 60 年代末至 70 年代初期，各地疫情报告系统不够健全，传染病发病和死亡漏报情况比较严重。

五、本章"农村总户数"仅用于计算农村卫生厕所普及率。

主要指标解释

甲乙类法定报告传染病发病率　是指某年某地区每 10 万人口中甲、乙类法定报告传染病发病数。即法定报告传染病发病率＝甲、乙类法定报告传染病发病数/人口数×100000。

甲乙类法定报告传染病死亡率　是指某年某地区每 10 万人口中甲、乙类法定报告传染病死亡数。即法定报告传染病死亡率＝甲、乙类法定报告传染病死亡数/人口数×100000。

1 岁儿童免疫接种率　是指按照儿童免疫程序进行合格接种的人数占全部应接种人数的百分比。

大骨节病临床Ⅰ度以上病人数　是指年底实有Ⅰ度以上病人总数及病人总数中 12 岁以下病人数。

碘缺乏病消除县数　是指通过国家评估组评估达到消除标准的县数。

地方性砷中毒（水型）轻病区　0.05mg/L<水砷含量≤0.2mg/L，患病率<10%的病区村。

地方性砷中毒（水型）中病区　0.2mg/L<水砷含量≤0.5mg/L，患病率在 10%～30%的病区村。

地方性砷中毒（水型）重病区　水砷含量>0.5mg/L 以上，患病率>30%的病区村。

卫生厕所普及率　是指符合农村户厕卫生标准的累计卫生厕所数占当地农村总户数的百分比。卫生厕所的标准是：厕所有墙、有顶，厕坑及贮粪池不渗漏，厕内清洁，无蝇蛆，基本无臭，贮粪池密闭有盖，粪便及时清除并进行无害化处理。

无害化卫生厕所普及率　即累计卫生厕所户数（"合计"－"其他"）/农村总户数×100%。

10-1-1　2018年甲乙类法定报告传染病发病数及死亡数排序

顺位	发病		死亡	
	疾病名称	发病人数	疾病名称	死亡人数
1	病毒性肝炎	1280015	艾滋病	18780
2	肺结核	823342	肺结核	3149
3	梅毒	494867	病毒性肝炎	531
4	淋病	133156	狂犬病	410
5	细菌性和阿米巴性痢疾	91152	流行性乙型脑炎	135
6	猩红热	78864	流行性出血热	97
7	艾滋病	64170	梅毒	39
8	布鲁氏菌病	37947	流行性脑脊髓膜炎	10
9	百日咳	22057	疟疾*	6
10	流行性出血热	11966	新生儿破伤风	4
11	伤寒和副伤寒	10843	炭疽	3
12	登革热	5136	百日咳	2
13	麻疹	3940	伤寒和副伤寒	2
14	疟疾*	2518	淋病	1
15	流行性乙型脑炎	1800	细菌性和阿米巴性痢疾	1
16	狂犬病	422	登革热	1
17	炭疽	336	麻疹	1
18	钩端螺旋体病	157	钩端螺旋体病	1
19	血吸虫病	144	人感染H7N9禽流感	1
20	流行性脑脊髓膜炎	104	猩红热	0
21	新生儿破伤风	83	布鲁氏菌病	0
22	霍乱	28	血吸虫病	0
23	人感染H7N9禽流感	2	霍乱	0
24	鼠疫	0	鼠疫	0
25	传染性非典型肺炎	0	传染性非典型肺炎	0
26	脊髓灰质炎	0	脊髓灰质炎	0
27	人感染高致病性禽流感	0	人感染高致病性禽流感	0
28	白喉	0	白喉	0

注：*：疟疾数据系按照终审日期以及按照报告地区统计的中国籍病例。

10-1-2　2018年甲乙类法定报告传染病发病率、死亡率排序

顺位	发病		死亡	
	疾病名称	发病率 （1/10万）	疾病名称	死亡率 （1/10万）
1	病毒性肝炎	92.15	艾滋病	1.35
2	肺结核	59.27	肺结核	0.23
3	梅毒	35.63	病毒性肝炎	0.04
4	淋病	9.59	狂犬病	0.03
5	细菌性和阿米巴性痢疾	6.56	流行性乙型脑炎	0.01
6	猩红热	5.68	流行性出血热	0.01
7	艾滋病	4.62	梅毒	0.00
8	布鲁氏菌病	2.73	流行性脑脊髓膜炎	0.00
9	百日咳	1.59	疟疾*	0.00
10	流行性出血热	0.86	新生儿破伤风	0.00
11	伤寒和副伤寒	0.78	炭疽	0.00
12	登革热	0.37	淋病	0.00
13	麻疹	0.28	细菌性和阿米巴性痢疾	0.00
14	疟疾*	0.18	百日咳	0.00
15	流行性乙型脑炎	0.13	伤寒和副伤寒	0.00
16	狂犬病	0.03	登革热	0.00
17	炭疽	0.02	麻疹	0.00
18	钩端螺旋体病	0.01	钩端螺旋体病	0.00
19	血吸虫病	0.01	人感染H7N9禽流感	0.00
20	流行性脑脊髓膜炎	0.01	鼠疫	
21	新生儿破伤风	0.01	传染性非典型肺炎	
22	霍乱	0.00	脊髓灰质炎	
23	人感染H7N9禽流感	0.00	人感染高致病性禽流感	
24	鼠疫		白喉	
25	传染性非典型肺炎		猩红热	
26	脊髓灰质炎		布鲁氏菌病	
27	人感染高致病性禽流感		血吸虫病	
28	白喉		霍乱	

注：新生儿破伤风的报告发病率和报告死亡率单位为‰。

10-1-3 甲乙类法定报告传染病发病率、死亡率

年份	总计		鼠疫		霍乱		病毒性肝炎	
	发病率 (1/10万)	死亡率 (1/10万)	发病率 (1/10万)	死亡率 (1/10万)	发病率 (1/10万)	死亡率 (1/10万)	发病率 (1/10万)	死亡率 (1/10万)
1950	163.37	6.70	0.68	0.25				
1955	2139.69	18.43	0.01					
1960	2448.35	7.47	0.01	0.01				0.16
1965	3501.36	18.71			0.01		61.84	0.23
1970	7061.86	7.73	0.01				32.23	0.15
1975	5070.27	7.40			0.07		85.15	0.22
1980	2079.79	3.76			4.16	0.03	111.47	0.18
1981	1884.43	3.51			3.84	0.04	106.01	0.21
1982	1532.85	3.16			1.40	0.01	91.57	0.21
1983	1302.95	2.68			1.78	0.01	72.44	0.18
1984	1043.22	2.59			1.63	0.01	67.87	0.20
1985	874.82	2.41			0.63	0.01	76.68	0.22
1986	725.91	1.97			1.04	0.01	97.27	0.20
1987	558.74	1.83			0.52		108.23	0.23
1988	465.89	1.49			0.67	0.01	132.47	0.19
1989	339.26	1.26			0.51		113.11	0.15
1990	297.24	1.17	0.01		0.06		117.57	0.16
1991	284.50	0.87			0.02		116.87	0.14
1992	235.91	0.55			0.04		109.12	0.11
1993	189.49	0.47			0.95	0.01	88.77	0.10
1994	196.12	0.46			2.96	0.03	73.52	0.09
1995	176.37	0.34			0.95	0.01	63.63	0.09
1996	166.10	0.33	0.01		0.31		63.41	0.08
1997	199.29	0.43			0.10		66.05	0.09
1998	204.39	0.41			0.97	0.02	65.78	0.07
1999	204.44	0.41			0.42		71.68	0.06
2000	192.59	0.36	0.02		0.15		64.91	0.07
2001	191.09	0.36	0.01		0.22		65.46	0.06
2002	182.25	0.39	0.01		0.05	0.00	66.10	0.08
2003	192.18	0.48			0.02		68.55	0.08
2004	244.66	0.55	0.00	0.00	0.02	0.00	88.69	0.08
2005	268.31	0.76	0.00	0.00	0.07	0.00	91.42	0.09
2006	266.83	0.81	0.00		0.01	0.00	102.09	0.10
2007	272.39	0.99	0.00		0.01		108.44	0.09
2008	268.01	0.94	0.00	0.00	0.01		106.54	0.08
2009	263.52	1.12	0.00	0.00	0.01		107.30	0.08
2010	238.69	1.07	0.00	0.00	0.01		98.74	0.07
2011	241.44	1.14	0.00	0.00	0.00		102.34	0.06
2012	238.76	1.24			0.01		102.48	0.06
2013	225.80	1.20			0.00	0.00	92.45	0.05
2014	226.98	1.19			0.00		90.25	0.04
2015	223.60	1.22			0.00		89.47	0.03
2016	215.68	1.31	0.00		0.00		89.11	0.04
2017	222.06	1.42	0.00	0.00	0.00		93.02	0.04
2018	220.51	1.67			0.00		92.15	0.04

10-1-3 续表1

年份	细菌性和阿米巴性痢疾		伤寒、副伤寒		艾滋病		HIV感染者	
	发病率 （1/10万）	死亡率 （1/10万）	发病率 （1/10万）	死亡率 （1/10万）	发病率 （1/10万）	死亡率 （1/10万）	发病率 （1/10万）	死亡率 （1/10万）
1950	46.37	1.96	8.17	0.78				
1955	319.42	1.91	8.69	0.19				
1960	438.88	1.88	37.75	0.55				
1965	424.89	0.96	16.06	0.09				
1970	352.15	0.48	9.96	0.03				
1975	1000.70	1.44	9.61	0.03				
1980	568.99	0.52	11.94	0.04				
1981	671.37	0.56	12.72	0.04				
1982	617.23	0.36	14.25	0.04				
1983	482.80	0.30	11.24	0.03				
1984	376.75	0.21	9.75	0.25				
1985	316.72	0.23	8.35	0.02				
1986	299.84	0.25	9.76	0.04				
1987	230.67	0.24	13.02	0.04				
1988	190.06	0.21	14.01	0.03				
1989	132.47	0.14	10.83	0.04				
1990	127.44	0.17	10.32	0.02				
1991	115.58	0.10	10.45	0.03				
1992	79.55	0.06	7.91	0.01				
1993	54.50	0.04	7.51	0.01				
1994	74.84	0.02	7.75					
1995	73.30	0.04	6.10	0.01				
1996	66.31	0.03	5.61	0.01				
1997	59.65	0.03	4.83	0.01	0.01	0.01	0.15	
1998	55.34	0.03	4.80	0.01			0.10	
1999	48.30	0.02	4.08		0.02	0.01	0.18	
2000	40.79	0.01	4.19		0.02	0.01	0.20	
2001	39.86	0.01	5.07		0.04	0.02	0.30	
2002	36.23	0.02	4.47	0.00	0.06	0.02	0.33	
2003	34.52	0.02	4.17		0.08	0.03		
2004	38.30	0.01	3.80	0.00	0.23	0.06	1.02	0.00
2005	34.92	0.01	2.65	0.00	0.43	0.10		
2006	32.36	0.01	1.99	0.00	0.60	0.11	2.42	0.03
2007	27.99	0.01	1.55		0.82	0.30		
2008	23.43	0.00	1.18	0.00	1.10	0.45	3.14	0.24
2009	20.45	0.00	1.28	0.00	1.51	0.52	3.33	0.39
2010	18.90	0.00	1.05	0.00	2.56	0.71	3.42	0.49
2011	17.74	0.00	0.88	0.00	2.92	0.79	3.93	0.64
2012	15.40	0.00	0.89	0.00	3.11	0.86	4.33	0.85
2013	13.83	0.00	1.04	0.00	3.12	0.84		
2014	11.33	0.00	1.02		3.33	0.89	5.46	0.83
2015	10.20	0.00	0.85	0.00	3.69	0.94	6.00	0.89
2016	8.99	0.00	0.80	0.00	3.97	1.03	6.40	6.00
2017	7.93	0.00	0.78	0.00	4.15	1.11		
2018	6.56	0.00	0.78	0.00	4.62	1.35		

10-1-3 续表2

年份	淋病		梅毒		脊髓灰质炎		麻疹	
	发病率 (1/10万)	死亡率 (1/10万)	发病率 (1/10万)	死亡率 (1/10万)	发病率 (1/10万)	死亡率 (1/10万)	发病率 (1/10万)	死亡率 (1/10万)
1950							44.08	2.85
1955						0.02	701.23	12.24
1960					2.40	0.09	157.51	1.60
1965					4.06	0.08	1265.74	9.19
1970					2.56	0.03	450.47	1.83
1975					0.84	0.02	277.57	1.63
1980					0.76	0.02	114.88	0.50
1981	0.02				0.97	0.02	101.46	0.42
1982	0.05		0.01		0.77	0.02	88.96	0.51
1983	0.09		0.00		0.32	0.01	76.92	0.40
1984	0.18		0.01		0.16		60.42	0.28
1985	0.49		0.02		0.15	0.01	40.37	0.26
1986	2.03		0.03		0.17	0.02	18.97	0.08
1987	4.06		0.08		0.09		9.88	0.02
1988	5.72		0.12		0.06		8.90	0.05
1989	9.93		0.18		0.42	0.01	7.77	0.03
1990	9.49		0.23		0.46	0.01	7.71	0.02
1991	10.09		0.16		0.17	0.01	10.78	0.03
1992	11.53		0.17		0.10		12.10	0.03
1993	14.25		0.17		0.05		10.16	0.03
1994	16.77		0.39		0.02		7.33	0.02
1995	17.34		0.96		0.01		4.83	0.01
1996	17.26		1.81				6.27	0.01
1997	18.15		2.78				6.86	0.02
1998	24.31		4.37				4.54	0.01
1999	27.54		6.50				4.98	0.01
2000	22.92		6.43				5.93	0.01
2001	18.57		6.11				7.15	0.01
2002	16.14	0.00	5.80				4.76	0.01
2003	16.54		5.63		5.55	0.01	0.00	
2004	17.71	0.00	7.70	0.00			5.43	0.00
2005	14.27	0.00	10.96	0.01			9.42	0.00
2006	12.46	0.00	14.24	0.01			7.62	0.00
2007	11.33		17.16				8.29	0.01
2008	10.16	0.00	21.06	0.00			9.95	0.01
2009	9.19		24.66	0.00			3.95	0.00
2010	8.07	0.00	28.90	0.01			2.86	0.00
2011	7.61	0.00	32.04	0.01	0.00	0.00	0.74	0.00
2012	7.07	0.00	33.30	0.01			0.46	0.00
2013	7.61	0.00	32.86	0.01			2.04	0.00
2014	7.05	0.00	30.93	0.01			3.88	0.00
2015	7.36	0.00	31.85	0.00			3.11	0.00
2016	8.39	0.00	31.97	0.00			1.81	0.00
2017	10.06	0.00	34.49	0.00			0.43	0.00
2018	9.59	0.00	35.63	0.00				

年份	百日咳		白喉		流行性脑脊髓膜炎		猩红热	
	发病率 (1/10万)	死亡率 (1/10万)	发病率 (1/10万)	死亡率 (1/10万)	发病率 (1/10万)	死亡率 (1/10万)	发病率 (1/10万)	死亡率 (1/10万)
1950			3.97	0.41	1.94	0.32	0.59	0.05
1955	133.82	0.99	9.74	1.25	1.94	0.37	8.72	0.24
1960	87.77	0.36	23.09	1.62	6.91	0.65	6.38	0.02
1965	188.79	0.51	13.69	1.35	71.59	4.33	13.75	0.02
1970	152.23	0.25	3.34	0.28	20.97	1.59	7.22	
1975	196.56	0.22	4.16	0.34	25.11	1.34	8.99	0.01
1980	62.82	0.05	1.00	0.09	23.44	0.91	10.95	0.01
1981	51.25	0.06	0.85	0.08	13.21	0.54	8.65	0.06
1982	42.07	0.05	0.65	0.07	8.65	0.43	6.68	
1983	32.62	0.03	0.71	0.07	7.81	0.39	5.14	
1984	21.06	0.03	0.33	0.04	11.69	0.58	5.76	
1985	14.22	0.02	0.14	0.08	10.73	0.59	5.95	
1986	8.02	0.01	0.08	0.01	7.56	0.44	4.84	
1987	5.61	0.01	0.04		3.21	0.21	4.36	
1988	3.06	0.01	0.03		2.00	0.15	3.98	
1989	2.46		0.03	0.01	1.33	0.10	4.14	
1990	1.80		0.04	0.01	0.89	0.07	2.70	
1991	0.93		0.02		0.69	0.05	2.78	
1992	0.97		0.01		0.61	0.04	3.62	
1993	0.79		0.01		0.48	0.03	3.38	
1994	0.67		0.01		0.55	0.03	2.07	
1995	0.50		0.01		0.52	0.03	1.35	
1996	0.43				0.52	0.03	1.11	
1997	0.75				0.41	0.02	1.22	
1998	0.59				0.31	0.02	1.24	
1999	0.50				0.24	0.01	1.23	
2000	0.46				0.19	0.01	1.08	
2001	0.51				0.18	0.01	0.94	
2002	0.49	0.00	0.00	0.00	0.19	0.01	1.14	0.00
2003	0.41				0.19	0.01	0.75	
2004	0.36	0.00	0.00		0.21	0.01	1.46	0.00
2005	0.29	0.00			0.18	0.02	1.92	0.00
2006	0.19	0.00			0.13	0.01	2.11	
2007	0.22				0.09	0.01	2.55	
2008	0.18	0.00			0.07	0.01	2.10	
2009	0.12	0.00			0.05	0.01	1.66	
2010	0.13	0.00			0.02	0.00	1.56	
2011	0.19	0.00			0.02	0.00	4.76	0.00
2012	0.16	0.00			0.01	0.00	3.45	0.00
2013	0.13				0.02	0.00	2.53	0.00
2014	0.25	0.00			0.01	0.00	4.00	
2015	0.49	0.00			0.01	0.00	5.01	0.00
2016	0.41	0.00			0.01	0.00	4.32	
2017	0.75				0.01	0.00	5.39	
2018	1.59	0.00			0.01	0.00	5.68	

年份	流行性出血热		狂犬病		钩端螺旋体病		布鲁氏菌病	
	发病率 (1/10万)	死亡率 (1/10万)	发病率 (1/10万)	死亡率 (1/10万)	发病率 (1/10万)	死亡率 (1/10万)	发病率 (1/10万)	死亡率 (1/10万)
1950								
1955			0.32	0.07			0.23	
1960	0.10	0.01	0.03	0.02			0.33	
1965	0.43	0.05	0.14	0.10	19.73	0.08	0.66	
1970	0.41	0.05	0.18	0.13	11.14	0.09	0.99	
1975	2.02	0.16	0.25	0.20	17.77	0.13		
1980	3.12	0.20	0.69	0.68	3.67	0.09	0.17	
1981	4.26	0.24	0.71	0.71	4.33	0.10	0.11	
1982	6.15	0.30	0.61	0.61	6.55	0.12	0.08	
1983	8.40	0.30	0.53	0.52	6.33	0.12	0.11	
1984	8.87	0.29	0.59	0.59	3.62	0.07	0.20	
1985	10.02	0.30	0.40	0.40	2.57	0.05	0.09	
1986	11.06	0.25	0.41	0.41	4.28	0.07	0.03	
1987	6.14	0.14	0.54	0.54	12.69	0.12	0.07	
1988	4.78	0.12	0.45	0.45	3.22	0.06	0.05	
1989	3.66	0.10	0.47	0.47	3.09	0.06	0.09	
1990	3.66	0.10	0.32	0.32	2.59	0.05	0.07	
1991	4.32	0.12	0.18	0.18	2.57	0.05	0.07	
1992	4.03	0.07	0.09	0.09	1.23	0.03	0.04	
1993	3.94	0.06	0.04	0.04	2.53	0.07	0.03	
1994	5.14	0.07	0.03	0.03	1.84	0.06	0.05	
1995	5.30	0.05	0.02	0.02	1.10	0.03	0.07	
1996	3.65	0.03	0.01	0.01	1.15	0.03	0.21	
1997	3.60	0.04	0.02	0.02	0.87	0.03	0.11	
1998	3.77	0.04	0.02	0.02	0.94	0.03	0.09	
1999	3.93	0.04	0.03	0.03	0.94	0.02	0.14	
2000	3.05	0.03	0.04	0.04	0.32	0.01	0.17	
2001	2.83	0.02	0.07	0.07	0.30	0.01	0.23	
2002	2.46	0.02	0.09	0.09	0.19	0.01	0.41	
2003	1.68	0.01	0.15	0.15	0.13		0.48	
2004	1.93	0.02	0.20	0.20	0.11	0.00	0.88	0.00
2005	1.60	0.02	0.19	0.19	0.11	0.00	1.41	0.00
2006	1.15	0.01	0.25	0.25	0.05	0.00	1.45	
2007	0.84	0.01	0.25	0.25	0.07		1.50	
2008	0.68	0.01	0.19	0.18	0.07	0.00	2.10	
2009	0.66	0.01	0.17	0.16	0.04	0.00	2.70	
2010	0.71	0.01	0.15	0.15	0.05	0.00	2.53	0.00
2011	0.80	0.01	0.14	0.14	0.03	0.00	2.85	
2012	0.99	0.01	0.11	0.10	0.03	0.00	2.93	0.00
2013	0.95	0.01	0.09	0.08	0.03	0.00	3.21	
2014	0.85	0.01	0.07	0.06	0.04	0.00	4.22	0.00
2015	0.76	0.00	0.06	0.05	0.03	0.00	4.18	0.00
2016	0.65	0.00	0.05	0.04	0.03	0.00	3.44	0.00
2017	0.82	0.00	0.04	0.04	0.01	0.00	2.79	0.00
2018	0.86	0.01	0.03	0.03	0.01	0.00	2.73	

10-1-3 续表5

年份	炭疽		斑疹伤寒		流行性乙型脑炎		黑热病	
	发病率(1/10万)	死亡率(1/10万)	发病率(1/10万)	死亡率(1/10万)	发病率(1/10万)	死亡率(1/10万)	发病率(1/10万)	死亡率(1/10万)
1950				0.11				0.01
1955	0.46	0.02	0.45	0.03	2.30	0.63	9.46	0.03
1960	0.21	0.02	2.08	0.02	2.18	0.36	0.23	
1965	0.39	0.02	2.91	0.02	13.36	1.79	0.40	
1970	0.23	0.01	0.50		18.02	2.15	0.30	
1975	0.46	0.01	0.58		9.67	1.11	0.11	
1980	0.43	0.01	2.17		3.31	0.32		
1981	0.34	0.01	1.24		4.01	0.42	0.01	
1982	0.37	0.01	1.09		3.18	0.39		
1983	0.31	0.01	1.40		2.39	0.24	0.01	
1984	0.30	0.01	1.28		2.56	0.23	0.01	
1985	0.23	0.01	1.17		2.81	0.24	0.01	
1986	0.23	0.01	0.90		1.73	0.15	0.02	
1987	0.17	0.01	0.35		2.30	0.21	0.03	
1988	0.22	0.01	0.54		2.33	0.20		
1989	0.22	0.03	0.45		1.64	0.12	0.02	
1990	0.21	0.01	0.31		3.43	0.24	0.02	
1991	0.24	0.01	0.38		2.13	0.10	0.03	
1992	0.15	0.01	0.33		1.73	0.06	0.02	
1993	0.15		0.27		1.54	0.06	0.02	
1994	0.11		0.33		1.59	0.07	0.01	
1995	0.09		0.29		1.32	0.05	0.01	
1996	0.09		0.25		0.87	0.03	0.01	
1997	0.10		0.33		0.83	0.03	0.01	
1998	0.10		0.45		1.00	0.04	0.01	
1999	0.05		0.48		0.69	0.03	0.01	
2000	0.05		0.49		0.95	0.03	0.01	
2001	0.06		0.48		0.77	0.02	0.01	
2002	0.06	0.00	0.39	0.00	0.65	0.02	0.01	0.00
2003	0.04		0.30		0.58	0.03	0.01	
2004	0.05	0.00	0.32	0.00	0.42	0.02	0.02	
2005	0.04	0.00			0.39	0.02		
2006	0.03	0.00			0.58	0.04		
2007	0.03				0.33	0.02		
2008	0.03	0.00			0.23	0.01		
2009	0.03	0.00			0.29	0.01		
2010	0.02	0.00			0.19	0.01		
2011	0.02	0.00			0.12	0.00		
2012	0.02				0.13	0.00		
2013	0.01	0.00			0.16	0.00		
2014	0.02	0.00			0.06	0.00		
2015	0.02	0.00			0.05	0.00		
2016	0.03	0.00			0.09	0.00		
2017	0.02	0.00			0.08	0.01		
2018	0.02	0.00			0.13	0.01		

年份	疟疾		登革热		新生儿破伤风		肺结核	
	发病率 (1/10万)	死亡率 (1/10万)	发病率 (1/10万)	死亡率 (1/10万)	发病率 (‰)	死亡率 (‰)	发病率 (1/10万)	死亡率 (1/10万)
1950		0.63						
1955	1027.73	0.95						
1960	1553.85	0.06						
1965	905.24	0.03						
1970	2961.10	0.03						
1975	763.14	0.02						
1980	337.83	0.01						
1981	307.13	0.01						
1982	203.38	0.01						
1983	135.60							
1984	88.12							
1985	54.39							
1986	34.69							
1987	19.84							
1988	12.44	0.01						
1989	12.56	0.01						
1990	10.56		0.03					
1991	8.88		0.08					
1992	6.40		0.00					
1993	5.05		0.03					
1994	5.29							
1995	4.19		0.58					
1996	3.08				25.16	3.19		
1997	2.87		0.05		21.56	2.89	39.21	0.07
1998	2.67		0.04		18.76	2.48	34.69	0.07
1999	2.39	0.01	0.15		20.79	4.09	41.72	0.07
2000	2.02		0.03		19.82	3.76	43.75	0.03
2001	2.15		0.03		16.65	2.60	44.89	0.03
2002	2.65	0.00	0.12		0.19	0.03	43.58	0.08
2003	3.00		0.01		0.18	0.03	52.36	0.08
2004	2.89	0.00	0.02		2.46	0.25	74.64	0.11
2005	3.03	0.00	0.00	0.00	0.19	0.02	96.31	0.26
2006	4.60	0.00	0.08		0.15	0.02	86.23	0.26
2007	3.55		0.04		0.13	0.01	88.55	0.28
2008	1.99	0.00	0.02		0.10	0.01	88.52	0.21
2009	1.06	0.00	0.02		0.08	0.01	81.09	0.28
2010	0.55	0.00	0.02		0.06	0.00	74.27	0.22
2011	0.30	0.00	0.01		0.05	0.00	71.09	0.21
2012	0.18	0.00	0.04		0.05	0.00	70.62	0.20
2013	0.29	0.00	0.34		0.03	0.00	66.80	0.19
2014	0.22	0.00	3.46	0.00	0.03	0.00	65.63	0.17
2015	0.23	0.00	0.28		0.02	0.00	63.42	0.17
2016	0.23	0.00	0.15		0.01	0.00	61.00	0.18
2017	0.19	0.00	0.43	0.00	0.01	0.00	60.53	0.20
2018	0.18	0.00	0.37	0.00	0.01	0.00	59.27	0.23

10-1-3 续表7

年份	甲型H1N1流感		血吸虫病		人禽流感		传染性非典型肺炎		人感染H7N9禽流感	
	发病率 (1/10万)	死亡率 (1/10万)	发病率 (1/10万)	死亡率 (1/10万)	发病率 (1/10万)	死亡率 (1/10万)	发病率 (1/10万)	死亡率 (1/10万)	发病率 (1/10万)	死亡率 (1/10万)
1950										
1955										
1960										
1965										
1970										
1975										
1980										
1981										
1982										
1983										
1984										
1985										
1986										
1987										
1988										
1989										
1990										
1991										
1992										
1993										
1994										
1995										
1996										
1997										
1998										
1999										
2000										
2001										
2002										
2003								0.40	0.03		
2004										
2005			0.24							
2006			0.23							
2007			0.21							
2008			0.22							
2009	9.17	0.05	0.27							
2010	0.53	0.01	0.32		0.00	0.00				
2011	0.70	0.01	0.33	0.00	0.00	0.00				
2012	0.08	0.00	0.36	0.00	0.00	0.00				
2013			0.42	0.00	0.00	0.00			0.00	0.00
2014			0.31		0.00	0.00			0.02	0.01
2015			2.51		0.00	0.00			0.01	0.01
2016			0.21	0.00	0.00	0.00			0.02	0.01
2017			0.09						0.04	0.02
2018			0.01						0.00	0.00

年份	天花		流行性感冒		回归热		森林脑炎		恙虫病	
	发病率 (1/10万)	死亡率 (1/10万)	发病率 (1/10万)	死亡率 (1/10万)	发病率 (1/10万)	死亡率 (1/10万)	发病率 (1/10万)	死亡率 (1/10万)	发病率 (1/10万)	死亡率 (1/10万)
1950	11.22	2.37			2.11	0.05				
1955	0.43	0.07			0.16	0.01				
1960	0.01		91.02	0.04	0.02		0.23		0.02	
1965			559.59	0.19	0.02		0.40		0.01	
1970			3133.35	0.71	0.01		0.30			
1975			2689.53	0.54	0.06		0.10		0.01	
1980			817.74	0.07	0.15		0.01		0.07	
1981			591.74	0.04	0.17		0.02		0.09	
1982			438.96	0.03	0.14		0.01		0.10	
1983			455.88	0.05	0.10		0.02		0.10	
1984			382.03	0.02	0.09		0.03		0.15	
1985			328.96	0.03	0.05		0.03		0.15	
1986			224.78	0.01	0.03		0.03		0.15	
1987			140.49	0.02	0.01		0.02		0.21	
1988			86.60		0.01		0.02		0.24	
1989			43.74				0.01		0.23	
1990										
1991										
1992										
1993										
1994										
1995										
1996										
1997										
1998										
1999										
2000										
2001										
2002										
2003										
2004										
2005										
2006										
2007										
2008										
2009										
2010										
2011										
2012										
2013										
2014										
2015										
2016										
2017										
2018										

10-1-4　2018年各地区甲乙类法定报告传染病发病率、死亡率

地 区	总计		鼠疫		霍乱		病毒性肝炎	
	发病率 （1/10万）	死亡率 （1/10万）	发病率 （1/10万）	死亡率 （1/10万）	发病率 （1/10万）	死亡率 （1/10万）	发病率 （1/10万）	死亡率 （1/10万）
总　计	220.51	1.67			0.00		92.15	0.04
北　京	131.49	0.82			0.07		16.43	0.37
天　津	147.15	0.39			0.03		20.70	0.01
河　北	172.71	0.32			0.00		93.99	0.01
山　西	237.88	0.49					141.60	0.03
内蒙古	274.69	0.52					112.63	0.08
辽　宁	200.25	0.98					72.69	0.03
吉　林	132.50	0.62					42.82	0.01
黑龙江	164.99	1.12					43.75	0.13
上　海	175.04	0.51					61.80	0.09
江　苏	113.50	0.46			0.00		25.89	0.00
浙　江	181.83	0.71			0.01		35.80	0.01
安　徽	224.82	0.66					110.26	0.01
福　建	256.80	0.70					120.87	0.03
江　西	230.33	1.09					99.85	0.02
山　东	157.38	0.32					82.95	0.04
河　南	193.90	1.64					97.86	0.03
湖　北	250.76	0.95			0.00		140.04	0.02
湖　南	278.42	1.95					130.14	0.04
广　东	310.94	1.07			0.00		149.15	0.06
广　西	281.24	6.88					140.51	0.06
海　南	360.04	0.74					183.74	0.01
重　庆	240.88	3.66					63.72	0.04
四　川	188.98	4.98					63.89	0.03
贵　州	259.18	3.15					75.19	0.02
云　南	197.37	4.90					58.87	0.03
西　藏	358.09	0.65					100.67	
陕　西	186.31	0.73					63.29	0.02
甘　肃	179.82	0.62					78.66	0.01
青　海	433.29	0.87					199.61	0.03
宁　夏	224.40	0.95					66.43	
新　疆	659.75	6.31					198.71	0.05

10-1-4　续表1

地　区	甲型肝炎		乙型肝炎		丙型肝炎		丁型肝炎		戊型肝炎	
	发病率 (1/10万)	死亡率 (1/10万)	发病率 (1/10万)	死亡率 (1/10万)	发病率 (1/10万)	死亡率 (1/10万)	发病率 (1/10万)	死亡率 (1/10万)	发病率 (1/10万)	死亡率 (1/10万)
总　计	1.17	0.00	71.99	0.03	15.79	0.01	0.03		2.06	0.00
北　京	0.67	0.00	9.94	0.32	4.00	0.05			1.73	
天　津	0.21		14.38	0.01	5.41				0.69	0.01
河　北	0.57		78.34	0.01	13.54	0.00	0.03		1.04	
山　西	3.07		112.72	0.02	23.22	0.01	0.06		1.10	
内蒙古	0.78		79.86	0.04	31.05	0.03	0.03		0.57	
辽　宁	2.01		44.65	0.02	21.13	0.01	0.02		2.42	0.00
吉　林	0.50		26.08	0.00	15.25	0.01	0.01		0.79	0.00
黑龙江	0.54		29.55	0.12	11.97	0.01	0.03		0.87	
上　海	1.06		48.11	0.08	8.68	0.00	0.01		3.80	0.00
江　苏	0.69		15.61	0.00	4.26		0.01		3.56	
浙　江	0.74		25.71	0.00	4.83	0.00	0.01		3.28	0.00
安　徽	0.85		89.47	0.01	13.91	0.00	0.03		2.65	
福　建	0.98		108.54	0.02	6.01		0.02		2.03	0.00
江　西	0.62		90.89	0.01	5.78	0.00	0.03		1.36	
山　东	0.40		74.78	0.04	5.89	0.00	0.02		1.19	0.00
河　南	0.20		73.82	0.02	22.90	0.01	0.01		0.75	
湖　北	1.41		113.11	0.01	18.51	0.01	0.03		5.07	0.00
湖　南	0.73		102.69	0.02	23.76	0.01	0.05		1.83	0.00
广　东	1.38	0.00	122.74	0.05	21.30	0.01	0.04		2.61	0.00
广　西	1.29		114.08	0.05	19.65	0.01	0.05		2.91	
海　南	0.64		152.29		23.79		0.05		5.41	0.01
重　庆	2.16		44.48	0.03	13.52	0.01	0.04		3.05	
四　川	2.18	0.00	46.43	0.03	13.13	0.01	0.02		1.46	
贵　州	0.81		56.61	0.02	15.33	0.00	0.04		1.75	
云　南	1.72		31.33	0.02	22.46	0.01			3.26	
西　藏	3.38		88.83		2.08		0.03		0.18	
陕　西	0.68		40.22	0.01	21.18	0.01	0.04		0.82	
甘　肃	2.58		45.40	0.01	29.47		0.02		0.80	
青　海	5.31		155.54	0.03	35.03		0.05		3.09	
宁　夏	1.83		49.50		14.02		0.03		0.82	
新　疆	5.57		149.75	0.02	41.18	0.02	0.05		1.33	0.00

地 区	其 中 未分型肝炎		痢疾		伤寒、副伤寒		艾滋病	
	发病率 (1/10万)	死亡率 (1/10万)	发病率 (1/10万)	死亡率 (1/10万)	发病率 (1/10万)	死亡率 (1/10万)	发病率 (1/10万)	死亡率 (1/10万)
总　计	1.12	0.00	6.56	0.00	0.78	0.00	4.62	1.35
北　京	0.10		27.97		0.11		3.91	0.31
天　津	0.01		55.10		0.18		1.84	0.30
河　北	0.47		8.39		0.43		1.16	0.18
山　西	1.44		6.58		0.95		1.49	0.35
内蒙古	0.35		3.75		0.20		1.36	0.20
辽　宁	2.46		7.87		0.27		2.89	0.42
吉　林	0.20		2.13		0.03		2.17	0.47
黑龙江	0.80	0.00	5.66		0.06		1.84	0.36
上　海	0.15		0.27		0.03		2.13	0.18
江　苏	1.76		3.08		0.18		1.93	0.33
浙　江	1.24		3.36		0.48		3.14	0.46
安　徽	3.36		9.25		0.34		2.06	0.44
福　建	3.29		0.81		1.63	0.00	2.68	0.57
江　西	1.17		5.78		0.44		3.55	0.89
山　东	0.66	0.00	3.31		0.07	0.00	0.96	0.11
河　南	0.18		9.48		0.46		3.03	1.46
湖　北	1.90		5.30		0.49		2.50	0.69
湖　南	1.08		3.29		1.28		4.52	1.60
广　东	1.08		1.56		1.71		4.03	0.87
广　西	2.54		4.03		3.78		12.32	6.29
海　南	1.57		1.62		0.60		2.24	0.54
重　庆	0.47		13.91		0.28		11.60	3.14
四　川	0.67		5.85		0.44		17.47	4.71
贵　州	0.65		3.27		1.40		10.32	2.73
云　南	0.10		6.13		3.52		11.52	4.61
西　藏	6.17		27.85				1.54	0.12
陕　西	0.36		9.31		0.13		2.66	0.43
甘　肃	0.38		15.40		0.17		2.35	0.39
青　海	0.58		10.48		0.08		2.59	0.50
宁　夏	0.22		14.55		0.44		1.69	0.32
新　疆	0.84		9.71	0.00	0.71		10.10	3.74

地　区	淋病		梅毒		脊髓灰质炎		麻疹	
	发病率 （1/10万）	死亡率 （1/10万）	发病率 （1/10万）	死亡率 （1/10万）	发病率 （1/10万）	死亡率 （1/10万）	发病率 （1/10万）	死亡率 （1/10万）
总　计	9.59	0.00	35.63	0.00			0.28	0.00
北　京	7.82		25.60				0.47	0.00
天　津	2.43		18.35				0.42	
河　北	1.56		14.38	0.00			0.32	
山　西	3.39		33.38				0.08	
内蒙古	6.86		44.11	0.01			0.27	
辽　宁	4.74		36.64				0.05	
吉　林	3.00		17.28				0.13	
黑龙江	2.98		23.26	0.01			0.25	
上　海	15.76		49.63				0.24	
江　苏	11.18		33.95	0.00			0.12	
浙　江	31.61		54.89				0.35	
安　徽	7.16		40.89	0.00			0.22	
福　建	17.40		62.28	0.01			0.15	
江　西	9.46		37.61				0.06	
山　东	3.90		18.91				0.10	
河　南	3.34		18.16	0.00			0.64	
湖　北	7.01		25.76	0.00			0.60	
湖　南	6.03		46.71	0.00			0.16	
广　东	27.99		50.30	0.00			0.29	
广　西	14.05		20.58	0.00			0.05	
海　南	28.00		57.59				0.10	
重　庆	8.53	0.00	59.32	0.00			0.18	
四　川	3.80		35.15	0.01			0.17	
贵　州	9.16		42.16	0.01			0.03	
云　南	13.12		34.69				1.40	
西　藏	2.67		54.75				0.53	
陕　西	5.19		28.16	0.00			0.19	
甘　肃	3.70		24.77	0.00			0.21	
青　海	3.69		65.09	0.02			0.50	
宁　夏	6.51		53.27	0.01			0.34	
新　疆	4.92		96.54	0.04			0.36	

地　区	百日咳		白喉		流行性脑脊髓膜炎		猩红热	
	发病率 (1/10万)	死亡率 (1/10万)	发病率 (1/10万)	死亡率 (1/10万)	发病率 (1/10万)	死亡率 (1/10万)	发病率 (1/10万)	死亡率 (1/10万)
总　计	1.59	0.00			0.01	0.00	5.68	
北　京	0.87				0.03	0.01	16.70	
天　津	5.27						20.44	
河　北	1.20				0.02		7.07	
山　西	0.49				0.00		6.98	
内蒙古	0.19				0.00		12.07	
辽　宁	0.01						11.63	
吉　林	0.10						10.79	
黑龙江	0.11						7.14	
上　海	0.47				0.01		18.31	
江　苏	0.17				0.01	0.00	5.01	
浙　江	1.36				0.01	0.00	4.08	
安　徽	0.34				0.01		2.16	
福　建	0.37				0.01		3.32	
江　西	0.56				0.00		0.21	
山　东	5.77	0.00			0.00		8.94	
河　南	0.32				0.01		2.53	
湖　北	0.46						3.01	
湖　南	2.90				0.00		2.59	
广　东	2.22				0.00	0.00	4.92	
广　西	0.36				0.00	0.00	1.67	
海　南	0.27						0.29	
重　庆	7.05				0.01		2.39	
四　川	1.56	0.00			0.01		2.21	
贵　州	1.51				0.02	0.00	1.42	
云　南	0.19				0.01		4.97	
西　藏	0.03						2.43	
陕　西	6.20				0.00		8.10	
甘　肃	1.11				0.00		6.19	
青　海	0.08				0.03		8.36	
宁　夏	0.25						17.95	
新　疆	1.65				0.08	0.01	14.76	

地 区	流行性出血热		狂犬病		钩端螺旋体病		布鲁氏菌病	
	发病率 (1/10万)	死亡率 (1/10万)	发病率 (1/10万)	死亡率 (1/10万)	发病率 (1/10万)	死亡率 (1/10万)	发病率 (1/10万)	死亡率 (1/10万)
总　计	0.86	0.01	0.03	0.03	0.01	0.00	2.73	
北　京	0.04		0.01	0.01			0.57	
天　津	0.13						0.80	
河　北	0.74	0.00	0.01	0.01	0.00		3.93	
山　西	0.06		0.03	0.03			7.56	
内蒙古	0.59	0.00	0.01	0.01			38.39	
辽　宁	2.58	0.01					4.73	
吉　林	2.13						4.44	
黑龙江	3.30	0.03			0.00		11.30	
上　海	0.01		0.02	0.02			0.03	
江　苏	0.34	0.00	0.03	0.03			0.20	
浙　江	0.59		0.02	0.02	0.02		0.19	
安　徽	0.46	0.00	0.03	0.03	0.02		0.24	
福　建	1.10	0.00			0.06		0.24	
江　西	1.53	0.02	0.03	0.03	0.02		0.20	
山　东	1.22	0.04	0.01	0.01	0.00		2.79	
河　南	0.42	0.00	0.04	0.04			2.11	
湖　北	1.56	0.02	0.06	0.05	0.00		0.19	
湖　南	1.04	0.01	0.11	0.11	0.03		0.26	
广　东	0.41		0.02	0.02	0.02	0.00	0.37	
广　西	0.03		0.07	0.07	0.02		0.28	
海　南	0.05				0.02		0.06	
重　庆	0.04		0.06	0.06	0.01		0.07	
四　川	0.35	0.00	0.03	0.03	0.03		0.08	
贵　州	0.13		0.09	0.08	0.04		0.13	
云　南	0.53	0.00	0.04	0.04			0.49	
西　藏	0.03						0.68	
陕　西	4.54	0.03	0.05	0.05	0.01		1.74	
甘　肃	0.54		0.00	0.00			5.77	
青　海	0.03						1.27	
宁　夏	0.07		0.01	0.01			23.19	
新　疆	0.00						17.17	

地 区	炭疽		流行性乙型脑炎		肺结核		疟疾		登革热	
	发病率 (1/10万)	死亡率 (1/10万)	发病率 (1/10万)	死亡率 (1/10万)	发病率 (1/10万)	死亡率 (1/10万)	发病率 (1/10万)	死亡率 (1/10万)	发病率 (1/10万)	死亡率 (1/10万)
总 计	0.02	0.00	0.13	0.01	59.27	0.23	0.18	0.00	0.37	0.00
北 京			0.15	0.02	30.43	0.09	0.21		0.11	
天 津			0.03		21.39	0.08	0.05		0.01	
河 北	0.01		0.07	0.01	39.31	0.10	0.10		0.02	
山 西			0.19	0.01	35.03	0.08	0.05		0.01	
内蒙古	0.11		0.04	0.01	54.09	0.22	0.03			
辽 宁	0.01	0.00	0.16	0.03	55.81	0.49	0.13		0.03	
吉 林					47.43	0.14	0.04		0.00	
黑龙江	0.06				65.23	0.59	0.04		0.02	
上 海			0.00		26.14	0.23	0.09		0.10	
江 苏			0.01	0.00	31.02	0.10	0.30		0.08	
浙 江			0.03	0.00	45.26	0.21	0.22		0.42	
安 徽			0.06	0.00	51.08	0.17	0.16		0.05	
福 建			0.01	0.00	45.24	0.08	0.28		0.36	
江 西			0.01		70.83	0.15	0.09		0.03	
山 东			0.11	0.01	28.12	0.10	0.22	0.00	0.02	
河 南			0.10	0.01	55.16	0.10	0.19	0.00	0.03	
湖 北			0.01		63.49	0.16	0.22		0.05	
湖 南			0.07	0.00	78.75	0.19	0.18	0.00	0.26	0.00
广 东			0.02		64.81	0.12	0.13		2.97	
广 西	0.01		0.02	0.00	82.82	0.45	0.51		0.08	
海 南					85.05	0.19	0.09		0.30	
重 庆			0.14		73.37	0.41	0.09		0.09	
四 川	0.11	0.00	0.18	0.00	57.34	0.19	0.26		0.06	
贵 州			0.14	0.00	114.06	0.30	0.07		0.01	
云 南			0.17	0.01	59.61	0.21	0.35	0.00	1.75	
西 藏	0.24				166.66	0.53				
陕 西	0.01		0.57	0.02	55.90	0.18	0.23	0.00	0.02	
甘 肃	0.23		1.92	0.16	38.71	0.05	0.07		0.00	
青 海	1.07				140.33	0.32	0.07			
宁 夏	0.51	0.01	2.38	0.45	36.73	0.13	0.04		0.01	
新 疆	0.05				304.94	2.47	0.03			

10-1-4 续表7

地 区	血吸虫		新生儿破伤风		人禽流感		人感染H7N9禽流感	
	发病率(1/10万)	死亡率(1/10万)	发病率(‰)	死亡率(‰)	发病率(1/10万)	死亡率(1/10万)	发病率(1/10万)	死亡率(1/10万)
总　计	0.01		0.01	0.00			0.00	0.00
北　京								
天　津								
河　北			0.00					
山　西								
内蒙古			0.01					
辽　宁	0.00							
吉　林								
黑龙江								
上　海								
江　苏	0.01		0.00					
浙　江	0.01							
安　徽	0.04		0.00					
福　建			0.01	0.00				
江　西	0.06		0.00					
山　东			0.00					
河　南	0.00		0.01					
湖　北	0.00							
湖　南	0.10		0.00					
广　东			0.01	0.00			0.00	
广　西			0.02	0.00				
海　南			0.02					
重　庆								
四　川	0.01		0.00					
贵　州			0.02	0.00				
云　南			0.01					
西　藏								
陕　西	0.00		0.00					
甘　肃			0.01					
青　海								
宁　夏			0.01					
新　疆			0.00				0.00	0.00

10-2-1 我国居民高血压患病率(%)

分　　组	2002年			2012年		
	合计	城市	农村	合计	城市	农村
合计	18.8	19.3	18.6	25.2	26.8	23.5
男性	20.2	21.8	19.6	26.2	28.1	24.2
女性	18.0	17.9	18.0	24.1	25.4	22.8
18～44岁小计	9.1	9.4	9.0	10.6	11.3	10.0
男性	12.7	14.5	12.0	13.6	14.6	12.7
女性	6.7	6.1	6.9	7.3	7.6	6.9
45～59岁小计	29.3	32.8	28.0	35.7	36.6	34.7
男性	28.6	33.1	26.9	35.9	37.9	33.6
女性	30.0	32.6	29.1	35.5	35.2	35.9
60岁及以上小计	49.1	54.4	47.2	58.9	60.6	57.0
男性	48.1	54.0	46.0	56.5	57.6	55.3
女性	50.2	54.9	48.4	61.2	63.4	58.7

资料来源：2002年、2012年中国居民营养与健康监测。

10-2-2 我国居民高血压治疗率(%)

分　　组	2002年			2012年		
	合计	城市	农村	合计	城市	农村
合计	24.7	35.1	17.4	41.1	47.9	33.4
男性	21.6	31.2	14.7	37.4	44.7	29.3
女性	27.7	38.8	19.8	44.2	50.7	36.9
18～44岁小计	9.1	11.8	7.9	16.9	20.2	14.2
男性	6.9	9.7	5.4	14.1	17.2	11.4
女性	12.0	15.0	10.8	20.5	24.4	17.6
45～59岁小计	25.0	34.1	19.4	38.0	43.7	32.1
男性	20.6	28.6	15.7	33.7	40.6	26.2
女性	28.5	38.5	22.3	41.5	46.2	36.6
60岁及以上小计	32.2	43.1	21.3	48.8	55.8	39.9
男性	31.0	41.5	20.7	46.7	54.0	37.8
女性	33.3	44.7	21.9	50.7	57.3	41.8

10-3-1 前十位恶性肿瘤死亡率(合计)

顺位	2004～2005		1990～1992		1973～1975	
	疾病名称	死亡率(1/10万)	疾病名称	死亡率(1/10万)	疾病名称	死亡率(1/10万)
1	肺癌	30.83	胃癌	25.16	胃癌	19.54
2	肝癌	26.26	肝癌	20.37	食管癌	18.83
3	胃癌	24.71	肺癌	17.54	肝癌	12.54
4	食管癌	15.21	食管癌	17.38	肺癌	7.09
5	结直肠癌	7.25	结直肠癌	5.30	子宫颈癌	5.23
6	白血病	3.84	白血病	3.64	结直肠癌	4.60
7	脑瘤	3.13	子宫颈癌	1.89	白血病	2.72
8	女性乳腺癌	2.90	鼻咽癌	1.74	鼻咽癌	2.32
9	胰腺癌	2.62	女性乳腺癌	1.72	女性乳腺癌	1.65
10	骨癌	1.70				
	恶性肿瘤总计	134.80	恶性肿瘤总计	108.26	恶性肿瘤总计	83.65

资料来源: 1973～1975年、1990～1992年、2004～2005年中国恶性肿瘤死亡抽样回顾调查。

10-3-2 前十位恶性肿瘤死亡率(男)

顺位	2004～2005		1990～1992		1973～1975	
	疾病名称	死亡率(1/10万)	疾病名称	死亡率(1/10万)	疾病名称	死亡率(1/10万)
1	肺癌	41.34	胃癌	32.84	胃癌	25.12
2	肝癌	37.54	肝癌	29.01	食管癌	23.34
3	胃癌	32.46	肺癌	24.03	肝癌	17.60
4	食管癌	20.65	食管癌	22.14	肺癌	9.28
5	结直肠癌	8.19	结直肠癌	5.76	结直肠癌	4.85
6	白血病	4.27	白血病	3.96	白血病	3.00
7	脑瘤	3.50	鼻咽癌	2.34	鼻咽癌	2.94
8	胰腺癌	2.94				
9	膀胱癌	2.13				
10	鼻咽癌	2.05				
	恶性肿瘤总计	169.19	恶性肿瘤总计	134.91	恶性肿瘤总计	96.31

10-3-3 前十位恶性肿瘤死亡率(女)

顺位	2004～2005		1990～1992		1973～1975	
	疾病名称	死亡率(1/10万)	疾病名称	死亡率(1/10万)	疾病名称	死亡率(1/10万)
1	肺癌	19.84	胃癌	17.02	食管癌	14.11
2	胃癌	16.59	食管癌	12.34	胃癌	13.72
3	肝癌	14.44	肝癌	11.21	子宫颈癌	10.70
4	食管癌	9.51	肺癌	10.66	肝癌	7.26
5	结直肠癌	6.26	结直肠癌	4.82	肺癌	4.79
6	女性乳腺癌	5.90	子宫颈癌	3.89	结直肠癌	4.33
7	白血病	3.41	女性乳腺癌	3.53	女性乳腺癌	3.37
8	宫颈癌	2.86	白血病	3.30	白血病	2.42
9	脑瘤	2.74	鼻咽癌	1.10	鼻咽癌	1.67
10	子宫癌	2.71				
	恶性肿瘤总计	98.97	恶性肿瘤总计	80.04	恶性肿瘤总计	70.43

10-3-4　前十位恶性肿瘤死亡率(城市)

顺位	2004～2005		1990～1992		1973～1975	
	疾病名称	死亡率 (1/10万)	疾病名称	死亡率 (1/10万)	疾病名称	死亡率 (1/10万)
1	肺癌	40.98	肺癌	27.50	胃癌	20.19
2	肝癌	24.93	肝癌	19.50	肝癌	14.05
3	胃癌	22.97	胃癌	19.44	食管癌	13.59
4	食管癌	10.97	食管癌	9.62	肺癌	12.61
5	结直肠癌	9.78	结直肠癌	6.98	子宫颈癌	5.81
6	胰腺癌	4.44	白血病	3.66	结直肠癌	5.29
7	白血病	4.17	女性乳腺癌	2.56	白血病	3.17
8	女性乳腺癌	3.98	鼻咽癌	1.93	鼻咽癌	2.60
9	脑瘤	3.27	子宫颈癌	1.58	女性乳腺癌	2.17
10	胆囊癌	2.13				
	恶性肿瘤总计	146.57	恶性肿瘤总计	92.77	恶性肿瘤总计	91.80

10-3-5　前十位恶性肿瘤死亡率(农村)

顺位	2004～2005		1990～1992		1973～1975	
	疾病名称	死亡率 (1/10万)	疾病名称	死亡率 (1/10万)	疾病名称	死亡率 (1/10万)
1	肝癌	26.93	胃癌	27.16	食管癌	20.81
2	肺癌	25.71	肝癌	20.67	胃癌	19.18
3	胃癌	25.58	食管癌	20.10	肝癌	12.02
4	食管癌	17.34	肺癌	14.05	肺癌	5.13
5	结直肠癌	5.96	结直肠癌	4.72	子宫颈癌	5.05
6	白血病	3.68	白血病	3.63	结直肠癌	4.35
7	脑瘤	2.80	子宫颈癌	2.00	白血病	2.55
8	女性乳腺癌	2.35	鼻咽癌	1.67	鼻咽癌	2.22
9	胰腺癌	1.70	女性乳腺癌	1.42	女性乳腺癌	1.45
10	骨癌	1.61				
	恶性肿瘤总计	128.63	恶性肿瘤总计	106.76	恶性肿瘤总计	80.79

10-4-1 2018年血吸虫病防治情况

地　区	流行县数(个)	流行乡数(个)	流行村人口数(万人)	达到传播控制标准县数(个)	达到传播阻断及以上标准县数(个)	现有病人数(人)	其中晚期病人数(人)	治疗及扩大化疗人数(人)
总　计	450	3379	7006	63	387	30232	29214	1580982
上　海	8	80	254.9		8	1		1
江　苏	64	469	1363.6		64	2624	2623	3549
浙　江	54	466	936.5		54	992	989	1413
安　徽	50	354	713.4	27	23	5890	5352	166767
福　建	16	73	87.1		16			
江　西	39	298	497.0	13	26	5665	5190	133689
湖　北	63	521	1000.8		63	7855	7855	479479
湖　南	41	280	692.6	18	23	5034	5034	253985
广　东	14	33	44.4		14			
广　西	20	69	92.7		20			
四　川	63	662	1131.1		63	1560	1560	347210
云　南	18	74	191.7	5	13	611	611	194889

10-4-2 2018年血吸虫病查灭螺情况

地　区	实际钉螺情况			年内查螺情况				灭　螺总面积(万平方米)	环改灭螺面积(万平方米)
	有螺乡数(个)	有螺村数(个)	实有钉螺面积(万平方米)	年内查螺乡数(个)	年内查出有螺乡数(个)	查出钉螺面积(万平方米)	内：新发现有螺面积(万平方米)		
总　计	1566	8204	363014	3094	1432	168319	61	141661	4739
上　海	8	18	13.5	66	7	12.7	12.6	264.1	0.2
江　苏	92	252	2667.5	468	95	2650.0	33.8	11994.0	390.0
浙　江	85	308	67.4	411	77	36.9	0.0	1931.1	5.7
安　徽	210	1033	26444.0	303	205	20269.3	14.9	10763.8	34.9
福　建	8	13	2.6	35	8	2.6	0.0	9.9	0.2
江　西	147	654	83413.7	224	126	28686.9	0.0	10918.5	126.5
湖　北	346	2648	67837.4	490	337	49796.3	0.0	40772.3	2085.8
湖　南	156	664	173084.5	256	141	61263.7	0.0	27805.1	2048.7
广　东				30					
广　西	6	8	6.6	52	6	5.3		16.1	
四　川	453	2334	8257.0	687	375	4442.8		26025.4	47.0
云　南	55	272	1220.1	72	55	1152.9		11160.5	

10-5-1　2018年克山病防治情况

地区	病区县		病区乡镇		已控制县数（个）	消除县数（个）	现症病人数（人）	
	个数	人口数（万人）	个数	人口数（万人）			潜在型	慢型
总　　计	330	12956.93	2632	6204.51	73	238	3920	2674
河　北	11	351.81	73	91.81	5	6	79	13
山　西	11	126.36	17	23.49		11	401	29
内蒙古	12	459.57	64	174.16	8	3	184	220
辽　宁	4	119.58	46	92.40	1	3	117	10
吉　林	38	1281.55	307	715.08	15	20	948	319
黑龙江	66	2138.16	304	644.45	5	61	66	117
山　东	19	1707.70	185	1211.34	10	9	20	322
河　南	3	166.21	20	44.88		3	21	40
湖　北	1	90.28	1	7.09		1		
四　川	55	2180.33	840	1056.50	4	51	249	129
贵　州	1	145.44	7	36.96		1		
云　南	42	1581.93	225	817.55	2	40	190	232
西　藏	1	4.87	2	0.85		1		
重　庆	9	788.90	140	422.90		9	2	39
陕　西	29	755.32	172	342.37	18	10	722	236
甘　肃	28	1058.92	229	522.68	5	9	921	968

10-5-2　2018年大骨节病防治情况

地区	病区县		病区乡镇		已控制县数（个）	消除县数（个）	临床Ⅰ度及以上病人(人)
	个数	人口数（万人）	个数	人口数（万人）			
总　　计	379	10344.12	2084	3717.91	49	329	177018
河　北	7	250.58	41	46.50		7	537
山　西	35	758.31	118	163.81		35	3939
内蒙古	18	567.86	120	248.65	10	8	11826
辽　宁	5	135.88	60	120.28		5	1034
吉　林	40	1477.89	310	721.88	12	28	8948
黑龙江	80	2545.03	367	828.35	3	77	22269
山　东	1	94.00	4	20.00		1	373
河　南	5	237.31	33	69.31		5	1597
四　川	32	689.19	142	76.24		32	33029
西　藏	54	141.20	178	47.79	7	41	9151
陕　西	62	2182.42	324	658.39		62	60157
甘　肃	37	1243.70	381	713.02	9	28	23909
青　海	3	20.75	6	3.69	1		249

10-5-3　2018年地方性氟中毒(水型)防治情况

地区	病区县数(个)	控制县数(个)	病区村(个)	病区村人口数(万人)	已改水		现症病人数(人)	
					村数(个)	受益人口(万人)	氟斑牙	氟骨症
总　计	1039	595	77292	6812.3	70985	5167.5	13333194	91371
北　京	9	9	230	56.7	230	57.7	14160	25
天　津	10	2	2060	272.0	1557	167.8		29
河　北	97	62	8670	873.3	7923	528.5	1608913	219
山　西	62	28	4045	457.6	3968	379.7	1181131	11612
内蒙古	84	14	10116	490.6	7683	363.5	777854	1906
辽　宁	55	29	2498	169.5	2271	135.8	473146	1840
吉　林	16	1	3171	190.3	2907	109.3	580298	2423
黑龙江	24	10	2169	106.3	1880	46.5	302848	657
江　苏	26	12	2076	440.1	2045	350.7	1985829	10107
浙　江	33	30	295	17.1	292	16.8	8769	72
安　徽	25	8	1725	550.0	1454	395.4	696886	1017
福　建	36	32	153	10.3	153	10.3	6884	101
江　西	21	19	33	5.6	32	4.8	3096	16
山　东	111	92	10546	987.0	10301	871.3	1845996	759
河　南	111	46	18001	1287.6	17319	971.9	1968566	1338
湖　北	30	29	197	34.2	197	30.6	16570	102
湖　南	9	9	22	3.4	22	3.4	8946	15
广　东	40	37	377	77.3	362	76.6	11491	6
广　西	14	10	191	10.0	190	8.9	36432	117
重　庆	6	6	6	2.5	6	2.5	1849	0
四　川	12	5	94	18.8	87	14.2	17013	671
云　南	12	9	139	8.9	134	7.6	11370	245
西　藏	7	6	36	1.8	26	1.7	1160	0
陕　西	61	28	4221	400.7	4032	305.5	482249	54418
甘　肃	48	9	1780	142.2	1586	128.2	271980	2793
青　海	21	15	366	34.3	342	30.2		247
宁　夏	19	13	3269	105.6	3192	97.6		531
新　疆	40	25	806	58.8	794	50.6	1019758	105

10-5-4 2018年地方性氟中毒(燃煤污染型)防治情况

地区	病区县数(个)	基本控制县数(个)	消除县数(个)	病区村(个)	病区村人口数(万人)	病区户数	已改炉改灶		现症病人数(人)	
							户数	受益人口(万人)	氟斑牙	氟骨症
总计	171	70	76	32196	3065.06	8566554	8403400	2963.04	13776001	92118
山西	20	9	11	3371	260	727212	713153	253	432307	651
辽宁	2		2	2		278	244		21	8
江西	7	4	3	406	118	294185	276734	111	49185	1
河南	3		3	85	16	40230	40230	15	60340	
湖北	15	9	5	731	103	291610	287924	123	319575	203
湖南	28	17	6	2123	276	716744	702963	271	695357	26
广西	2	1	1	55	22	48321	48321	22	83734	
四川	23	14	9	1784	274	723566	718733	280	374361	6475
贵州	37	5	26	7853	1389	4079901	4001110	1325	8790000	2592
云南	13	6	4	13637	345	867160	836641	335	2190068	78143
重庆	13	4	5	661	143	399314	399314	143	597175	1497
陕西	8	1	1	1488	120	378033	378033	85	183878	2522

10-5-5 2018年地方性砷中毒(水型)防治情况

地区	病区县		病区村(个)	病区村人口数(万人)	已改水		病人数(人)
	个数	人口数(万人)			村数(个)	受益人口(万人)	
总计	117	4731.6	2667	157.3	2491	128.3	4359
山西	16	637.6	157	22.3	148	14.5	1221
内蒙	28	523.7	1191	38.2	1146	34.4	1914
吉林	7	331.8	361	15.3	331	8.9	134
江苏	5	393.9	37	7.3	37	7.3	4
安徽	13	1072.2	95	13.1	89	11.6	8
河南	6	531.6	26	3.3	26	3.3	
湖北	1	120.2	53	7.7	53	7.7	8
云南	9	308.2	42	5.1	42	5.1	28
陕西	3	109.2	15	1.4	15	1.4	440
甘肃	8	157.1	58	4.6	16	1.9	137
青海	4	37.3	22	0.1	3	0.1	262
宁夏	6	213.6	156	3.7	156	3.7	154
新疆	11	295.2	454	35.0	429	28.3	49

10-5-6 2018年地方性砷中毒(燃煤污染型)防治情况

地区	病区县		病区村(个)	病区村人口数(万人)	病区户数(户)	已改炉改灶		病人数(人)
	个数	人口数(万人)				户数	受益人口(万人)	
总计	12	554.6	920	96.9	259816	259816	48.1	4165
贵州	4	299.4	26	6.0	14983	14983	5.7	566
陕西	8	255.2	894	90.9	244833	244833	42.4	3599

10-5-7　2018年碘缺乏病防治情况

地区	工作县		现症病人数（人）		碘盐销售数量(吨)		居民户碘盐监测		
	个数	人口数（万人）	Ⅱ度甲肿	克汀病	计划供应	实际销售	碘盐份数	合格碘盐份数	非碘盐份数
总　计	2792	132704.23	54545	7993	4492648	4718412	663092	626313	23456
北　京	16	1585.80	39		63681	63681	4476	4208	416
天　津	16	1026.90	936		25200	27997	4174	3289	1287
河　北	166	7058.51	849	108	275440	243181	32806	29800	3023
山　西	119	3683.69	3376	594	112019	113022	23202	21369	798
内蒙古	101	2470.19	1159	128	110531	96371	20688	19866	591
辽　宁	100	4395.33	2397	1551	226498	204537	30056	29115	481
吉　林	60	2607.83	2832	568	101422	85355	18042	17213	19
黑龙江	128	3819.71	3182	97	148991	126455	23068	22230	481
上　海							3668	2995	963
江　苏	96	7812.18	93		334448	326728	28427	27510	468
浙　江	89	4924.99	96	9	187588	175426	24071	22648	4111
安　徽	104	6382.83	664	108	239618	252851	30970	30323	44
福　建	84	3736.62	216	19	123453	114646	25076	24510	826
江　西	100	4747.42	568	45	143086	125729	20884	20059	83
山　东	117	8045.51	46	17	347493	304578	31394	28438	3398
河　南	156	10327.97	2947	98	371558	347872	44288	39810	2292
湖　北	96	6149.57	831	324	182888	176317	29853	27986	170
湖　南	122	7055.18	231	76	239253	236897	24265	22915	109
广　东	123	9164.90	27	2		365712	36151	35443	759
广　西	109	5579.10	388	4	180000	192656	21950	20544	383
海　南	21	931.35	112		40760	36190	6191	5980	149
重　庆	39	3120.95	1		106970	86343	3054	2944	8
四　川	185	8641.00	4	1	297444	283228	7791	7224	33
贵　州	88	4286.15	19	47	118730	130391	36115	34370	168
云　南	129	4733.51	1318	6	215438	198674	17723	16578	64
西　藏	74	302.95	13		18960	19082	25221	24206	277
陕　西	108	3924.50	25743	1680	157576	142749	33861	32688	182
甘　肃	87	2761.42	4249	2062	106524	86483	17809	16683	548
青　海	43	557.59	482	43		24058	12577	11737	468
宁　夏	22	674.90	62	120	17079	19362	6130	5295	470
新　疆	94	2195.68	1665	286		111841	19111	18337	387

10-6 2018年健康教育专业机构服务情况

地 区	健康教育服务情况				传播材料制作				主办网站(个)	健康教育培训人次数
	技术咨询与政策建议(次)	公众健康教育活动(次)	与媒体合办栏目(个)	与媒体合作播放信息(次)	平面材料(万份)	音像制品(万份)	手机短信(万条)	实物(万个)		
总 计	9090	70515	4509	298679	40437	161	13110	5349	1021	1840746
北 京	108	196	26	551	171			24	7	12242
天 津	57	515	41	1858	269		19	44	5	7074
河 北	419	2729	226	4979	1468	2	407	207	31	204868
山 西	38	1295	79	4481	842	19	184	150	2	51671
内蒙古	256	4320	234	20287	1145	4	86	179	42	53714
辽 宁	126	1977	98	2383	908	2	87	144	26	31354
吉 林	120	1161	58	1837	712	1	12	52	15	31065
黑龙江	302	1994	158	3464	811	3		90	27	36645
上 海	29	503	18	803	654		187	28	12	27386
江 苏	51	2521	71	1539	3067	2	14	114	57	19238
浙 江	645	2352	200	8096	1408	2	762	150	43	31834
安 徽	137	2182	135	9398	1223	1	381	140	42	32205
福 建	221	1370	79	2387	418		476	112	28	14718
江 西	579	1820	196	8886	1078	7	717	112	33	89448
山 东	972	3086	376	14420	2224	26	649	200	85	125234
河 南	662	4424	180	10962	1938	3	624	200	41	84250
湖 北	252	2031	239	20058	1690	1	371	86	63	34142
湖 南	623	4674	278	26454	2087	6	1315	228	87	146687
广 东	440	3896	195	14007	3094	16	1728	595	64	107856
广 西	151	1235	89	5522	1078	2	785	325	21	27830
海 南	50	457	43	3505	561	2	20	33	9	9445
重 庆	181	741	95	5636	1375	1	966	81	14	17089
四 川	1167	5352	352	18470	2820	31	1107	345	98	84735
贵 州	185	639	137	26377	1269	10	310	84	7	28251
云 南	258	5121	233	27518	3393	6	361	728	32	41980
西 藏	9	404	16	5800	391		55	80	6	2275
陕 西	122	3847	157	16055	1826	5	700	261	60	58004
甘 肃	546	5896	171	15660	1141	3	318	102	40	139984
青 海	50	778	61	3160	324	5	135	101	5	137621
宁 夏	48	630	55	1611	300	1	55	153	9	98690
新 疆	138	2083	185	9248	582	2	281	162	8	50562

注：平面材料包括传单/折页、小册子/书籍、宣传画；与媒体合办栏目包括电视台、广播电台、报刊。

十一、居民病伤死亡原因

简要说明

一、本章主要介绍我国居民病伤死亡原因，内容包括城市、农村地区居民粗死亡率及死因顺位，分性别、疾病别、年龄别死亡率。

二、本章数据来源于居民病伤死亡原因年报。

三、资料范围

2000 年城市地区包括北京、天津、长春、沈阳、大连、鞍山、上海、南京、杭州、武汉、广州、成都、重庆和西安 14 个大城市，苏州、徐州、合肥、安庆、马鞍山、铜陵、厦门、福州、平顶山、信阳、宜昌、黄石、长沙、湘潭、衡阳、常德、佛山、自贡、桂林和乌鲁木齐 20 个中小城市；农村地区包括北京、天津、上海市全部市辖县和江苏、浙江、安徽、福建、河南、湖北、湖南、广东、重庆、四川、贵州、甘肃 15 个省（直辖市）90 个县（县级市）。

2005 年城市地区包括北京、天津、上海、哈尔滨、长春、沈阳、大连、鞍山、南京、杭州、郑州、武汉、广州、重庆、成都、昆明、西安 17 个大城市，苏州、徐州、合肥、安庆、蚌埠、马鞍山、铜陵、福州、厦门、宜昌、黄石、长沙、衡阳、常德、湘潭、佛山、中山、三明、桂林、自贡、乌鲁木齐 21 个中小城市；农村地区包括北京、天津、上海市全部市辖县和江苏、浙江、安徽、福建、河南、湖北、湖南、广东、重庆、四川、贵州、甘肃 15 个省（直辖市）78 个县（县级市）。

2010 年城市地区包括北京、沈阳、大连、鞍山、哈尔滨、上海、广州、成都、昆明、西安 10 个大城市，徐州、合肥、蚌埠、马鞍山、铜陵、安庆、常德、佛山、自贡等 9 个中小城市；农村地区包括北京、天津、上海市全部市辖县和江苏、安徽、河南、湖北、广东、四川 9 个省（直辖市）34 个县（县级市）。

2015 年包括全国 31 个省的 141 个区（城市地区）和 350 个县或县级市（农村地区）。

2018 年包括全国 31 个省的 155 个区（城市地区）和 357 个县或县级市（农村地区）。

四、2000 年采用 ICD-9 国际疾病分类统计标准。2002 年起采用 ICD-10 国际疾病分类统计标准。

主要指标解释

性别年龄别死亡率 指分性别年龄别计算的死亡率。计算公式：男（女）性某年龄别死亡率＝男（女）性某年龄别死亡人数/男（女）性同年龄平均人口数。

11-1-1　2005年城市居民主要疾病死亡率及构成

疾病名称	合计			男			女		
	死亡率 (1/10万)	构成 (%)	位次	死亡率 (1/10万)	构成 (%)	位次	死亡率 (1/10万)	构成 (%)	位次
传染病(不含呼吸道结核)	3.61	0.66	13	4.86	0.79	11	2.32	0.48	14
呼吸道结核	2.84	0.52	15	4.16	0.68	15	1.46	0.30	17
寄生虫病	0.06	0.01	20	0.07	0.01	19	0.05	0.01	20
恶性肿瘤	124.86	22.74	1	159.77	26.05	1	88.51	18.36	3
血液、造血器官及免疫疾病	0.93	0.17	18	0.83	0.13	17	1.04	0.21	18
内分泌、营养和代谢疾病	13.75	2.50	7	11.81	1.92	7	15.77	3.27	6
精神障碍	5.19	0.95	10	4.85	0.79	12	5.55	1.15	10
神经系统疾病	4.60	0.84	11	4.87	0.79	13	4.32	0.90	11
心脏病	98.22	17.89	3	99.49	16.22	3	96.88	20.09	2
脑血管病	111.02	20.22	2	116.63	19.01	2	105.19	21.82	1
呼吸系统疾病	69.00	12.57	4	75.88	12.37	4	61.85	12.83	4
消化系统疾病	18.10	3.30	6	22.54	3.68	6	13.46	2.79	8
肌肉骨骼和结缔组织疾病	1.16	0.21	17	0.77	0.13	18	1.57	0.33	16
泌尿生殖系统疾病	8.58	1.56	9	8.92	1.45	9	8.21	1.70	9
妊娠、分娩和产褥期并发症	0.28	0.05	19				0.50	0.10	19
起源于围生期某些情况	3.50	0.64	14	3.68	0.60	14	3.23	0.67	13
先天畸形、变形和染色体异常	1.85	0.34	16	2.04	0.33	16	1.65	0.34	15
诊断不明	4.09	0.74	12	4.82	0.79	10	3.33	0.69	12
其他疾病	11.98	2.18	8	9.14	1.49	8	14.94	3.10	7
损伤和中毒外部原因	45.28	8.25	5	56.84	9.27	5	33.22	6.89	5

11-1-2　2010年城市居民主要疾病死亡率及构成

疾病名称	合计			男			女		
	死亡率 (1/10万)	构成 (%)	位次	死亡率 (1/10万)	构成 (%)	位次	死亡率 (1/10万)	构成 (%)	位次
传染病(不含呼吸道结核)	4.44	0.72	11	5.79	0.82	11	3.04	0.57	12
呼吸道结核	2.32	0.38	14	3.47	0.49	13	1.13	0.21	18
寄生虫病	0.13	0.02	18	0.15	0.02	19	0.10	0.02	20
恶性肿瘤	162.87	26.33	1	201.99	28.77	1	122.35	22.99	2
血液、造血器官及免疫疾病	1.50	0.24	17	1.48	0.21	17	1.52	0.29	17
内分泌、营养和代谢疾病	18.13	2.93	6	16.63	2.37	7	19.69	3.70	6
精神障碍	2.90	0.47	13	2.82	0.40	14	2.98	0.56	13
神经系统疾病	5.84	0.94	10	6.33	0.90	10	5.34	1.00	10
心脏病	129.19	20.88	2	135.15	19.25	3	123.02	23.12	1
脑血管病	125.15	20.23	3	137.30	19.55	2	112.56	21.15	3
呼吸系统疾病	68.32	11.04	4	78.06	11.12	4	58.22	10.94	4
消化系统疾病	16.96	2.74	7	20.76	2.96	6	13.03	2.45	7
肌肉骨骼和结缔组织疾病	1.61	0.26	16	1.21	0.17	18	2.02	0.38	14
泌尿生殖系统疾病	7.20	1.16	9	7.98	1.14	8	6.40	1.20	9
妊娠、分娩产褥期并发症	0.11	0.02	18				0.22	0.04	19
围生期疾病	2.03	0.33	15	2.34	0.33	15	1.70	0.32	16
先天畸形、变形和染色体异常	2.02	0.33	15	2.12	0.30	16	1.92	0.36	15
诊断不明	4.12	0.67	12	4.99	0.71	12	3.21	0.60	11
其他疾病	9.58	1.55	8	7.61	1.08	9	11.63	2.19	8
损伤和中毒外部原因	38.09	6.16	5	48.43	6.90	5	27.38	5.15	5

11-1-3   2015年城市居民主要疾病死亡率及构成

疾病名称	合计			男			女		
	死亡率(1/10万)	构成(%)	位次	死亡率(1/10万)	构成(%)	位次	死亡率(1/10万)	构成(%)	位次
传染病(含呼吸道结核)	6.78	1.09	9	9.31	1.31	8	4.18	0.79	10
寄生虫病	0.04	0.01	17	0.07	0.01	16	0.02	0.00	17
恶性肿瘤	164.35	26.44	1	207.22	29.11	1	120.56	22.77	2
血液、造血器官及免疫疾病	1.22	0.20	15	1.21	0.17	15	1.23	0.23	15
内分泌、营养和代谢疾病	19.25	3.10	6	18.47	2.59	6	20.04	3.79	6
精神障碍	2.79	0.45	11	2.73	0.38	11	2.86	0.54	11
神经系统疾病	6.90	1.11	8	7.16	1.01	10	6.64	1.25	8
心脏病	136.61	21.98	2	141.01	19.81	3	132.11	24.95	1
脑血管病	128.23	20.63	3	141.54	19.89	2	114.64	21.65	3
呼吸系统疾病	73.36	11.80	4	84.98	11.94	4	61.49	11.62	4
消化系统疾病	14.27	2.30	7	17.62	2.47	7	10.84	2.05	7
肌肉骨骼和结缔组织疾病	1.79	0.29	12	1.37	0.19	14	2.23	0.42	12
泌尿生殖系统疾病	6.52	1.05	10	7.48	1.05	9	5.54	1.05	9
妊娠、分娩产褥期并发症	0.07	0.01	16				0.15	0.03	16
围生期疾病	1.70	0.27	14	2.03	0.28	12	1.37	0.26	14
先天畸形、变形和染色体异常	1.73	0.28	13	1.93	0.27	13	1.53	0.29	13
损伤和中毒外部原因	37.63	6.05	5	49.01	6.89	5	26.01	4.91	5
诊断不明	2.26	0.36		3.00	0.42		1.52	0.29	
其他疾病	6.15	0.99		4.92	0.69		7.41	1.40	

11-1-4 2018年城市居民主要疾病死亡率及构成

疾病名称	合计			男			女		
	死亡率(1/10万)	构成(%)	位次	死亡率(1/10万)	构成(%)	位次	死亡率(1/10万)	构成(%)	位次
传染病(含呼吸道结核)	5.96	0.95	10	8.23	1.15	9	3.61	0.67	10
寄生虫病	0.04	0.01	17	0.05	0.01	16	0.03	0.01	17
恶性肿瘤	163.18	25.98	1	205.00	28.72	1	120.01	22.23	2
血液、造血器官及免疫疾病	1.43	0.23	13	1.42	0.20	15	1.44	0.27	13
内分泌、营养和代谢疾病	21.15	3.37	6	20.47	2.87	6	21.85	4.05	6
精神障碍	2.96	0.47	11	2.79	0.39	11	3.12	0.58	11
神经系统疾病	8.62	1.37	8	8.63	1.21	8	8.62	1.60	8
心脏病	146.34	23.29	2	150.13	21.03	2	142.42	26.38	1
脑血管病	128.88	20.51	3	141.63	19.84	3	115.72	21.43	3
呼吸系统疾病	68.02	10.83	4	80.25	11.24	4	55.39	10.26	4
消化系统疾病	14.54	2.31	7	17.74	2.49	7	11.23	2.08	7
肌肉骨骼和结缔组织疾病	2.49	0.40	12	1.96	0.27	12	3.03	0.56	12
泌尿生殖系统疾病	6.84	1.09	9	7.81	1.09	10	5.83	1.08	9
妊娠、分娩产褥期并发症	0.05	0.01	16				0.10	0.02	16
围生期疾病	1.30	0.21	15	1.54	0.22	13	1.05	0.20	15
先天畸形、变形和染色体异常	1.33	0.21	14	1.45	0.20	14	1.22	0.23	14
损伤和中毒外部原因	35.63	5.67	5	44.84	6.28	5	26.13	4.84	5
诊断不明	2.56	0.41		3.45	0.48		1.64	0.30	
其他疾病	6.42	1.02		5.07	0.71		7.82	1.45	

疾病名称(ICD-10)	合计	不满1岁	1～	5～	10～	15～	20～	25～
总计	628.22	299.61	29.26	15.53	17.66	19.67	17.38	35.06
一、传染病和寄生虫病小计	6.00	9.40	1.14	0.29	0.28	0.24	0.39	1.05
其中：传染病计	5.96	9.40	1.14	0.29	0.28	0.24	0.39	1.05
内：痢疾								
肠道其他细菌性传染病	0.11	0.63	0.09	0.02	0.05			0.01
呼吸道结核	1.45	0.13			0.03	0.06	0.14	0.31
破伤风	0.01				0.03			
脑膜炎球菌感染	0.12	0.25	0.15	0.04	0.03	0.02	0.02	0.03
败血症	0.51	7.40	0.38	0.04	0.08	0.02	0.03	0.04
性传播疾病	0.02	0.13						
狂犬病	0.02		0.03		0.05			
流行性乙型脑炎								
病毒性肝炎	2.47						0.03	0.14
艾滋病	0.49	0.13				0.04	0.08	0.35
寄生虫病计	0.04							
内：血吸虫病	0.03							
二、肿瘤小计	164.88	6.02	3.47	3.04	3.56	3.13	2.74	6.31
其中：恶性肿瘤计	163.18	5.14	3.21	2.91	3.41	3.02	2.62	6.17
内：鼻咽癌	1.38		0.03		0.04	0.03	0.10	
食管癌	11.01				0.04	0.01	0.03	
胃癌	18.32				0.02	0.07	0.52	
结肠、直肠和肛门癌	13.90			0.03	0.04	0.11	0.33	
内：结肠癌	6.57			0.03	0.04	0.08	0.16	
直肠癌	6.95					0.02	0.16	
肝癌	21.84	0.63	0.17	0.07	0.10	0.13	0.18	0.58
胆囊癌	1.33							0.01
胰腺癌	6.70				0.03		0.02	0.09
肺癌	49.15		0.03	0.02	0.08	0.06	0.13	0.50
乳腺癌	4.62						0.01	0.18
宫颈癌	2.37						0.03	0.20
卵巢癌	1.64					0.04	0.03	0.13
前列腺癌	2.29							
膀胱癌	2.33							
脑及神经系统恶性肿瘤	3.70	1.25	0.79	0.87	0.72	0.46	0.36	0.67
白血病	3.56	1.76	1.31	1.33	1.61	1.20	0.94	1.28
良性肿瘤计	0.46	0.25	0.09	0.02		0.06	0.05	0.06
三、血液、造血器官及免疫疾病小计	1.43	3.38	0.64	0.20	0.36	0.28	0.13	0.24
其中：贫血	1.00	0.75	0.17	0.13	0.23	0.22	0.09	0.14
四、内分泌、营养和代谢疾病小计	21.15	3.13	0.23	0.22	0.23	0.17	0.30	0.69
其中：甲状腺疾患	0.12							0.03
糖尿病	18.44				0.05	0.06	0.18	0.51
五、精神和行为障碍小计	2.96		0.03	0.02	0.05	0.13	0.14	0.35
其中：痴呆	1.23							
六、神经系统疾病小计	8.62	8.15	2.21	1.93	1.18	1.35	0.82	1.06
其中：脑膜炎	0.11	1.38	0.29	0.02	0.05	0.04	0.02	0.04
帕金森病	1.23							
七、循环系统疾病小计	283.61	4.76	0.90	0.51	0.77	1.98	2.00	5.29
其中：心脏病计	146.34	4.14	0.87	0.44	0.49	1.46	1.43	3.32
内：慢性风湿性心脏病	3.08					0.02	0.02	0.07
高血压性心脏病	13.72			0.02			0.01	0.04
冠心病	120.18				0.05	0.54	0.83	2.14
内：急性心肌梗死	62.33				0.05	0.33	0.71	1.77
其他高血压病	5.13					0.02	0.01	0.03

30～	35～	40～	45～	50～	55～	60～	65～	70～	75～	80～	85岁及以上
57.86	63.16	101.34	175.88	436.28	429.66	1026.72	1581.91	2129.78	3231.38	7035.71	19036.34
1.78	2.01	2.68	4.62	8.43	6.82	13.54	16.21	18.13	22.02	41.48	81.26
1.78	1.99	2.66	4.61	8.42	6.79	13.50	16.13	17.93	21.74	41.05	80.59
		0.01	0.01				0.03				0.13
0.02	0.01	0.02	0.05	0.12	0.03	0.18	0.33	0.24	0.29	1.21	2.67
0.36	0.41	0.45	0.86	1.69	1.43	3.44	4.27	4.84	7.04	12.29	20.41
	0.01		0.02			0.02	0.02	0.03		0.12	0.14
0.03	0.01	0.02	0.05	0.12	0.09	0.11	0.19	0.61	0.37	1.07	2.67
0.03	0.13	0.09	0.12	0.33	0.34	0.53	0.96	1.31	1.88	4.26	14.81
0.02		0.01		0.05	0.03	0.09	0.06				0.27
0.02	0.01		0.02	0.02			0.04	0.06	0.17	0.04	
						0.04	0.03				
0.31	0.79	1.38	2.58	4.54	3.57	6.72	7.79	7.87	7.78	13.57	20.81
0.74	0.53	0.52	0.65	0.88	0.61	1.20	0.85	0.67	0.74	0.85	1.33
	0.01	0.02	0.01	0.02	0.03	0.04	0.08	0.20	0.29	0.43	0.67
				0.02	0.03	0.04	0.08	0.20	0.25	0.36	0.53
12.96	17.28	32.81	62.64	172.48	180.12	436.35	619.16	706.67	856.97	1364.95	2161.51
12.69	16.92	32.53	61.86	170.51	178.73	433.04	614.01	699.90	848.53	1349.83	2130.82
0.24	0.38	0.65	1.13	2.76	2.41	4.33	5.17	4.98	4.13	4.62	6.80
0.05	0.08	0.44	2.03	8.98	9.84	28.93	44.75	57.52	66.35	103.48	148.24
1.13	1.51	2.81	4.89	16.45	16.84	45.08	71.66	88.16	107.37	166.47	244.84
0.92	1.14	1.93	4.24	10.44	12.25	31.36	47.91	56.44	79.29	147.79	257.78
0.58	0.49	0.88	1.76	4.14	5.71	14.00	21.88	25.93	37.91	73.08	134.76
0.32	0.58	0.98	2.31	5.93	6.24	16.35	24.55	29.13	39.34	71.31	117.01
2.60	4.12	8.50	14.48	35.36	31.40	64.40	81.90	79.58	85.84	126.13	198.41
0.05	0.05	0.11	0.33	0.99	1.13	2.80	4.84	5.72	8.72	13.49	24.02
0.24	0.32	0.98	2.03	6.20	7.28	18.95	26.23	30.47	37.70	56.60	85.39
1.24	2.05	5.56	12.35	39.95	51.97	135.49	203.79	232.76	278.89	430.25	633.91
0.87	1.52	2.91	4.59	9.51	7.61	13.72	13.76	11.20	14.29	21.31	39.76
0.55	0.87	1.58	2.46	6.09	4.00	6.85	6.80	6.83	6.67	7.46	11.61
0.21	0.33	0.55	1.28	3.08	2.82	6.04	5.92	5.21	5.65	6.68	9.87
0.03	0.04	0.01	0.09	0.33	0.43	2.30	4.46	8.85	16.70	37.22	81.52
0.05	0.08	0.09	0.20	0.85	1.10	3.76	6.47	8.91	13.92	31.68	74.19
1.16	1.00	1.33	2.28	5.37	4.58	9.58	12.71	13.12	13.63	20.67	32.42
1.42	1.19	1.19	2.06	3.84	3.34	8.56	10.98	12.08	13.79	20.81	28.42
0.13	0.12	0.12	0.28	0.55	0.37	0.96	1.60	1.51	2.37	3.41	6.67
0.34	0.29	0.47	0.51	1.16	0.85	1.93	3.00	3.90	6.51	14.91	37.63
0.23	0.18	0.32	0.35	0.85	0.63	1.27	2.20	2.76	4.54	11.72	27.09
0.69	0.99	2.10	4.36	12.54	14.89	33.70	57.85	83.15	123.13	245.73	608.96
0.02	0.03	0.02	0.07	0.18	0.09	0.26	0.25	0.37	0.37	1.35	2.40
0.55	0.79	1.91	3.96	11.20	14.08	31.66	54.88	78.54	112.86	218.11	441.77
0.55	0.66	0.73	0.81	1.55	1.37	2.84	4.71	6.39	11.34	34.73	139.56
0.03		0.02	0.01	0.07	0.14	0.35	0.96	2.69	5.77	19.74	76.99
1.50	0.96	1.28	1.94	3.86	3.65	9.74	14.34	20.82	37.41	105.25	351.85
0.03	0.05	0.09	0.05	0.16	0.05	0.18	0.30	0.20	0.12	0.28	0.93
0.02	0.01		0.05	0.19	0.31	1.12	3.19	5.52	9.05	20.03	36.56
12.09	15.93	30.32	55.90	142.34	146.34	357.00	609.97	913.02	1557.48	3725.34	10609.67
7.22	9.33	16.42	28.93	71.33	74.31	172.60	287.09	424.19	738.13	1893.14	6112.66
0.15	0.22	0.34	0.67	1.66	1.77	5.23	8.53	13.05	16.29	35.44	93.40
0.23	0.28	0.80	1.42	3.57	4.33	11.73	23.31	38.31	72.58	192.25	671.00
5.07	6.83	12.83	23.10	58.69	62.12	141.97	235.25	346.29	609.15	1568.50	5039.91
4.05	5.31	9.62	16.81	39.95	40.41	88.91	144.10	199.43	321.54	756.94	2147.36
0.21	0.20	0.58	1.05	2.62	2.33	6.35	11.39	15.78	27.30	65.69	202.94

疾病名称(ICD-10)	合计	不满1岁	1~	5~	10~	15~	20~	25~
脑血管病计	128.88	0.25		0.04	0.23	0.43	0.52	1.80
内：脑出血	46.05	0.13		0.04	0.18	0.35	0.41	1.46
脑梗死	42.44					0.02	0.06	0.14
中风（未特指出血或梗死）	4.86					0.02	0.01	0.07
八、呼吸系统疾病小计	68.02	17.30	1.95	0.67	0.72	0.54	0.39	0.91
其中：肺炎	15.09	13.92	1.40	0.42	0.49	0.31	0.24	0.41
慢性下呼吸道疾病	46.63	0.13	0.06	0.02			0.09	0.20
内：慢性支气管肺炎	5.94						0.01	0.03
肺气肿	3.18						0.01	0.03
尘肺	0.62							0.01
九、消化系统疾病小计	14.54	3.51	0.61	0.11	0.26	0.19	0.28	0.67
其中：胃和十二指肠溃疡	2.26	0.13		0.02			0.06	0.04
阑尾炎	0.07					0.02		0.03
肠梗阻	1.04	0.75	0.12	0.04	0.05	0.02	0.05	0.04
肝疾病	5.46	0.38	0.06	0.02	0.05	0.06	0.06	0.17
内：肝硬化	4.77		0.03		0.03	0.04	0.03	0.13
十、肌肉骨骼和结缔组织疾病小计	2.49	0.13	0.09	0.02	0.10	0.24	0.20	0.26
其中：系统性红斑狼疮	0.31				0.05	0.15	0.13	0.20
十一、泌尿生殖系统疾病小计	6.84	0.25	0.17	0.13	0.23	0.22	0.28	0.71
其中：肾小球和肾小管间质疾病	4.04		0.12	0.11	0.23	0.15	0.23	0.37
肾衰竭	2.15	0.25	0.06	0.02		0.07	0.03	0.31
前列腺增生	0.07							
十二、妊娠、分娩和产褥期并发症小计	0.05						0.02	0.27
其中：直接产科原因计	0.05						0.01	0.27
内：流产	0.01							0.01
妊娠高血压综合征	0.01							0.04
产后出血	0.01							0.01
产褥期感染	0.02						0.01	0.14
间接产科原因计	0.00						0.01	
十三、起源于围生期的情况小计	1.30	151.69						
其中：早产儿和未成熟儿	0.33	38.74						
新生儿产伤和窒息	0.24	28.21						
十四、先天畸形、变形和染色体异常小计	1.33	67.70	3.85	1.44	1.20	1.02	0.38	0.74
其中：先天性心脏病	0.84	39.11	2.59	1.04	0.92	0.78	0.31	0.50
先天性脑畸形	0.06	2.88	0.23	0.09	0.05	0.07	0.02	0.04
十五、诊断不明小计	2.56	4.76	1.17	0.13	0.31	0.35	0.28	0.79
十六、其他疾病小计	6.42	3.26	0.61	0.22	0.13	0.24	0.17	0.20
十七、损伤和中毒小计	35.63	16.05	12.04	6.44	8.20	9.54	8.84	15.47
其中：机动车辆交通事故	11.24	0.75	3.85	2.38	2.41	3.37	3.56	6.35
内：行人与机动车发生的交通事故	5.44	0.38	2.10	1.22	1.44	1.67	1.45	2.81
机动车与机动车发生的交通事故	1.49		0.35	0.31	0.18	0.52	0.60	0.91
机动车以外的运输事故	0.03					0.02	0.01	0.04
意外中毒	1.88	0.25	0.44	0.31	0.49	0.37	0.59	1.03
意外跌落	10.26	1.38	1.66	0.64	0.92	1.00	0.82	1.60
火灾	0.43		0.20	0.13	0.08	0.04	0.09	0.11
溺水	2.31	1.00	3.82	2.04	2.54	1.96	1.15	1.49
意外的机械性窒息	0.43	6.89	0.50	0.13	0.08	0.09	0.07	0.21
砸死	0.39		0.12	0.07	0.05		0.03	0.17
触电	0.41		0.09	0.04	0.03	0.11	0.18	0.62
自杀	4.22		0.07	1.00	1.80	1.70	2.72	
被杀	0.25	0.25	0.15	0.13	0.18	0.15	0.09	0.28

30～	35～	40～	45～	50～	55～	60～	65～	70～	75～	80～	85岁及以上
4.36	5.88	12.47	24.93	65.62	67.53	172.60	303.06	463.61	775.34	1730.29	4194.79
3.62	4.66	9.36	17.72	42.21	37.85	81.82	131.71	174.88	255.27	501.12	1036.72
0.39	0.69	1.50	4.08	12.27	15.39	46.96	88.42	150.29	269.60	637.49	1570.83
0.11	0.08	0.26	0.65	1.50	1.43	4.29	9.91	17.59	28.12	65.20	207.21
1.34	1.72	2.66	5.30	15.25	17.80	59.50	117.79	212.62	386.34	1000.33	3076.81
0.56	0.67	1.02	1.77	3.86	4.76	11.58	18.88	32.26	67.75	205.61	824.98
0.40	0.59	1.07	2.58	8.94	10.56	40.90	87.13	163.14	287.12	713.69	1973.64
	0.03	0.07	0.25	0.95	0.99	4.92	9.16	18.67	36.19	88.35	284.20
0.03	0.07	0.10	0.26	1.09	1.02	3.54	6.77	11.17	20.59	44.39	122.22
0.02		0.04	0.12	0.35	0.29	0.96	1.35	1.88	3.73	10.51	18.28
1.68	2.10	4.43	6.58	14.83	12.78	26.83	34.24	44.57	68.32	143.18	397.08
0.15	0.26	0.39	0.49	1.34	1.54	3.22	5.50	7.20	11.79	27.91	75.52
	0.01			0.05	0.05	0.09	0.11	0.47	0.49	0.78	1.33
0.06	0.08	0.07	0.06	0.26	0.44	0.96	1.84	2.99	5.65	14.06	46.17
0.86	1.16	2.87	4.41	9.97	7.70	14.70	14.59	18.13	22.27	32.39	60.71
0.76	1.04	2.60	3.95	9.07	6.96	12.95	13.04	15.84	19.03	27.41	47.90
0.47	0.34	0.53	0.61	1.43	1.19	3.57	4.32	5.89	8.72	28.05	112.21
0.31	0.24	0.24	0.27	0.49	0.35	0.72	0.74	0.50	0.74	0.85	1.60
0.94	1.11	1.53	3.02	6.80	5.61	12.74	19.26	23.51	36.96	67.47	148.90
0.63	0.69	0.99	1.69	4.51	3.42	8.01	11.86	13.99	21.78	37.43	80.72
0.31	0.36	0.50	1.15	1.94	1.85	4.22	5.97	7.57	11.87	21.09	42.96
						0.07	0.11	0.24	0.33	1.42	3.60
0.19	0.13	0.04	0.02								
0.19	0.13	0.04	0.02								
0.03	0.03										
0.03	0.01										
0.05	0.04	0.01	0.01								
0.02	0.04										
0.79	0.49	0.29	0.49	0.63	0.37	0.61	0.66	0.44	0.61	0.71	1.47
0.53	0.30	0.20	0.31	0.40	0.18	0.39	0.33	0.20	0.41	0.36	0.80
0.05	0.03		0.02	0.02							
1.40	1.18	1.07	1.86	3.54	2.97	4.77	4.71	4.57	7.45	15.27	57.37
0.27	0.37	0.44	0.55	1.20	1.04	2.14	3.77	6.05	10.81	50.07	562.66
20.63	17.42	19.85	26.49	49.85	33.45	60.94	71.33	79.08	95.71	194.74	679.94
8.68	7.62	7.98	11.17	20.71	13.23	26.11	28.76	27.41	23.29	28.05	41.10
4.00	3.30	3.70	4.78	9.47	5.69	11.88	14.28	14.67	14.04	18.25	26.95
1.15	1.24	1.13	1.92	3.03	2.17	3.46	3.47	2.96	1.76	1.70	2.94
0.06	0.08	0.02	0.04	0.02	0.03	0.07	0.03				0.13
1.55	1.48	1.83	2.01	3.54	2.36	2.95	3.96	3.70	3.81	6.25	10.67
2.36	2.14	3.16	4.23	8.28	6.12	12.45	15.58	22.03	37.17	98.72	433.64
0.23	0.09	0.21	0.21	0.53	0.35	0.59	1.05	0.77	2.13	3.20	8.81
1.65	1.00	1.24	1.49	2.55	2.00	3.19	3.72	4.94	5.49	8.45	17.61
0.16	0.17	0.26	0.38	0.86	0.40	0.42	0.80	0.77	0.86	1.49	3.74
0.36	0.36	0.44	0.75	1.18	0.58	0.83	0.61	0.30	0.20	0.36	0.13
0.71	0.28	0.40	0.53	0.88	0.47	0.68	0.61	0.40	0.37		0.53
3.16	2.31	2.32	3.21	6.76	4.71	8.60	10.21	11.64	11.58	18.96	31.22
0.32	0.26	0.25	0.32	0.33	0.44	0.24	0.39	0.13	0.12	0.14	0.27

11-2-2 2018年城市居民年龄别疾病别死亡率(1/10万)(男)

疾病名称(ICD-10)	合计	不满1岁	1～	5～	10～	15～	20～	25～
总计	713.82	326.48	31.79	16.78	21.21	25.13	23.74	49.48
一、传染病和寄生虫病小计	8.28	11.19	1.19	0.17	0.33	0.32	0.61	1.52
其中：传染病计	8.23	11.19	1.19	0.17	0.33	0.32	0.61	1.52
内：痢疾	0.01							
肠道其他细菌性传染病	0.11	0.70	0.11	0.04	0.10			0.03
呼吸道结核	2.28					0.07	0.20	0.43
破伤风	0.02				0.05			
脑膜炎球菌感染	0.13	0.23	0.16	0.04			0.02	0.03
败血症	0.60	9.09	0.54	0.04	0.10		0.05	0.06
性传播疾病	0.03	0.23						
狂犬病	0.03				0.10			
流行性乙型脑炎	0.01							
病毒性肝炎	3.35						0.05	0.23
艾滋病	0.81	0.23				0.07	0.14	0.57
寄生虫病计	0.05							
内：血吸虫病	0.04							
二、肿瘤小计	206.76	6.53	3.56	3.44	4.00	3.81	3.26	7.46
其中：恶性肿瘤计	205.00	5.83	3.23	3.27	3.76	3.74	3.13	7.29
内：鼻咽癌	2.03					0.07	0.02	0.17
食管癌	16.16					0.04		0.03
胃癌	24.74					0.04	0.07	0.52
结肠、直肠和肛门癌	16.24					0.04	0.11	0.37
内：结肠癌	7.38					0.04	0.09	0.20
直肠癌	8.41						0.02	0.17
肝癌	31.26	0.93	0.22	0.13	0.14	0.18	0.27	0.86
胆囊癌	1.04							0.03
胰腺癌	7.63						0.05	0.06
肺癌	67.58		0.05	0.04	0.10	0.07	0.18	0.69
乳腺癌	0.15							0.03
宫颈癌								
卵巢癌								
前列腺癌	4.52							
膀胱癌	3.48							
脑及神经系统恶性肿瘤	4.06	1.63	0.75	1.01	0.91	0.53	0.45	0.86
白血病	4.05	2.10	1.56	1.47	1.62	1.57	0.99	1.58
良性肿瘤计	0.45		0.16				0.05	0.06
三、血液、造血器官及免疫疾病小计	1.42	3.50	0.43	0.21	0.52	0.25	0.14	0.23
其中：贫血	1.00	0.70	0.11	0.13	0.29	0.25	0.11	0.09
四、内分泌、营养和代谢疾病小计	20.47	3.03	0.32	0.29	0.29	0.18	0.36	0.89
其中：甲状腺疾患	0.10							0.03
糖尿病	18.14				0.05	0.04	0.20	0.66
五、精神和行为障碍小计	2.79				0.05	0.14	0.23	0.49
其中：痴呆	1.02							
六、神经系统疾病小计	8.63	8.86	2.75	1.89	1.33	1.64	1.19	1.38
其中：脑膜炎	0.12	0.70	0.38	0.04	0.10	0.04	0.02	0.09
帕金森病	1.38							
七、循环系统疾病小计	300.87	5.36	1.02	0.46	0.81	2.60	2.72	7.69
其中：心脏病计	150.13	4.90	1.02	0.38	0.52	2.03	1.87	4.76
内：慢性风湿性心脏病	2.51					0.04	0.05	0.09
高血压性心脏病	13.06							0.06
冠心病	123.86					0.71	1.17	3.10
内：急性心肌梗死	67.81					0.53	1.08	2.64
其他高血压病	5.40					0.04	0.02	

30～	35～	40～	45～	50～	55～	60～	65～	70～	75～	80～	85岁及以上
79.19	88.18	141.88	243.90	590.60	611.83	1406.76	2101.82	2743.00	3966.65	8033.64	20935.94
2.94	3.39	4.27	7.58	13.66	10.88	20.10	22.53	24.18	27.62	55.61	109.36
2.94	3.39	4.24	7.55	13.63	10.81	20.10	22.42	23.90	27.01	55.30	108.36
		0.02	0.02				0.06				
0.03		0.05	0.08	0.20	0.03	0.22	0.33	0.28		1.09	2.33
0.60	0.78	0.66	1.49	2.83	2.55	6.01	7.22	8.06	10.23	19.88	35.67
	0.03		0.04			0.04			0.09	0.31	
0.03	0.03	0.02	0.06	0.17	0.15	0.17	0.22	0.42	0.52	1.09	4.33
0.03	0.23	0.12	0.13	0.51	0.52	0.82	1.43	1.46	1.57	4.97	19.67
		0.02		0.10	0.03	0.17	0.11				0.33
0.03	0.03		0.04	0.03		0.09	0.06	0.21			
						0.09	0.06				
0.51	1.33	2.35	4.34	7.53	5.65	8.86	9.64	9.80	8.74	16.00	23.01
1.26	0.89	0.81	0.97	1.36	0.97	2.07	1.43	1.25	1.57	1.55	3.00
		0.02	0.02	0.03	0.06		0.11	0.28	0.61	0.31	1.00
				0.03	0.06		0.11	0.28	0.52	0.31	0.67
13.72	18.78	38.29	75.04	213.59	243.52	595.58	851.74	971.88	1147.94	1736.75	2924.31
13.56	18.47	38.07	74.39	211.48	241.94	592.12	845.84	964.45	1137.71	1719.20	2888.64
0.32	0.42	0.91	1.62	4.12	3.74	6.92	8.32	7.78	5.77	7.30	10.34
0.09	0.13	0.74	3.61	15.50	18.23	49.40	74.15	86.84	94.23	142.76	209.71
1.04	1.41	3.55	6.23	21.84	24.61	66.00	106.65	133.67	158.48	228.36	338.41
0.88	1.25	2.13	5.04	12.67	15.65	39.94	62.53	76.21	97.47	171.97	328.74
0.51	0.52	0.96	2.18	4.97	6.90	17.46	28.65	34.11	42.92	80.31	166.70
0.38	0.63	1.15	2.64	7.26	8.35	21.18	32.06	39.81	51.92	87.46	155.37
4.17	6.70	14.66	24.38	56.59	50.98	100.75	118.28	114.36	114.86	157.52	254.39
			0.25	0.48	0.88	2.33	4.46	4.93	7.34	11.03	24.34
0.16	0.49	1.27	2.79	8.35	9.96	22.82	31.84	37.38	42.75	60.12	99.36
1.55	2.40	6.91	16.28	55.81	79.53	205.87	309.66	343.90	409.19	582.39	887.53
		0.05	0.17	0.20	0.12	0.48	0.39	0.63	0.44	0.62	4.00
0.06	0.08	0.02	0.17	0.65	0.85	4.54	8.92	18.27	35.67	81.40	203.71
0.03	0.16	0.17	0.31	1.29	1.64	6.18	9.86	14.59	22.73	50.80	134.03
1.30	1.25	1.42	2.77	5.89	4.89	11.15	13.72	16.60	16.08	21.59	36.01
1.83	1.35	1.57	2.33	4.16	3.40	10.37	12.78	14.31	16.08	24.39	41.01
0.06	0.16	0.10	0.27	0.55	0.39	0.82	2.15	1.53	2.45	4.19	5.00
0.32	0.31	0.34	0.76	1.26	0.85	2.25	3.80	3.82	7.17	13.51	42.68
0.22	0.23	0.22	0.61	0.92	0.58	1.47	2.75	3.06	4.90	10.10	31.01
0.79	1.20	2.89	5.75	17.00	19.87	39.85	64.73	85.45	118.01	234.73	593.80
0.03	0.03	0.05	0.04	0.17	0.06	0.26	0.33	0.63	0.09	0.78	1.33
0.66	1.02	2.72	5.25	15.30	18.80	37.56	61.64	79.69	107.70	207.38	447.43
0.73	0.81	0.88	1.11	2.04	1.64	3.98	5.62	7.23	12.68	34.02	122.69
0.06		0.05	0.02	0.10	0.12	0.61	1.10	3.13	6.21	19.57	64.01
1.61	1.30	1.57	2.31	4.53	4.74	11.41	16.75	23.55	42.57	120.08	344.74
0.03	0.08	0.15	0.06	0.20	0.06	0.26	0.33	0.28	0.09		0.67
	0.03		0.08	0.20	0.36	1.30	3.64	6.46	11.80	26.41	44.34
18.83	25.06	47.51	84.50	203.82	217.60	489.77	785.08	1121.95	1809.33	4001.98	10909.40
11.34	14.56	25.71	44.44	104.87	112.19	237.90	367.61	505.98	829.05	1954.08	6057.67
0.25	0.26	0.27	0.61	1.33	1.52	4.58	7.60	11.12	14.86	31.38	85.69
0.38	0.39	1.25	2.18	5.52	6.53	15.47	29.64	44.81	83.22	196.51	617.14
8.12	11.12	20.20	35.99	87.19	94.78	198.09	302.88	418.24	683.24	1617.29	5032.77
6.48	8.81	15.17	26.27	60.27	61.70	123.66	187.08	240.87	365.66	803.91	2192.82
0.28	0.34	0.91	1.53	3.85	3.40	8.56	13.66	18.13	34.00	69.13	217.38

疾病名称(ICD-10)	合计	不满1岁	1～	5～	10～	15～	20～	25～
脑血管病计	141.63			0.04	0.24	0.50	0.79	2.73
内：脑出血	52.90			0.04	0.19	0.46	0.63	2.27
脑梗死	45.08						0.09	0.14
中风（未特指出血或梗死）	5.03						0.02	0.09
八、呼吸系统疾病小计	80.25	19.59	2.21	0.67	0.81	0.50	0.56	1.35
其中：肺炎	16.79	15.16	1.56	0.42	0.52	0.21	0.36	0.60
慢性下呼吸道疾病	55.69	0.23	0.05	0.04			0.09	0.32
内：慢性支气管肺炎	6.69							0.06
肺气肿	4.08						0.02	0.03
尘肺	1.17							0.03
九、消化系统疾病小计	17.74	2.80	0.92	0.13	0.33	0.28	0.27	1.00
其中：胃和十二指肠溃疡	2.63			0.04			0.05	0.06
阑尾炎	0.06					0.04		0.03
肠梗阻	1.12	0.23	0.22	0.04	0.10	0.04	0.07	0.09
肝疾病	7.66		0.05		0.05	0.07	0.05	0.29
内：肝硬化	6.90					0.07	0.05	0.20
十、肌肉骨骼和结缔组织疾病小计	1.96	0.23	0.11	0.04		0.18	0.09	0.17
其中：系统性红斑狼疮	0.10					0.04	0.02	0.06
十一、泌尿生殖系统疾病小计	7.81	0.27	0.13	0.19	0.18	0.34	0.92
其中：肾小球和肾小管间质疾病	4.55		0.22	0.13	0.19	0.14	0.27	0.60
肾衰竭	2.45		0.05			0.04	0.05	0.32
前列腺增生	0.15							
十二、妊娠、分娩和产褥期并发症小计								
其中：直接产科原因计								
内：流产								
妊娠高血压综合征								
产后出血								
产褥期感染								
间接产科原因计								
十三、起源于围生期的情况小计	1.54	169.77						
其中：早产儿和未成熟儿	0.37	40.58						
新生儿产伤和窒息	0.27	29.38						
十四、先天畸形、变形和染色体异常小计	1.45	71.13	3.88	1.51	1.19	1.21	0.52	0.75
其中：先天性心脏病	0.88	40.11	2.48	1.13	0.91	0.93	0.41	0.57
先天性脑畸形	0.07	3.96	0.32	0.04	0.05	0.07	0.02	0.03
十五、诊断不明小计	3.45	5.13	1.19	0.21	0.33	0.36	0.32	1.35
十六、其他疾病小计	5.07	2.57	0.75	0.25	0.10	0.36	0.20	0.26
十七、损伤和中毒小计	44.84	16.56	13.04	7.30	10.82	13.07	12.87	23.97
其中：机动车辆交通事故	15.74	0.70	3.50	2.31	2.86	4.70	5.31	9.99
内：行人与机动车发生的交通事故	7.23	0.47	2.16	1.30	1.57	2.28	1.87	4.16
机动车与机动车发生的交通事故	2.24		0.32	0.29	0.19	0.71	1.01	1.55
机动车以外的运输事故	0.06					0.04	0.02	0.06
意外中毒	2.63	0.23	0.48	0.29	0.38	0.46	0.59	1.64
意外跌落	11.50	1.40	2.05	0.71	0.95	1.57	1.33	2.53
火灾	0.60		0.27	0.13	0.10	0.04	0.18	0.20
溺水	2.93	0.93	4.47	2.81	4.15	2.88	1.73	2.30
意外的机械性窒息	0.60	7.46	0.86	0.13	0.14	0.18	0.11	0.40
砸死	0.67		0.05	0.04			0.07	0.29
触电	0.73		0.11	0.08		0.21	0.34	1.21
自杀	4.85			0.08	1.33	1.71	2.18	3.76
被杀	0.30	0.23	0.11	0.21	0.24	0.25	0.11	0.32

30～	35～	40～	45～	50～	55～	60～	65～	70～	75～	80～	85岁及以上
6.67	9.43	19.59	36.91	91.14	98.73	236.48	393.06	586.30	926.78	1936.68	4526.00
5.69	7.58	14.83	25.83	57.65	53.95	109.01	165.65	216.62	293.89	567.63	1141.92
0.47	1.07	2.38	6.17	17.41	23.48	65.18	114.53	189.32	320.38	708.22	1672.03
0.19	0.13	0.42	1.03	2.01	2.00	5.53	13.17	22.30	35.14	69.75	209.71
1.74	2.34	3.73	7.24	21.67	27.13	88.00	167.97	297.77	525.80	1289.82	3934.87
0.79	0.89	1.45	2.29	5.55	7.44	16.86	24.90	43.98	88.11	250.73	1013.22
0.51	0.73	1.42	3.59	12.67	15.98	60.95	125.16	230.52	392.85	928.18	2549.23
	0.05	0.07	0.36	1.36	1.43	7.18	12.89	25.71	47.20	107.65	348.74
0.06	0.08	0.15	0.38	1.74	1.58	5.49	9.81	17.23	30.42	63.54	160.70
0.03		0.07	0.23	0.68	0.58	1.90	2.37	3.75	7.43	21.44	44.34
2.75	3.33	7.53	10.87	23.92	20.57	40.28	47.21	55.79	79.37	155.66	454.77
0.22	0.44	0.64	0.84	1.91	2.58	4.67	7.99	9.38	13.72	32.16	84.02
				0.03	0.06	0.13	0.06	0.42	0.26	0.62	1.67
0.06	0.10	0.10	0.08	0.27	0.73	1.38	2.53	3.96	6.73	14.45	55.01
1.45	1.90	5.12	7.60	17.04	12.85	22.78	20.11	22.23	26.05	35.73	82.35
1.33	1.75	4.71	6.99	15.98	11.70	20.49	18.62	19.87	22.64	30.76	69.02
0.16	0.18	0.34	0.55	0.95	1.12	3.41	3.36	5.56	9.44	27.81	94.69
0.06	0.10	0.07	0.15	0.07	0.06	0.22	0.33	0.07	0.26	0.31	1.67
1.23	1.64	1.96	3.95	8.18	6.96	15.99	23.91	27.51	42.75	76.27	202.71
0.82	1.12	1.27	2.14	5.45	4.22	10.07	14.60	16.12	23.78	42.56	101.69
0.41	0.47	0.64	1.66	2.42	2.31	5.32	7.44	8.55	14.16	21.75	58.68
						0.13	0.22	0.49	0.70	3.11	9.00
0.92	0.52	0.22	0.57	0.61	0.30	0.69	0.61	0.63	0.61	0.31	1.33
0.57	0.29	0.15	0.29	0.37	0.15	0.39	0.11	0.28	0.35	0.16	1.00
0.09			0.02								
2.09	1.72	1.81	3.11	5.72	5.10	6.92	7.00	6.46	10.14	20.04	62.68
0.32	0.47	0.59	0.78	1.64	1.46	3.28	4.63	7.02	11.98	50.18	475.77
30.69	26.86	29.76	39.62	71.41	49.49	84.33	96.13	102.61	119.67	211.73	652.48
13.21	11.78	11.86	16.37	29.68	18.71	36.31	39.22	38.28	34.27	37.75	58.68
5.97	4.64	5.39	6.46	13.02	7.75	16.42	18.95	19.04	19.58	23.15	38.01
1.83	2.06	1.84	3.02	4.74	3.31	4.75	4.68	4.65	2.88	2.02	3.67
0.09	0.13	0.05	0.08	0.03	0.06	0.13	0.06				0.33
2.40	2.29	2.99	3.17	5.42	3.80	4.32	5.18	4.93	4.81	7.15	11.00
3.79	3.46	5.17	7.20	13.08	9.96	19.15	21.98	28.21	42.92	103.77	410.76
0.32	0.16	0.29	0.42	0.85	0.61	0.95	1.43	1.18	2.88	4.04	13.34
2.31	1.64	1.50	2.04	3.24	2.92	3.50	4.79	5.42	6.21	7.61	18.34
0.19	0.31	0.51	0.57	1.36	0.73	0.65	1.05	0.97	0.96	0.78	4.33
0.63	0.60	0.81	1.36	2.04	1.12	1.34	1.10	0.49	0.26	0.31	
1.33	0.55	0.74	0.97	1.64	0.85	1.17	0.99	0.69	0.61		0.67
3.92	2.97	2.72	3.59	7.60	5.98	9.38	11.79	13.62	14.25	22.06	37.67
0.38	0.31	0.25	0.40	0.44	0.55	0.35	0.44	0.28	0.26		0.33

11-2-3　2018年城市居民年龄别疾病别死亡率(1/10万)(女)

疾病名称(ICD-10)	合计	不满1岁	1～	5～	10～	15～	20～	25～
总计	539.85	268.38	26.28	14.12	13.53	13.74	10.74	20.98
一、传染病和寄生虫病小计	3.64	7.32	1.08	0.42	0.22	0.15	0.16	0.59
其中：传染病计	3.61	7.32	1.08	0.42	0.22	0.15	0.16	0.59
内：痢疾	0.00							
肠道其他细菌性传染病	0.11	0.54	0.06					
呼吸道结核	0.60	0.27			0.06	0.04	0.07	0.20
破伤风	0.01							
脑膜炎球菌感染	0.11	0.27	0.13	0.05	0.06	0.04	0.02	0.03
败血症	0.41	5.42	0.19	0.05	0.06	0.04	0.02	0.03
性传播疾病	0.01							
狂犬病	0.01		0.06					
流行性乙型脑炎								
病毒性肝炎	1.57						0.02	0.06
艾滋病	0.17						0.02	0.14
寄生虫病计	0.03							
内：血吸虫病	0.02							
二、肿瘤小计	121.65	5.42	3.36	2.60	3.05	2.39	2.19	5.18
其中：恶性肿瘤计	120.01	4.34	3.17	2.50	2.99	2.24	2.09	5.07
内：鼻咽癌	0.70		0.06				0.05	0.03
食管癌	5.70					0.04	0.02	0.03
胃癌	11.69						0.07	0.53
结肠、直肠和肛门癌	11.49				0.06	0.04	0.12	0.28
内：结肠癌	5.73				0.06	0.04	0.07	0.11
直肠癌	5.45						0.02	0.14
肝癌	12.12	0.27	0.13		0.06	0.08	0.09	0.31
胆囊癌	1.63							
胰腺癌	5.74				0.06			0.11
肺癌	30.13				0.06	0.04	0.07	0.31
乳腺癌	9.23						0.02	0.34
宫颈癌	4.81						0.07	0.39
卵巢癌	3.34					0.08	0.07	0.25
前列腺癌								
膀胱癌	1.15							
脑及神经系统恶性肿瘤	3.32	0.81	0.83	0.71	0.50	0.39	0.26	0.48
白血病	3.07	1.36	1.02	1.18	1.61	0.81	0.89	0.98
良性肿瘤计	0.47	0.54		0.05		0.12	0.05	0.06
三、血液、造血器官及免疫疾病小计	1.44	3.25	0.89	0.19	0.17	0.31	0.12	0.25
其中：贫血	1.01	0.81	0.25	0.14	0.17	0.19	0.07	0.20
四、内分泌、营养和代谢疾病小计	21.85	3.25	0.13	0.14	0.17	0.15	0.24	0.50
其中：甲状腺疾患	0.14							0.03
糖尿病	18.76				0.06	0.08	0.16	0.36
五、精神和行为障碍小计	3.12		0.06	0.05	0.06	0.12	0.05	0.22
其中：痴呆	1.45							
六、神经系统疾病小计	8.62	7.32	1.59	1.98	1.00	1.04	0.42	0.76
其中：脑膜炎	0.09	2.17	0.19			0.04	0.02	
帕金森病	1.08							
七、循环系统疾病小计	265.79	4.07	0.76	0.57	0.72	1.31	1.25	2.94
其中：心脏病计	142.42	3.25	0.70	0.52	0.44	0.85	0.96	1.91
内：慢性风湿性心脏病	3.68							0.06
高血压性心脏病	14.39			0.05			0.02	0.03
冠心病	116.38				0.11	0.35	0.47	1.20
内：急性心肌梗死	56.68				0.11	0.12	0.33	0.92
其他高血压病	4.84							0.06

11-2-3　续表1

30～	35～	40～	45～	50～	55～	60～	65～	70～	75～	80～	85岁及以上
35.57	37.41	59.64	105.73	271.25	245.91	637.07	1062.90	1554.25	2583.84	6195.20	17768.93
0.56	0.59	1.06	1.58	2.84	2.73	6.82	9.90	12.45	17.09	29.57	62.51
0.56	0.56	1.03	1.58	2.84	2.73	6.74	9.84	12.32	17.09	29.05	62.06
											0.22
	0.03		0.02	0.04	0.03	0.13	0.33	0.20	0.54	1.31	2.89
0.10	0.03	0.23	0.22	0.47	0.31	0.80	1.32	1.83	4.23	5.89	10.23
						0.03		0.05		0.15	
0.03		0.03	0.04	0.07	0.03	0.04	0.16	0.78	0.23	1.05	1.56
0.03	0.03	0.05	0.11	0.15	0.15	0.22	0.49	1.17	2.16	3.66	11.57
0.03						0.03					0.22
							0.05	0.13	0.08		
0.10	0.24	0.38	0.76	1.35	1.47	4.52	5.94	6.06	6.93	11.51	19.35
0.20	0.16	0.23	0.32	0.36	0.25	0.31	0.27	0.13		0.26	0.22
	0.03	0.03				0.09	0.05	0.13		0.52	0.44
						0.09	0.05	0.13		0.39	0.44
12.18	15.73	27.18	49.84	128.52	116.17	273.09	386.99	457.75	600.71	1051.81	1652.57
11.78	15.33	26.83	48.94	126.70	114.97	269.94	382.59	451.62	593.86	1038.73	1625.21
0.16	0.35	0.38	0.63	1.31	1.07	1.68	2.03	2.35	2.69	2.36	4.45
	0.03	0.13	0.41	2.00	1.38	7.93	15.40	29.99	41.80	70.39	107.22
1.22	1.61	2.04	3.51	10.68	9.01	23.62	36.74	45.45	62.36	114.35	182.41
0.96	1.02	1.71	3.42	8.05	8.83	22.56	33.33	37.88	63.28	127.44	210.44
0.66	0.46	0.81	1.32	3.24	4.50	10.46	15.12	18.26	33.49	66.99	113.45
0.26	0.54	0.81	1.97	4.52	4.11	11.39	17.05	19.11	28.25	57.70	91.43
0.96	1.47	2.17	4.26	12.64	11.64	27.12	45.59	46.95	60.28	99.70	161.05
0.10	0.11	0.23	0.41	1.53	1.38	3.28	5.22	6.46	9.93	15.57	23.80
0.33	0.13	0.68	1.26	3.90	4.57	14.98	20.62	24.00	33.26	53.64	76.08
0.92	1.69	4.16	8.29	22.99	24.18	63.33	98.11	128.46	164.13	302.11	464.69
1.78	3.08	5.85	9.16	19.46	15.17	27.30	27.11	21.13	26.48	38.73	63.62
1.12	1.77	3.20	5.00	12.61	8.03	13.87	13.58	13.24	12.55	13.74	19.35
0.43	0.67	1.11	2.60	6.38	5.67	12.23	11.82	10.11	10.62	12.30	16.46
0.07			0.09	0.36	0.55	1.29	3.08	3.59	6.16	15.57	34.26
1.02	0.75	1.24	1.77	4.81	4.26	7.98	11.71	9.85	11.47	19.89	30.03
0.99	1.02	0.81	1.77	3.50	3.28	6.69	9.18	9.98	11.78	17.79	20.02
0.20	0.08	0.15	0.28	0.55	0.34	1.11	1.04	1.50	2.31	2.75	7.79
0.36	0.27	0.61	0.26	1.06	0.86	1.60	2.20	3.98	5.93	16.09	34.26
0.23	0.13	0.43	0.09	0.77	0.67	1.06	1.65	2.48	4.23	13.08	24.47
0.59	0.78	1.29	2.92	7.76	9.87	27.39	50.98	80.99	127.64	255.00	619.07
	0.03		0.11	0.18	0.12	0.27	0.16	0.13	0.62	1.83	3.11
0.43	0.56	1.08	2.64	6.81	9.32	25.62	48.12	77.46	117.40	227.14	438.00
0.36	0.51	0.58	0.50	1.02	1.10	1.68	3.79	5.61	10.16	35.33	150.82
					0.04	0.15	0.09	0.82	2.28	5.39	19.89	85.64
1.39	0.62	0.98	1.56	3.13	2.54	8.02	11.93	18.26	32.87	92.76	356.58
0.03	0.03	0.03	0.04	0.11	0.03	0.09	0.27	0.13	0.15	0.52	1.11
0.03			0.02	0.18	0.25	0.93	2.75	4.63	6.62	14.65	31.37
5.05	6.54	12.63	26.40	76.59	74.46	220.88	435.16	716.94	1335.68	3492.34	10409.68
2.90	3.94	6.86	12.92	35.45	36.10	105.65	206.72	347.42	658.07	1841.81	6149.36
0.03	0.19	0.40	0.74	2.00	2.02	5.89	9.46	14.87	17.55	38.86	98.54
0.07	0.16	0.33	0.63	1.49	2.11	7.89	16.99	32.21	63.20	188.67	706.94
1.88	2.41	5.24	9.80	28.20	29.17	84.43	167.73	278.76	543.90	1527.41	5044.68
1.52	1.72	3.91	7.06	18.22	18.94	53.27	101.19	160.54	282.69	717.39	2117.04
0.13	0.05	0.25	0.56	1.31	1.26	4.08	9.13	13.56	21.40	62.80	193.31

疾病名称(ICD-10)	合计	不满1岁	1～	5～	10～	15～	20～	25～
脑血管病计	115.72	0.54		0.05	0.22	0.35	0.24	0.90
内：脑出血	38.98	0.27		0.05	0.17	0.23	0.19	0.67
脑梗死	39.71					0.04	0.02	0.14
中风（未特指出血或梗死）	4.69					0.04		0.06
八、呼吸系统疾病小计	55.39	14.64	1.65	0.66	0.61	0.58	0.21	0.48
其中：肺炎	13.35	12.47	1.21	0.42	0.44	0.42	0.12	0.22
慢性下呼吸道疾病	37.28		0.06				0.09	0.08
内：慢性支气管肺炎	5.17						0.02	
肺气肿	2.25							0.03
尘肺	0.06							
九、消化系统疾病小计	11.23	4.34	0.25	0.09	0.17	0.08	0.28	0.34
其中：胃和十二指肠溃疡	1.88	0.27					0.07	0.03
阑尾炎	0.08							0.03
肠梗阻	0.96	1.36		0.05			0.02	
肝疾病	3.20	0.81	0.06	0.05	0.06	0.04	0.07	0.06
内：肝硬化	2.58		0.06		0.06		0.02	0.06
十、肌肉骨骼和结缔组织疾病小计	3.03		0.06		0.22	0.31	0.31	0.34
其中：系统性红斑狼疮	0.52				0.11	0.27	0.24	0.34
十一、泌尿生殖系统疾病小计	5.83	0.54	0.06	0.14	0.28	0.27	0.21	0.50
其中：肾小球和肾小管间质疾病	3.51			0.09	0.28	0.15	0.19	0.14
肾衰竭	1.85	0.54	0.06	0.05		0.12	0.02	0.31
前列腺增生								
十二、妊娠、分娩和产褥期并发症小计	0.10						0.05	0.53
其中：直接产科原因计	0.10						0.02	0.53
内：流产	0.01							0.03
妊娠高血压综合征	0.01							0.08
产后出血	0.02							0.03
产褥期感染	0.03						0.02	0.28
间接产科原因计	0.00						0.02	
十三、起源于围生期的情况小计	1.05	130.67						
其中：早产儿和未成熟儿	0.30	36.60						
新生儿产伤和窒息	0.22	26.84						
十四、先天畸形、变形和染色体异常小计	1.22	63.71	3.81	1.37	1.22	0.81	0.24	0.73
其中：先天性心脏病	0.80	37.95	2.73	0.94	0.94	0.62	0.21	0.42
先天性脑畸形	0.05	1.63	0.13	0.14	0.06	0.08	0.02	0.06
十五、诊断不明小计	1.64	4.34	1.14	0.05	0.28	0.35	0.24	0.25
十六、其他疾病小计	7.82	4.07	0.44	0.19	0.17	0.12	0.14	0.14
十七、损伤和中毒小计	26.13	15.45	10.85	5.48	5.16	5.71	4.63	7.17
其中：机动车辆交通事故	6.60	0.81	4.25	2.46	1.88	1.93	1.74	2.80
内：行人与机动车发生的交通事故	3.59	0.27	2.03	1.13	1.28	1.00	1.01	1.48
机动车与机动车发生的交通事故	0.72		0.38	0.33	0.17	0.31	0.16	0.28
机动车以外的运输事故	0.01							0.03
意外中毒	1.10	0.27	0.38	0.33	0.61	0.27	0.59	0.45
意外跌落	8.98	1.36	1.21	0.57	0.89	0.39	0.28	0.70
火灾	0.25		0.13	0.14	0.06	0.04		0.03
溺水	1.67	1.08	3.05	1.18	0.67	0.96	0.54	0.70
意外的机械性窒息	0.26	6.24	0.06	0.14			0.02	0.03
砸死	0.10		0.19	0.09	0.11			0.06
触电	0.07		0.06		0.06		0.02	0.06
自杀	3.57			0.05	0.61	1.89	1.20	1.71
被杀	0.19	0.27	0.19	0.05	0.11	0.04	0.07	0.25

11-2-3 续表3

30～	35～	40～	45～	50～	55～	60～	65～	70～	75～	80～	85岁及以上
1.95	2.22	5.14	12.57	38.33	36.07	107.12	213.21	348.46	641.98	1556.45	3973.81
1.45	1.66	3.73	9.35	25.69	21.60	53.93	97.83	135.69	221.25	445.11	966.54
0.30	0.29	0.61	1.93	6.78	7.23	28.27	62.36	113.65	224.87	577.91	1503.30
0.03	0.03	0.10	0.26	0.95	0.86	3.01	6.65	13.17	21.94	61.36	205.54
0.92	1.07	1.56	3.29	8.38	8.40	30.27	67.70	132.69	263.52	756.51	2504.32
0.33	0.46	0.58	1.23	2.04	2.05	6.16	12.87	21.26	49.81	167.60	699.38
0.30	0.46	0.71	1.54	4.96	5.09	20.34	49.16	99.90	194.00	533.04	1589.61
	0.08	0.13	0.51	0.55	2.61	5.44	12.06	26.48	72.09	241.13
	0.05	0.05	0.13	0.40	0.46	1.55	3.74	5.48	11.93	28.26	96.54
						0.33	0.13	0.46	1.31	0.89
0.56	0.83	1.24	2.16	5.10	4.93	13.03	21.28	34.04	58.59	132.67	358.59
0.07	0.08	0.13	0.13	0.73	0.49	1.73	3.02	5.15	10.08	24.34	69.85
	0.03			0.07	0.03	0.04	0.16	0.52	0.69	0.92	1.11
0.07	0.05	0.05	0.04	0.26	0.15	0.53	1.15	2.09	4.70	13.74	40.26
0.23	0.40	0.55	1.13	2.40	2.51	6.43	9.07	14.28	18.94	29.57	46.27
0.16	0.32	0.43	0.82	1.68	2.18	5.23	7.48	12.06	15.86	24.60	33.81
0.79	0.51	0.73	0.67	1.93	1.26	3.72	5.28	6.19	8.08	28.26	123.90
0.56	0.38	0.40	0.39	0.95	0.64	1.24	1.15	0.91	1.15	1.31	1.56
0.63	0.56	1.08	2.06	5.32	4.26	9.40	14.63	19.76	31.87	60.05	113.00
0.43	0.24	0.71	1.23	3.50	2.60	5.89	9.13	12.00	20.02	33.10	66.73
0.20	0.24	0.35	0.63	1.42	1.38	3.10	4.51	6.65	9.85	20.54	32.48
0.40	0.27	0.08	0.04								
0.40	0.27	0.08	0.04								
0.07	0.05										
0.07	0.03										
0.10	0.08	0.03	0.02								
0.03	0.08										
0.66	0.46	0.35	0.41	0.66	0.43	0.53	0.71	0.26	0.62	1.05	1.56
0.49	0.32	0.25	0.32	0.44	0.21	0.40	0.55	0.13	0.46	0.52	0.67
	0.05		0.02	0.04							
0.69	0.62	0.30	0.58	1.20	0.83	2.57	2.42	2.80	5.08	11.25	53.83
0.23	0.27	0.28	0.32	0.73	0.61	0.97	2.91	5.15	9.78	49.98	620.63
10.13	7.72	9.66	12.94	26.78	17.28	36.96	46.58	56.99	74.60	180.43	698.26
3.96	3.35	3.98	5.80	11.11	7.69	15.64	18.31	17.21	13.63	19.89	29.36
1.95	1.93	1.97	3.05	5.68	3.62	7.22	9.62	10.56	9.16	14.13	19.58
0.43	0.40	0.40	0.78	1.20	1.01	2.13	2.25	1.37	0.77	1.44	2.45
0.03	0.03										
0.66	0.64	0.63	0.82	1.53	0.92	1.55	2.75	2.54	2.93	5.50	10.46
0.86	0.78	1.08	1.17	3.13	2.24	5.58	9.18	16.24	32.10	94.47	448.90
0.13	0.03	0.13		0.18	0.09	0.22	0.66	0.39	1.46	2.49	5.78
0.96	0.35	0.98	0.93	1.82	1.07	2.88	2.64	4.50	4.85	9.16	17.13
0.13	0.03		0.19	0.33	0.06	0.18	0.55	0.59	0.77	2.09	3.34
0.07	0.11	0.05	0.11	0.26	0.03	0.31	0.11	0.13	0.15	0.39	0.22
0.07		0.05	0.09	0.07	0.09	0.18	0.22	0.13	0.15		0.44
2.38	1.63	1.92	2.81	5.87	3.43	7.80	8.63	9.78	9.24	16.35	26.92
0.26	0.21	0.25	0.24	0.22	0.34	0.13	0.33			0.26	0.22

· 295 ·

11-3-1　2005年农村居民主要疾病死亡率及构成

疾病名称	合计			男			女		
	死亡率 (1/10万)	构成 (%)	位次	死亡率 (1/10万)	构成 (%)	位次	死亡率 (1/10万)	构成 (%)	位次
传染病(不含呼吸道结核)	3.18	0.60	13	3.93	0.70	12	2.29	0.38	14
呼吸道结核	2.89	0.55	14	3.81	0.67	14	1.78	0.27	16
寄生虫病	0.10	0.02	20	0.12	0.02	19	0.06	0.01	20
恶性肿瘤	105.99	20.08	3	130.26	23.05	1	76.99	11.80	3
血液、造血器官及免疫疾病	0.59	0.11	18	0.56	0.10	18	0.63	0.10	19
内分泌、营养和代谢疾病	6.19	1.17	9	5.14	0.91	9	7.45	1.09	9
精神障碍	2.34	0.44	15	2.11	0.37	15	2.62	0.35	15
神经系统疾病	4.75	0.90	11	4.92	0.87	11	4.55	0.79	11
心脏病	62.13	11.77	4	58.50	10.35	4	66.46	8.56	4
脑血管病	111.74	21.17	2	116.46	20.60	3	106.11	14.38	2
呼吸系统疾病	123.79	23.45	1	119.81	21.20	2	128.53	16.93	1
消化系统疾病	17.11	3.24	6	21.75	3.85	6	11.56	1.72	6
肌肉骨骼和结缔组织疾病	0.91	0.17	17	0.60	0.11	17	1.28	0.24	17
泌尿生殖系统疾病	6.98	1.32	8	7.18	1.27	8	6.73	1.01	10
妊娠、分娩产褥期并发症	0.40	0.08	19				0.73	0.12	18
起源于围生期某些情况	4.19	0.79	12	3.77	0.67	13	4.03	1.59	7
先天畸形、变形和染色体异常	2.07	0.39	16	2.00	0.35	16	2.16	0.71	13
诊断不明	4.85	0.92	10	5.02	0.89	10	4.64	0.72	12
其他疾病	9.00	1.70	7	7.37	1.30	7	10.95	1.17	8
损伤和中毒外部原因	44.71	8.47	5	55.89	9.89	5	31.36	5.54	5

11-3-2　2010年农村居民主要疾病死亡率及死因构成

疾病名称	合计			男			女		
	死亡率 (1/10万)	构成 (%)	位次	死亡率 (1/10万)	构成 (%)	位次	死亡率 (1/10万)	构成 (%)	位次
传染病(不含呼吸道结核)	4.13	0.66	11	5.30	0.74	10	2.92	0.55	13
呼吸道结核	2.12	0.34	16	2.99	0.42	13	1.22	0.23	16
寄生虫病	0.02	0.00	20	0.01	0.00	18	0.03	0.01	20
恶性肿瘤	144.11	23.11	2	187.25	26.14	1	99.00	18.81	3
血液、造血器官及免疫疾病	0.90	0.14	17	0.98	0.14	16	0.81	0.15	18
内分泌营养和代谢疾病	10.33	1.66	8	8.99	1.25	8	11.74	2.23	7
精神障碍	2.99	0.48	13	2.79	0.39	14	3.19	0.61	12
神经系统疾病	3.84	0.62	12	3.98	0.56	12	3.69	0.70	11
心脏病	111.34	17.86	3	115.54	16.13	3	106.95	20.32	2
脑血管病	145.71	23.37	1	159.27	22.23	2	131.54	24.99	1
呼吸系统疾病	88.25	14.15	4	95.36	13.31	4	80.82	15.36	4
消化系统疾病	14.76	2.37	6	19.26	2.69	6	10.05	1.91	8
肌肉骨骼和结缔组织疾病	0.88	0.14	18	0.72	0.10	17	1.05	0.20	17
泌尿生殖系统疾病	6.31	1.01	9	7.31	1.02	9	5.27	1.00	9
妊娠分娩产褥期并发症	0.13	0.02	19				0.27	0.05	19
围生期疾病	2.51	0.40	14	2.99	0.42	13	2.01	0.38	14
先天畸形、变形和染色体异常	2.14	0.34	15	2.48	0.35	15	1.79	0.34	15
诊断不明	4.57	0.73	10	5.10	0.71	11	4.01	0.76	10
其他疾病	12.64	2.03	7	10.55	1.47	7	14.83	2.82	6
损伤和中毒外部原因	52.93	8.49	5	71.75	10.02	5	33.25	6.32	5

11-3-3　2015年农村居民主要疾病死亡率及死因构成

疾病名称	合计			男			女		
	死亡率(1/10万)	构成(%)	位次	死亡率(1/10万)	构成(%)	位次	死亡率(1/10万)	构成(%)	位次
传染病(含呼吸道结核)	7.72	1.16	8	10.55	1.39	8	4.78	0.85	10
寄生虫病	0.07	0.01	17	0.08	0.01	16	0.05	0.01	17
恶性肿瘤	153.94	23.22	1	198.07	26.07	1	108.20	19.24	3
血液、造血器官及免疫疾病	1.16	0.18	15	1.19	0.16	15	1.13	0.20	15
内分泌营养和代谢疾病	14.28	2.15	6	12.52	1.65	7	16.11	2.86	6
精神障碍	2.83	0.43	11	2.66	0.35	11	3.01	0.54	11
神经系统疾病	6.51	0.98	10	6.64	0.87	10	6.37	1.13	8
心脏病	144.79	21.84	3	148.22	19.51	3	141.22	25.11	1
脑血管病	153.63	23.17	2	169.27	22.28	2	137.43	24.43	2
呼吸系统疾病	79.96	12.06	4	88.47	11.64	4	71.13	12.65	4
消化系统疾病	14.16	2.14	7	18.20	2.39	6	9.98	1.77	7
肌肉骨骼和结缔组织疾病	1.54	0.23	14	1.27	0.17	14	1.83	0.33	12
泌尿生殖系统疾病	7.20	1.09	9	8.39	1.10	9	5.96	1.06	9
妊娠分娩产褥期并发症	0.10	0.02	16				0.21	0.04	16
围生期疾病	2.19	0.33	12	2.61	0.34	12	1.75	0.31	13
先天畸形、变形和染色体异常	1.78	0.27	13	2.03	0.27	13	1.53	0.27	14
损伤和中毒外部原因	53.49	8.07	5	72.12	9.49	5	34.17	6.08	5
诊断不明	2.41	0.36		2.72	0.36		2.10	0.37	
其他疾病	6.17	0.93		5.15	0.68		7.22	1.28	

11-3-4　2018年农村居民主要疾病死亡率及死因构成

疾病名称	合计			男			女		
	死亡率(1/10万)	构成(%)	位次	死亡率(1/10万)	构成(%)	位次	死亡率(1/10万)	构成(%)	位次
传染病(含呼吸道结核)	7.26	1.05	10	10.02	1.27	8	4.40	0.75	10
寄生虫病	0.08	0.01	16	0.09	0.01	16	0.07	0.01	17
恶性肿瘤	158.61	22.96	3	202.86	25.76	1	112.71	19.09	3
血液、造血器官及免疫疾病	1.19	0.17	15	1.20	0.15	15	1.18	0.20	15
内分泌营养和代谢疾病	17.01	2.46	6	15.36	1.95	7	18.72	3.17	6
精神障碍	2.81	0.41	11	2.70	0.34	11	2.92	0.49	11
神经系统疾病	8.39	1.21	8	8.29	1.05	10	8.49	1.44	8
心脏病	162.12	23.47	1	166.00	21.08	3	158.10	26.78	1
脑血管病	160.19	23.19	2	176.06	22.36	2	143.73	24.34	2
呼吸系统疾病	77.67	11.24	4	87.83	11.15	4	67.13	11.37	4
消化系统疾病	14.57	2.11	7	18.42	2.34	6	10.58	1.79	7
肌肉骨骼和结缔组织疾病	1.96	0.28	12	1.65	0.21	13	2.29	0.39	12
泌尿生殖系统疾病	7.44	1.08	9	8.73	1.11	9	6.09	1.03	9
妊娠分娩产褥期并发症	0.07	0.01	17	0.00	0.00		0.15	0.03	16
围生期疾病	1.58	0.23	13	1.91	0.24	12	1.24	0.21	14
先天畸形、变形和染色体异常	1.48	0.21	14	1.63	0.21	14	1.32	0.22	13
损伤和中毒外部原因	51.48	7.45	5	67.63	8.59	5	34.74	5.88	5
诊断不明	2.24	0.32		2.78	0.35		1.67	0.28	
其他疾病	6.17	0.89		4.96	0.63		7.43	1.26	

11-4-1 2018年农村居民年龄别疾病别死亡率(1/10万)(合计)

疾病名称(ICD-10)	合计	不满1岁	1～	5～	10～	15～	20～	25～
总计	690.80	266.81	34.74	16.38	23.86	29.70	26.69	55.95
一、传染病和寄生虫病小计	7.34	5.85	1.14	0.49	0.38	0.56	0.74	1.80
其中：传染病计	7.26	5.85	1.11	0.49	0.37	0.56	0.74	1.77
内：痢疾	0.00					0.01		
肠道其他细菌性传染病	0.15	0.61	0.12	0.04	0.04	0.04	0.01	0.02
呼吸道结核	2.13	0.04	0.01	0.02	0.03	0.14	0.31	0.47
破伤风	0.06	0.04	0.01	0.01				0.01
脑膜炎球菌感染	0.13	0.57	0.14	0.15	0.07	0.03	0.03	0.06
败血症	0.46	2.84	0.29	0.07	0.04	0.07	0.03	0.05
性传播疾病	0.01							
狂犬病	0.03		0.02	0.03	0.01	0.02	0.01	0.01
流行性乙型脑炎	0.01							
病毒性肝炎	2.90	0.13	0.02	0.01	0.03	0.04	0.06	0.37
艾滋病	0.59	0.04	0.04	0.02	0.02	0.07	0.14	0.53
寄生虫病计	0.08		0.03		0.01			0.02
内：血吸虫病	0.06							
二、肿瘤小计	159.93	4.93	3.80	2.79	4.20	4.47	3.72	9.90
其中：恶性肿瘤计	158.61	4.59	3.52	2.67	4.06	4.37	3.62	9.68
内：鼻咽癌	1.79		0.01	0.01		0.08	0.07	0.23
食管癌	13.06					0.01	0.01	0.05
胃癌	20.40					0.08	0.11	0.73
结肠、直肠和肛门癌	10.37		0.01		0.03	0.12	0.17	0.49
内：结肠癌	3.84					0.05	0.08	0.27
直肠癌	6.17		0.01		0.03	0.05	0.09	0.23
肝癌	26.13	0.57	0.15	0.06	0.08	0.20	0.42	1.55
胆囊癌	0.95						0.01	0.01
胰腺癌	4.99				0.02	0.02	0.02	0.12
肺癌	45.14	0.04	0.04	0.01	0.04	0.16	0.20	0.97
乳腺癌	3.50						0.03	0.31
宫颈癌	2.93					0.01	0.06	0.19
卵巢癌	1.07	0.04			0.01	0.03	0.05	0.11
前列腺癌	1.44					0.02		0.01
膀胱癌	1.79		0.02		0.01			0.03
脑及神经系统恶性肿瘤	3.89	0.87	0.77	0.82	0.89	0.65	0.48	1.02
白血病	3.65	1.97	1.51	1.17	1.84	1.72	1.05	1.90
良性肿瘤计	0.45	0.17	0.10	0.04	0.04	0.03	0.03	0.11
三、血液、造血器官及免疫疾病小计	1.19	1.66	0.49	0.25	0.35	0.34	0.18	0.34
其中：贫血	0.81	0.83	0.21	0.16	0.25	0.24	0.12	0.18
四、内分泌、营养和代谢疾病小计	17.01	2.36	0.24	0.17	0.17	0.39	0.31	0.70
其中：甲状腺疾患	0.10		0.01			0.01	0.02	0.02
糖尿病	14.58		0.04	0.05	0.07	0.18	0.20	0.49
五、精神和行为障碍小计	2.81	0.09	0.02	0.03	0.11	0.16	0.17	0.45
其中：痴呆	1.43		0.01			0.01		
六、神经系统疾病小计	8.39	5.33	2.44	1.86	2.36	2.20	1.36	1.73
其中：脑膜炎	0.14	1.05	0.24	0.09	0.09	0.06	0.07	0.06
帕金森病	0.65						0.01	
七、循环系统疾病小计	329.18	3.76	0.61	0.49	1.23	2.56	3.29	8.15
其中：心脏病计	162.12	3.41	0.54	0.35	0.96	1.64	1.98	5.21
内：慢性风湿性心脏病	3.53					0.07	0.05	0.14
高血压性心脏病	20.49				0.03	0.02	0.07	0.18
冠心病	128.24				0.02	0.82	1.09	3.53
内：急性心肌梗死	78.47				0.01	0.63	0.84	2.76
其他高血压病	4.10					0.02	0.02	0.09

30～	35～	40～	45～	50～	55～	60～	65～	70～	75～	80～	85岁及以上
91.40	96.15	133.57	233.84	558.97	498.27	1064.06	1707.60	2577.59	3850.05	7035.63	16755.82
3.08	3.07	4.36	5.66	11.24	7.99	15.29	19.66	25.63	31.28	39.21	65.14
3.06	3.06	4.31	5.63	11.20	7.94	15.17	19.46	25.14	30.97	38.44	64.04
0.01	0.01							0.05		0.04	0.06
0.05	0.05	0.04	0.06	0.20	0.05	0.23	0.32	0.42	0.71	0.91	2.21
0.78	0.66	0.93	1.32	2.73	2.02	4.36	6.64	9.44	11.23	13.00	19.42
0.02	0.01	0.03	0.05	0.07	0.06	0.16	0.12	0.16	0.27	0.42	0.97
0.08	0.08	0.08	0.06	0.21	0.05	0.19	0.21	0.25	0.44	0.49	1.69
0.12	0.05	0.14	0.18	0.36	0.30	0.66	0.96	1.25	1.71	4.11	10.39
0.03	0.01	0.02	0.02	0.05		0.02	0.01		0.04	0.04	0.06
0.01	0.01	0.01	0.02	0.06	0.01	0.13	0.06	0.12	0.11		0.06
					0.02	0.04	0.06	0.02	0.02		
0.75	1.09	1.93	2.86	5.44	4.19	7.13	8.21	9.83	11.44	13.04	19.42
0.87	0.91	0.85	0.78	1.17	0.53	0.86	1.05	1.04	0.89	0.77	0.58
0.02	0.01	0.05	0.03	0.04	0.05	0.12	0.21	0.49	0.31	0.77	1.10
		0.03	0.02	0.02	0.03	0.08	0.19	0.42	0.22	0.77	1.10
19.34	25.02	40.25	79.47	207.20	191.67	404.57	583.35	735.50	851.38	1051.05	1314.32
19.01	24.66	39.87	78.67	205.44	189.84	401.83	579.30	730.12	845.08	1042.90	1302.17
0.39	0.68	0.96	1.96	3.91	2.97	4.80	5.87	5.70	5.76	5.73	7.99
0.10	0.21	0.90	2.55	10.73	13.27	32.14	51.70	71.80	85.14	107.30	135.42
1.39	1.86	2.79	6.41	19.44	20.48	48.09	78.19	106.19	128.52	161.41	198.62
1.00	1.50	2.55	4.56	10.91	10.89	23.45	33.46	47.07	62.34	86.54	119.18
0.46	0.60	0.96	1.69	4.08	4.23	8.62	11.70	17.27	22.67	32.71	44.36
0.50	0.84	1.46	2.70	6.40	6.16	13.97	20.39	28.24	37.60	51.23	71.51
4.72	7.15	11.86	21.37	49.13	39.24	73.64	89.80	99.32	103.43	116.33	144.97
0.04	0.06	0.10	0.34	0.78	0.92	2.19	3.64	5.01	6.30	7.69	9.16
0.36	0.50	0.89	2.13	5.81	5.96	13.46	19.52	24.90	27.79	33.80	38.13
1.99	2.90	6.33	15.23	48.09	50.89	119.64	181.87	231.15	266.06	320.93	379.44
1.14	1.80	2.56	4.57	9.30	6.64	9.65	9.31	8.32	7.52	10.08	12.67
0.64	1.06	1.53	3.30	7.47	4.99	6.90	9.26	8.83	9.63	11.74	12.92
0.21	0.23	0.51	1.07	2.87	1.82	2.84	3.70	3.80	3.27	3.30	3.18
0.01	0.02	0.05	0.05	0.26	0.41	1.71	3.42	6.82	11.92	21.61	34.29
0.01	0.07	0.11	0.25	0.75	0.97	2.79	5.01	9.07	13.37	21.99	35.27
1.38	1.44	1.90	2.97	6.38	4.95	9.90	12.86	13.82	13.88	15.39	17.60
2.25	1.76	1.77	2.42	5.39	3.84	7.48	10.31	11.92	13.04	12.47	12.67
0.11	0.19	0.17	0.26	0.66	0.62	0.94	1.34	1.58	1.91	2.67	4.87
0.40	0.33	0.39	0.50	1.08	0.94	1.74	2.23	3.78	5.01	10.82	22.47
0.28	0.21	0.30	0.29	0.72	0.67	1.33	1.55	2.78	3.63	7.66	13.70
1.18	1.38	2.41	4.72	12.58	13.09	28.99	50.99	78.22	102.78	163.52	353.78
0.09	0.05	0.08	0.10	0.12	0.10	0.18	0.25	0.33	0.36	0.39	0.91
0.87	1.10	2.03	4.29	11.70	12.42	27.55	48.68	73.72	94.51	138.19	213.49
0.73	0.81	0.96	1.20	1.81	1.27	2.22	3.45	6.43	11.86	33.20	111.78
0.02	0.04	0.03	0.02	0.06	0.09	0.45	1.12	3.09	7.19	22.56	81.45
2.00	1.70	1.82	2.44	4.17	3.20	6.97	10.60	20.39	33.59	84.85	332.41
0.04	0.10	0.12	0.11	0.15	0.13	0.14	0.30	0.37	0.18	0.21	0.65
	0.02	0.03	0.07	0.25	0.33	1.03	1.87	3.83	5.21	7.45	11.43
17.56	23.43	37.26	72.56	187.66	181.20	410.01	737.63	1224.92	2030.15	4024.96	9902.67
10.23	12.93	19.46	35.68	87.28	83.27	185.54	321.91	540.71	927.42	1996.83	5627.36
0.29	0.33	0.59	1.07	2.67	2.27	5.59	7.69	13.13	19.07	38.61	102.10
0.32	0.58	0.98	1.89	5.79	5.77	15.60	31.81	65.84	122.92	296.72	855.71
7.63	9.75	15.52	29.14	71.73	68.67	152.17	264.23	431.26	738.39	1561.01	4357.86
6.14	7.48	12.04	22.13	52.61	49.72	106.98	176.42	273.33	444.10	890.76	2391.25
0.13	0.32	0.54	0.96	2.52	1.91	4.75	8.61	15.82	26.05	50.45	124.25

疾病名称(ICD-10)	合计	不满1岁	1～	5～	10～	15～	20～	25～
脑血管病计	160.19	0.17	0.04	0.13	0.22	0.83	1.20	2.63
内：脑出血	66.42	0.17		0.10	0.16	0.68	0.89	2.15
脑梗死	50.42			0.01	0.02	0.09	0.18	0.21
中风（未特指出血或梗死）	6.26						0.03	0.11
八、呼吸系统疾病小计	77.67	24.10	3.10	1.07	0.72	0.67	0.67	1.20
其中：肺炎	9.77	21.05	2.32	0.75	0.43	0.36	0.34	0.60
慢性下呼吸道疾病	63.06	0.09	0.02	0.03	0.03	0.08	0.13	0.21
内：慢性支气管肺炎	10.02			0.01	0.01	0.04	0.03	0.06
肺气肿	4.20						0.01	0.03
尘肺	0.72			0.01				0.03
九、消化系统疾病小计	14.57	5.28	0.89	0.22	0.18	0.37	0.37	1.25
其中：胃和十二指肠溃疡	2.52	0.09	0.02			0.05	0.02	0.15
阑尾炎	0.09		0.08			0.02	0.01	0.04
肠梗阻	0.87	1.00	0.10	0.09	0.03	0.01	0.01	0.07
肝疾病	5.68	0.31	0.05	0.02	0.07	0.12	0.15	0.48
内：肝硬化	4.78	0.09	0.02	0.01	0.02	0.08	0.12	0.41
十、肌肉骨骼和结缔组织疾病小计	1.96	0.09	0.02	0.07	0.16	0.43	0.31	0.48
其中：系统性红斑狼疮	0.30			0.01	0.09	0.23	0.22	0.32
十一、泌尿生殖系统疾病小计	7.44	0.31	0.11	0.13	0.20	0.32	0.50	0.92
其中：肾小球和肾小管间质疾病	4.99	0.17	0.11	0.11	0.12	0.22	0.32	0.65
肾衰竭	1.87	0.09		0.02	0.08	0.08	0.13	0.27
前列腺增生	0.11							
十二、妊娠、分娩和产褥期并发症小计	0.07					0.05	0.10	0.27
其中：直接产科原因计	0.07					0.05	0.10	0.27
内：流产	0.01						0.01	0.06
妊娠高血压综合征	0.01							
产后出血	0.02					0.01	0.03	0.06
产褥期感染	0.02					0.01	0.05	0.07
间接产科原因计	0.00							
十三、起源于围生期的情况小计	1.58	123.45						
其中：早产儿和未成熟儿	0.39	30.44						
新生儿产伤和窒息	0.29	22.66						
十四、先天畸形、变形和染色体异常小计	1.48	56.85	3.45	1.03	1.38	1.08	0.56	1.00
其中：先天性心脏病	1.02	35.81	2.68	0.69	0.99	0.86	0.40	0.84
先天性脑畸形	0.08	2.31	0.22	0.14	0.16	0.06	0.10	0.04
十五、诊断不明小计	2.24	4.19	0.94	0.12	0.32	0.41	0.34	0.83
十六、其他疾病小计	6.17	3.54	0.69	0.28	0.30	0.30	0.24	0.26
十七、损伤和中毒小计	51.48	24.54	16.75	7.33	11.77	15.36	13.79	26.61
其中：机动车辆交通事故	16.94	2.18	4.83	2.33	3.04	5.88	5.73	11.55
内：行人与机动车发生的交通事故	7.07	1.05	2.82	1.20	1.27	2.14	1.87	4.13
机动车与机动车发生的交通事故	3.14	0.44	0.52	0.33	0.47	1.01	1.26	2.57
机动车以外的运输事故	0.05					0.01	0.03	0.02
意外中毒	3.28	0.57	0.77	0.36	0.68	0.96	1.12	2.16
意外跌落	12.27	1.48	1.81	0.87	0.90	1.31	1.13	2.63
火灾	0.71	0.09	0.25	0.14	0.18	0.10	0.11	0.16
溺水	3.69	0.87	6.31	2.70	4.56	3.00	1.52	2.05
意外的机械性窒息	0.77	13.58	0.60	0.15	0.27	0.18	0.22	0.34
砸死	0.72	0.17	0.21	0.06	0.06	0.09	0.15	0.49
触电	0.82		0.21	0.04	0.19	0.32	0.36	1.11
自杀	7.19		0.04	1.07	2.33	2.43	4.10	
被杀	0.41	0.35	0.20	0.16	0.18	0.38	0.24	0.49

30～	35～	40～	45～	50～	55～	60～	65～	70～	75～	80～	85岁及以上
6.73	9.58	16.58	34.75	95.54	93.92	215.54	399.81	657.59	1061.60	1951.43	4086.82
5.40	7.41	12.25	24.74	62.59	55.96	113.02	189.24	273.17	404.72	672.57	1265.87
0.67	1.20	2.22	5.39	17.56	20.57	56.27	115.07	210.38	353.53	685.39	1492.02
0.20	0.27	0.47	0.92	2.34	2.20	5.71	11.68	21.31	38.47	82.39	239.21
2.27	2.13	3.87	7.15	20.74	21.56	62.67	128.73	269.90	498.45	1117.59	2947.80
0.95	0.69	0.95	1.53	3.43	3.04	6.75	12.58	24.47	45.52	119.46	438.73
0.77	0.91	1.98	4.00	13.37	15.62	49.53	107.15	232.06	431.53	947.96	2338.90
0.15	0.19	0.27	0.52	2.09	2.18	7.25	15.53	33.48	64.74	152.35	406.26
0.04	0.08	0.17	0.34	1.12	1.37	3.76	7.82	17.32	30.57	61.28	135.48
0.07	0.06	0.30	0.64	1.65	1.09	2.22	2.34	2.13	2.54	3.69	5.00
2.35	3.71	5.96	8.52	18.03	13.41	24.71	34.35	47.86	70.68	128.00	291.88
0.20	0.33	0.50	0.84	1.90	1.79	3.50	5.64	9.12	14.68	28.28	66.90
0.03	0.01	0.05	0.03	0.09	0.04	0.13	0.17	0.28	0.44	1.26	1.69
0.08	0.07	0.14	0.16	0.42	0.33	0.84	1.47	3.04	5.01	11.31	28.51
1.29	2.36	4.08	5.80	11.85	8.19	13.78	16.52	17.51	20.80	25.19	36.05
1.10	2.06	3.57	5.03	10.51	7.01	11.75	13.99	14.31	16.62	20.06	27.08
0.62	0.41	0.56	0.79	1.88	1.29	2.84	4.34	6.75	9.50	17.85	47.74
0.41	0.25	0.24	0.30	0.58	0.38	0.51	0.48	0.49	0.49	0.39	1.30
1.95	1.92	2.19	3.85	8.28	6.95	13.57	21.13	28.96	39.78	62.93	115.29
1.29	1.33	1.54	2.58	5.75	4.83	9.60	14.73	19.46	26.83	40.62	70.41
0.54	0.54	0.58	1.14	2.23	1.80	3.48	5.21	7.67	9.70	15.00	25.33
0.01				0.02		0.01	0.04	0.37	0.60	1.65	5.65
0.36	0.22	0.08	0.01								
0.36	0.21	0.08	0.01								
0.03	0.03	0.01									
0.01	0.02	0.03									
0.05	0.07	0.01									
0.17	0.05	0.01	0.01								
	0.01										
0.78	0.49	0.39	0.53	0.60	0.39	0.21	0.30	0.26	0.18	0.14	0.19
0.63	0.41	0.32	0.37	0.41	0.24	0.11	0.13	0.16	0.11	0.04	0.06
0.05	0.02		0.01		0.01						
1.06	0.93	0.89	1.64	2.51	1.91	2.65	3.97	4.15	6.27	12.86	65.21
0.52	0.44	0.50	0.70	1.32	1.12	1.85	2.92	5.45	11.46	43.64	501.28
37.02	30.05	31.48	43.87	79.42	52.05	85.40	103.46	118.62	146.50	243.21	679.05
16.17	13.14	13.13	18.51	32.30	22.06	35.14	41.20	39.03	35.53	31.80	42.02
5.55	4.52	4.69	6.87	12.26	8.51	14.42	18.74	19.92	19.78	18.55	27.28
3.69	2.93	2.87	3.75	6.62	4.76	6.62	6.62	5.45	4.14	3.09	3.25
0.07	0.07	0.07	0.08	0.11	0.12	0.10	0.03	0.04		0.07	0.06
2.88	2.58	2.69	3.55	6.08	3.91	5.77	6.29	7.30	8.61	11.42	16.04
3.96	3.44	4.33	6.73	12.88	8.01	14.78	19.39	28.15	46.05	110.50	408.47
0.35	0.21	0.25	0.40	0.87	0.41	0.83	1.49	2.11	3.43	5.73	14.35
2.57	1.89	1.63	2.38	4.13	2.87	4.59	5.65	7.91	10.12	13.42	26.43
0.53	0.51	0.58	0.67	1.15	0.82	0.76	0.81	1.00	1.07	1.69	2.99
0.76	0.61	0.98	1.29	2.14	1.18	1.16	1.09	0.49	0.56	0.56	0.84
1.54	1.08	1.01	1.21	1.81	0.76	1.07	0.82	0.60	0.60	0.81	0.91
4.97	3.64	3.97	5.46	10.64	7.81	14.77	18.55	22.31	27.07	36.30	49.88
0.71	0.52	0.43	0.47	0.68	0.40	0.47	0.47	0.28	0.33	0.35	1.43

11-4-2　2018年农村居民年龄别疾病别死亡率(1/10万)(男)

疾病名称(ICD-10)	合计	不满1岁	1～	5～	10～	15～	20～	25～
总计	787.52	290.57	37.60	19.30	29.30	38.50	38.29	79.53
一、传染病和寄生虫病小计	10.11	6.17	1.32	0.67	0.35	0.58	1.12	2.71
其中：传染病计	10.02	6.17	1.30	0.67	0.35	0.58	1.12	2.66
内：痢疾	0.00					0.02		
肠道其他细菌性传染病	0.16	0.56	0.14	0.08	0.04	0.06	0.01	0.02
呼吸道结核	3.16	0.08	0.02	0.03	0.02	0.13	0.42	0.75
破伤风	0.08	0.08	0.02					
脑膜炎球菌感染	0.15	0.40	0.14	0.20	0.04	0.04	0.05	0.06
败血症	0.50	3.28	0.30	0.10	0.04	0.06	0.05	0.03
性传播疾病	0.02							
狂犬病	0.04		0.04	0.05			0.03	
流行性乙型脑炎	0.01							
病毒性肝炎	4.00		0.04		0.06	0.04	0.11	0.63
艾滋病	0.93	0.08	0.06	0.02	0.02	0.11	0.24	0.77
寄生虫病计	0.09		0.02					0.05
内：血吸虫病	0.06							
二、肿瘤小计	204.28	4.97	4.26	3.19	4.90	5.37	4.61	11.47
其中：恶性肿瘤计	202.86	4.73	3.93	3.08	4.70	5.24	4.43	11.19
内：鼻咽癌	2.62		0.02	0.02		0.11	0.08	0.35
食管癌	19.09					0.02	0.01	0.06
胃癌	27.78					0.08	0.16	0.61
结肠、直肠和肛门癌	12.20		0.02		0.04	0.13	0.20	0.56
内：结肠癌	4.30					0.04	0.08	0.32
直肠癌	7.46		0.02		0.04	0.08	0.12	0.24
肝癌	37.82	0.56	0.14	0.07	0.10	0.21	0.67	2.41
胆囊癌	0.79							0.02
胰腺癌	5.77					0.04	0.02	0.03	0.16
肺癌	62.11		0.08	0.02	0.08	0.25	0.25	1.24
乳腺癌	0.13							0.02
宫颈癌								
卵巢癌								
前列腺癌	2.84					0.04		0.02
膀胱癌	2.78		0.04		0.02			0.05
脑及神经系统恶性肿瘤	4.25	0.80	0.87	0.82	1.11	0.79	0.57	1.12
白血病	4.20	2.48	1.60	1.33	2.17	2.00	1.40	2.25
良性肿瘤计	0.44		0.12	0.05	0.06	0.04	0.04	0.11
三、血液、造血器官及免疫疾病小计	1.20	2.32	0.47	0.26	0.29	0.34	0.20	0.35
其中：贫血	0.80	1.04	0.16	0.18	0.21	0.25	0.13	0.21
四、内分泌、营养和代谢疾病小计	15.36	2.56	0.26	0.16	0.27	0.40	0.32	0.79
其中：甲状腺疾患	0.07						0.01	0.05
糖尿病	13.30		0.02	0.02	0.10	0.13	0.18	0.53
五、精神和行为障碍小计	2.70	0.08	0.02	0.03	0.12	0.19	0.22	0.50
其中：痴呆	1.19		0.02					
六、神经系统疾病小计	8.29	5.21	2.74	2.14	2.81	3.00	1.83	2.04
其中：脑膜炎	0.17	0.72	0.24	0.10	0.06	0.09	0.11	0.06
帕金森病	0.70							
七、循环系统疾病小计	349.66	3.84	0.69	0.59	1.37	3.26	4.73	11.91
其中：心脏病计	166.00	3.52	0.61	0.38	1.05	2.07	2.92	7.56
内：慢性风湿性心脏病	2.90					0.09	0.03	0.13
高血压性心脏病	19.54				0.06	0.04	0.09	0.24
冠心病	132.59				0.02	1.09	1.69	5.34
内：急性心肌梗死	84.19				0.02	0.83	1.29	4.25
其他高血压病	4.44					0.04	0.04	0.13

11-4-2　续表1

30～	35～	40～	45～	50～	55～	60～	65～	70～	75～	80～	85岁及以上
130.92	138.51	192.42	332.20	755.66	685.15	1417.85	2212.03	3174.84	4727.30	8378.50	18766.52
4.67	5.02	7.34	9.48	17.79	12.23	21.41	26.22	32.88	43.00	53.64	89.76
4.63	5.00	7.25	9.42	17.71	12.13	21.29	26.01	32.35	42.68	53.00	88.39
0.02										0.08	
0.04	0.05	0.05	0.08	0.18	0.07	0.25	0.49	0.53	0.80	0.96	2.23
1.25	1.10	1.63	2.20	4.62	3.08	6.64	9.39	13.12	17.22	21.97	35.70
0.04	0.02	0.04	0.09	0.11	0.08	0.21	0.13	0.25	0.42	0.72	1.54
0.14	0.12	0.15	0.06	0.24	0.08	0.23	0.26	0.18	0.47	0.40	1.89
0.14	0.03	0.20	0.30	0.48	0.40	0.79	1.01	1.44	1.97	4.38	11.50
0.04	0.02	0.04	0.05	0.04		0.02	0.03		0.09		0.17
0.02	0.02	0.01	0.03	0.07	0.02	0.19	0.08	0.18	0.19		0.17
					0.03	0.06	0.03		0.05		
1.21	1.79	3.37	4.98	8.76	6.52	10.03	10.68	11.74	14.13	15.60	22.48
1.27	1.59	1.33	1.24	1.94	0.82	1.17	1.71	1.76	1.68	1.59	1.54
0.04	0.02	0.09	0.06	0.07	0.10	0.12	0.21	0.53	0.33	0.64	1.37
		0.06	0.03	0.04	0.07	0.10	0.21	0.42	0.19	0.64	1.37
23.39	30.07	49.88	100.72	261.82	258.25	548.71	796.13	982.26	1166.75	1441.95	1875.76
23.01	29.72	49.43	99.82	260.10	256.23	545.44	791.98	976.35	1158.98	1432.56	1861.34
0.55	0.91	1.43	3.08	5.90	4.57	7.39	8.97	8.40	8.47	8.83	10.98
0.14	0.32	1.50	4.36	18.32	22.85	53.36	82.06	107.17	125.79	151.93	199.44
1.42	1.99	3.33	8.48	26.78	30.22	70.59	115.87	153.55	189.47	232.63	281.99
1.17	1.75	3.02	5.35	13.46	13.38	29.61	41.44	57.95	79.08	111.26	157.56
0.55	0.65	1.17	1.99	4.56	5.05	10.36	13.72	20.15	27.61	40.03	55.27
0.55	1.03	1.72	3.13	8.26	7.69	17.96	26.14	35.97	48.99	67.65	98.52
7.85	12.22	20.47	36.19	78.21	62.74	111.17	131.67	134.43	137.58	157.34	208.70
0.04	0.05	0.10	0.26	0.51	0.77	2.04	3.27	4.61	5.80	7.08	7.04
0.47	0.65	1.09	2.90	7.51	7.61	16.23	23.03	29.26	32.76	40.91	46.86
2.67	3.74	7.99	20.30	66.35	74.68	174.37	268.06	333.30	389.24	470.68	568.10
0.04	0.09	0.09	0.17	0.09	0.22	0.35	0.34	0.32	0.51	0.96	1.20
0.02	0.03	0.09	0.09	0.51	0.82	3.37	6.82	13.64	25.08	48.95	90.62
	0.12	0.17	0.40	1.21	1.67	4.52	7.94	14.31	22.32	38.60	72.09
1.60	1.79	2.28	3.65	6.56	5.65	10.76	14.76	15.26	15.54	16.55	20.60
2.75	2.15	2.10	2.87	6.08	4.30	8.74	11.98	13.19	16.99	14.41	18.02
0.10	0.22	0.20	0.24	0.57	0.67	1.00	1.09	1.58	1.83	3.42	5.15
0.47	0.36	0.46	0.58	1.10	0.82	1.58	2.65	4.22	5.33	12.73	24.54
0.34	0.20	0.37	0.31	0.70	0.57	1.23	1.79	3.13	3.93	8.28	15.10
1.54	1.88	2.93	6.32	14.66	15.14	28.99	47.30	69.06	96.30	154.48	343.09
0.10	0.05	0.06	0.09	0.05	0.15	0.06	0.13	0.18	0.28	0.08	0.86
1.21	1.58	2.52	5.77	13.63	14.43	27.39	44.50	64.14	87.98	126.86	220.03
0.85	0.93	1.55	1.66	2.47	1.54	2.62	3.99	6.89	12.73	33.11	109.33
0.04	0.03	0.06	0.01	0.05	0.07	0.50	1.45	3.34	7.72	22.20	76.38
2.51	2.10	2.41	3.30	5.48	3.81	8.49	11.72	23.38	38.37	93.51	323.35
0.04	0.15	0.14	0.17	0.20	0.20	0.15	0.29	0.53	0.23	0.24	1.20
	0.03	0.04	0.10	0.29	0.32	1.31	1.82	4.25	6.08	9.71	13.90
26.08	36.19	56.78	107.40	258.62	248.98	537.88	920.30	1434.34	2349.22	4547.91	10617.98
15.22	19.85	29.70	53.84	123.91	115.93	242.00	394.98	606.94	1039.04	2187.28	5843.71
0.26	0.39	0.41	0.93	2.55	1.92	4.93	7.03	11.15	16.89	38.20	96.29
0.51	0.82	1.38	2.65	7.64	7.73	19.67	37.14	74.23	136.60	323.68	865.02
11.53	15.15	24.34	44.95	103.12	96.81	200.94	326.54	485.63	829.96	1711.12	4540.68
9.37	11.74	19.14	34.53	76.78	71.05	143.70	221.14	313.33	506.79	988.47	2523.84
0.16	0.54	0.73	1.36	3.33	2.71	6.10	11.02	19.27	32.38	57.30	137.48

疾病名称(ICD-10)	合计	不满1岁	1～	5～	10～	15～	20～	25～
脑血管病计	176.06	0.24	0.06	0.20	0.27	1.09	1.65	3.96
内：脑出血	75.66	0.24		0.18	0.21	0.92	1.22	3.35
脑梗死	54.15				0.02	0.11	0.26	0.22
中风（未特指出血或梗死）	6.35						0.04	0.13
八、呼吸系统疾病小计	87.83	24.19	3.06	1.08	0.78	0.81	0.91	1.65
其中：肺炎	10.27	21.30	2.23	0.79	0.45	0.41	0.41	0.75
慢性下呼吸道疾病	71.58	0.08	0.02	0.03	0.04	0.11	0.16	0.32
内：慢性支气管肺炎	10.95			0.02		0.04	0.03	0.10
肺气肿	4.94						0.01	0.03
尘肺	1.36							0.06
九、消化系统疾病小计	18.42	6.33	1.03	0.21	0.12	0.34	0.55	1.81
其中：胃和十二指肠溃疡	3.08	0.08	0.04			0.06	0.04	0.26
阑尾炎	0.10		0.08			0.02	0.01	0.06
肠梗阻	0.95	1.44	0.12	0.10	0.02	0.02	0.01	0.11
肝疾病	8.47	0.32	0.04	0.03	0.06	0.08	0.20	0.71
内：肝硬化	7.29	0.16		0.02		0.04	0.17	0.61
十、肌肉骨骼和结缔组织疾病小计	1.65	0.08	0.02	0.10	0.08	0.26	0.22	0.19
其中：系统性红斑狼疮	0.10				0.04		0.13	0.06
十一、泌尿生殖系统疾病小计	8.73	0.40	0.06	0.15	0.21	0.38	0.68	1.06
其中：肾小球和肾小管间质疾病	5.75	0.32	0.06	0.13	0.12	0.23	0.43	0.80
肾衰竭	2.14	0.08		0.02	0.08	0.13	0.18	0.26
前列腺增生	0.21							
十二、妊娠、分娩和产褥期并发症小计								
其中：直接产科原因计								
内：流产								
妊娠高血压综合征								
产后出血								
产褥期感染								
间接产科原因计								
十三、起源于围生期的情况小计	1.91	139.36						
其中：早产儿和未成熟儿	0.48	34.76						
新生儿产伤和窒息	0.32	23.63						
十四、先天畸形、变形和染色体异常小计	1.63	60.15	3.55	1.08	1.46	1.04	0.71	1.11
其中：先天性心脏病	1.10	37.64	2.84	0.62	0.98	0.75	0.51	0.93
先天性脑畸形	0.09	2.56	0.20	0.16	0.16	0.04	0.12	0.05
十五、诊断不明小计	2.78	4.00	0.99	0.15	0.35	0.55	0.54	1.32
十六、其他疾病小计	4.96	4.00	0.77	0.31	0.31	0.30	0.32	0.37
十七、损伤和中毒小计	67.63	26.43	18.26	9.12	15.85	21.67	21.28	42.11
其中：机动车辆交通事故	24.53	2.40	4.68	2.68	4.08	8.48	9.31	18.78
内：行人与机动车发生的交通事故	9.65	0.96	2.59	1.31	1.60	2.88	2.95	6.56
机动车与机动车发生的交通事故	4.80	0.72	0.51	0.39	0.72	1.58	2.04	4.04
机动车以外的运输事故	0.09					0.02	0.05	0.05
意外中毒	4.68	0.40	0.73	0.36	0.74	1.23	1.50	3.32
意外跌落	14.41	1.52	1.89	1.03	1.19	1.75	1.75	4.67
火灾	0.94	0.08	0.24	0.18	0.18	0.11	0.20	0.27
溺水	4.74	1.04	7.48	3.80	6.71	4.60	2.56	3.11
意外的机械性窒息	1.12	15.14	0.53	0.18	0.33	0.28	0.34	0.63
砸死	1.26	0.16	0.24	0.10	0.10	0.13	0.30	0.96
触电	1.45		0.30	0.05	0.27	0.53	0.67	2.10
自杀	8.39			0.05	1.27	2.96	3.11	5.36
被杀	0.50	0.24	0.26	0.11	0.16	0.49	0.36	0.56

30～	35～	40～	45～	50～	55～	60～	65～	70～	75～	80～	85岁及以上
10.06	14.86	25.27	50.54	128.40	127.25	284.27	505.02	795.16	1259.03	2273.48	4565.05
8.20	11.78	18.73	35.86	83.21	74.36	147.46	236.70	326.55	480.96	777.01	1446.68
0.99	1.82	3.38	7.85	24.64	28.94	74.83	146.63	255.81	421.34	800.40	1649.03
0.28	0.36	0.74	1.46	3.08	2.88	7.97	15.35	25.63	43.57	93.59	242.69
2.71	2.86	5.32	10.46	29.07	30.88	88.09	179.02	354.65	659.81	1435.51	3595.68
1.09	0.97	1.23	2.26	4.73	4.23	9.36	17.30	31.47	56.29	143.49	495.67
0.89	1.14	2.59	5.47	17.86	22.23	68.63	148.42	304.86	574.22	1225.56	2887.18
0.20	0.28	0.33	0.69	2.66	2.91	9.59	20.95	43.07	83.72	192.60	488.81
0.02	0.11	0.22	0.50	1.54	2.21	5.39	11.05	22.93	42.35	78.23	171.29
0.12	0.12	0.54	1.27	3.22	2.01	4.29	4.51	4.15	5.01	7.80	12.87
3.95	6.53	10.30	14.66	29.27	21.38	35.94	46.94	60.34	86.66	146.76	339.32
0.36	0.56	0.83	1.45	3.02	2.79	4.93	7.96	11.46	19.89	35.42	81.52
0.04		0.06	0.03	0.13	0.08	0.17	0.23	0.18	0.37	1.19	1.89
0.10	0.08	0.18	0.19	0.68	0.49	1.14	1.84	3.73	6.55	13.13	31.24
2.19	4.34	7.44	10.45	20.28	13.55	21.41	23.11	23.91	25.88	32.23	54.24
1.92	3.80	6.58	9.21	18.01	11.79	18.58	20.00	19.97	21.01	26.10	43.08
0.22	0.28	0.47	0.64	1.59	1.04	2.52	3.79	6.43	10.11	17.59	50.29
0.04	0.08	0.08	0.10	0.24	0.10	0.12	0.18	0.11	0.23	0.24	1.37
2.35	2.56	2.93	4.63	10.08	8.85	16.19	24.43	33.86	48.34	84.28	178.33
1.54	1.75	2.09	3.17	6.92	6.04	11.67	17.22	22.64	31.59	51.65	98.86
0.71	0.74	0.78	1.33	2.77	2.39	3.95	5.60	8.54	11.51	19.74	37.24
0.02				0.04		0.02	0.08	0.74	1.26	3.74	14.93
0.91	0.53	0.37	0.55	0.59	0.47	0.12	0.29	0.18	0.19	0.24	0.17
0.75	0.42	0.31	0.31	0.42	0.25	0.06	0.13	0.04	0.09	0.08	
0.06	0.03				0.02						
1.74	1.51	1.40	2.65	3.99	3.18	4.04	5.47	5.91	8.14	15.04	66.76
0.61	0.57	0.74	1.04	1.72	1.67	2.46	3.37	6.93	12.82	46.64	450.70
58.56	46.94	49.21	67.69	116.70	76.52	118.29	139.68	152.46	187.93	292.48	695.97
25.92	20.85	20.10	28.47	46.99	32.06	49.11	57.70	54.61	51.94	49.18	69.68
8.66	6.89	6.90	10.37	17.35	11.79	19.15	24.35	26.13	26.39	26.18	44.80
6.07	4.79	4.60	5.90	9.75	6.96	9.66	10.30	8.72	6.83	5.65	6.01
0.10	0.12	0.14	0.13	0.20	0.22	0.19	0.03	0.04		0.16	0.17
4.45	4.08	4.37	5.95	9.42	6.31	8.30	8.84	9.78	10.44	14.41	22.83
6.78	5.78	7.47	11.52	21.31	13.36	22.35	28.01	35.20	55.50	124.39	385.48
0.53	0.34	0.47	0.58	1.36	0.70	1.35	1.87	2.64	4.82	7.96	20.08
3.95	2.72	2.51	3.21	5.24	3.75	5.62	6.17	9.21	11.65	15.60	29.69
0.95	0.86	0.95	1.22	2.03	1.35	1.31	1.24	1.37	1.54	1.67	3.78
1.34	1.10	1.83	2.32	3.81	2.19	1.89	1.76	0.74	0.89	0.72	1.72
2.97	2.05	1.86	2.22	3.22	1.30	1.83	1.27	0.98	0.98	1.19	1.03
6.68	4.66	5.06	6.45	11.87	9.13	17.11	21.58	25.95	34.07	45.13	67.62
0.87	0.65	0.55	0.59	0.81	0.54	0.60	0.54	0.42	0.37	0.32	0.69

11-4-3 2018年农村居民年龄别疾病别死亡率(1/10万)(女)

疾病名称(ICD-10)	合计	不满 1岁	1～	5～	10～	15～	20～	25～
总计	590.48	238.31	31.25	13.13	17.38	19.69	14.99	31.90
一、传染病和寄生虫病小计	4.47	5.47	0.91	0.29	0.42	0.54	0.36	0.87
其中：传染病计	4.40	5.47	0.87	0.29	0.39	0.54	0.36	0.87
内：痢疾	0.01							
肠道其他细菌性传染病	0.13	0.67	0.10		0.05	0.02	0.01	0.03
呼吸道结核	1.07				0.05	0.15	0.20	0.18
破伤风	0.04			0.02				0.02
脑膜炎球菌感染	0.12	0.77	0.14	0.09	0.10	0.02		0.05
败血症	0.42	2.30	0.29	0.04	0.05	0.09		0.07
性传播疾病	0.01							
狂犬病	0.02			0.02	0.02	0.04		0.02
流行性乙型脑炎	0.01							
病毒性肝炎	1.76	0.29		0.02		0.04	0.01	0.11
艾滋病	0.23		0.02	0.02	0.02	0.02	0.04	0.28
寄生虫病计	0.07		0.05		0.02			
内：血吸虫病	0.06							
二、肿瘤小计	113.94	4.90	3.25	2.35	3.37	3.45	2.83	8.30
其中：恶性肿瘤计	112.71	4.42	3.03	2.22	3.30	3.39	2.80	8.14
内：鼻咽癌	0.92					0.04	0.05	0.11
食管癌	6.80							0.03
胃癌	12.74					0.09	0.05	0.85
结肠、直肠和肛门癌	8.48				0.02	0.11	0.13	0.43
内：结肠癌	3.36					0.06	0.08	0.21
直肠癌	4.83				0.02	0.02	0.05	0.21
肝癌	13.99	0.58	0.17	0.05	0.05	0.19	0.17	0.67
胆囊癌	1.11					0.03		
胰腺癌	4.18					0.02	0.01	0.08
肺癌	27.53	0.10				0.06	0.16	0.70
乳腺癌	6.99						0.05	0.61
宫颈癌	5.98					0.02	0.12	0.39
卵巢癌	2.18	0.10			0.02	0.06	0.11	0.21
前列腺癌								
膀胱癌	0.76							0.02
脑及神经系统恶性肿瘤	3.51	0.96	0.65	0.82	0.64	0.49	0.39	0.92
白血病	3.07	1.34	1.39	1.00	1.44	1.41	0.70	1.56
良性肿瘤计	0.47	0.38	0.07	0.04	0.02	0.02	0.03	0.10
三、血液、造血器官及免疫疾病小计	1.18	0.86	0.50	0.24	0.42	0.34	0.16	0.33
其中：贫血	0.81	0.58	0.26	0.15	0.29	0.24	0.11	0.15
四、内分泌、营养和代谢疾病小计	18.72	2.11	0.22	0.18	0.05	0.39	0.31	0.61
其中：甲状腺疾患	0.13		0.02			0.02	0.03	
糖尿病	15.91		0.07	0.09	0.02	0.24	0.21	0.46
五、精神和行为障碍小计	2.92	0.10	0.02	0.04	0.10	0.13	0.11	0.39
其中：痴呆	1.68					0.02		
六、神经系统疾病小计	8.49	5.47	2.07	1.55	1.83	1.29	0.89	1.42
其中：脑膜炎	0.11	1.44	0.24	0.09	0.12	0.02	0.03	0.07
帕金森病	0.60						0.01	
七、循环系统疾病小计	307.95	3.65	0.50	0.38	1.05	1.76	1.83	4.32
其中：心脏病计	158.10	3.26	0.46	0.33	0.86	1.16	1.04	2.82
内：慢性风湿性心脏病	4.18					0.04	0.07	0.15
高血压性心脏病	21.48						0.05	0.11
冠心病	123.73				0.02	0.51	0.49	1.69
内：急性心肌梗死	72.53					0.41	0.39	1.24
其他高血压病	3.74							0.05

30～	35～	40～	45～	50～	55～	60～	65～	70～	75～	80～	85岁及以上
51.40	52.33	73.54	136.44	353.28	308.22	698.10	1201.56	1980.30	3055.01	5974.18	15531.68
1.48	1.05	1.32	1.87	4.39	3.67	8.96	13.09	18.39	20.65	27.81	50.16
1.48	1.05	1.32	1.87	4.39	3.67	8.85	12.88	17.93	20.36	26.92	49.22
	0.02							0.11			0.10
0.06	0.05	0.03	0.03	0.21	0.03	0.22	0.16	0.32	0.64	0.88	2.19
0.30	0.21	0.21	0.44	0.75	0.95	2.00	3.88	5.77	5.81	5.91	9.51
		0.03	0.01	0.02	0.03	0.11	0.10	0.07	0.13	0.19	0.63
0.02	0.03	0.01	0.07	0.17	0.02	0.15	0.16	0.32	0.42	0.57	1.57
0.10	0.08	0.07	0.06	0.23	0.20	0.52	0.91	1.05	1.48	3.90	9.72
0.02				0.06		0.02				0.06	
			0.01	0.04		0.06	0.05	0.07	0.04		
						0.02	0.10	0.04			
0.28	0.37	0.46	0.75	1.97	1.82	4.13	5.72	7.91	8.99	11.01	17.55
0.46	0.21	0.35	0.32	0.36	0.24	0.54	0.39	0.32	0.17	0.13	
						0.11	0.21	0.46	0.30	0.88	0.94
						0.06	0.18	0.42	0.25	0.88	0.94
15.25	19.80	30.44	58.43	150.09	123.96	255.48	369.90	488.72	565.57	742.06	972.51
14.95	19.43	30.12	57.72	148.29	122.32	253.28	365.95	483.87	560.61	734.89	961.74
0.22	0.43	0.47	0.84	1.84	1.34	2.13	2.76	2.99	3.31	3.27	6.17
0.06	0.10	0.29	0.76	2.80	3.54	10.18	21.26	36.43	48.30	72.03	96.45
1.36	1.73	2.23	4.35	11.76	10.56	24.82	40.38	58.83	73.28	105.12	147.86
0.84	1.25	2.06	3.77	8.24	8.35	17.07	25.44	36.18	47.16	67.00	95.82
0.36	0.54	0.76	1.39	3.58	3.39	6.82	9.68	14.38	18.19	26.92	37.72
0.44	0.64	1.20	2.29	4.44	4.61	9.84	14.62	20.50	27.27	38.25	55.07
1.56	1.92	3.07	6.70	18.74	15.34	34.83	47.79	64.21	72.48	83.92	106.16
0.04	0.08	0.09	0.43	1.05	1.07	2.35	4.01	5.42	6.74	8.18	10.45
0.24	0.35	0.68	1.36	4.02	4.29	10.59	16.00	20.54	23.28	28.18	32.81
1.30	2.03	4.63	10.22	28.98	26.69	63.03	95.40	128.98	154.41	202.56	264.57
2.26	3.56	5.08	8.93	18.93	13.17	19.27	18.32	16.32	13.87	17.30	19.64
1.28	2.16	3.08	6.56	15.29	10.07	14.04	18.55	17.65	18.36	21.01	20.79
0.42	0.46	1.03	2.14	5.86	3.67	5.77	7.41	7.60	6.23	5.91	5.12
0.02	0.02	0.05	0.10	0.27	0.26	1.01	2.08	3.83	5.26	8.87	12.85
1.16	1.07	1.52	2.30	6.19	4.24	9.02	10.95	12.38	12.38	14.47	15.78
1.74	1.36	1.44	1.98	4.67	3.37	6.18	8.64	10.65	9.46	10.95	9.40
0.12	0.16	0.13	0.28	0.77	0.58	0.88	1.59	1.58	1.99	2.08	4.70
0.32	0.30	0.33	0.43	1.05	1.05	1.89	1.82	3.34	4.71	9.31	21.21
0.22	0.22	0.24	0.27	0.75	0.77	1.44	1.30	2.43	3.35	7.17	12.85
0.82	0.86	1.88	3.13	10.40	11.01	29.00	54.69	87.38	108.65	170.67	360.29
0.08	0.05	0.09	0.10	0.19	0.05	0.30	0.36	0.49	0.42	0.63	0.94
0.52	0.61	1.53	2.82	9.67	10.38	27.73	52.87	83.31	100.43	147.14	209.51
0.60	0.69	0.37	0.74	1.11	0.99	1.81	2.91	5.98	11.07	33.28	113.27
	0.05		0.02	0.06	0.12	0.41	0.78	2.85	6.70	22.84	84.53
1.48	1.28	1.23	1.58	2.80	2.57	5.40	9.47	17.41	29.26	78.01	337.93
0.04	0.05	0.09	0.05	0.10	0.07	0.13	0.31	0.21	0.13	0.19	0.31
	0.02	0.01	0.03	0.21	0.34	0.73	1.93	3.41	4.41	5.66	9.93
8.95	10.24	17.34	38.06	113.46	112.27	277.73	554.38	1015.49	1740.99	3611.61	9467.17
5.18	5.78	9.00	17.70	48.96	50.06	127.14	248.61	474.48	826.26	1846.29	5495.65
0.32	0.27	0.77	1.20	2.80	2.62	6.26	8.35	15.12	21.04	38.94	105.64
0.12	0.34	0.58	1.14	3.85	3.78	11.39	26.46	57.46	110.52	275.41	850.04
3.68	4.17	6.53	13.48	38.91	40.04	101.71	201.73	376.90	655.40	1442.35	4246.55
2.86	3.07	4.81	9.85	27.34	28.03	68.99	131.56	233.32	387.28	813.53	2310.52
0.10	0.10	0.34	0.55	1.67	1.11	3.36	6.19	12.38	20.31	45.04	116.19

疾病名称(ICD-10)	合计	不满 1岁	1～	5～	10～	15～	20～	25～
脑血管病计	143.73	0.10	0.02	0.05	0.17	0.54	0.74	1.26
内：脑出血	56.85	0.10		0.02	0.10	0.41	0.54	0.92
脑梗死	46.56			0.02	0.02	0.06	0.09	0.20
中风（未特指出血或梗死）	6.16						0.03	0.08
八、呼吸系统疾病小计	67.13	24.00	3.15	1.05	0.66	0.51	0.44	0.74
其中：肺炎	9.24	20.74	2.43	0.71	0.42	0.30	0.28	0.44
慢性下呼吸道疾病	54.24	0.10	0.02	0.04	0.02	0.04	0.09	0.10
内：慢性支气管肺炎	9.05				0.02	0.04	0.03	0.02
肺气肿	3.44						0.01	0.03
尘肺	0.05			0.02				
九、消化系统疾病小计	10.58	4.03	0.72	0.24	0.24	0.41	0.19	0.67
其中：胃和十二指肠溃疡	1.93	0.10				0.04		0.05
阑尾炎	0.09		0.07			0.02		0.02
肠梗阻	0.79	0.48	0.07	0.09	0.05			0.03
肝疾病	2.79	0.29	0.07		0.07	0.17	0.09	0.25
内：肝硬化	2.17		0.05		0.02	0.13	0.07	0.20
十、肌肉骨骼和结缔组织疾病小计	2.29	0.10	0.02	0.04	0.24	0.62	0.40	0.77
其中：系统性红斑狼疮	0.51			0.02	0.15	0.49	0.32	0.59
十一、泌尿生殖系统疾病小计	6.09	0.19	0.17	0.11	0.20	0.26	0.32	0.77
其中：肾小球和肾小管间质疾病	4.21		0.17	0.09	0.12	0.21	0.21	0.49
肾衰竭	1.58	0.10		0.02	0.07	0.02	0.07	0.28
前列腺增生								
十二、妊娠、分娩和产褥期并发症小计	0.15					0.11	0.20	0.54
其中：直接产科原因计	0.15					0.11	0.20	0.54
内：流产	0.02						0.01	0.11
妊娠高血压综合征	0.01							
产后出血	0.03					0.02	0.07	0.13
产褥期感染	0.05					0.02	0.09	0.15
间接产科原因计	0.00							
十三、起源于围生期的情况小计	1.24	104.37						
其中：早产儿和未成熟儿	0.30	25.25						
新生儿产伤和窒息	0.25	21.51						
十四、先天畸形、变形和染色体异常小计	1.32	52.90	3.32	0.98	1.30	1.14	0.41	0.88
其中：先天性心脏病	0.93	33.61	2.48	0.76	1.00	0.99	0.28	0.75
先天性脑畸形	0.07	2.02	0.24	0.11	0.15	0.09	0.08	0.03
十五、诊断不明小计	1.67	4.42	0.89	0.09	0.29	0.26	0.15	0.34
十六、其他疾病小计	7.43	2.98	0.60	0.25	0.29	0.30	0.17	0.15
十七、损伤和中毒小计	34.74	22.28	14.91	5.35	6.92	8.18	6.24	10.80
其中：机动车辆交通事故	9.07	1.92	5.02	1.93	1.81	2.91	2.11	4.17
内：行人与机动车发生的交通事故	4.40	1.15	3.10	1.07	0.88	1.29	0.78	1.65
机动车与机动车发生的交通事故	1.41	0.10	0.53	0.25	0.17	0.36	0.46	1.06
机动车以外的运输事故	0.01							
意外中毒	1.83	0.77	0.82	0.36	0.61	0.66	0.73	0.98
意外跌落	10.05	1.44	1.71	0.69	0.56	0.81	0.50	0.56
火灾	0.47	0.10	0.26	0.09	0.17	0.09	0.03	0.05
溺水	2.59	0.67	4.88	1.47	2.00	1.18	0.48	0.97
意外的机械性窒息	0.40	11.71	0.67	0.11	0.20	0.06	0.09	0.05
砸死	0.17	0.19	0.17	0.02		0.04		0.02
触电	0.17		0.10	0.04	0.10	0.09	0.05	0.10
自杀	5.96			0.04	0.83	1.61	1.75	2.82
被杀	0.33	0.48	0.12	0.20	0.20	0.26	0.12	0.43

30～	35～	40～	45～	50～	55～	60～	65～	70～	75～	80～	85岁及以上
3.36	4.12	7.71	19.12	61.19	60.01	144.44	294.27	520.02	882.67	1696.88	3795.67
2.56	2.89	5.63	13.73	41.03	37.24	77.39	141.63	219.78	335.63	590.01	1155.78
0.34	0.56	1.03	2.96	10.15	12.06	37.07	83.41	164.96	292.07	594.48	1396.43
0.12	0.18	0.18	0.38	1.57	1.51	3.38	7.99	16.98	33.84	73.54	237.09
1.82	1.37	2.40	3.87	12.03	12.08	36.38	78.28	185.14	352.21	866.31	2553.36
0.82	0.40	0.67	0.80	2.07	1.84	4.05	7.86	17.48	35.75	100.46	404.07
0.64	0.67	1.36	2.55	8.68	8.90	29.77	65.74	159.26	302.21	728.54	2005.10
0.10	0.10	0.21	0.36	1.49	1.45	4.82	10.09	23.88	47.54	120.53	356.00
0.06	0.05	0.13	0.18	0.69	0.53	2.07	4.58	11.71	19.89	47.87	113.69
0.02		0.05	0.01		0.15	0.09	0.16	0.11	0.30	0.44	0.21
0.72	0.78	1.54	2.44	6.26	5.31	13.09	21.72	35.38	56.19	113.17	263.01
0.04	0.10	0.17	0.24	0.73	0.77	2.02	3.30	6.79	9.97	22.65	57.99
0.02	0.02	0.03	0.02	0.06		0.09	0.10	0.39	0.51	1.32	1.57
0.06	0.06	0.09	0.14	0.15	0.17	0.52	1.09	2.36	3.60	9.88	26.85
0.38	0.32	0.65	1.19	3.03	2.74	5.88	9.91	11.11	16.20	19.63	24.97
0.28	0.26	0.50	0.89	2.66	2.14	4.67	7.96	8.65	12.64	15.29	17.35
1.02	0.54	0.64	0.94	2.18	1.55	3.16	4.89	7.07	8.95	18.05	46.19
0.78	0.43	0.41	0.50	0.94	0.66	0.90	0.78	0.88	0.72	0.50	1.25
1.54	1.26	1.42	3.08	6.40	5.02	10.85	17.82	24.05	32.02	46.05	76.91
1.04	0.89	0.98	1.99	4.52	3.61	7.45	12.23	16.28	22.52	31.89	53.08
0.36	0.34	0.37	0.96	1.67	1.19	2.99	4.81	6.79	8.06	11.26	18.08
0.72	0.45	0.16	0.02								
0.72	0.43	0.16	0.02								
0.06	0.06	0.03									
0.02	0.05	0.07									
0.10	0.14	0.01									
0.34	0.10	0.03	0.01								
	0.02										
0.64	0.46	0.42	0.51	0.61	0.31	0.30	0.31	0.35	0.17	0.06	0.21
0.50	0.40	0.34	0.43	0.40	0.24	0.15	0.13	0.28	0.13		0.10
0.04	0.02		0.01								
0.38	0.32	0.38	0.65	0.96	0.63	1.21	2.47	2.39	4.58	11.13	64.26
0.42	0.30	0.25	0.36	0.90	0.56	1.23	2.47	3.97	10.22	41.27	532.07
15.21	12.57	13.38	20.28	40.44	27.17	51.38	67.12	84.78	108.95	204.26	668.75
6.30	5.16	6.01	8.64	16.93	11.89	20.69	24.64	23.45	20.65	18.05	25.18
2.40	2.08	2.43	3.41	6.93	5.17	9.54	13.11	13.71	13.78	12.52	16.61
1.28	1.01	1.10	1.62	3.35	2.53	3.49	2.94	2.18	1.70	1.07	1.57
0.04	0.02		0.02	0.02	0.02		0.03	0.04			
1.30	1.04	0.98	1.18	2.59	1.48	3.14	3.72	4.82	6.96	9.06	11.91
1.10	1.02	1.12	1.99	4.06	2.57	6.95	10.74	21.10	37.49	99.52	422.46
0.16	0.08	0.03	0.22	0.36	0.12	0.28	1.12	1.58	2.16	3.96	10.87
1.16	1.04	0.73	1.56	2.97	1.97	3.53	5.13	6.61	8.74	11.70	24.45
0.10	0.14	0.20	0.13	0.23	0.27	0.19	0.36	0.63	0.64	1.70	2.51
0.16	0.11	0.10	0.27	0.38	0.15	0.41	0.42	0.25	0.25	0.44	0.31
0.10	0.06	0.14	0.21	0.33	0.20	0.28	0.36	0.21	0.25	0.50	0.84
3.24	2.59	2.85	4.47	9.35	6.46	12.36	15.51	18.67	20.74	29.32	39.08
0.54	0.38	0.31	0.35	0.56	0.26	0.32	0.39	0.14	0.30	0.38	1.88

十二、食品安全与卫生健康监督

简要说明

一、本章反映我国食品安全监测、食品安全标准、卫生健康监督、监测及行政执法情况。主要包括食源性疾病暴发、食品安全监测和国家标准制定情况，公共场所卫生、生活饮用水卫生、职业卫生、放射卫生等监督、监测、行政执法情况及传染病防治、医疗卫生、采供血卫生监督执法情况。

二、本章数据来源于食品安全风险监测和卫生健康监督统计年报。

三、除在表下方标明所缺省份外，其他数据包括全国 31 个省、自治区、直辖市数据。

主要指标解释

食源性疾病　指食品中致病因素进入人体引起的感染性、中毒性等疾病。

监督户次　即卫生监督的生产、经营企业的户次数。

监测合格率　即卫生抽样监测合格件数/监测件数×100%。

12-1-1　各类致病因素食源性疾病暴发报告情况

致病因素	事件数(个)		事件构成(%)		患者数(个)		患者构成(%)	
	2017	2018	2017	2018	2017	2018	2017	2018
动植物及毒蘑菇	2067	2555	40.2	39.1	9520	11208	27.2	26.9
其中：毒蘑菇	1410	1643	27.4	25.1	5481	6070	15.7	14.5
菜豆	221	373	4.3	5.7	1682	2529	4.8	6.1
乌头	50	64	1.0	1.0	254	317	0.7	0.8
桐油果	58	48	1.1	0.7	434	365	1.2	0.9
野菜	49	76	1.0	1.2	186	294	0.5	0.7
苦瓠瓜子贰	38	40	0.7	0.6	283	250	0.8	0.6
发芽马铃薯	19	15	0.4	0.2	0	99	0.3	0.2
河鲀鱼	13	14	0.3	0.2	58	46	0.2	0.1
微生物	792	816	15.4	12.5	11597	12226	33.2	29.3
其中：沙门氏菌	174	224	3.4	3.4	2794	3457	8.0	8.3
副溶血性弧菌	263	268	5.1	4.1	3558	4041	10.2	9.7
金黄色葡萄球菌及其毒素	90	93	1.8	1.4	1257	991	3.6	2.4
蜡样芽孢杆菌	51	56	1.0	0.9	659	908	1.9	2.2
大肠埃希氏菌	30	53	0.6	0.8	461	762	1.3	1.8
化学物	226	203	4.4	3.1	1332	1291	3.8	3.1
其中：亚硝酸盐	119	107	2.3	1.6	750	743	2.1	1.8
农药	57	66	1.1	1.0	299	297	0.9	0.7
寄生虫	1				19		0.1	
混合因素	20	6	0.4	0.1	141	25	0.4	0.1
不明原因	2036	2957	39.6	45.2	12372	17000	35.4	40.7

注：①包括胰蛋白酶抑制剂（含在未煮熟豆浆中）；②2018年为真菌和其他因素。

12-1-2　各类场所食源性疾病暴发报告情况

发生场所	事件数(个)		事件构成(%)		患者数(个)		患者构成(%)	
	2017	2018	2017	2018	2017	2018	2017	2018
合计	5142	6537	100.0	100.0	34981	41750	100.0	100.0
餐饮服务单位	2789	3586	54.2	54.9	25820	30886	73.8	74.0
宾馆饭店	980	1245	19.1	19.1	8712	11029	24.9	26.4
单位食堂	271	406	5.3	6.2	3214	4212	9.2	10.1
学校食堂	232	272	4.5	4.2	3802	4317	10.9	10.3
快餐店1	328	498	6.4	7.6	1657	2347	4.7	5.6
农村宴席	216	193	4.2	3.0	3535	3189	10.1	7.6
街头摊点2	509	716	9.9	11.0	2163	3116	6.2	7.5
小餐馆	158	98	3.1	1.5	1017	462	2.9	1.1
送餐	87	126	1.7	1.9	1595	1851	4.6	4.4
其他3	8	32	0.2	0.5	125	363	0.4	0.9
学校（不包括学校食堂）	21	32	0.4	0.5	107	323	0.3	0.8
家庭	2200	2725	42.8	41.7	8290	9430	23.7	22.6
其他4	132	194	2.6	3.0	764	1111	2.2	2.7

注：①包括食品超市、食品零售点、小吃店、熟食店、糕点坊、大排档；②包括农贸市场；③包括种养殖场、食品公司和饮水公司；④指除集体食堂、宾馆饭店、家庭、街头摊点、快餐店和送餐之外的饮食场所。

12-1-3 各地区食源性疾病暴发报告情况

监测地区	事件数(个)		患者数(个)	
	2017	2018	2017	2018
总　计	5142	6537	34981	41750
东　部	1799	2732	13352	18993
中　部	1477	1581	9515	9309
西　部	1866	2224	12114	13448
北　京	45	47	327	841
天　津	94	118	989	1137
河　北	95	101	808	894
山　西	223	225	1373	1164
内蒙古	84	111	855	934
辽　宁	27	42	235	502
吉　林	59	131	425	867
黑龙江	76	98	485	734
上　海	8	14	80	234
江　苏	135	187	1791	2790
浙　江	123	170	979	1417
安　徽	208	155	2031	1194
福　建	176	236	1470	1341
江　西	188	214	1382	1123
山　东	890	1563	4717	7771
河　南	81	94	643	885
湖　北	60	59	424	495
湖　南	582	605	2752	2847
广　东	125	167	1489	1477
广　西	121	139	1143	1175
海　南	81	87	467	589
重　庆	60	306	621	1769
四　川	280	51	2005	618
贵　州	401	466	1580	2076
云　南	708	858	4215	4887
西　藏				
陕　西	54	96	596	933
甘　肃	96	101	543	568
青　海	5	12	48	68
宁　夏	39	54	406	266
新　疆	18	30	102	154

12-2 2018年食品中微生物、化学污染物及有害因素监测情况

	化学污染物和有害因素					微生物				
	采样单位（个）	检测单位（个）	数据上报单位（个）	完成样本数（份）	监测数据量（个）	采样单位（个）	检测单位（个）	数据上报单位（个）	完成样本数（份）	监测数据量（个）
总　计	881	646	646	63807	696013	729	646	629	70973	289950
省级	29	29	29	6438	67315	20	19	19	2939	11659
地市级	341	334	333	49048	549091	321	302	285	51066	211494
区县级	511	283	284	8321	79607	385	325	325	16968	66797

注：2018年化学污染物和有害因素采样涉及2548个区县，微生物采样涉及2098个区县。

12-3 食品安全国家标准制定公布情况

年　份	2013	2014	2015	2016	2017	2018
总　计	80	80	204	530	11	36
食品安全基础标准	2	1		2	2	
食品产品标准		12	22	14		7
营养与特殊膳食食品标准	1	1				11
理化检验方法标准	9	28	23	204		
食品生产经营规范标准	2	1	1	19	9	4
食品添加剂标准	66	37	155	160		5
食品相关产品标准			3	11		
微生物检验方法标准				18		
农药残留限量				106		9
兽药残留限量	9					

12-4　2018年建设项目卫生审查情况

专业类别	建设项目数（个）				设计卫生审查		竣工验收	
	合计	新建	改建	扩建	同意	不同意	通过	未通过
总　计	25130	21146	3541	443	22074	11	15333	19
公共场所卫生	18332	16724	1520	88	17479	4	11393	10
生活饮用水卫生	708	671	29	8	427		535	1
放射卫生	4457	2502	1831	124	3376	7	2526	7
其他	1633	1249	161	223	792		879	1

12-5-1　2018年公共场所卫生被监督单位情况

指　标	总计	住宿场所	沐浴场所	游泳场所	美容美发场所	候车(机/船)场所	其他
单位数	1232301	348486	100787	15943	654424	2459	110202
从业人员数（人）	6752027	2226756	560597	122900	1443744	59393	2338637
持健康合格证明人数（人）	6564368	2175149	552122	118003	1433700	53250	2232144
有集中空调通风系统	58571	20987	3534	1674	9763	416	22197
有效卫生许可证(份)	1232301	348486	100787	15943	654424	2459	110202
卫生许可证发放情况(份)	392346	96227	31518	5988	228114	569	29930
新发	303086	64619	24742	4154	189141	308	20122
变更	16813	6118	1446	570	5592	90	2997
延续	60520	23427	3924	1102	26196	162	5709
注销	11927	2063	1406	162	7185	9	1102
量化分级管理等级评定情况							
合计	924624	271279	80697	14440	494008	1309	62891
A级	13637	7038	827	1292	3211	42	1227
B级	234399	75424	20913	6592	113165	395	17910
C级	630420	180798	52767	5809	362672	564	27810
不予评级	46168	8019	6190	747	14960	308	15944

12-5-2　2018年公共场所经常性卫生监督监测情况

指　　标	总计	住宿场所	沐浴场所	游泳场所	美容美发场所	候车(机/船)场所	其他
卫生监督户次数	1734582	520596	138746	33711	889791	3591	148147
卫生监测样品数	1742203	700970	146672	143256	601416	6935	142954
卫生监测合格率(%)	98.22	98.33	98.47	95.40	98.45	99.26	99.20

12-5-3　2018年公共场所卫生监督处罚案件(件)

指　　标	总计	住宿场所	沐浴场所	游泳场所	美容美发场所	候车(机/船)场所	其他
案件数	81586	26894	7271	3661	37282	57	6421
结案数	79675	26313	7134	3530	36321	57	6320
违法事实							
违反卫生管理有关规定	69888	20419	6940	3786	31379	60	7304
违反设施设备和公共卫生间有关规定	2393	1341	210	101	662		79
违反通风系统有关规定	649	355	28	12	24	4	226
违反公共用品用具有关规定	23137	9831	1871	133	10669	2	631
违反预防性卫生审查有关规定	51	16	6	2	15		12
违反危害健康事故处置有关规定	383	181	22	9	144	1	26
处罚程序							
简易程序	27384	9276	1930	1019	13678	18	1463
一般程序	54159	17611	5337	2638	23590	39	4944
其中: 听证	388	85	35	51	187	2	28
行政强制及其他措施							
行政强制及其他措施	34783	11265	2854	1734	16290	20	2620
处罚决定							
警告	76633	25467	6893	2999	35355	55	5864
罚款	57423	18486	5702	2816	24931	40	5448
罚款金额(万元)	8923	2650	907	819	3182	9	1355
停业整顿	145	19	18	23	75		10
吊销卫生许可证	13	1	1	6	5		

12-6-1 2018年饮用水卫生(供水)被监督单位情况

单位类别	单位数 (户)	从业人员(人)	持健康合格证明人数(人)
总 计	80225	444808	398285
集中式供水单位	24606	190818	170478
城市公共供水	4637	91254	77949
乡镇公共供水	13152	47722	43860
自建设施供水	5916	49174	46750
分质供水	901	2668	1919
二次供水单位	55619	253990	227807

12-6-2 2018年饮用水卫生(涉水产品)被监督单位情况

单位类别	单位数(户)	产品品种数
总 计	5345	9820
输配水设备单位	3110	5855
防护材料单位	84	107
水处理材料单位	351	759
化学处理剂单位	322	484
水质处理器单位	848	2608
与饮用水接触的新材料、新工艺和新化学物质	4	7

12-6-3 2018年饮用水经常性卫生监督监测情况

单位类别	卫生监督户次数	卫生监测合计样品数	卫生监测合格率(%)
合 计	139735	94421	97.08
集中式供水	49892	46901	95.18
城市公共供水	12257	21207	98.09
乡镇公共供水	26078	23499	92.71
自建设施供水	10193	1706	92.03
分质供水	1364	489	97.25
二次供水	84232	45909	98.96
涉水产品生产企业	5611	1611	98.76

12-6-4　2018年饮用水卫生监督处罚案件(件)

指　标	总计	集中式供水					二次供水	涉水产品生产企业	涉水产品经营单位
		合计	城市公共供水	乡镇公共供水	自建设施供水	分质供水			
案件数	4244	3118	294	1498	1270	56	810	208	108
结案数	4174	3123	285	1510	1275	53	751	201	99
违法事实									
违反饮用水工程项目验收的有关规定	44	34	7	14	7	6	10		
违反供水单位卫生许可的有关规定	1380	1317	61	373	868	15	63		
违反供、管水人员健康管理的有关规定	415	299	60	179	53	7	114		2
违反生活饮用水卫生标准的有关规定	1647	1430	168	1089	141	32	216		1
违反集中式供水单位水源保护的有关规定	30	30	3	13	14				
生产和销售的涉及饮用水卫生安全产品违反卫生许可的有关规定	248	16	5	6	5			131	101
处罚程序									
简易程序	1372	1110	66	183	860	1	251	8	3
一般程序	2857	2007	228	1315	410	54	558	190	102
其中：听证	17	14	3	9	1	1	1	2	
相关行政措施									
责令限期改进	1551	1282	163	886	200	33	155	83	31
处罚决定									
罚款	3132	2233	285	1473	420	55	596	198	105
罚款金额(万元)	944.6	589.9	110.1	308.0	159.7	12.0	158.0	150.2	46.4
其他	1317	999	29	48	922	0	314	3	1

12-7-1　2018年消毒产品被监督单位产品情况

产品种类	合计	消毒剂	消毒器械	卫生用品					
				合计	排泄物卫生用品	湿巾/卫生湿巾	抗（抑）菌制剂	纸巾（纸）	卫生棉/化妆棉	其他
总计	16396	3116	1682	11598	2292	1278	3592	3510	311	615
第一类消毒产品	1920	1474	446							
第二类消毒产品	6470	1642	1236	3592			3592			
第三类消毒产品	8006			8006	2292	1278		3510	311	615

12-7-2　2018年消毒产品经常性卫生监督监测情况

指　标	卫生监测			
	合计	消毒剂	消毒器械	卫生用品
监测样品数	4032	582	69	3386
合格率（%）	96.6	93.3	98.6	97.2

12-8 2018年职业卫生技术机构被监督单位情况

指　标	合计	职业健康检查机构	职业病诊断机构	放射卫生技术服务机构
机构数(个)	3898	3092	449	357
业务人员数(人)	354914	262117	85054	7743
其中：专业技术人数(人)	70757	59397	7953	3407
内：取得相应资格人数(人)	46204	41370	4834	–
有效资质证数（份）	3898	3092	449	357
机构资质证发放情况(份)				
新发	75	1	21	53
变更	36	0	15	21
延续	66	0	37	29
注销	15	12	2	1

12-9-1 2018年放射卫生被监督单位情况

指标	数量	指标	数量
单位数(户)	60075	放射诊疗许可证发放情况(份)	
其中：X射线影像诊断	59592	新发	6912
介入放射学	1496	变更	3817
核医学	964	延续	4121
放射治疗	2593	注销	339
放射工作人员职业监护健康档案人数(人)	272905		
建立放射工作人员个人剂量监测档案人数（人）	285113	在岗期间职业健康检查应检人数(人)	262191
有效放射诊疗许可证(份)	60075	实检人数	255743
个人剂量应监测人数(人)	295739	其中：检出疑似放射病病人数	1226
实监测人数	285253	检出职业禁忌人数	541
其中：超标人数	14698		

12-9-2　2018年放射卫生监督处罚案件(件)

指　　标	数量
案件数	6159
结案数	6049
违法事实	
放射诊疗许可不符合有关规定	3003
放射诊疗建设项目不符合有关规定	996
放射诊疗场所及其防护措施不符合有关规定	624
放射诊疗设备不符合有关规定	812
放射工作人员管理不符合有关规定	1673
开展放射诊疗的人员条件不符合有关规定	206
对患者、受检者及其他非放射工作人员的保护不符合有关规定	1095
职业病人管理不符合有关规定	46
档案管理与体系建设不符合有关规定	344
核医学诊疗过程不符合有关规定	7
放射性同位素管理不符合有关规定	3
放射治疗过程不符合有关规定	15
拒绝卫生行政部门监督检查	58
处罚程序	
简易程序	2042
一般程序	4110
其中：听证	39
行政强制及其他措施	
责令限期改正	2471
处罚决定	
警告	5638
罚款	4004
罚款金额(万元)	2776.8
其他	20

12-10　2018年血液安全监督处罚案件(件)

指　标	合计	医疗机构	采供血机构
案件数	122	95	27
结案数	119	93	26
违法事实			
单采血浆站违反相关管理规定的	7		7
血站违反采供血相关管理规定的	5		5
医疗机构临床用血不符合相关管理规定的	114	114	
非法采集、制作、供应、买卖血液（血液制品）的	1	1	
处罚程序			
简易程序	38	34	4
一般程序	84	61	23
其中：听证	2		2
行政强制及其他措施			
责令改正	62	51	11
处罚决定			
警告	106	85	21
罚款	86	66	20
罚款金额(万元)	84.6	33.8	50.8

12-11-1 2018年传染病防治监督处罚案件(件)

指　　标	总计	疾病预防控制机构	医疗机构	采供血机构	其他
案件数	52693	134	52184		375
结案数	52415	131	51912		372
违法事实					
违反预防接种相关规定的行为	771	19	751		1
违反传染病疫情报告相关规定的行为	733		712		21
违反传染病疫情控制相关规定的行为	236	4	223		9
违反消毒隔离相关规定的行为	24407	14	24285		108
违反医疗废物处置相关规定的行为	44848	130	44493		225
违反病原微生物实验室生物安全管理相关规定的行为	459	20	435		4
其他违法行为	73		56		17
处罚程序					
简易程序	20305	64	20150		91
一般程序	32357	70	32003		284
其中：听证	171		171		
处罚决定					
警告	36727	127	36346		254
罚款	38086	71	37760		255
罚款金额(万元)	8618.3	23.5	8530.8		64.1
没收违法所得	18	1	13		4
没收金额(万元)	16.6	2.5	10.1		3.9
暂扣或吊销许可证	5		5		
吊销执业证书	6		6		
其他	82		81		1

12-11-2   2018年消毒产品监督处罚案件(件)

指　　标	总计	生产企业	在华责任单位	经营单位	使用单位
案件数	1933	540	145	1212	36
结案数	1928	541	142	1210	35
违法事实					
违反标签（铭牌）、说明书相关法规的行为	347	283		63	1
违反消毒产品安全评价相关规定的行为	246	245	1		
违反消毒产品及生产企业卫生许可资质相关法规的行为	96	96			
违反新消毒产品卫生许可文件相关法规的行为	63		63		
违反消毒产品卫生质量相关法规的行为	55	45		10	
其他违法行为	11	1	1	9	
处罚程序					
简易程序	91	27	10	53	1
一般程序	1839	512	135	1157	35
其中：听证	32	2		29	1
处罚决定					
罚款	1913	538	144	1196	35
罚款金额(万元)	471.2	257.9	14.3	193.2	5.8
没收违法所得	5	4		1	
没收金额(万元)	3.6	3.6			
其他	28	4	3	21	

12-12 2018年无证行医监督处罚案件(件)

指 标	总计	非医疗机构	个人非法行医
案件数	19245	4741	14504
结案数	17635	4426	13209
违法事实			
未取得《医疗机构执业许可证》开展诊疗活动	7202	2511	4691
未取得医生执业资格的非法行医情形			
未取得或者以非法手段取得医师资格从事医疗活动	4003	346	3657
取得《医师资格证书》，因本人原因未经注册从事医疗活动的	325	13	312
被依法吊销医师执业证书期间从事医疗活动	7	1	6
未取得乡村医生执业证书从事乡村医疗活动	53	4	49
家庭接生员实施家庭接生以外的医疗行为	6	1	5
处罚程序			
简易程序	710	172	538
一般程序	18535	4569	13966
其中：听证	740	128	612
处罚决定			
罚款	18830	4659	14171
罚款金额(万元)	13601.5	2276.2	11325.3
没收违法所得	5922	1513	4409
没收金额(万元)	4954.4	1642.5	3311.9
没收药品器械	9734	1895	7839
移送司法机关案件数	206	26	180

12-13 2018年医疗卫生监督处罚案件(件)

指　标	总计	医疗					
		合计	医院	妇幼保健院	社区卫生服务机构	卫生院	疗养院
案件数	28799	27218	5418	145	1107	1521	9
结案数	28505	26972	5336	147	1099	1508	10
违法事实							
违反医疗机构资质管理相关规定的	15158	15136	3405	80	664	941	5
违反医务人员管理相关规定的	4703	3734	728	16	105	162	1
违反药品和医疗器械管理相关规定的	5658	5630	700	21	285	301	
违反医疗技术管理相关规定的	63	61	25			4	
违反医疗文书相关管理规定的	5569	4965	1060	22	233	352	2
违反质量管理相关规定的	2301	2227	658	23	61	126	1
违反精神卫生法相关管理规定的	7	7	7				
违反中医机构相关管理规定的	96	79	9		2	5	
其他（含违反医疗广告有关规定等）的	299	290	91	1	6	15	
处罚程序							
简易程序	7832	7199	857	35	268	305	1
一般程序	20916	19972	4543	110	837	1216	8
其中：听证	276	230	63	1	10	4	1
处罚决定							
警告	16285	15119	2707	78	617	819	2
罚款	20522	20343	4448	108	823	1237	7
罚款金额(万元)	7741.5	7627.1	2384.3	61.4	271.9	435.9	1.0
没收违法所得	539	483	147	5	20	10	
没收金额(万元)	1248.2	1209.8	861.1	4.7	10.4	56.9	
没收药品器械	222	169	21		4	1	
吊销执业许可证（证书）	142	142	16		1		
吊销诊疗科目	101	101	61		2	8	
责令暂停执业活动	445	215	62	3	10	12	
其他	133.0	123.0	41.0	1.0	6.0	5.0	

12-13 续表

机 构				卫生技术人员					
门诊部	诊所	村卫生室	其他	合计	医师	药师	护士	医技	乡村医生
2883	10353	5450	332	1581	1178	82	54	161	106
2847	10274	5442	309	1533	1143	73	52	158	107
1567	6294	2004	176	22	9	5	2	3	3
670	1338	658	56	969	725	33	46	95	70
192	1890	2191	50	28	25	1		1	1
6	11	14	1	2	2				
638	1946	632	80	604	488	33	2	56	25
215	652	471	20	74	47	7	8	7	5
6	52	3	2	17	8	3		1	5
78	39	58	2	9	5		4		
593	2809	2259	72	633	504	25	15	55	34
2281	7534	3185	258	944	671	57	39	106	71
39	88	20	4	46	43	1		1	1
1360	5647	3723	166	1166	874	59	37	124	72
2171	7653	3637	259	179	86	18	14	28	33
1192.6	2397.1	761.3	121.8	114.3	57.6	9.1	7.5	22.5	17.6
74	160	61	6	56	37	3	1	6	9
113.2	137.1	6.5	19.9	38.4	30.7	0.3	0.1	1.6	5.7
7	55	81		53	32	2		8	11
38	66	18	3						
18	6	3	3						
9	78	41		230	198	10	5	16	1
16.0	40.0	14.0		10.0	9.0			1.0	

12-14　2018年计划生育监督处罚案件(件)

指　　　标	总计	合计	医院	妇幼保健机构	妇幼保健计划生育技术服务中心
案件数	1026	736	393	34	8
结案数	1022	729	384	34	8
违法事实					
从事技术服务机构许可不符合相关规定	384	384	228	10	3
从事技术服务人员资质不符合相关规定	137	79	40	7	2
存在"两非"违法行为	401	213	82	11	
擅自扩大技术服务项目	61	55	38	2	
违法开展人类辅助生殖技术服务	8	8	8		
违法开展人类精子库技术服务	8	8	6	2	
买卖、出借、出租、变造、伪造相关证明文件	3	3	2		
逾期不校验技术服务许可证书	1	1	1		
违法收取技术服务费用	1	1			
其他违法行为	60	56	42	3	2
处罚程序					
简易程序	91	56	37	2	
一般程序	930	679	355	32	8
其中：听证	28	18	8	1	
处罚决定					
警告	807	603	341	30	5
罚款	868	659	351	31	7
罚款金额(万元)	1719.9	1460.2	1014.4	46.8	11.5
没收违法所得	526	423	241	16	1
没收金额(万元)	349.3	332.3	264.9	8.9	1.9
没收药品器械	55	26	3		
责令暂停执业活动	38	29	18		2
吊销执业许可证（证书）	8	5			
其他	13	8	4	1	

医疗机构								个人
社区卫生服务机构	卫生院	门诊部	诊所	村卫生室	医学检验实验室	医学影像诊断中心	其他	
12	38	39	44	17			151	290
12	37	38	43	16			157	293
10	10	36	35	6			46	
	9	1		4			16	58
	15	3	10	9			83	188
2	5	1					7	6
								1
		1						
		1					8	4
		7	1				9	35
12	31	38	44	17			142	251
1			4				4	10
10	32	35	34	10			106	204
12	27	38	44	16			133	209
14.8	20.5	68.2	62.3	22.2			199.5	259.7
9	14	35	29	11			67	103
3.0	1.2	14.2	4.9	2.3			31.0	17.0
2			6	2			13	29
1	1		4				3	9
		3		2				3
		1					2	5

十三、医疗保障

简要说明

一、本章反映我国推行基本医疗保障、生育保险、政府医疗救助情况。主要包括参保人数、参保率、筹资总额和人均筹资、基金收入和支出、医疗救助人次和救助金额等。

二、本章 2018 年数据来源于国家医保局《2018 年全国基本医疗保障事业发展统计公报》，各地区 2017 年数据来源于国家统计局《2018 中国统计年鉴》。

主要指标解释

职工基本医疗保险参保人数　指报告期末按国家有关规定参加基本医疗保险的人数。包括参加保险的职工人数和退休人员人数。

职工基本医疗保险基金收入　指根据国家有关规定，由纳入基本医疗保险范围的缴费单位和个人，按国家规定的缴费基数和缴费比例缴纳的基金，以及通过其他方式取得的形成基金来源的款项，包括单位缴纳的社会统筹基金收入、个人缴纳的个人账户基金收入、财政补贴收入、利息收入、其他收入。

职工基本医疗保险基金支出　指按照国家政策规定的开支范围和开支标准从社会统筹基金中支付给参加基本医疗保险的职工和退休人员的医疗保险待遇支出和从个人账户基金中支付给参加基本医疗保险的职工和退休人员的医疗费用支出，以及其他支出。包括住院医疗费用支出、门急诊医疗费用支出、个人账户基金支出和其他支出。

职工基本医疗保险累计结余　指截至报告期末基本医疗保险的社会统筹和个人账户基金累计结余金额。包括银行存款、财政专户、债券投资和其他。

城乡居民基本医疗保险参保人数　指按照《关于整合城乡居民基本医疗保险制度的意见》，城乡居民医保实际参保人数包括现有城镇居民医保和新农合所有应参保（合）人数。

城镇居民基本医疗保险参保人数　指报告期末按《关于开展城镇居民基本医疗保险试点的指导意见》规定，参加城镇居民基本医疗保险（在经办机构参保登记并已建立当年缴费记录）的人数。包括自愿参加的不属于城镇职工基本医疗保险制度覆盖范围的中小学阶段的学生（包括职业高中、中专、技校学生）、少年儿童和其他非从业城镇居民。

参加新农合人数　指根据本地新农合实施方案到年内新农合筹资截止时已缴纳新农合资金的人口数。

新农合当年基金支出　指本年度实际从新农合基金账户中支出用于新农合补偿的金额。

新农合本年度筹资总额　指为本年度筹集的、实际进入新农合专用账户的基金数额。包括本年度中央及地方财政配套资金、农民个人缴纳资金（含民政部门及其他相关部门代缴的救助资金）、新农合基金本年度产生的全部利息收入及其他渠道实际筹集到的新农合基金额。筹资数额以进入新农合专用账户的基金数额为准，不含上年结转资金。

新农合补偿支出受益人次　指年内新农合参合人员因病就医获得补偿的人次数，包括住院、家庭账户形式、门诊、特殊病种大额门诊、住院正常分娩、体检和其他补偿人次之和。

生育保险参保人数　指报告期末依据有关规定参加生育保险的职工人数。

生育保险基金收入　指根据国家有关规定，由参加生育保险的单位按照国家规定的缴费基数和缴费比例缴纳的生育保险基金，以及通过其他方式取得的形成基金来源的款项，包括单位缴纳的基金收入、利息收入和其他收入。

生育保险基金支出　指按照国家政策规定的开支范围和开支标准，从生育保险基金中支付给参加生育保险的职工，因妊娠、分娩和计划生育手术而享受的待遇及其他支出。包括生育津贴、医疗费用支出及其他支出。

生育保险基金累计结余 指截至报告期末生育保险基金累计结余金额。包括银行存款、财政专户、债券投资和其他。

13-1-1　城乡居民基本医保筹资

年份	筹资总额（亿元）			人均筹资（元）		
	城镇居民医保	城乡居民医保	新农合	城镇居民医保	城乡居民医保	新农合
2014	1494.5*		3074.90	453.3*		417.20
2015	2085.1*		3197.50	530.7*		483.60
2016	696.4	2220.6	3230.6	570.2	620.4	551.4
2017	282.6	5472.3	999.8	647.0	646.1	612.9
2018	200.4	6653.1	695.4	695.7	723.2	654.6

注：本表系医改监测数据，*含城乡居民医保整合的部分。

13-1-2　2018年全国基本医保收支情况

指标	参保人数（亿人）	收入（亿元）	支出（亿元）	基金累计结存（亿元）	其中统筹基金
合计	13.45	21384	17822	23440	16156
职工医保	3.17	13538	10707	18750	11466
城乡医保	8.97	6971	6277	4372	
新农合	1.30	875	839	582	

注：本表数据来源于《2018年全国基本医疗保障事业发展统计公报》。

13-2 各地区城乡居民和职工基本医疗保险情况

年份 地区	参保人数（万人）					职工基本医保收支（亿元）		
	合计	城乡居民 基本医保	职工 基本医保	在职职工	退休人员	基金收入	基金支出	累计结存
2017	117681	87359	30323	22288	8034	12278.3	9466.9	15851.0
2018	121417	89736	31681	23308	8373	13538.0	10707.0	18750.0
东　部	50580	32675	17904	13731	4173	7654	5779	10161
中　部	37299	30733	6566	4443	2123	2145	1751	2624
西　部	29803	23951	5861	4114	1738	2479	1937	3066
北　京	1771	202	1569	1283	286	1040.1	898.0	571.6
天　津	1089	534	554	353	201	303.5	240.1	212.7
河　北	6883	5896	987	675	312	387.7	305.4	605.5
山　西	3215	2551	664	475	189	213.7	186.5	288.8
内蒙古	2162	1666	495	347	148	198.9	162.6	240.6
辽　宁	2278	702	1576	968	608	456.5	430.3	406.7
吉　林	1381	805	576	368	208	161.7	143.4	238.0
黑龙江	2893	2049	844	493	351	285.5	259.7	320.6
上　海	1840	345	1495	1005	490	1340.4	663.7	2079.6
江　苏	7619	5018	2601	1921	680	978.6	810.0	1282.9
浙　江	5252	3134	2117	1703	415	895.0	663.2	1481.1
安　徽	2108	1299	809	572	238	259.6	203.0	323.9
福　建	3769	2949	819	664	155	290.7	220.1	534.7
江　西	4762	4204	559	367	192	178.0	131.5	230.4
山　东	9296	7283	2013	1527	486	739.6	631.6	780.4
河　南	10411	9183	1228	884	344	360.8	265.2	494.7
湖　北	5622	4603	1019	703	316	371.9	318.5	338.5
湖　南	6906	6039	867	582	285	313.6	243.3	389.3
广　东	10365	6402	3963	3484	479	1152.5	867.2	2107.4
广　西	5173	4617	557	397	160	194.4	147.4	278.5
海　南	420	210	210	149	60	69.8	49.5	98.1
重　庆	3249	2608	640	455	185	250.3	241.1	217.5
四　川	7715	6188	1526	1068	458	649.7	449.5	890.0
贵　州	1001	591	410	299	112	153.9	120.5	141.6
云　南	4464	3973	491	344	147	250.3	192.2	299.1
西　藏	70	30	40	31	9	34.8	18.3	63.3
陕　西	1251	631	620	429	191	246.5	204.1	305.0
甘　肃	2512	2192	320	212	108	114.2	94.6	117.0
青　海	549	455	94	61	33	62.4	44.6	87.9
宁　夏	618	495	124	89	35	58.1	49.3	64.9
新　疆	1040	505	544	382	153	265.7	212.3	360.7

注：①本表2018年数据来源于《2018年全国基本医疗保障事业发展统计公报》；②各地区系2017年数字。

13-3 各地区生育保险情况

年份 地区	年末参加 生育保险人数 （万人）	享受待遇人数 （万人）	基金收支（亿元）		
			基金收入	基金支出	累计结存
2010	12335.9	210.7	159.6	109.9	261.4
2013	16392.0	522.0	368.4	282.8	514.7
2014	17038.7	613.4	446.1	368.1	592.7
2015	17771.0	641.9	501.7	411.5	684.4
2016	18451.0	913.7	521.9	530.6	675.9
2017	19300.0	1112.8	642.5	743.5	564.5
2018	20434.0	…	781.1	762.4	581.7
东　部	12061.6	754.0	464.2	531.1	314.9
中　部	3799.5	176.9	88.6	102.0	143.1
西　部	3492.8	181.8	90.1	110.5	106.2
北　京	1035.2	68.6	80.7	88.3	29.1
天　津	296.9	27.4	12.7	19.7	10.6
河　北	737.8	36.3	15.0	18.7	16.2
山　西	464.2	14.2	8.3	9.4	19.6
内蒙古	307.5	11.5	9.3	8.1	18.3
辽　宁	782.4	44.2	17.6	17.0	14.5
吉　林	370.1	17.1	7.6	8.7	12.8
黑龙江	355.1	8.9	6.8	6.4	15.3
上　海	972.0	36.4	78.6	68.1	42.1
江　苏	1582.0	167.1	56.7	72.3	27.4
浙　江	1393.0	77.2	45.4	50.1	36.7
安　徽	554.1	23.5	11.6	13.1	12.6
福　建	634.5	27.5	14.2	20.1	17.1
江　西	279.3	13.5	6.0	9.0	7.6
山　东	1186.6	90.9	52.7	62.2	23.2
河　南	692.7	30.5	19.8	23.1	27.3
湖　北	522.1	35.2	14.4	17.1	23.5
湖　南	561.9	34.0	14.1	15.2	24.4
广　东	3300.9	169.6	87.1	110.6	93.1
广　西	338.6	20.4	9.2	13.6	13.6
海　南	140.3	8.8	3.5	4.0	4.9
重　庆	411.3	26.6			
四　川	776.3	34.3	20.9	26.4	13.4
贵　州	304.0	20.5	7.9	9.2	7.8
云　南	307.9	22.2	12.6	17.5	4.4
西　藏	29.1	1.4	1.9	1.2	2.6
陕　西	382.7	12.6	6.1	8.1	13.0
甘　肃	175.3	7.7	4.8	7.1	6.4
青　海	50.0	3.8	2.0	2.7	3.3
宁　夏	81.7	6.2	4.4	4.8	1.9
新　疆	328.4	14.6	11.0	11.8	21.5

注：①本表2018年数据来源于《2018年全国基本医疗保障事业发展统计公报》；②各地区系2017年数字。

13-4　各地区医疗救助情况

年份 地区	资助参加 医疗保险 人次数	直接医疗 救助 人次数	资助参加 医疗保险支出 （万元）	直接医疗 救助支出 （万元）
2010	60766645	14793185	215670	1042328
2014	67237218	23953340	484468	2041295
2015	62130148	25158725	544835	2145715
2016	55604175	26961185	633541	2327458
2017	56210312	35170667	739969	2660890
2018	76739000	53610000	…	…
东　部	11118220	16222475	232418	896634
中　部	18877873	8406153	253447	833041
西　部	26214219	10542039	254104	931215
北　京	15865	129921	1111	26218
天　津	246777	2013967	10966	27200
河　北	2281691	451138	43649	77629
山　西	1210042	248594	14980	59062
内蒙古	1659867	312112	17888	66780
辽　宁	1036190	990178	21758	52325
吉　林	798347	543267	16097	55407
黑龙江	2298428	607008	36112	100104
上　海	74738	296283	4683	40361
江　苏	1543258	4911247	34046	152169
浙　江	469699	3209236	18140	120726
安　徽	3906641	1940196	71897	141786
福　建	726954	1258589	13096	44176
江　西	1707036	2011794	15537	128182
山　东	1847770	1141783	29558	100753
河　南	3470837	717996	30121	91482
湖　北	2040048	1183705	35101	138677
湖　南	3446494	1153593	33601	118341
广　东	2647791	1684428	50033	232427
广　西	2475766	282881	27790	62200
海　南	227487	135705	5380	22650
重　庆	1736805	4744723	23408	116475
四　川	4258658	2085832	58278	187490
贵　州	2652689	523177	17155	78572
云　南	4282065	1073106	36520	86501
西　藏	68072	59614	783	24877
陕　西	777861	513121	15408	123792
甘　肃	5495764	271883	22696	67814
青　海	595686	171682	10533	29619
宁　夏	505456	119643	4022	21093
新　疆	1705530	384265	19625	66003

注：①本表2018年数据来源于《2018年全国基本医疗保障事业发展统计公报》；②各地区系2017年数字。

十四、人口指标

简要说明

一、本章反映五次人口普查及历年人口方面的基本情况，包括全国及 31 个省、自治区、直辖市的主要人口指标，如全国人口总数及增长率、城乡人口、性比例、人口年龄结构、人口密度、老少抚养比和受教育程度等。

二、本章资料主要摘自《中国统计年鉴》。

三、1964 年、1982 年、1990 年、2000 年、2010 年人口数系人口普查数，其他年份人口数系人口抽样调查推算数。

四、1964 年文盲人口为 13 岁及以上不识字人口，1982 年、1990 年、2000 年文盲人口为 15 岁及以上不识字或识字很少人口。

主要指标解释

人口数 指一定时点、一定范围内有生命的个人的总和。年度统计的年末人口数指每年 12 月 31 日 24 时的人口数。年度统计的全国人口总数不包括台湾省和港澳同胞以及海外华侨人数。

城镇人口和乡村人口 其定义有三种口径。第一种口径（按行政建制）：城镇人口是指市辖区内和县辖镇的全部人口；乡村人口指县辖乡人口。第二种口径（按常住人口划分）：城镇是指设区的市的区人口，不设区的市的街道人口和不设区的市所辖镇的居民委员会人口，县辖镇的居民委员会人口；乡村人口指上述人口以外的全部人口。第三种口径：按国家统计局 1999 年发布的《关于统计上划分城乡的规定（试行）》计算的。1952~1980 年为第一种口径的数据，1981~1999 年为第二种口径的数据，2000~2011 年按第三种口径计算。

性比例 即男性人数与女性人数之比。计算公式：性比例＝男性人数/女性人数×100。

人口密度 是指一定时期单位土地面积上的人口数。计算公式：人口密度＝某地区人口数/该地区土地面积（人/平方公里）。

总抚养比 又称总负担系数，指人口总体中非劳动年龄人口数与劳动年龄人口数之比。通常用%表示。说明每 100 名劳动年龄人口大致要负担多少名非劳动年龄人口。用于从人口角度反映人口与经济发展的基本关系。计算公式：负担老年系数＝（0~14 岁人口+65 岁以上人口）/（15~64 岁人口）×100%。

少年儿童抚养比 又称少年儿童抚养系数，指某一人口中少年儿童人口数与劳动年龄人口数之比。通常用%表示。以反映每 100 名劳动年龄人口要负担多少名少年儿童。计算公式：负担少年系数＝0~14 岁人口/15~64 岁人口×100%。

老年人口抚养比 又称老年人口抚养系数，指某一人口中老年人口数与劳动年龄人口数之比。通常用百分比表示。用以表明每 100 名劳动年龄人口要负担多少名老年人。老年人口抚养比是从经济角度反映人口老化社会后果的指标之一。计算公式：负担老年系数＝65 岁以上人口/（15~64 岁人口）×100%。

文盲率 指 15 周岁（或 12 周岁）及以上不识字或识字很少的人数与 15 周岁（或 12 周岁）及以上人口之比。

14-1 人口数及构成

年 份	年末总人口（万人）	按城乡分（万人）		城镇人口 %	按性别分（万人）		性比例
		城镇	乡村		男性	女性	
1955	61465	8285	53180	13.5	31809	29656	107.3
1960	66207	13073	53134	19.8	34283	31924	107.4
1965	72538	13045	59493	18.0	37128	35410	104.9
1970	82992	14424	6868	17.4	42686	40306	105.9
1975	92420	16030	76390	17.3	47564	44856	106.0
1980	98705	19140	79565	19.4	50785	47920	106.0
1985	105851	25094	80757	23.7	54725	51126	107.0
1990	114333	30195	84138	26.4	58904	55429	106.3
1995	121121	35174	85947	29.0	61808	59313	104.2
2000	126743	45906	80837	36.2	65437	61306	106.7
2001	127627	48064	79563	37.7	65672	61955	106.0
2002	128453	50212	78241	39.1	66115	62338	106.1
2003	129227	52376	76851	40.5	66556	62671	106.2
2004	129988	54283	75705	41.8	66976	63012	106.3
2005	130756	56212	74544	43.0	67375	63381	106.3
2006	131448	58288	73160	44.3	67728	63720	106.3
2007	132129	60633	71496	45.9	68048	64081	106.2
2008	132802	62403	70399	47.0	68357	64445	106.1
2009	133450	64512	68938	48.3	68647	64803	105.9
2010	134091	66978	67113	49.9	68748	65343	105.2
2011	134735	69079	65656	51.3	69068	65667	105.2
2012	135404	71182	64222	52.6	69395	66009	105.1
2013	136072	73111	62961	53.7	69728	66344	105.1
2014	136782	74916	61866	54.8	70079	66703	105.1
2015	137462	77116	60346	56.1	70414	67048	105.0
2016	138271	79298	58973	57.4	70815	67456	105.0
2017	139008	81347	57661	58.5	71137	67871	104.8
2018	139538	83137	56401	59.6	71351	68187	104.6

注：人口数摘自《中国统计年鉴》《中国统计摘要》。

14-2 流动人口数

年 份	人户分离人口（亿人）	流动人口（亿人）
2010	2.61	2.21
2011	2.71	2.30
2012	2.79	2.36
2013	2.89	2.45
2014	2.98	2.53
2015	2.94	2.47
2016	2.92	2.45
2017	2.91	2.44
2018	2.86	2.41

14-3 人口基本情况

指 标	单位	2000	2005	2010	2014	2015	2016	2017	2018
总人口	万人	126743	130756	134091	136782	137462	138271	139008	139538
按性别分									
男性人口	万人	65437	67375	68748	70079	70414	70815	71137	71351
女性人口	万人	61306	63381	65343	66703	67048	67456	67871	68187
按城乡分									
城镇人口	万人	45906	56212	66978	74916	77116	79298	81347	83137
农村人口	万人	80837	74544	67113	61866	60346	58973	57661	56401
性别比重									
男性人口	%	51.6	51.5	51.3	51.2	51.2	51.2	51.2	51.1
女性人口	%	48.4	48.5	48.7	48.8	48.8	48.8	48.8	48.9
城乡比重									
城镇人口	%	36.2	43.0	49.9	54.8	56.1	57.4	58.5	59.6
农村人口	%	63.8	57.0	50.1	45.2	43.9	42.7	41.5	40.4
出生率	‰	14.0	12.4	11.9	12.4	12.1	13.0	12.4	10.9
死亡率	‰	6.5	6.5	7.1	7.2	7.1	7.1	7.1	7.1
自然增长率	‰	7.6	5.9	4.8	5.2	5.0	5.9	5.3	3.8
人口年龄构成*									
0～15岁人口	%	22.9	20.3	16.6	17.5	17.6	17.7	17.8	17.8
16～59岁人口	%	70.1	72.0	74.5	67.0	66.3	65.6	64.9	64.3
60岁及以上人口	%	7.0	7.7	8.9	15.5	16.1	16.7	17.3	17.9
人口总抚养比	%	42.7	38.9	34.2	36.1	37.0	37.9	39.2	40.4
少年儿童抚养比	%	32.7	28.2	22.3	22.5	22.6	22.9	23.4	23.7
老年人口抚养比	%	10.0	10.7	11.9	13.7	14.3	15.0	15.9	16.8
受教育程度人口占6岁及以上人口比重									
小学	%	35.7	31.2	26.8	26.2	26.2	25.6	25.2	
初中	%	34.0	35.8	38.8	40.2	38.3	38.8	38.1	
高中及中职	%	11.1	11.5	14.0	17.0	16.4	16.9	17.6	
大专及以上	%	3.6	5.2	8.9	11.5	13.3	12.9	13.9	
文盲人口及文盲率									
文盲人口	万人	8507		5466	46210	964050	50980	44221	
文盲率	%	6.7		4.1	4.9	5.4	5.3	4.9	

注：①总人口包括中国人民解放军现役军人数，不包括香港、澳门特别行政区和台湾省人口；②城镇人口中包括中国人民解放军现役军人；③文化程度及文盲率根据抽样调查数据计算，2015年抽样比为1.55%，2016年为0.837‰；④文盲人口指15岁及以上不识字或识字很少的人口；⑤*：2000～2012年份年龄分组为0～14岁、15～64岁、65岁及以上。

14-4 各地区总人口（万人）

地 区	2000	2005	2010	2012	2014	2015	2016	2017	2018
总　计	126743	130756	134091	135404	136782	137462	138271	139008	139538
东　部	47684	50609	55039	55850	56560	56901	57329	57733	58109
中　部	42182	41738	42276	42511	42847	43054	43241	43406	43588
西　部	36192	35976	36070	36428	36839	37507	37414	37695	37956
北　京	1357	1538	1961	2069	2152	2171	2173	2171	2154
天　津	1001	1043	1299	1413	1517	1547	1562	1557	1560
河　北	6674	6851	7194	7288	7384	7425	7470	7520	7556
山　西	3248	3355	3574	3611	3648	3664	3682	3702	3718
内蒙古	2372	2386	2472	2490	2505	2511	2520	2529	2534
辽　宁	4184	4221	4375	4389	4391	4382	4378	4369	4359
吉　林	2682	2716	2747	2750	2752	2753	2733	2717	2704
黑龙江	3807	3820	3833	3834	3833	3812	3799	3789	3773
上　海	1641	1778	2303	2380	2426	2415	2420	2418	2424
江　苏	7327	7475	7869	7920	7960	7976	7999	8029	8051
浙　江	4596	4898	5447	5477	5508	5539	5590	5657	5737
安　徽	6286	6120	5957	5988	6083	6144	6196	6255	6324
福　建	3410	3535	3693	3748	3806	3839	3874	3911	3941
江　西	4149	4311	4462	4504	4542	4566	4592	4622	4648
山　东	8998	9248	9588	9685	9789	9847	9947	10006	10047
河　南	9488	9380	9405	9406	9436	9480	9532	9559	9605
湖　北	5960	5710	5728	5779	5816	5852	5885	5902	5917
湖　南	6562	6326	6570	6639	6737	6783	6822	6860	6899
广　东	7707	9194	10441	10594	10724	10849	10999	11169	11346
广　西	4750	4660	4610	4682	4754	4796	4838	4885	4926
海　南	789	828	869	887	903	911	917	926	934
重　庆	3092	2798	2885	2945	2991	3017	3048	3075	3102
四　川	8602	8212	8045	8076	8140	8204	8262	8302	8341
贵　州	3756	3730	3479	3484	3508	3530	3555	3580	3600
云　南	4241	4450	4602	4659	4714	4742	4771	4801	4830
西　藏	258	277	301	308	318	324	331	337	344
陕　西	3644	3720	3735	3753	3775	3793	3813	3835	3864
甘　肃	2557	2594	2560	2578	2591	2600	2610	2626	2637
青　海	517	543	563	573	583	588	593	598	603
宁　夏	554	596	633	647	662	668	675	682	688
新　疆	1849	2010	2185	2233	2298	2360	2398	2445	2487

注：①2000年、2010年系人口普查数，2005～2009年、2011～2016年系推算数；②各地区人口不含现役军人数。

14-5　各地区市县人口及城乡人口

地　　区	2017年市县人口（万人）		2018年城乡人口（万人）		2018年城镇人口比重（%）
	市	县	城镇	乡村	
总　　计	70127.1	69905.0	83137	56401	58.5
东　　部	34660.5	18212.2	39400	18710	67.8
中　　部	20193.7	26449.9	24456	19131	56.1
西　　部	15272.9	25242.9	20087	17869	52.9
北　京	1382.4		1863	291	86.5
天　津	979.4	87.1	1297	263	83.2
河　北	3346.2	4359.8	4264	3292	56.4
山　西	1414.9	2108.3	2172	1546	58.4
内蒙古	899.2	1535.7	1589	945	62.7
辽　宁	3063.5	1131.4	2969	1391	68.1
吉　林	1812.8	793.7	1556	1148	57.5
黑龙江	2181.3	1397.1	2268	1505	60.1
上　海	1392.0	67.9	2135	288	88.1
江　苏	5609.7	2201.4	5604	2447	69.6
浙　江	3522.3	1474.0	3953	1784	68.9
安　徽	2517.6	4540.8	3458	2865	54.7
福　建	2077.4	1770.5	2594	1347	65.8
江　西	1772.4	3239.2	2604	2044	56.0
山　东	5861.5	4210.1	6147	3900	61.2
河　南	3956.2	7453.7	4967	4638	51.7
湖　北	3963.2	2190.7	3568	2349	60.3
湖　南	2575.3	4726.4	3865	3034	56.0
广　东	6854.1	2562.1	8022	3325	70.7
广　西	2286.4	3347.4	2474	2452	50.5
海　南	572.0	347.9	552	383	59.1
重　庆	1697.5	1701.2	2032	1070	65.5
四　川	3698.5	5420.3	4362	3979	52.3
贵　州	1168.1	3338.8	1711	1889	47.5
云　南	1456.6	3299.0	2309	2521	47.8
西　藏	78.0	253.9	107	237	31.1
陕　西	1665.2	2344.2	2246	1618	58.1
甘　肃	893.8	1881.3	1258	1380	47.7
青　海	173.6	412.8	329	275	54.5
宁　夏	362.2	318.1	405	283	58.9
新　疆	893.8	1390.2	1266	1221	50.9

注：①市县人口数系公安部统计的户籍人口数；②城镇、乡村人口系根据2018年度人口抽样调查推算。

14-6　各年龄段人口数

年龄组	2000年人口数（万人）			2010年人口数（万人）			2017年人口数（人）		
	合计	男	女	合计	男	女	合计	男	女
总　计	126743	65437	61306	133281	68233	65048	1145246	586072	559174
0～4岁	6898	3765	3133	7553	4106	3447	68313	36468	31845
5～9岁	9015	4830	4185	7088	3846	3242	63314	34344	28969
10～14岁	12540	6535	6005	7491	4027	3464	60727	32929	27798
15～19岁	10303	5288	5015	9989	5190	4798	59251	32034	27217
20～24岁	9457	4794	4664	12741	6401	6340	73185	38496	34689
25～29岁	11760	6023	5737	10101	5084	5018	100701	51451	49251
30～34岁	12731	6536	6195	9714	4952	4762	88959	44709	44249
35～39岁	10915	5614	5301	11803	6039	5763	82533	41944	40609
40～44岁	8124	4224	3900	12475	6361	6115	87713	44730	42983
45～49岁	8552	4394	4158	10559	5378	5182	105476	53661	51815
50～54岁	6330	3280	3050	7875	4036	3839	96760	48982	47778
55～59岁	4637	2406	2231	8131	4108	4023	59823	30244	29579
60～64岁	4170	2168	2003	5867	2983	2883	68044	34027	34017
65～69岁	3478	1755	1723	4111	2075	2036	51552	25281	26271
70～74岁	2557	1244	1314	3297	1640	1657	32590	15790	16799
75～79岁	1593	718	875	2385	1128	1257	22553	10774	11779
80～84岁	799	320	479	1337	592	746	14708	6660	8048
85～89岁	303	106	197	563	220	343	6606	2758	3849
90～94岁（人）	783594	229758	553836	1578307	530872	1047435	1964	660	1304
95～99岁（人）	169756	51373	118383	369979	117716	252263	} 455	} 131	} 324
100岁及以上（人）	17877	4635	13242	35934	8852	27082			

注：2000年、2010年系人口普查数字，2017年系全国人口变动情况抽样调查样本数据，抽样比为0.824‰。

14-7　各地区人口年龄结构

地区	年龄别人口						年龄构成(%)					
	2010(万人)			2017(人)			2010			2017		
	0～14岁	15～64岁	65岁及以上	0～14岁	15～64岁	65岁及以上	0～14岁	15～64岁	65岁及以上	0～14岁	15～64岁	65岁及以上
总　计	22246	99843	11883	192353	839679	125642	16.6	74.5	8.9	16.6	72.5	10.9
东　部	7959	42107	4928	72247	347778	55393	14.8	75.2	10.0	15.2	73.2	11.7
中　部	7371	31167	3713	63381	253877	41127	17.3	73.3	9.4	17.7	70.8	11.5
西　部	6822	25981	3229	56728	221112	33908	19.3	71.1	9.6	18.2	70.9	10.9
北　京	169	1622	171	1942	13633	2225	8.6	82.7	8.7	10.9	76.6	12.5
天　津	127	1057	110	1443	9893	1442	9.8	81.7	8.5	11.3	77.4	11.3
河　北	1209	5384	592	11152	43608	7326	16.8	74.9	8.2	18.0	70.2	11.8
山　西	611	2690	271	4767	23037	2746	17.1	75.3	7.6	15.6	75.4	9.0
内蒙古	348	1936	187	2824	15765	2260	14.1	78.3	7.6	13.5	75.6	10.8
辽　宁	500	3424	451	3650	27257	5063	11.4	78.3	10.3	10.1	75.8	14.1
吉　林	329	2187	230	2790	16900	2735	12.0	79.6	8.4	12.4	75.4	12.2
黑龙江	458	3054	319	3108	24350	3793	12.0	79.7	8.3	9.9	77.9	12.1
上　海	199	1870	233	1972	15026	2827	8.6	81.3	10.1	9.9	75.8	14.3
江　苏	1023	5986	857	8889	48002	9210	13.0	76.1	10.9	13.4	72.6	13.9
浙　江	719	4216	508	5669	35092	5812	13.2	77.5	9.3	12.2	75.3	12.5
安　徽	1070	4275	606	9867	35079	6713	18.0	71.8	10.2	19.1	67.9	13.0
福　建	571	2828	291	5956	23196	3069	15.5	76.7	7.9	18.5	72.0	9.5
江　西	975	3143	339	8245	26196	3723	21.9	70.5	7.6	21.6	68.6	9.8
山　东	1507	7129	943	14588	57242	10672	15.7	74.4	9.8	17.7	69.4	12.9
河　南	1975	6642	786	16476	53962	8567	21.0	70.6	8.4	20.9	68.3	10.8
湖　北	796	4407	520	7701	35028	5955	13.9	77.0	9.1	15.8	71.9	12.2
湖　南	1157	4769	642	10427	39325	6895	17.6	72.6	9.8	18.4	69.4	12.2
广　东	1762	7965	704	15472	69329	7121	16.9	76.4	6.8	16.8	75.4	7.7
广　西	999	3178	425	8989	27461	3936	21.7	69.1	9.2	22.3	68.0	9.7
海　南	173	626	68	1514	5500	626	20.0	72.2	7.8	19.8	72.0	8.2
重　庆	490	2061	333	4154	17566	3618	17.0	71.5	11.6	16.4	69.3	14.3
四　川	1364	5797	881	10860	48192	9557	17.0	72.1	11.0	15.8	70.2	13.9
贵　州	876	2300	298	6305	20362	2946	25.2	66.2	8.6	21.3	68.8	9.9
云　南	953	3293	351	7518	28855	3336	20.7	71.6	7.6	18.9	72.7	8.4
西　藏	73	212	15	671	1965	162	24.4	70.5	5.1	24.0	70.2	5.8
陕　西	549	2865	318	4948	23190	3512	14.7	76.8	8.5	15.6	73.3	11.1
甘　肃	464	1883	211	3811	15666	2243	18.2	73.6	8.2	17.5	72.1	10.3
青　海	118	409	35	990	3559	390	20.9	72.8	6.3	20.0	72.1	7.9
宁　夏	135	454	40	1034	4117	476	21.5	72.1	6.4	18.4	73.2	8.5
新　疆	453	1593	135	4624	14414	1472	20.8	73.0	6.2	22.5	70.3	7.2

注：2010年系人口普查数字，2017年系全国人口变动情况抽样调查样本数据，抽样比为0.824‰。

14-8 各地区性别比、人口密度与抚养比

地　区	性别比（女=100）			人口密度（人/公里²）	少年儿童抚养比（%）			老年人口抚养比（%）		
	2000	2010	2017	2000	2000	2010	2017	2000	2010	2017
总　计	106.7	105.2	104.8	132	32.7	22.3	23.4	10.0	12.0	15.9
北　京	109.0	106.8	102.7	823	17.4	10.4	14.3	10.8	10.5	16.3
天　津	104.0	114.5	111.1	886	22.4	12.0	14.6	11.1	10.4	14.6
河　北	103.7	102.8	103.1	359	32.5	22.5	25.6	9.8	11.0	16.8
山　西	107.3	105.6	108.3	211	38.0	22.7	20.7	9.1	10.1	11.9
内蒙古	107.2	108.1	100.8	20	29.0	18.0	17.9	7.3	9.7	14.3
辽　宁	104.0	102.5	100.1	290	23.7	14.6	13.4	10.5	13.2	18.6
吉　林	104.9	102.7	102.4	146	25.2	15.1	16.5	7.8	10.5	16.2
黑龙江	104.6	103.2	103.8	81	25.0	15.0	12.8	7.2	10.4	15.6
上　海	105.7	106.2	103.5	2657	16.0	10.6	13.1	15.1	12.5	18.8
江　苏	102.6	101.5	103.0	725	27.5	17.1	18.5	12.2	14.3	19.2
浙　江	105.6	105.7	111.5	459	24.7	17.1	16.2	12.1	12.1	16.6
安　徽	106.6	103.4	104.9	429	38.1	24.7	28.1	11.1	14.2	19.1
福　建	106.4	106.0	104.1	286	32.7	20.2	25.7	9.3	10.3	13.2
江　西	108.3	107.5	108.3	248	38.3	31.1	31.5	9.0	10.8	14.2
山　东	102.5	102.3	101.7	579	29.3	21.2	25.5	11.3	13.2	18.6
河　南	106.6	102.1	104.5	554	38.7	29.7	30.5	10.4	11.8	15.9
湖　北	108.6	105.6	106.3	324	32.3	18.1	22.0	8.9	11.8	17.0
湖　南	109.0	105.8	101.7	304	31.4	24.3	26.5	10.3	13.5	17.5
广　东	103.8	109.0	113.5	486	34.6	22.1	22.3	8.7	8.9	10.3
广　西	112.7	108.3	109.2	190	39.4	31.4	32.7	10.7	13.4	14.3
海　南	109.8	110.9	110.0	232	41.6	27.4	27.5	10.0	11.2	11.4
重　庆	108.0	102.4	99.6	375	31.3	23.9	23.7	11.3	16.5	20.6
四　川	107.0	103.1	101.9	172	32.4	23.5	22.5	10.6	15.2	19.8
贵　州	110.1	106.9	107.2	200	47.4	38.3	31.0	9.1	13.2	14.5
云　南	110.1	107.8	107.4	109	38.3	28.9	26.0	8.8	10.6	11.6
西　藏	102.6	105.7	100.9	2.1	48.8	34.6	34.1	7.1	7.2	8.2
陕　西	108.4	106.9	97.4	175	36.2	19.2	21.3	8.6	11.1	15.1
甘　肃	107.6	104.4	103.3	56	39.7	24.7	24.3	7.3	11.2	14.3
青　海	107.1	107.4	105.9	7.2	38.5	28.8	27.8	6.1	8.7	11.0
宁　夏	105.3	105.1	96.9	108	42.4	29.6	25.1	6.6	8.9	11.6
新　疆	107.3	105.3	102.2	12	40.1	28.0	32.8	6.6	8.9	10.4

注：2000年、2010年系人口普查数字，2017年系全国人口变动情况抽样调查样本数据，抽样比为0.824‰。

14-9 每十万人口平均在校学生数

	学前教育	小 学	初中阶段	高中阶段	高等教育
2000	1782	10335	4969	2000	723
2005	1676	8358	4781	3070	1613
2009	2001	7584	4097	3495	2128
2010	2230	7448	3955	3504	2189
2011	2554	7403	3779	3495	2253
2012	2736	7196	3535	3411	2335
2013	2876	6913	3279	3227	2418
2014	2977	6946	3222	3100	2488
2015	3118	7086	3152	2965	2524
2016	3211	7211	3150	2887	2530
2017	3327	7300	3213	2861	2576
2018	3350	7438	3347	2828	2658
北　京	2050	4031	1226	1245	5300
天　津	1674	4149	1679	1820	4072
河　北	3179	8530	3481	2822	2328
山　西	2791	6196	2940	3119	2401
内蒙古	2540	5260	2455	2559	1969
辽　宁	2179	4445	2201	2303	2859
吉　林	1666	4494	2264	2123	3038
黑龙江	1472	3623	2380	2158	2403
上　海	2367	3243	1701	1099	3498
江　苏	3257	6753	2609	2316	3045
浙　江	3503	6333	2788	2635	2345
安　徽	3242	7110	3263	3123	2250
福　建	4272	7927	3138	2717	2352
江　西	3505	9209	4160	3150	2676
山　东	2787	7122	3311	2796	2519
河　南	4458	10303	4502	3551	2455
湖　北	2991	6025	2527	2156	3000
湖　南	3357	7500	3366	2905	2419
广　东	4013	8564	3238	3128	2454
广　西	4423	9586	4206	3686	2383
海　南	3973	8828	3635	3402	2261
重　庆	3145	6888	3249	3305	3084
四　川	3177	6679	3015	2889	2339
贵　州	4316	10185	5147	4502	2129
云　南	2922	7864	3925	3094	1999
西　藏	3213	9520	3763	2358	1678
陕　西	3804	6617	2753	3076	3582
甘　肃	3562	7110	3280	3098	2217
青　海	3495	7843	3471	3647	1391
宁　夏	3415	8613	4136	3412	2278
新　疆	6035	9534	3761	3712	1863

注：本表摘自《中国统计年鉴》，分省数据系2017年数据。

14-10 各地区文盲人口和文盲率

地区	文盲人口			文盲率(%)		
	2000(万人)	2010(万人)	2017（人）	2000	2010	2017
总　计	8507	5466	46221	6.7	4.1	4.9
北　京	59	33	195	4.2	1.7	1.2
天　津	49	27	217	4.9	2.1	1.9
河　北	448	188	1774	6.7	2.6	3.5
山　西	138	76	459	4.2	2.1	1.8
内蒙古	217	101	869	9.1	4.1	4.8
辽　宁	202	84	498	4.8	1.9	1.5
吉　林	125	53	687	4.6	1.9	3.5
黑龙江	188	79	814	5.1	2.1	2.9
上　海	90	63	408	5.4	2.7	2.3
江　苏	469	300	3405	6.3	3.8	6.0
浙　江	330	306	2208	7.1	5.6	5.4
安　徽	602	497	2843	10.1	8.3	6.8
福　建	250	90	1471	7.2	2.4	5.6
江　西	214	139	1304	5.2	3.1	4.4
山　东	768	476	4119	8.5	5.0	6.1
河　南	543	399	3128	5.9	4.3	5.0
湖　北	431	262	2333	7.2	4.6	5.7
湖　南	299	175	1447	4.7	2.7	3.1
广　东	332	204	1919	3.8	2.0	2.5
广　西	170	125	1037	3.8	2.7	3.3
海　南	55	35	259	7.0	4.1	4.2
重　庆	215	124	639	7.0	4.3	3.0
四　川	636	438	4071	7.6	5.4	7.1
贵　州	490	304	2356	13.9	8.7	10.1
云　南	488	277	2702	11.4	6.0	8.4
西　藏	85	73	743	32.5	24.4	35.0
陕　西	263	140	1468	7.3	3.7	5.5
甘　肃	367	222	1642	14.3	8.7	9.2
青　海	93	58	380	18.0	10.2	9.6
宁　夏	75	39	330	13.4	6.2	7.2
新　疆	107	52	497	5.6	2.4	3.2

注：2000年、2010年系人口普查数字，2017年系全国人口变动情况抽样调查样本数据，抽样比为0.824‰。

附录一　主要社会经济指标

简要说明

一、本章反映我国及 31 个省、自治区、直辖市主要社会和经济情况。内容包括行政区划、国内生产总值、国民总收入、财政收支、价格指数、城乡居民家庭收支、就业和工资、农村居民贫困状况等。

二、本章资料主要摘自《中国统计年鉴》，2017 年数据摘自《2018 中国统计摘要》。国家统计局调整了个别年份数据，历史数据以最近年鉴数据为准。

主要指标解释

地级区划数　包括地级市、地区、自治州、自治盟。

县级区划数　包括县（自治县、旗）、县级市和市辖区数。

国内生产总值（GDP）　指一个国家或地区所有常住单位在一定时期内生产活动的最终成果。

国民总收入　即国民生产总值。指一个国家或地区所有常住单位在一定时期内收入初次分配的最终结果。它等于国内生产总值加上来自国外的净要素收入。与国内生产总值不同，国民总收入是收入概念，而国内生产总值是个生产概念。

一般公共预算收支　指政府凭借国家政治权力，以社会管理者身份筹集以税收为主体的财政收入，用于保障和改善民生、维持国家机构正常运转、保障国家安全等方面的各项收支。全国一般公共预算收入与支出决算由中央级决算和地方总决算组成。省（自治区、直辖市）级决算及其所属市（州）、县（区）总决算汇总组成省（自治区、直辖市）总决算；各省（自治区、直辖市）总决算汇总成地方总决算。中央级决算、省（自治区、直辖市）级决算和市（州）、县（区）总决算，由同级主管部门汇总的行政事业单位决算、企业财务决算、基本建设财务决算和金库年报、税收年报等组成。

商品零售价格指数　是反映城乡商品零售价格变动趋势的一种经济指数。零售价格的调整变动直接影响到城市居民的生活支出和国家的财政收入，影响居民购买力和市场供需平衡，影响消费与积累的比例。因此，计算零售价格指数，可以从一个侧面对上述经济活动进行观察和分析。

居民消费价格指数　是反映一定时期内城乡居民所购买的生活消费品价格和服务项目价格变动趋势和程度的相对数。是对城市居民消费价格指数和农村居民消费价格指数进行综合汇总计算的结果。利用居民消费价格指数，可以观察和分析消费品的零售价格和服务价格变动对城乡居民实际生活费支出的影响程度。

三次产业　是根据社会生产活动历史发展的顺序对产业结构的划分，产品直接取自自然界的部门称为第一产业，对初级产品进行再加工的部门称为第二产业，为生产和消费提供各种服务的部门称为第三产业。我国的三次产业的划分是：第一产业：农业（包括种植业、林业、牧业和渔业）；第二产业：工业（采掘业，制造业，电力、煤气及水的生产和供应业）和建筑业；第三产业：除第一、第二产业以外的其他各业。第三产业分为流通部门和服务部门，具体又分为四个层次，即：第一层次：流通部门（包括交通运输、仓储及邮电通信业，批发和零售贸易、餐饮业）；第二层次：为生产和生活服务部门（包括金融、保险业务，地质勘查业、水利管理业，房地产业务，社会服务业，农林牧副渔服务业，交通运输辅助业，综合技术服务业等）；第三层次：为提高科学文化水平和居民素质服务部门（包括教育、文化艺术及广播电影电视业，卫生、体育和社会福利业，科学研究业等）；第四层次：为社会公共需要服务部门（包括国家机关、政党机关和社会团体以及军队、警察等）。

就业人员　即从业人员。指在各级国家机关、政党机关、社会团体及企业、事业单位中工作，取得工资或其他形式的劳动报酬的全部人员。包括在岗职工、再就业的离退休人员、民办教师以及在各单位中工作的外方人员和港澳台方人员、兼职人员、借用的外单位人员和第二职业者。不包括离开本单位仍保留劳动关系的职工。各单位的从业人员反映了各单位实际参加生产或工作的全部劳动力。

城镇登记失业人员　指有非农业户口，在一定的劳动年龄内，有劳动能力，无业而要求就业，并在当地就业服务机构进行求职登记的人员。

城镇登记失业率　城镇失业率指城镇登记失业人数同城镇从业人数与城镇登记失业人数之和的比。计算公式为：城镇登记失业率=城镇登记失业人数／（城镇从业人数+城镇登记失业人数）×100%。城镇登记失业率是指城镇登记失业人员与城镇单位从业人员（扣除使用的农村劳动力、聘用的离退休人员、港澳台及外方人员）、城镇单位中的不在岗职工、城镇私营业主、个体户主、城镇私营企业和个体从业人员、城镇登记失业人员之和的比。

恩格尔系数　指食物支出在生活消费总支出中所占的比例。即食物支出/生活消费总支出×100%。

附录1-1-1　全国行政区划(2018年底)

地　区	地级区划数（个）	县级区划数(个)					
		地级市	合计	市辖区	县级市	县	自治县
全　国	333	293	2851	970	375	1335	117
北　京			16	16			
天　津			16	16			
河　北	11	11	168	47	21	94	6
山　西	11	11	117	25	11	81	
内蒙古	12	9	103	23	11	17	
辽　宁	14	14	100	59	16	17	8
吉　林	9	8	60	21	20	16	3
黑龙江	13	12	128	65	20	42	1
上　海			16	16			
江　苏	13	13	96	55	22	19	
浙　江	11	11	89	37	19	32	1
安　徽	16	16	105	44	7	54	
福　建	9	9	85	29	12	44	
江　西	11	11	100	26	11	63	
山　东	16	16	137	56	27	54	
河　南	17	17	158	52	21	85	
湖　北	13	12	103	39	25	36	2
湖　南	14	13	122	36	17	62	7
广　东	21	21	122	65	20	34	3
广　西	14	14	111	40	8	51	12
海　南	4	4	23	8	5	4	6
重　庆			38	26		8	4
四　川	21	18	183	54	17	108	4
贵　州	9	6	88	15	9	52	11
云　南	16	8	129	17	16	67	29
西　藏	7	6	74	8		66	
陕　西	10	10	107	30	5	72	
甘　肃	14	12	86	17	5	57	7
青　海	8	2	44	6	4	27	7
宁　夏	5	5	22	9	2	11	
新　疆	14	4	105	13	24	62	6
香港特别行政区							
澳门特别行政区							
台湾省							

注：县包括县、自治县、旗、自治旗、1个特区和1个林区(未列出旗、自治旗、特区和林区)。

附录1-1-2 城乡基层组织情况

年份 地区	街道数 (个)	乡镇数(个)			村委会数 (个)
		合计	乡	镇	
2010	6923	33981	14571	19410	594658
2014	7696	32683	12282	20401	585451
2015	7957	31830	11315	20515	580575
2016	8105	31755	10872	20883	559166
2017	8243	31645	10529	21116	554202
2018	8393	39945	10253	21297	542238
北　京	152	333	38	143	3915
天　津	120	249	3	126	3556
河　北	308	2255	790	1156	48724
山　西	202	1398	632	564	26623
内蒙古	246	1024	270	508	11057
辽　宁	690	1531	201	640	11586
吉　林	325	933	182	426	9325
黑龙江	308	1196	347	541	8967
上　海	105	214	2	107	1572
江　苏	491	1258	44	723	14410
浙　江	467	1375	269	639	24711
安　徽	249	1488	271	968	14516
福　建	183	1106	272	651	14358
江　西	162	1567	578	827	17004
山　东	664	1824	68	1092	69599
河　南	660	2451	618	1173	45653
湖　北	310	1235	163	762	23511
湖　南	403	1933	392	1138	23897
广　东	467	1601	11	1123	19792
广　西	133	1251	312	806	14226
海　南	22	218	21	175	2667
重　庆	226	1030	177	627	8031
四　川	353	4612	2027	2232	45525
贵　州	227	1381	317	837	13295
云　南	175	1400	543	682	11865
西　藏	20	697	539	138	5260
陕　西	315	1311	21	975	17022
甘　肃	126	1355	343	886	16062
青　海	37	403	223	143	4146
宁　夏	47	240	90	103	2252
新　疆	200	1076	489	386	9111

附录1-2-1 国内生产总值与一般公共预算收支

年份	国内生产总值 (亿元)	人均GDP (元)	一般公共预算收入 (亿元)	一般公共预算支出 (亿元)	一般公共预算收入 占GDP%
1978	3650.2	382	1132.3	1122.1	31.0
1979	4067.7	420	1146.4	1281.8	28.2
1980	4551.6	464	1159.9	1228.8	25.5
1981	4898.1	493	1175.8	1138.4	24.0
1982	5333.0	529	1212.3	1230.0	22.7
1983	5975.6	584	1367.0	1409.5	22.9
1984	7226.3	697	1642.9	1701.0	22.7
1985	9039.9	860	2004.8	2004.3	22.2
1986	10308.8	966	2122.0	2204.9	20.6
1987	12102.2	1116	2199.4	2262.2	18.2
1988	15101.1	1371	2357.2	2491.2	15.6
1989	17090.3	1528	2664.9	2823.8	15.6
1990	18774.3	1654	2937.1	3083.6	15.6
1991	21895.5	1903	3149.5	3386.6	14.4
1992	27068.3	2324	3483.4	3742.2	12.9
1993	35524.3	3015	4349.0	4642.3	12.2
1994	48459.6	4066	5218.1	5792.6	10.8
1995	61129.8	5074	6242.2	6823.7	10.2
1996	71572.3	5878	7408.0	7937.6	10.4
1997	79429.5	6457	8651.1	9233.6	10.9
1998	84883.7	6835	9876.0	10798.2	11.6
1999	90187.7	7199	11444.1	13187.7	12.7
2000	99776.3	7902	13395.2	15886.5	13.4
2001	110270.4	8670	16386.0	18902.6	14.9
2002	121002.0	9450	18903.6	22053.2	15.6
2003	136564.6	10600	21715.3	24650.0	15.9
2004	160714.4	12400	26396.5	28486.9	16.4
2005	185895.8	14259	31649.3	33930.3	17.0
2006	217656.6	16602	38760.2	40422.7	17.8
2007	268019.4	20337	51321.8	49781.4	19.1
2008	316751.7	23912	61330.4	62592.7	19.4
2009	345629.2	25963	68518.3	76299.9	19.8
2010	408903.0	30567	83101.5	89874.2	20.3
2011	484123.5	36018	103874.4	109247.8	21.5
2012	534123.0	39544	117253.5	125953.0	22.0
2013	588018.8	43320	129209.6	140212.1	22.0
2014	636138.7	46629	140370.0	151785.6	22.1
2015	676707.8	49351	152269.2	175877.8	22.5
2016	743585.5	53935	159605.0	187755.2	21.5
2017	827121.7	59660	172566.6	203330.0	20.9
2018	900309.0	64644	183352.0	220906.1	20.4

注：①本表按当年价格计算；②全国一般公共预算收支由中央级决算和地方总决算组成。

附录1-2-2 2018年各地区生产总值与一般公共预算收支

地　区	地区生产总值 （亿元）	人均地区生产总值 （元）	地方一般公共预算收入 （亿元）	地方一般公共预算支出 （亿元）
北　京	30320.0	140211	5785.9	7467.5
天　津	18809.6	120711	2106.2	3104.2
河　北	36010.3	47772	3513.7	7720.2
山　西	16818.1	45328	2292.6	4285.4
内蒙古	17289.2	68302	1857.5	4806.3
辽　宁	25315.4	58008	2616.0	5323.7
吉　林	15074.6	55611	1240.8	3789.6
黑龙江	16361.6	43274	1282.5	4675.8
上　海	32679.9	134982	7108.2	8351.5
江　苏	92595.4	115168	8630.2	11658.2
浙　江	56197.2	98643	6598.1	8627.5
安　徽	30006.8	47712	3048.6	6571.5
福　建	35804.0	91197	3007.4	4836.7
江　西	21984.8	47434	2372.3	5669.9
山　东	76469.7	76267	6485.4	10099.0
河　南	48055.9	50152	3763.9	9225.4
湖　北	39366.6	66616	3307.0	7257.6
湖　南	36425.8	52949	2860.7	7530.9
广　东	97277.8	86412	12102.9	15737.4
广　西	20352.5	41489	1681.5	5310.9
海　南	4832.1	51955	752.7	1685.4
重　庆	20363.2	65933	2265.5	4541.2
四　川	40678.1	48883	3910.9	9718.3
贵　州	14806.5	41244	1726.8	5017.3
云　南	17881.1	37136	1994.3	6075.0
西　藏	1477.6	43397	230.3	1972.7
陕　西	24438.3	63477	2243.1	5301.9
甘　肃	8246.1	31336	870.8	3773.8
青　海	2865.2	47689	272.9	1647.5
宁　夏	3705.2	54094	444.4	1430.6
新　疆	12199.1	49475	1531.5	4985.6

注：地方一般公共预算收入（支出）为地方财政本级收入（支出）。

附录1-3　价格指数(上年=100)

年份 地区	商品零售价格指数	中西药品及 保健用品	居民消费价格指数	医疗保健	医疗服务
2009	98.8	101.5	99.3	101.4	101.0
2010	103.1	104.3	103.3	103.3	100.9
2011	104.9	103.9	105.4	102.9	100.6
2012	102.0	102.1	102.6	101.7	100.7
2013	101.4	101.3	102.6	101.5	101.5
2014	101.0	101.7	102.0	101.7	101.2
2015	100.1	102.4	101.4	102.7	102.7
2016	100.7	104.1	102.0	103.8	103.5
2017	101.1	105.4	101.6	106.0	106.5
2018	101.9	…	102.1	104.3	…
北　京	99.2	102.6	101.9	107.4	118.8
天　津	100.8	103.9	102.1	115.4	127.5
河　北	101.4	109.0	101.7	106.9	105.7
山　西	101.3	104.9	101.1	107.5	109.5
内蒙古	101.2	105.9	101.7	110.0	113.3
辽　宁	100.7	107.5	101.4	107.5	108.6
吉　林	101.4	109.8	101.6	110.9	111.5
黑龙江	99.9	105.9	101.3	110.4	113.4
上　海	100.9	102.2	101.7	106.6	111.6
江　苏	101.9	104.2	101.7	101.5	100.3
浙　江	101.4	106.5	102.1	102.3	100.2
安　徽	101.7	107.1	101.2	103.9	102.1
福　建	100.6	104.8	101.2	103.0	102.3
江　西	101.0	104.8	102.0	109.0	111.0
山　东	100.8	104.9	101.5	105.4	105.4
河　南	101.3	109.2	101.4	106.3	104.2
湖　北	100.3	102.9	101.5	110.6	115.3
湖　南	101.3	103.2	101.4	105.0	105.1
广　东	101.6	106.4	101.5	106.2	106.9
广　西	101.2	103.9	101.6	106.1	107.5
海　南	102.0	114.1	102.8	111.1	108.3
重　庆	100.8	105.7	101.0	104.2	103.2
四　川	100.5	102.6	101.4	104.2	104.5
贵　州	100.9	101.8	100.9	101.8	101.8
云　南	101.3	106.2	100.9	104.3	102.1
西　藏	101.4	107.5	101.6	102.7	100.6
陕　西	101.3	101.9	101.6	108.6	112.1
甘　肃	101.4	107.8	101.4	105.2	104.2
青　海	101.2	109.0	101.5	105.9	102.0
宁　夏	101.8	102.7	101.6	104.8	106.4
新　疆	100.9	102.8	102.2	109.6	112.5

注：各地区价格指数系2017年数字。

附录1-4 就业和工资情况

指　　　标	2000	2005	2010	2014	2015	2016	2017	2018
年底从业人员(万人)	72085	74647	76105	77253	77451	77603	77640	77586
按三次产业分								
第一产业	36043	33442	27931	22790	21919	21496	20944	20258
第二产业	16219	17766	21842	23099	22693	22350	21824	21390
第三产业	19823	23439	26332	31364	32839	33757	34872	35938
按城乡分								
城镇从业人员	23151	28389	34687	39310	40410	41428	42462	43419
内：国有单位	8102	6488	6516	6312	6208	6170	6064	…
城镇集体单位	1499	810	597	537	481	453	406	…
私营企业	1268	3458	6071	9857	11180	12083	13327	…
乡村从业人员	48934	46258	41418	37943	37041	36175	35178	34167
城镇登记失业人数(万人)	595	839	908	952	966	982	972	974
城镇登记失业率(%)	3.1	4.2	4.1	4.1	4.1	4.0	3.9	4.0
城镇单位就业人员平均工资(元)	9333	18200	36539	56360	62029	67569	74318	82461
国有单位	9441	18978	38359	57296	65296	72538	81114	89474
城镇集体单位	6241	11176	24010	42742	46607	50527	55243	60664
其他单位	11238	18362	35801	56485	60906	65531	71304	79532

附录1-5 农村居民贫困状况

指　　　标	2000	2005	2010	2014	2015	2016	2017	2018
贫困标准(元/人)	625	683	1274	2300	2300	2300	2300	2300
贫困人口(万人)	3209	2365	2688	7017	5575	4335	3046	1660
贫困发生率(%)	3.4	2.5	2.8	7.2	5.7	4.5	3.1	1.7

附录1-6-1 居民人均收支情况

指　　标	2014	2015	2016	2017	2018
全国居民人均可支配收入（元）	20167.1	21966.2	23821.0	25973.8	28228.0
工资性收入	11420.6	12459.0	13455.2	14620.3	15829.0
经营净收入	3732.0	3955.6	4217.7	4501.8	4852.4
财产净收入	1587.8	1739.6	1889.0	2107.4	2378.5
转移净收入	3426.8	3811.9	4259.1	4744.3	5168.1
全国居民人均消费支出（元）	14491.4	15712.4	17110.7	18322.1	19853.1
食品烟酒	4493.9	4814.0	5151.0	5373.6	5631.1
衣着	1099.3	1164.1	1202.7	1237.6	1288.9
居住	3200.5	3419.2	3746.4	4106.9	4646.6
生活用品及服务	889.7	951.4	1043.7	1120.7	1222.7
交通通信	1869.3	2086.9	2337.8	2498.9	2675.4
教育文化娱乐	1535.9	1723.1	1915.3	2086.2	2225.7
医疗保健	1044.8	1164.5	1307.5	1451.2	1685.2
其他用品及服务	358.0	389.2	406.3	447.0	477.5
城镇居民人均可支配收入（元）	28843.9	31194.8	33616.2	36396.2	39250.8
工资性收入	17936.8	19337.1	20665.0	22200.9	23792.2
经营净收入	3279.0	3476.1	3770.1	4064.7	4442.6
财产净收入	2812.1	3041.9	3271.3	3606.9	4027.7
转移净收入	4815.9	5339.7	5909.8	6523.6	6988.3
城镇居民人均消费支出（元）	19968.1	21392.4	23078.9	24445.0	26112.3
食品烟酒	6000.0	6359.7	6762.4	7001.0	7239.0
衣着	1627.2	1701.1	1739.0	1757.9	1808.2
居住	4489.6	4726.0	5113.7	5564.0	6255.0
生活用品及服务	1233.2	1306.5	1426.8	1525.0	1629.4
交通通信	2637.3	2895.4	3173.9	3321.5	3473.5
教育文化娱乐	2142.3	2382.8	2637.6	2846.6	2974.1
医疗保健	1305.6	1443.4	1630.8	1777.4	2045.7
其他用品及服务	532.9	577.5	594.7	651.5	687.4
农村居民人均可支配收入（元）	10488.9	11421.7	12363.4	13432.4	14617.0
工资性收入	4152.2	4600.3	5021.8	5498.4	5996.1
经营净收入	4237.4	4503.6	4741.3	5027.8	5358.4
财产净收入	222.1	251.5	272.1	303.0	342.1
转移净收入	1877.2	2066.3	2328.2	2603.2	2920.5
农村居民人均消费支出（元）	8382.6	9222.6	10129.8	10954.5	12124.3
食品烟酒	2814.0	3048.0	3266.1	3415.4	3645.6
衣着	510.4	550.5	575.4	611.6	647.7
居住	1762.7	1926.2	2147.1	2353.5	2660.6
生活用品及服务	506.5	545.6	595.7	634.0	720.5
交通通信	1012.6	1163.1	1359.9	1509.1	1690.0
教育文化娱乐	859.5	969.3	1070.3	1171.3	1301.6
医疗保健	753.9	846.0	929.2	1058.7	1240.1
其他用品及服务	163.0	174.0	186.0	200.9	218.3

资料来源：国家统计局城乡一体化住户收支与生活状况调查。

附录1-6-2 2018年各地区居民人均收支情况

地　　区	全国居民			城镇居民			农村居民		
	可支配收入(元)	消费支出(元)	医疗保健支出(元)	可支配收入(元)	消费支出(元)	医疗保健支出(元)	可支配收入(元)	消费支出(元)	医疗保健支出(元)
总　　计	28228.0	19853.1	1685.2	39250.8	26112.3	2045.7	14617.0	12124.3	1240.1
北　京	62361.2	39842.7	2899.7	67989.9	42925.6	3088.0	26490.3	20195.3	1699.3
天　津	39506.1	29902.9	2390.0	42976.3	32655.1	2599.5	23065.2	16863.3	1407.2
河　北	23445.7	16722.0	1396.3	32977.2	22127.4	1737.3	14030.9	11382.8	1072.6
山　西	21990.1	14810.1	1359.7	31034.8	19789.8	1741.4	11750.0	9172.2	937.5
内蒙古	28375.7	19665.2	1653.8	38304.7	24437.1	1907.3	13802.6	12661.5	1288.4
辽　宁	29701.4	21398.3	1999.9	37341.9	26447.9	2380.1	14656.3	11455.0	1251.4
吉　林	22798.4	17200.4	1818.3	30171.9	22393.7	2164.0	13748.2	10826.2	1399.6
黑龙江	22725.8	16994.0	1791.3	29191.0	21035.5	1966.7	13803.7	11416.8	1551.2
上　海	64182.6	43351.3	2602.1	68033.6	46015.2	2734.7	30374.7	19964.7	1456.4
江　苏	38095.8	25007.4	1510.9	47200.0	29461.9	1573.7	20845.1	16567.0	1395.0
浙　江	45839.8	29470.7	1696.1	55574.3	34597.9	1871.8	27302.4	19706.8	1370.2
安　徽	23983.6	17044.6	1135.9	34393.1	21522.7	1274.5	13996.0	12748.1	1006.8
福　建	32643.9	22996.0	1105.3	42121.3	28145.1	1235.1	17821.2	14942.8	906.5
江　西	24079.7	15792.0	877.8	33819.4	20760.0	1044.3	14459.9	10885.2	718.2
山　东	29204.6	18779.8	1484.3	39549.4	24798.4	1780.6	16297.0	11270.1	1129.3
河　南	21963.5	15168.5	1219.8	31874.2	20989.2	1611.5	13830.7	10392.0	909.0
湖　北	25814.5	19537.8	1838.3	34454.6	23995.9	2165.0	14977.8	13946.3	1438.3
湖　南	25240.7	18807.9	1424.0	36698.3	25064.2	1693.0	14092.5	12720.5	1171.8
广　东	35809.9	26054.0	1319.5	44341.0	30924.3	1503.6	17167.7	15411.3	921.7
广　西	21485.0	14934.8	1075.6	32436.1	20159.4	1254.2	12434.8	10617.0	931.0
海　南	24579.0	17528.4	1101.2	33348.7	22971.2	1505.1	13988.9	10955.8	629.5
重　庆	26385.8	19248.5	1471.9	34889.3	24154.2	1882.5	13781.2	11976.8	883.9
四　川	22460.6	17663.6	1320.2	33215.9	23483.9	1595.6	13331.4	12723.2	1093.6
贵　州	18430.2	13798.1	851.2	31591.9	20787.9	1244.0	9716.1	9170.2	602.5
云　南	20084.2	14249.9	1125.3	33487.9	21626.4	1786.6	10767.9	9122.9	681.5
西　藏	17286.1	11520.2	271.5	33797.4	23029.4	639.7	11449.8	7452.1	147.5
陕　西	22528.3	16159.7	1704.8	33319.3	21966.4	2140.8	11212.8	10070.8	1260.4
甘　肃	17488.4	14624.0	1233.4	29957.0	22606.0	1741.2	8804.1	9064.6	890.6
青　海	20757.3	16557.2	1598.7	31514.5	22997.5	1948.6	10393.3	10352.4	1270.4
宁　夏	22400.4	16715.1	1553.6	31895.2	21976.7	1936.6	11707.6	10789.6	1131.2
新　疆	21500.2	16189.1	1466.3	32763.5	24191.4	2065.6	11974.5	9421.3	970.7

注：各地区医疗保健支出系2017年数字。

附录二 世界各国卫生状况

简要说明

一、本章主要介绍世界各国卫生状况，包括预期寿命、死亡率、卫生服务覆盖、危险因素、卫生资源、卫生经费及人口。

二、本章数据摘自世界卫生组织《2017世界卫生统计》和全球卫生观察站数据库。

三、部分中国数据系世界卫生组织估算数。

主要指标解释

早产率 是指每100个活产中，出生时不足37孕周的活产儿所占百分比。

5岁以下儿童发育迟缓率 是指5岁以下儿童中低于WHO年龄别身高参考值至少2个标准差的生长迟缓者所占百分比。

5岁以下儿童低体重率 是指5岁以下儿童中低于WHO年龄别体重参考值至少2个标准差的低体重者所占百分比。

5岁以下儿童超重率 是指5岁以下儿童中高于WHO年龄别体重参考值至少2个标准差的超重者所占百分比。

成人肥胖率 指一定时期内20岁及以上人口中体质指数≥30的人数所占比例，体质指数＝身高/体重^2。

总和生育率 每个妇女度过她的整个育龄期根据现时年龄别生育率可能生育的孩子数。

附录2-1　健康状况

序列	国家	预期寿命（岁）								
		合计			男			女		
		1990	2000	2016	1990	2000	2016	1990	2000	2016
1	阿富汗	49	46	62.7	49	44	61.0	50	48	64.5
2	阿尔巴尼亚	69	70	76.4	67	68	74.3	71	73	78.6
3	阿尔及利亚	68	69	76.4	66	68	75.4	69	71	77.4
4	安道尔	77	80	…	74	76	…	81	83	…
5	安哥拉	43	46	62.6	41	44	60.3	45	48	64.9
6	安提瓜和巴布达	71	72	75.0	70	71	72.5	72	74	77.5
7	阿根廷	73	75	76.9	69	71	73.5	76	78	80.3
8	亚美尼亚	67	70	74.8	63	67	71.2	71	73	78.1
9	澳大利亚	77	80	82.9	74	77	81.0	80	82	84.8
10	奥地利	76	78	81.9	72	75	79.4	79	81	84.2
11	阿塞拜疆	63	64	73.1	60	62	70.3	66	67	75.7
12	巴哈马群岛	72	72	75.7	69	69	72.6	74	75	78.6
13	巴林群岛	73	73	79.1	72	72	78.6	74	74	79.6
14	孟加拉国	60	61	72.7	60	61	71.1	59	61	74.4
15	巴巴多斯岛	74	74	75.6	71	70	73.1	77	77	78.0
16	白俄罗斯	71	69	74.2	66	63	68.8	76	74	79.2
17	比利时	76	78	81.2	73	75	78.8	79	81	83.5
18	伯利兹	71	70	70.5	69	67	67.9	74	74	73.4
19	贝宁湾	53	55	61.1	51	52	59.7	56	58	62.4
20	不丹	53	60	70.6	53	58	70.4	53	62	70.8
21	玻利维亚	58	64	71.5	56	61	69.1	60	66	74.0
22	波黑	73	74	77.3	70	71	74.8	75	76	79.8
23	博茨瓦纳	65	51	66.1	65	50	63.6	66	52	68.4
24	巴西	66	70	75.1	63	67	71.4	70	74	78.9
25	文莱	73	77	76.4	71	75	75.3	75	79	77.6
26	保加利亚	71	72	74.8	68	68	71.4	75	75	78.4
27	布基纳法索	50	51	60.3	48	48	59.6	51	53	60.9
28	布隆迪	49	47	60.1	48	45	58.5	51	49	61.8
29	佛得角	66	69	73.2	63	66	71.1	68	72	75.0
30	柬埔寨	54	59	69.4	51	55	67.3	57	63	71.2
31	喀麦隆	54	51	58.1	53	51	56.7	56	52	59.4
32	加拿大	77	79	82.8	74	77	80.9	81	82	84.7
33	中非	48	46	53.0	46	46	51.7	50	45	54.4
34	乍得	45	49	54.3	43	48	53.1	47	50	55.4
35	智利	73	77	79.5	69	73	76.5	76	80	82.4
36	中国	69	71	76.4	67	70	75.0	71	73	77.9
37	哥伦比亚	71	73	75.1	67	68	71.5	75	77	78.8
38	科摩罗	56	58	63.9	54	56	62.3	58	61	65.5
39	刚果	56	52	64.3	55	51	63.0	58	54	65.6
40	库克岛	69	71	…	67	69	…	72	75	…
41	哥斯达黎加	77	77	79.6	75	75	77.0	78	79	82.2
42	科特迪瓦	51	49	54.6	50	47	53.6	54	50	55.7
43	克罗地亚	73	74	78.3	69	70	75.0	76	78	81.5
44	古巴	74	77	79.0	73	75	76.8	76	79	81.3
45	塞浦路斯	76	77	80.7	74	75	78.4	79	79	83.1
46	捷克	71	75	79.2	68	72	76.2	75	79	82.1
47	朝鲜	70	66	71.9	66	64	68.2	73	68	75.5
48	刚果民主共和国	49	47	60.5	48	45	58.9	51	50	62.0

2012年标化死亡率（1/10万）			2012年寿命损失人年归因（1/10万）			孕产妇死亡率（1/10万）	
传染性疾病	非传染性疾病	伤害	传染性疾病	非传染性疾病	伤害	2010	2015
363	846	169	31128	12324	9801	460	396
46	672	48	1927	17284	2370	27	29
98	710	54	4810	12406	2418	97	140
...	...	...	...	...	...	...	...
873	768	138	75280	17031	9887	450	477
...	...	...	...	...	...	...	...
69	467	51	2917	13363	2413	77	52
45	848	49	2368	23695	2447	30	25
14	303	28	591	10017	1326	7	6
13	360	31	531	14341	1439	4	4
71	664	34	4926	13802	1893	43	25
122	465	46	6301	9780	1917	47	80
48	506	34	1236	5024	1329	20	15
235	549	64	10015	9632	2742	240	176
61	404	28	2659	12630	1345	51	27
28	683	91	1543	24934	4737	4	4
28	357	39	1165	14445	1814	8	7
105	471	82	4594	7186	3056	53	28
577	761	98	35559	12712	5057	350	405
187	573	142	9826	11790	6977	180	148
226	635	100	11727	13300	5488	190	206
20	513	42	777	17315	2030	8	11
555	612	88	26187	9111	4444	160	129
93	514	80	3345	12542	4303	56	44
56	475	45	1273	7905	1622	24	23
33	638	36	1553	26901	1826	11	11
648	784	119	42924	13422	6312	300	371
705	729	147	51897	14209	8809	800	712
142	482	54	5127	8695	1914	79	42
227	394	62	12889	10043	3906	250	161
769	675	106	45696	14488	6263	690	596
23	318	31	935	11421	1482	12	7
1212	551	108	69308	10575	6577	890	882
1071	713	114	75598	12700	6670	1100	856
36	367	41	1317	9887	2006	25	22
41	576	50	1858	13475	2208	37	27
52	338	72	3308	7622	3851	92	64
495	695	132	29959	11603	5634	280	335
667	632	89	45395	11739	5576	560	442
...	...	...	...	...	...	...	...
31	392	46	1274	8695	2211	40	25
861	794	124	54054	16884	7382	400	645
12	496	40	575	20431	1853	17	8
33	422	45	1182	14141	1911	73	39
16	333	27	489	9158	1318	10	7
27	461	39	1068	17096	1868	5	4
117	751	92	4657	18529	4252	81	82
921	724	137	70873	14227	9524	540	693

序列	国家	预期寿命（岁）								
		合计			男			女		
		1990	2000	2016	1990	2000	2016	1990	2000	2016
49	丹麦	75	77	81.2	72	75	79.3	78	79	83.2
50	吉布提	57	58	63.8	55	56	62.2	59	60	65.5
51	多米尼加	74	74	…	72	72	…	76	76	…
52	多米尼加共和国	69	73	73.5	68	72	70.6	70	74	76.7
53	厄瓜多尔	69	73	76.5	67	70	74.1	72	76	78.9
54	埃及	65	68	70.5	63	66	68.2	67	71	73.0
55	萨尔瓦多	65	70	73.7	61	67	69.0	70	74	78.1
56	赤道几内亚	48	52	59.5	46	51	57.9	49	53	61.7
57	厄立特里亚	48	61	65.0	46	58	62.9	50	63	67.1
58	爱沙尼亚	70	71	77.8	64	65	73.0	75	76	82.1
59	埃塞俄比亚	45	48	65.5	42	46	63.7	48	51	67.3
60	斐济	66	68	69.9	64	65	67.1	68	71	73.1
61	芬兰	75	78	81.4	71	74	78.7	79	81	84.2
62	法国	78	79	82.9	73	75	80.1	82	83	85.7
63	加蓬	61	60	66.4	60	58	64.8	63	63	68.2
64	冈比亚	52	57	61.9	50	55	60.6	53	58	63.3
65	格鲁吉亚	71	71	72.6	67	68	68.3	75	74	76.8
66	德国	76	78	81.0	72	75	78.7	79	81	83.3
67	加纳	57	58	63.4	55	56	62.5	58	59	64.4
68	希腊	77	78	81.2	75	76	78.7	80	81	83.7
69	格林纳达	70	72	73.4	67	68	71.0	74	75	75.9
70	危地马拉	62	67	73.2	60	64	70.4	65	70	76.0
71	几内亚	47	50	59.8	46	48	59.4	48	53	60.2
72	几内亚比绍	49	47	59.8	47	44	58.4	52	49	61.2
73	圭亚那	63	66	66.2	59	61	63.6	67	71	69.0
74	海地	54	55	63.5	52	54	61.3	56	57	65.7
75	洪都拉斯	67	67	75.2	65	64	72.9	69	70	77.5
76	匈牙利	69	72	76.0	65	68	72.3	74	76	79.4
77	冰岛	78	80	82.4	75	78	80.9	81	82	83.9
78	印度	58	61	68.8	57	60	67.4	58	62	70.3
79	印尼	62	68	69.3	60	66	67.3	64	70	71.4
80	伊朗	64	67	75.7	63	65	74.6	64	70	76.9
81	伊拉克	69	68	69.8	67	65	67.5	71	70	72.2
82	爱尔兰	75	76	81.5	72	74	79.7	78	79	83.4
83	以色列	77	79	82.3	75	77	80.3	79	81	84.2
84	意大利	77	79	82.8	74	76	80.5	80	82	84.9
85	牙买加	71	72	76.0	69	71	73.6	74	74	78.5
86	日本	79	81	84.2	76	78	81.1	82	85	87.1
87	约旦	70	70	74.3	68	68	72.7	71	73	76.0
88	哈萨克斯坦	66	63	71.1	61	58	66.8	70	68	75.3
89	肯尼亚	60	54	66.7	58	52	64.4	62	56	68.9
90	基里巴斯	60	66	66.1	57	64	63.6	62	68	68.6
91	科威特	73	76	74.8	73	75	73.9	74	76	76.0
92	吉尔吉斯	66	65	71.4	62	62	67.7	69	69	75.2
93	老挝	53	59	65.8	51	58	64.2	54	60	67.4
94	拉脱维亚	69	71	75.0	64	65	70.0	74	76	79.6
95	黎巴嫩	67	71	76.3	64	68	75.1	71	75	77.7
96	莱索托	61	47	52.9	59	44	51.0	62	50	54.6

2012年标化死亡率(1/10万)			2012年寿命损失人年归因(1/10万)			孕产妇死亡率(1/10万)	
传染性疾病	非传染性疾病	伤害	传染性疾病	非传染性疾病	伤害	2010	2015
29	406	23	1114	15722	1023	12	6
626	631	106	32528	12131	4795	200	229
…	…	…	…	…	…	…	…
77	396	66	5127	8525	3236	150	92
97	410	84	4586	9122	4176	110	64
74	782	33	4268	15168	1513	66	33
96	475	158	4079	10914	7994	81	54
757	729	134	48783	15054	7887	240	342
506	672	119	22640	9469	4519	240	501
19	511	47	1810	20218	2189	2	9
559	476	94	29697	8571	4697	350	353
105	804	64	4602	16839	2791	26	30
9	367	39	413	15028	1830	5	3
21	313	35	936	12899	1600	8	8
589	505	77	30028	10127	4197	230	291
590	630	96	35805	11970	5295	360	706
39	615	32	2419	21490	1647	67	36
22	365	23	926	16246	1113	7	6
476	670	76	28629	12863	4084	350	319
24	365	27	1027	15467	1298	3	3
…	…	…	…	…	…	24	27
213	409	111	10458	7885	5929	120	88
680	681	96	45952	12912	5574	610	679
870	765	112	56025	13835	6094	790	549
177	1024	150	8533	17196	6621	280	229
405	725	89	25017	13728	5232	350	359
118	441	81	6564	8031	4121	100	129
17	603	44	795	24235	2081	21	17
14	312	29	462	9207	1289	5	3
253	682	116	13613	14186	4785	200	174
162	680	49	7905	12030	2116	220	126
56	569	75	3118	10302	3799	21	25
87	715	128	7823	9610	5647	63	50
22	344	32	728	9828	1512	6	8
31	311	21	1024	8286	846	7	5
15	304	20	712	13583	953	4	4
97	519	51	5142	12320	2729	110	89
34	244	40	1604	12212	2005	5	5
53	640	53	3691	8584	2299	63	58
55	950	102	3834	21333	5254	51	12
657	515	101	37031	9133	5271	360	510
…	…	…	…	…	…	…	90
82	406	25	1468	4400	1199	14	4
66	835	65	5767	15300	3421	71	76
329	680	75	21052	10183	3846	470	197
26	624	55	2076	25436	2564	34	18
30	385	41	1196	7934	1377	25	15
1110	672	142	57102	11697	7939	620	487

序列	国家	预期寿命(岁)								
		合计			男			女		
		1990	2000	2016	1990	2000	2016	1990	2000	2016
97	利比里亚	42	50	62.9	39	48	62.0	46	52	63.9
98	利比亚	68	71	71.9	67	69	69.0	70	74	75.0
99	立陶宛	71	72	75.0	66	67	69.7	76	77	80.2
100	卢森堡	76	78	82.4	72	75	80.1	79	81	84.6
101	马达加斯加	51	59	66.1	50	57	64.6	53	61	67.6
102	马拉维	45	43	64.2	43	41	61.4	46	45	66.8
103	马来西亚	71	72	75.3	68	69	73.2	73	74	77.6
104	马尔代夫	58	67	78.4	60	67	77.2	57	67	79.9
105	马里	46	50	58.0	46	48	57.5	46	52	58.4
106	马耳他	76	78	81.5	74	76	79.6	78	80	83.3
107	马歇尔群岛	63	59	…	61	58	…	65	60	…
108	毛利塔尼亚	58	58	63.9	57	56	62.6	60	59	65.2
109	毛里求斯	70	71	74.8	66	68	71.6	74	75	78.1
110	墨西哥	71	74	76.6	68	72	74.0	75	77	79.2
111	密克罗尼西亚	66	67	69.6	65	66	68.4	67	68	70.8
112	摩纳哥	78	80	…	74	76	…	81	84	…
113	蒙古	61	64	69.8	58	60	65.7	64	67	74.2
114	黑山	76	74	76.8	73	72	74.4	79	77	79.2
115	摩洛哥	64	69	76.0	63	67	74.8	66	72	77.0
116	莫桑比克	43	48	60.1	41	46	57.7	45	50	62.3
117	缅甸	59	62	66.8	57	59	64.6	61	65	68.9
118	纳米比亚	63	53	63.7	62	50	61.1	64	57	66.1
119	瑙鲁	73	59	…	69	54	…	77	65	…
120	尼泊尔	54	62	70.2	54	61	68.8	55	63	71.6
121	荷兰	77	78	81.6	74	76	80.0	80	81	83.2
122	新西兰	76	79	82.2	73	76	80.5	78	81	84.0
123	尼加拉瓜	71	73	75.5	68	70	72.5	74	76	78.4
124	尼日尔	43	51	59.8	43	51	59.0	43	51	60.8
125	尼日利亚	46	48	55.2	45	47	54.7	47	48	55.7
126	纽埃岛	71	72	…	69	68	…	75	76	…
127	挪威	77	79	82.5	74	76	80.6	80	81	84.3
128	阿曼	68	71	77.0	66	69	75.3	70	75	79.5
129	巴基斯坦	60	61	66.5	59	61	65.7	61	62	67.4
130	帕劳群岛	66	70	…	65	67	…	68	74	…
131	巴拿马	74	76	78.0	72	73	75.0	76	78	81.2
132	巴布亚新几内亚	56	61	65.9	53	60	63.6	59	63	68.3
133	巴拉圭	73	74	74.2	71	71	72.4	76	77	76.1
134	秘鲁	70	72	75.9	68	70	73.4	72	74	78.3
135	菲律宾	66	69	69.3	63	66	66.2	70	73	72.6
136	波兰	71	74	77.8	67	70	73.8	76	78	81.6
137	葡萄牙	74	77	81.5	71	73	78.3	78	80	84.5
138	卡塔尔	75	77	78.1	74	77	77.3	76	77	79.9
139	韩国	72	76	82.7	68	72	79.5	76	80	85.6
140	摩尔多瓦	68	68	71.5	65	64	67.6	72	71	75.3
141	罗马尼亚	70	71	75.2	66	68	71.6	73	75	79.0
142	俄罗斯	69	65	71.9	63	58	66.4	74	72	77.2
143	卢旺达	48	47	68.0	46	45	66.1	50	49	69.9
144	圣基茨和尼维斯	68	71	…	65	69	…	71	73	…

2012年标化死亡率(1/10万)			2012年寿命损失人年归因(1/10万)			孕产妇死亡率(1/10万)	
传染性疾病	非传染性疾病	伤害	传染性疾病	非传染性疾病	伤害	2010	2015
609	657	83	32485	10525	4030	770	725
53	550	63	2305	8377	2511	58	9
26	581	76	1281	22141	3932	8	10
21	318	31	750	10773	1367	20	10
430	649	89	24877	10233	4675	240	353
778	655	98	41453	9228	4049	460	634
117	563	63	3134	9740	2450	29	40
59	487	35	2173	7691	1205	60	68
588	866	120	55170	14432	6603	540	587
24	364	19	767	12632	886	8	9
…	…	…	…	…	…	…	…
619	555	83	31786	9373	4001	510	602
62	577	44	2399	16472	2235	60	53
57	468	63	2578	10391	3339	50	38
…	…	…	…	…	…	100	100
…	…	…	…	…	…	…	…
83	966	69	5357	17033	3885	63	44
19	572	41	883	18336	1946	8	7
132	708	47	…	…	…	100	121
998	594	175	53997	11531	8061	490	489
316	709	102	13566	14286	4767	200	178
357	580	76	18018	8027	3755	200	265
…	…	…	…	…	…	…	…
252	678	89	11880	11404	3697	170	258
26	355	22	941	13172	966	6	7
18	314	33	742	10295	1597	15	11
75	547	64	4947	10740	3209	95	150
740	649	98	54270	10726	5637	590	553
866	674	146	59843	13237	8544	630	814
…	…	…	…	…	…	…	…
25	337	26	894	11991	1117	7	5
84	478	53	2583	5787	2443	32	17
296	669	99	20789	11796	4893	260	178
…	…	…	…	…	…	…	…
86	373	67	3975	8760	3724	92	94
554	693	100	22709	12277	4394	230	215
77	486	68	4427	9696	3421	99	132
121	364	48	4193	8048	2189	67	68
226	720	54	8000	13013	2698	99	114
23	494	49	940	18222	2433	5	3
40	343	25	1632	14128	1215	8	10
28	407	41	635	3410	1690	7	13
34	302	53	944	8755	2381	16	11
45	788	76	3150	24614	3642	41	23
39	612	41	1841	22427	2049	27	31
74	790	103	3877	28356	5483	34	25
402	585	106	24964	9517	5642	340	290
…	…	…	…	…	…	…	…

序列	国家	预期寿命（岁）								
		合计			男			女		
		1990	2000	2016	1990	2000	2016	1990	2000	2016
145	圣卢西亚岛	72	74	75.6	70	71	73.0	74	77	78.3
146	圣文森特和格林纳丁斯	72	70	72.0	69	67	69.4	75	73	74.9
147	萨摩亚群岛	66	67	75.1	63	65	72.0	69	70	78.4
148	圣马力诺	79	81	…	76	78	…	83	84	…
149	圣多美和普林西比	61	66	68.7	59	64	66.7	63	68	70.7
150	沙特阿拉伯	69	71	74.8	67	69	73.5	71	75	76.5
151	塞内加尔	57	60	66.8	56	58	64.7	59	62	68.7
152	塞尔维亚	72	72	76.3	69	69	73.8	75	74	78.9
153	塞舌尔	69	72	73.3	64	67	69.0	75	76	78.0
154	塞拉利昂	38	41	53.1	38	37	52.5	38	45	53.8
155	新加坡	75	78	82.9	73	76	80.8	78	81	85.0
156	斯洛伐克	71	73	77.4	66	69	73.8	75	77	80.9
157	斯洛文尼亚	74	76	80.9	70	72	78.0	78	80	83.7
158	所罗门群岛	62	69	71.1	61	67	69.7	63	71	72.7
159	索马里	47	50	55.4	45	49	53.7	50	51	57.3
160	南非	62	56	63.6	59	54	60.2	66	59	67.0
161	南苏丹	42	…	58.6	41	…	57.7	44	…	59.6
162	西班牙	77	79	83.1	73	76	80.3	81	83	85.7
163	斯里兰卡	69	69	75.3	65	63	72.1	75	75	78.5
164	苏丹	55	58	65.1	54	58	63.4	57	58	66.9
165	苏里南	73	69	71.8	71	66	68.7	76	72	75.1
166	斯威士兰	61	48	57.7	62	46	55.1	61	51	59.9
167	瑞典	78	80	82.4	75	77	80.6	81	82	84.1
168	瑞士	78	80	83.3	74	77	81.2	81	83	85.2
169	叙利亚	70	71	63.8	69	69	59.4	71	74	68.9
170	塔吉克斯坦	64	64	70.8	62	62	68.7	65	65	73.0
171	泰国	69	68	75.5	66	63	71.8	72	72	79.3
172	马其顿	72	72	75.9	70	69	73.8	75	75	78.0
173	东帝汶	50	60	68.6	48	58	66.8	51	63	70.4
174	多哥	55	56	60.6	54	54	59.7	57	59	61.5
175	汤加	68	69	73.4	64	68	70.5	74	71	76.4
176	特立尼达和多巴哥	68	69	71.8	65	65	68.2	71	73	75.6
177	突尼斯	70	73	76.0	69	71	74.1	72	75	78.1
178	土耳其	65	70	76.4	62	67	73.3	68	73	79.4
179	土库曼斯坦	62	62	68.2	59	59	64.7	65	65	71.7
180	图瓦卢	62	63	…	59	63	…	64	63	…
181	乌干达	47	47	62.5	44	43	60.2	49	51	64.8
182	乌克兰	70	68	72.5	65	62	67.6	75	73	77.1
183	阿联酋	72	77	77.2	71	75	76.5	73	79	78.7
184	英国	76	78	81.4	73	75	79.7	79	80	83.2
185	坦桑尼亚	51	51	63.9	49	49	62.0	52	53	65.8
186	美国	75	77	78.5	72	74	76.0	79	80	81.0
187	乌拉圭	73	75	77.1	69	71	73.2	76	79	80.8
188	乌兹别克斯坦	67	66	72.3	63	63	69.7	70	68	75.0
189	瓦努阿图	66	69	72.0	64	68	70.1	67	70	74.1
190	委内瑞拉	72	74	74.1	70	71	69.5	74	77	79.0
191	越南	70	70	76.3	66	68	71.7	75	72	80.9
192	也门	58	61	65.3	56	59	63.9	59	62	66.8
193	赞比亚	43	42	62.3	40	40	60.2	47	44	64.4
194	津巴布韦	62	45	61.4	60	43	59.6	64	47	63.1

2012年标化死亡率(1/10万)			2012年寿命损失人年归因(1/10万)			孕产妇死亡率(1/10万)	
传染性疾病	非传染性疾病	伤害	传染性疾病	非传染性疾病	伤害	2010	2015
…	…	…	…	…	…	35	48
…	…	…	…	…	…	48	45
…	…	…	…	…	…	…	51
…	…	…	…	…	…	70	156
71	549	41	1841	6721	1577	24	12
588	558	89	26368	9505	3637	370	315
19	658	32	895	23163	1543	12	17
…	…	…	…	…	…	…	…
1327	964	150	82802	21114	9282	890	1360
66	265	17	1527	7562	794	3	10
35	533	39	1313	17777	1936	6	6
15	369	44	589	14708	2027	12	9
231	710	75	9927	11096	3192	93	114
927	551	188	71921	11605	11017	1000	732
612	711	104	30989	14121	5017	300	138
831	623	143	50404	12108	7667	…	789
19	323	18	823	12838	851	6	5
75	501	89	2592	11909	3689	35	30
495	551	134	29142	10558	6569	730	311
84	375	70	4516	8530	3373	130	155
884	702	119	48011	11412	6918	320	389
19	333	26	792	13327	1204	4	4
14	292	25	609	11297	1173	8	5
41	573	308	2807	7685	18227	70	68
148	753	52	14692	11930	3128	65	32
123	449	73	4570	12846	3379	48	20
17	637	24	823	18585	1096	10	8
344	671	69	21132	9304	3862	300	215
682	679	93	43673	12507	5449	300	368
…	…	…	…	…	…	110	124
80	705	98	3611	18921	5045	46	63
65	509	39	2762	11153	1792	56	62
44	555	39	2361	12651	2148	20	16
116	1025	93	8879	22123	5552	67	42
…	…	…	…	…	…	…	…
697	664	167	41005	10918	8098	310	343
69	749	67	3734	28498	3569	32	24
36	547	32	918	3086	1546	12	6
29	359	22	1187	13889	1016	12	9
584	570	129	32565	9699	5956	460	398
31	413	44	1337	14258	2159	21	14
46	446	54	1972	14879	2575	29	15
86	811	47	6840	14571	2713	28	36
…	…	…	…	…	…	110	78
58	411	103	3209	8639	5936	92	95
96	435	59	4475	10594	2730	59	54
515	627	84	21708	10259	4865	200	385
764	587	156	49853	9379	7020	440	224
711	599	82	42568	9782	5349	570	443

附录2-2　5岁以下儿童死亡率

序列	国家	新生儿死亡率(‰)		婴儿死亡率(‰)					
				合计			男		
		1990	2016	1990	2000	2013	1990	2000	2009
1	阿富汗	51.4	40.0	121.3	94.5	70.2		159	144
2	阿尔巴尼亚	17.0	6.2	35.1	23.2	13.3	48	27	16
3	阿尔及利亚	22.5	15.6	39.9	33.9	21.6	54	43	31
4	安道尔	4.2	1.1	7.5	3.9	2.2	8	4	3
5	安哥拉	54.3	29.3	133.4	128.3	101.6	160	132	103
6	安提瓜和巴布达	12.4	3.8	23.4	13.8	7.7	31	21	11
7	阿根廷	15.8	6.2	24.4	18.0	11.9	27	19	15
8	亚美尼亚	24.2	7.4	42.4	26.6	14.0	51	34	21
9	澳大利亚	4.7	2.2	7.6	5.1	3.4	9	6	5
10	奥地利	4.5	2.2	8.0	4.6	3.2	9	5	4
11	阿塞拜疆	32.3	18.1	75.4	60.7	29.9	87	64	33
12	巴哈马群岛	11.7	5.8	19.6	13.0	10.4	19	14	9
13	巴林群岛	8.1	3.1	19.5	10.9	5.2	13	11	10
14	孟加拉国	54.8	20.1	99.6	64.4	33.2	108	70	44
15	巴巴多斯岛	9.9	7.9	16.2	14.9	13.3	18	13	10
16	白俄罗斯	7.5	1.5	13.5	11.4	3.7	24	18	13
17	比利时	4.5	2.2	8.3	4.8	3.5	9	5	4
18	伯利兹	16.0	10.3	32.1	21.2	14.3	39	27	17
19	贝宁湾	41.4	31.4	107.9	90.0	56.2	117	94	79
20	不丹	43.2	18.1	93.3	58.9	29.7	99	73	57
21	玻利维亚	38.4	19.0	84.6	57.0	31.2	89	66	42
22	波黑	11.5	4.7	16.2	8.1	5.7	23	16	14
23	博茨瓦纳	24.8	25.5	38.9	54.4	36.3	47	67	43
24	巴西	27.8	7.8	51.4	28.9	12.3	51	31	19
25	文莱	6.4	4.4	9.4	7.7	8.4	11	6	6
26	保加利亚	12.0	3.8	18.4	17.9	10.1	16	15	11
27	布基纳法索	40.4	25.6	102.5	96.2	64.1	114	106	94
28	布隆迪	45.5	24.2	103.4	91.6	54.8	125	118	111
29	佛得角	22.1	10.2	48.4	29.0	21.9	59	40	28
30	柬埔寨	37.7	16.2	85.6	81.7	32.5	94	88	75
31	喀麦隆	35.2	23.9	84.8	92.5	60.8	99	104	102
32	加拿大	4.5	3.2	6.8	5.2	4.6	8	6	5
33	中非	48.3	42.3	115.3	113.3	96.1	118	123	116
34	乍得	48.4	35.1	115.9	105.9	88.5	127	130	132
35	智利	8.2	5.4	16.0	9.2	7.1	20	10	7
36	中国	24.9	5.1	42.2	30.2	10.9	31	25	14
37	哥伦比亚	19.0	8.5	29.0	21.2	14.5	33	26	19
38	科摩罗	41.2	32.8	88.1	72.8	57.9	99	90	82
39	刚果	29.7	20.5	60.1	76.5	35.6	69	76	83
40	库克岛	11.6	4.1	20.6	14.4	7.5	12	19	17
41	哥斯达黎加	9.0	5.7	14.3	11.3	8.4	17	13	10
42	科特迪瓦	47.8	36.6	104.3	99.6	71.3	116	107	92
43	克罗地亚	8.4	2.9	11.1	7.2	3.8	12	7	5
44	古巴	7.0	2.4	10.5	6.5	5.0	13	8	5
45	塞浦路斯	5.7	1.4	9.9	5.5	2.8	12	5	5
46	捷克	9.7	1.6	12.8	5.6	2.9	13	5	3
47	朝鲜	21.3	10.7	33.4	44.5	21.7	24	44	28
48	刚果民主共和国	47.6	28.8	114.7	114.6	86.1	131	131	131

5岁以下儿童死亡率(‰)											
女			合计			男			女		
1990	2000	2009	1990	2000	2016	1990	2000	2011	1990	2000	2011
154	136	123	179.1	135.6	70.4	262	232	103	237	210	99
33	19	11	40.5	26.1	13.5	64	34	15	38	20	14
46	36	27	47.1	39.6	25.2	66	50	32	55	42	28
6	4	3	8.5	4.6	2.7	9	5	4	8	4	3
146	120	94	225.9	216.7	82.5	274	225	165	242	199	150
18	12	10	25.5	15.4	8.5	31	23	9	27	15	7
21	15	11	27.6	20.2	11.1	31	22	16	25	18	13
45	30	18	49.7	30.1	13.4	63	40	19	49	31	15
7	5	4	9.2	6.2	3.7	10	7	5	8	6	4
7	4	4	9.5	5.5	3.5	10	6	5	9	5	4
68	50	26	94.5	74.1	30.9	109	77	47	85	60	43
14	12	8	23.5	15.8	10.6	28	22	17	21	18	15
14	10	9	23.0	12.7	7.6	16	14	10	17	11	10
96	61	39	143.7	88.1	34.2	151	92	48	144	88	44
12	13	9	18.1	16.4	12.3	20	14	22	15	15	18
17	13	9	16.6	14.4	3.9	27	20	6	20	15	5
7	4	3	10.0	5.8	3.9	11	7	5	8	5	4
31	19	14	39.6	25.1	14.9	47	30	19	39	24	15
104	84	70	179.4	146.0	97.6	189	148	109	180	141	103
84	62	48	133.7	79.4	32.4	158	113	57	137	98	50
80	59	38	122.7	77.4	36.9	124	87	54	120	84	48
19	12	11	18.3	9.2	6.0	26	20	9	21	14	7
46	65	42	49.5	85.1	40.6	62	102	28	57	95	24
40	25	16	61.5	32.9	15.1	62	37	17	50	31	14
8	6	5	12.2	9.5	9.9	12	8	8	11	8	7
12	12	8	22.1	21.1	7.6	20	18	13	15	15	11
106	98	87	202.2	185.8	84.6	203	189	151	200	186	142
102	96	91	170.8	148.9	71.7	203	190	145	176	165	133
39	26	18	63.0	35.3	21.4	74	48	23	52	34	20
76	71	61	117.5	110.5	30.6	126	115	47	107	97	37
84	87	87	136.4	151.2	79.7	154	163	135	141	149	120
6	5	5	8.3	6.2	4.9	9	7	6	7	5	5
111	115	108	176.9	174.1	123.6	174	183	170	175	184	157
112	114	116	214.7	190.7	127.3	206	210	177	197	201	160
16	9	7	19.1	10.9	8.3	24	12	10	19	10	8
43	35	20	53.9	36.9	9.9	39	31	15	52	41	14
23	18	13	35.2	25.1	15.3	41	30	20	29	22	16
80	72	67	125.4	101.3	73.3	138	123	85	117	104	74
64	71	78	92.2	121.4	54.1	108	121	103	99	111	94
20	10	9	24.4	16.8	7.8	15	21	11	21	12	8
14	10	9	16.9	13.1	8.8	20	14	11	16	11	9
94	87	74	151.6	146.1	91.8	159	148	125	145	135	105
9	6	5	12.8	8.3	4.7	14	8	6	10	7	5
9	5	5	13.3	8.4	5.5	15	10	6	11	7	5
10	5	2	11.1	6.5	2.6	13	7	3	11	6	3
9	4	3	14.6	6.6	3.2	14	6	4	11	5	4
22	40	25	43.4	60.0	20.0	47	61	35	43	55	32
120	120	120	176.0	175.9	94.3	207	207	178	190	190	158

序列	国家	新生儿死亡率(‰)		婴儿死亡率(‰)					
				合计			男		
		1990	2016	1990	2000	2013	1990	2000	2009
49	丹麦	4.5	3.2	7.4	4.6	2.9	9	6	3
50	吉布提	43.6	32.8	92.1	79.7	57.4	108	95	85
51	多米尼加	11.8	24.0	14.0	13.6	10.2	18	16	9
52	多米尼加共和国	28.3	20.8	46.1	33.2	23.6	51	34	28
53	厄瓜多尔	21.3	11.2	44.2	28.3	19.1	47	32	23
54	埃及	32.2	12.8	62.5	35.9	18.6	77	44	21
55	萨尔瓦多	18.5	7.5	46.0	26.8	13.5	52	30	16
56	赤道几内亚	48.1	32.0	124.4	98.8	69.3	129	109	94
57	厄立特里亚	35.7	17.7	92.6	58.4	36.1	103	65	44
58	爱沙尼亚	12.3	1.3	16.5	8.8	2.7	14	10	4
59	埃塞俄比亚	54.6	27.6	121.8	89.8	44.4	140	103	76
60	斐济	12.5	8.8	25.0	20.6	20.0	21	18	17
61	芬兰	3.9	1.2	5.5	3.5	2.1	6	4	3
62	法国	3.6	2.4	7.4	4.4	3.5	8	5	4
63	加蓬	33.0	21.8	60.3	55.5	39.1	81	73	62
64	冈比亚	46.1	27.5	79.9	63.4	49.4	111	100	84
65	格鲁吉亚	27.8	7.1	40.5	31.2	11.7	44	33	28
66	德国	3.7	2.3	7.0	4.4	3.2	8	5	4
67	加纳	39.5	26.9	80.3	65.2	52.3	82	73	50
68	希腊	9.0	2.3	11.3	6.9	3.7	10	7	3
69	格林纳达	10.2	8.3	17.7	13.6	10.7	32	17	15
70	危地马拉	29.3	14.0	59.6	40.0	25.8	58	39	33
71	几内亚	52.5	25.1	140.4	103.1	64.9	152	124	97
72	几内亚比绍	60.6	38.2	132.8	108.7	77.9	157	142	127
73	圭亚那	29.0	20.0	47.1	38.6	29.9	60	49	37
74	海地	37.8	24.6	100.2	74.8	54.7	113	87	69
75	洪都拉斯	24.5	10.4	45.7	31.1	18.9	47	36	27
76	匈牙利	12.9	2.8	17.0	9.7	5.2	17	10	5
77	冰岛	3.2	1.0	5.1	3.1	1.6	6	3	3
78	印度	51.1	25.4	88.4	66.5	41.4	83	67	50
79	印尼	30.8	13.7	62.0	41.0	24.5	62	43	33
80	伊朗	26.8	9.6	44.1	28.6	14.4	62	43	29
81	伊拉克	26.1	18.2	41.8	35.7	28.0	45	41	38
82	爱尔兰	5.0	2.2	7.7	6.0	3.2	9	7	4
83	以色列	6.1	2.0	9.7	5.6	3.2	11	6	4
84	意大利	6.2	2.0	8.3	4.7	3.0	9	5	4
85	牙买加	17.0	10.9	24.9	20.1	14.3	30	29	28
86	日本	2.5	0.9	4.6	3.3	2.1	5	4	3
87	约旦	19.4	10.6	30.0	23.3	16.0	37	29	25
88	哈萨克斯坦	22.5	5.9	44.7	37.5	14.6	58	43	29
89	肯尼亚	32.8	22.6	63.9	68.6	47.5	70	72	60
90	基里巴斯	29.8	22.6	69.1	53.5	45.1	68	52	40
91	科威特	9.3	4.4	14.4	11.0	8.1	15	10	12
92	吉尔吉斯	28.2	11.6	54.5	42.0	21.6	68	48	35
93	老挝	47.7	28.7	110.9	83.0	53.8	122	71	52
94	拉脱维亚	12.6	2.4	16.6	14.5	7.4	16	12	8
95	黎巴嫩	15.9	4.7	26.8	17.1	7.8	36	22	12
96	莱索托	44.6	38.5	69.5	80.6	73.0	79	91	65

			5岁以下儿童死亡率(‰)								
女			合计			男			女		
1990	2000	2009	1990	2000	2016	1990	2000	2011	1990	2000	2011
6	4	3	8.9	5.6	4.4	10	6	4	8	5	3
82	72	65	118.6	100.7	64.2	137	119	95	108	94	84
12	13	8	17.2	15.8	34.0	21	18	13	14	15	11
45	30	25	59.7	41.1	30.7	67	42	27	57	36	23
35	24	17	56.9	34.3	20.9	58	37	25	48	31	21
54	31	15	85.1	44.8	22.8	103	54	22	75	39	20
44	25	13	59.5	32.4	15.0	68	37	17	56	30	14
111	95	82	184.0	142.4	90.9	206	174	124	190	162	112
81	51	34	150.6	89.3	44.5	162	96	74	137	81	61
10	7	3	20.2	11.0	2.9	18	13	4	14	9	3
108	79	58	205.0	145.5	58.4	225	159	82	193	137	72
17	14	14	30.0	24.4	22.0	25	19	18	19	17	15
6	3	3	6.7	4.3	2.3	7	5	3	7	4	3
6	4	3	9.0	5.4	3.9	10	6	5	8	5	4
54	48	41	92.7	84.6	47.4	104	93	72	81	73	59
96	87	73	169.8	119.0	65.3	163	140	107	142	122	94
37	28	23	47.3	35.7	10.7	51	38	23	42	31	18
6	4	3	8.5	5.4	3.8	10	6	4	8	5	4
70	62	43	128.2	101.3	58.8	132	117	83	107	94	72
9	5	3	12.5	7.8	3.8	11	8	5	10	6	4
33	18	11	22.2	15.9	16.0	40	19	13	40	21	12
56	38	32	80.6	50.7	28.5	75	48	33	77	49	28
121	98	78	237.6	170.2	89.0	246	198	128	214	172	123
127	115	103	224.8	180.8	88.1	264	240	174	215	196	147
34	28	21	61.2	48.7	32.4	80	59	40	41	31	32
97	74	59	144.6	104.4	67.0	158	117	74	147	109	66
39	30	23	59.1	38.2	18.7	58	42	23	52	38	20
13	9	5	19.0	11.2	5.2	19	12	7	15	10	6
5	2	2	6.4	4.0	2.1	7	4	3	6	3	2
85	68	51	125.9	91.4	43.0	111	87	59	126	99	64
51	35	27	84.3	52.2	26.4	93	61	34	77	51	29
47	33	22	56.6	34.7	15.1	82	54	25	63	41	25
39	35	33	53.4	44.6	31.2	58	52	41	48	43	35
8	5	3	9.2	7.2	3.6	11	8	4	9	6	4
9	5	4	11.6	6.9	3.6	13	8	5	11	6	4
7	4	3	9.6	5.5	3.3	10	6	4	8	5	3
25	25	24	29.8	23.7	15.3	35	34	21	32	30	16
4	3	2	6.3	4.5	2.7	7	5	4	6	4	3
27	21	18	36.7	27.8	17.6	42	31	22	37	28	19
44	33	22	52.6	43.5	11.4	69	51	32	51	38	24
58	59	50	98.7	110.9	49.2	106	112	78	92	97	67
62	45	34	95.4	71.0	54.3	93	64	50	84	62	45
13	7	10	16.7	12.7	8.4	18	13	12	16	10	10
57	40	29	65.7	49.2	21.1	80	55	34	69	47	28
94	55	40	162.0	117.4	63.9	166	91	44	148	81	39
11	9	6	20.4	17.2	4.6	20	15	9	15	11	8
30	19	10	32.3	20.0	8.1	45	27	10	35	21	9
70	81	57	86.3	114.6	93.5	98	132	93	87	116	79

序列	国家	新生儿死亡率(‰)		婴儿死亡率(‰)					
				合计			男		
		1990	2016	1990	2000	2013	1990	2000	2009
97	利比里亚	52.1	22.8	165.3	118.9	53.6	178	144	86
98	利比亚	21.1	7.1	36.2	24.4	12.4	32	23	17
99	立陶宛	9.3	2.5	13.4	9.6	4.0	11	8	6
100	卢森堡	4.1	1.5	7.3	3.9	1.6	9	4	2
101	马达加斯加	41.2	18.6	98.1	70.5	39.6	109	70	43
102	马拉维	50.0	23.1	143.4	103.0	44.2	135	103	72
103	马来西亚	8.3	4.4	14.3	8.7	7.2	17	10	6
104	马尔代夫	35.8	4.8	67.8	35.2	8.4	83	43	12
105	马里	58.9	35.7	130.5	116.2	77.6	147	127	107
106	马耳他	7.4	4.6	10.0	6.8	5.3	12	7	6
107	马歇尔群岛	19.6	16.4	39.2	33.5	30.6	40	33	30
108	毛利塔尼亚	41.0	33.7	77.8	76.0	67.1	86	82	79
109	毛里求斯	15.8	8.4	19.9	16.4	12.5	23	20	14
110	墨西哥	16.9	7.8	37.0	21.6	12.5	40	24	16
111	密克罗尼西亚	21.7	17.2	43.2	41.6	29.8	45	38	32
112	摩纳哥	4.4	1.8	6.3	4.2	3.0	8	4	3
113	蒙古	30.9	9.7	77.0	49.4	26.4	86	58	29
114	黑山	10.6	2.4	15.0	12.5	4.9	12	14	8
115	摩洛哥	36.1	17.8	63.5	42.8	26.1	79	53	38
116	莫桑比克	56.4	27.1	158.0	113.8	61.5	160	127	99
117	缅甸	42.2	24.5	77.5	58.9	39.8	94	70	61
118	纳米比亚	28.8	17.8	49.6	49.3	35.2	58	58	39
119	瑙鲁	27.9	22.2	44.7	33.4	29.9	11	62	46
120	尼泊尔	53.2	21.1	98.8	60.4	32.2	98	63	38
121	荷兰	4.7	2.5	6.8	5.1	3.3	8	6	4
122	新西兰	4.3	3.0	9.2	6.1	5.2	10	7	5
123	尼加拉瓜	25.2	8.8	50.8	32.6	20.0	58	39	25
124	尼日尔	49.8	25.7	137.7	101.0	59.9	148	110	78
125	尼日利亚	51.7	34.1	126.3	112.5	74.3	134	122	92
126	纽埃岛	7.1	11.6	11.9	19.7	20.7	8	40	17
127	挪威	4.1	1.5	7.0	3.9	2.3	8	4	4
128	阿曼	18.7	5.2	31.9	14.2	9.8	39	19	10
129	巴基斯坦	56.1	45.6	106.1	87.9	69.0	105	89	74
130	帕劳群岛	15.8	8.4	30.9	22.8	15.1	22	18	15
131	巴拿马	13.3	9.6	25.8	21.9	15.4	26	21	17
132	巴布亚新几内亚	30.6	23.5	65.0	58.2	47.3	68	59	53
133	巴拉圭	22.1	11.1	36.9	27.7	18.7	39	29	22
134	秘鲁	26.4	7.5	56.5	30.4	12.9	69	39	22
135	菲律宾	22.6	12.6	41.1	30.1	23.5	46	32	29
136	波兰	11.4	2.8	15.1	8.1	4.5	17	9	6
137	葡萄牙	7.2	2.1	11.5	5.5	3.1	13	7	4
138	卡塔尔	10.0	4.1	17.7	10.7	7.0	20	12	8
139	韩国	3.1	1.5	6.1	5.2	3.2	8	6	5
140	摩尔多瓦	14.1	11.9	26.7	25.4	13.3	37	25	18
141	罗马尼亚	16.8	4.3	31.0	23.3	10.5	26	21	11
142	俄罗斯	14.7	3.4	21.9	19.7	8.6	26	23	12
143	卢旺达	38.5	16.5	92.8	108.0	37.1	111	116	76
144	圣基茨和尼维斯	17.3	5.9	22.9	13.6	7.8	28	15	14

女			5岁以下儿童死亡率(‰)								
			合计			男			女		
1990	2000	2009	1990	2000	2016	1990	2000	2011	1990	2000	2011
151	122	73	248.0	175.2	67.4	257	207	83	236	189	74
32	23	17	42.4	28.4	12.9	36	25	17	36	25	16
10	9	4	16.5	11.8	5.3	15	11	6	12	11	5
7	4	1	8.8	4.8	2.4	11	6	3	8	5	3
94	60	38	160.8	110.6	46.4	174	104	65	160	96	58
123	94	65	245.3	174.2	55.1	229	173	87	206	156	79
14	8	5	16.6	10.1	8.3	19	11	7	16	9	6
78	42	10	93.5	43.8	8.5	114	55	12	111	51	10
130	112	94	254.2	219.9	110.6	258	225	182	241	210	169
8	5	6	11.4	7.8	6.8	13	8	7	9	6	5
38	31	28	49.6	41.5	35.4	49	39	29	48	38	23
75	71	69	117.8	113.1	81.4	136	128	120	122	115	104
18	12	12	23.1	18.6	13.7	27	22	16	20	14	14
32	20	13	46.4	25.6	14.6	49	29	17	41	23	14
45	37	31	55.4	53.1	33.3	58	47	47	57	46	36
6	3	3	7.7	5.2	3.4	9	5	4	7	4	3
59	40	20	107.9	64.6	17.9	117	73	35	85	53	26
12	11	6	16.7	13.7	3.8	14	15	8	14	12	7
58	39	28	80.7	50.8	27.1	98	61	35	79	49	30
150	119	93	237.0	168.5	71.3	235	186	107	229	181	99
73	54	47	108.6	79.5	50.8	131	94	69	104	75	56
41	41	28	73.6	75.5	45.2	84	88	45	61	64	38
5	17	25	57.5	41.3	34.6	12	78	56	6	22	24
99	63	39	142.3	81.9	34.5	144	86	49	140	84	47
6	5	4	8.3	6.2	3.8	10	7	4	8	6	4
7	6	4	11.2	7.4	5.4	13	9	7	9	7	5
44	29	19	66.8	40.3	19.7	74	46	29	61	38	22
140	104	73	327.3	226.9	91.3	310	230	127	300	223	122
116	106	80	213.2	187.7	104.3	217	195	129	206	185	119
19	30	12	13.8	23.2	22.2	8	40	21	19	32	21
6	3	3	8.7	4.8	2.6	10	5	3	7	4	3
35	17	9	39.3	16.5	10.7	50	23	9	47	21	8
96	81	67	138.6	112.6	78.8	130	108	76	130	108	68
14	9	11	36.1	26.7	15.9	25	19	23	17	13	14
23	18	14	31.1	26.0	16.4	33	27	21	28	25	18
65	56	51	89.1	78.4	54.3	95	80	60	87	73	55
29	22	17	46.2	33.5	19.9	47	34	25	37	27	20
55	31	17	80.0	39.8	15.3	86	44	20	69	35	17
36	26	23	58.6	39.9	27.1	64	41	29	53	34	22
14	7	5	17.3	9.3	4.7	20	10	6	16	8	5
10	5	3	14.7	7.2	3.5	16	9	4	12	7	3
15	11	7	20.8	12.4	8.5	25	14	8	20	12	7
8	6	4	7.1	6.1	3.4	9	7	5	8	6	4
24	16	11	32.3	30.6	15.9	45	30	17	28	19	15
21	17	9	37.7	27.0	9.0	34	24	14	27	20	11
19	18	10	26.0	23.2	7.7	31	27	13	23	21	10
95	100	65	151.8	181.9	38.5	185	195	57	156	165	51
16	22	13	28.5	17.5	9.3	32	16	8	20	26	6

附录2-2 续表6

序列	国家	新生儿死亡率(‰)		婴儿死亡率(‰)					
				合计			男		
		1990	2016	1990	2000	2013	1990	2000	2009
145	圣卢西亚岛	12.9	9.2	18.6	15.2	12.7	20	15	18
146	圣文森特和格林纳丁斯	15.1	10.3	20.5	19.3	17.2	21	21	12
147	萨摩亚群岛	11.8	9.2	25.8	18.5	15.5	42	43	33
148	圣马力诺	4.0	0.6	9.7	4.9	2.8	12	6	2
149	圣多美和普林西比	32.2	15.0	70.3	58.4	36.7	65	60	55
150	沙特阿拉伯	20.7	6.9	35.3	19.3	13.4	37	21	19
151	塞内加尔	41.5	20.6	70.5	69.2	43.9	79	66	55
152	塞黑	16.6	3.7	24.0	11.1	5.8	24	13	7
153	塞舌尔	10.2	9.0	14.2	12.2	12.2	19	10	10
154	塞拉利昂	57.3	33.2	158.1	141.3	107.2	176	159	130
155	新加坡	4.0	1.1	6.2	3.1	2.2	8	3	3
156	斯洛伐克	12.1	3.0	15.6	10.2	6.0	14	10	7
157	斯洛文尼亚	5.4	1.3	8.8	4.5	2.3	10	6	2
158	所罗门群岛	16.1	10.4	31.5	28.4	25.1	32	31	30
159	索马里	51.8	38.8	108.1	104.9	89.8	110	110	110
160	南非	20.3	12.4	47.0	51.7	32.8	54	61	49
161	南苏丹	64.8	37.9	149.5	109.6	64.1	…	…	…
162	西班牙	6.8	2.0	9.3	5.4	3.6	8	5	4
163	斯里兰卡	12.1	5.3	18.2	14.0	8.2	26	20	15
164	苏丹	41.0	29.4	80.2	68.9	51.2	75	70	67
165	苏里南	21.9	10.6	40.8	30.4	20.3	48	37	25
166	斯威士兰	29.5	21.4	55.4	80.1	55.9	71	75	55
167	瑞典	3.6	1.6	5.8	3.4	2.4	7	4	2
168	瑞士	3.8	2.9	6.7	4.6	3.6	7	5	4
169	叙利亚	17.2	8.9	30.4	19.8	11.9	36	22	17
170	塔吉克斯坦	37.6	19.9	84.9	74.7	40.9	106	87	60
171	泰国	18.9	7.3	30.3	19.1	11.3	30	19	13
172	马其顿	16.6	8.3	33.0	14.2	5.8	33	18	11
173	东帝汶	48.3	21.6	129.5	83.8	46.2	155	94	54
174	多哥	42.1	26.0	90.3	76.7	55.8	103	90	74
175	汤加	11.0	6.8	19.4	15.4	10.4	23	19	18
176	特立尼达和多巴哥	20.3	12.6	26.9	25.3	19.0	33	34	33
177	突尼斯	24.3	8.1	41.0	25.6	13.1	44	26	20
178	土耳其	31.2	6.5	55.7	33.7	16.5	75	40	20
179	土库曼斯坦	32.2	22.3	72.7	66.4	46.6	93	68	48
180	图瓦卢	22.1	17.2	44.4	34.2	24.4	43	37	29
181	乌干达	39.5	21.4	107.2	89.1	43.8	125	105	89
182	乌克兰	8.6	5.4	16.7	15.8	8.6	22	20	16
183	阿联酋	9.3	4.0	14.2	9.6	7.0	16	11	7
184	英国	4.7	2.6	7.9	5.6	3.9	9	6	5
185	坦桑尼亚	43.3	21.7	101.3	80.4	36.4	102	88	70
186	美国	5.7	3.7	9.4	7.1	5.9	11	8	7
187	乌拉圭	11.1	5.0	20.3	14.6	9.5	24	16	12
188	乌兹别克斯坦	20.3	13.8	58.7	53.2	36.7	65	56	34
189	瓦努阿图	14.8	11.8	27.3	19.6	14.6	33	21	14
190	委内瑞拉	14.9	10.3	24.6	18.2	12.9	30	23	17
191	越南	22.8	11.5	36.5	27.0	19.0	39	23	19
192	也门	43.2	26.8	87.7	69.2	40.4	94	77	54
193	赞比亚	43.9	22.9	114.5	99.5	55.8	119	110	96
194	津巴布韦	31.0	22.9	50.4	61.0	55.0	56	72	59

			5岁以下儿童死亡率(‰)								
女			合计			男			女		
1990	2000	2009	1990	2000	2016	1990	2000	2011	1990	2000	2011
14	13	19	22.6	17.9	13.3	25	17	17	18	15	14
19	17	10	24.7	22.2	16.6	26	26	23	24	20	19
38	10	8	31.0	21.8	17.3	51	47	21	49	18	16
16	4	0	10.9	5.5	2.8	12	6	2	18	4	2
58	53	49	110.4	89.3	33.8	98	89	92	91	82	86
33	19	17	44.1	22.8	12.9	47	25	10	39	21	8
67	56	46	141.1	137.0	47.1	161	128	69	140	111	60
22	9	5	27.8	12.8	5.8	28	15	8	25	11	6
11	13	7	16.5	14.2	14.3	21	13	15	12	14	13
157	142	116	267.7	231.5	113.5	300	263	194	270	237	176
7	2	2	7.7	4.0	2.8	10	4	3	8	4	2
10	7	5	17.7	11.8	5.9	16	12	9	12	8	7
7	4	2	10.4	5.5	2.3	12	6	3	8	5	3
31	30	29	38.7	34.4	25.8	37	36	21	39	38	22
107	107	107	179.7	173.6	132.5	178	178	190	182	182	170
42	47	37	61.0	74.3	43.3	70	88	50	53	66	44
…	…	…	252.9	182.5	90.7	…	…	122	…	…	119
7	4	3	11.0	6.5	3.3	10	6	5	8	5	4
20	15	11	21.3	16.3	9.4	33	24	13	24	17	11
81	76	72	128.0	107.8	65.1	116	108	91	131	122	81
39	30	23	47.7	34.8	20.0	55	41	33	47	35	26
64	68	49	73.9	122.5	70.4	95	108	113	90	102	94
5	3	2	6.9	4.1	2.9	8	5	3	6	3	3
6	4	4	8.2	5.6	4.1	9	6	5	8	5	4
24	15	11	37.2	23.3	17.5	44	26	16	29	17	14
76	63	43	108.2	93.5	43.1	136	109	70	97	78	56
22	15	10	37.1	22.5	12.2	36	22	13	27	18	11
30	16	9	36.6	16.0	12.2	37	20	11	35	18	9
120	73	42	172.1	106.6	49.7	207	120	57	158	92	51
75	65	54	146.4	121.8	75.7	171	141	118	129	106	102
16	16	15	22.8	17.9	16.4	24	22	18	20	19	13
27	26	29	30.6	28.6	18.5	38	40	31	31	29	24
35	20	15	52.2	30.8	13.6	54	31	18	45	24	15
62	33	17	74.4	41.7	12.7	92	45	16	76	38	14
67	49	35	90.7	81.9	51.0	112	81	57	84	61	48
41	32	29	57.1	42.5	25.3	54	42	33	52	43	27
97	82	69	178.7	147.0	53.0	203	170	97	165	138	83
14	13	10	19.6	18.4	9.1	26	24	11	16	14	9
13	9	6	16.5	11.2	7.7	19	12	7	15	10	6
7	5	4	9.3	6.6	4.3	11	7	6	8	6	5
96	84	66	167.0	131.5	56.7	161	138	70	163	141	65
8	7	6	11.2	8.4	6.5	13	9	8	10	8	7
21	12	10	23.1	16.8	9.2	27	19	11	23	14	9
57	49	30	71.4	63.9	24.1	77	65	55	70	60	42
33	21	14	33.1	23.1	27.6	39	24	14	42	26	12
23	17	13	29.5	21.3	16.3	35	26	17	28	20	13
40	24	20	50.6	35.1	21.6	58	31	25	53	28	19
82	67	47	124.8	95.7	55.3	128	103	80	121	97	73
95	88	77	192.5	168.8	63.4	196	182	86	161	149	80
52	66	54	74.6	102.6	56.4	84	120	73	78	111	61

附录2-3 卫生服务覆盖

序列	国家	产前检查率（至少4次）(%) 2007~2014	熟练卫生人员接生比例(%) 2007~2017	1岁儿童疫苗接种率(%) 流感 2013	百白破 2016	乙肝 2013	结核病发病率(1/10万) 2016	新涂阳结核病人治疗成功率(%) 2012	HIV新发感染率（1/1000未感染者）2016
1	阿富汗	10	50	71	65	71	189	88	0.03
2	阿尔巴尼亚	67	99	99	98	99	16	92	0.08
3	阿尔及利亚	68	97	95	91	95	70	90	0.02
4	安道尔	…	…	96	98	94	6	100	…
5	安哥拉	47	47	93	64	93	370	45	0.94
6	安提瓜和巴布达	100	100	99	99	98	3	50	…
7	阿根廷	90	100	87	92	87	24	56	0.13
8	亚美尼亚	93	100	95	94	95	44	81	0.09
9	澳大利亚	90	100	91	94	91	6	82	0.05
10	奥地利	…	98	83	87	83	8	69	…
11	阿塞拜疆	…	100	93	97	93	66	83	0.10
12	巴哈马群岛	85	100	97	94	97	26	84	…
13	巴林群岛	100	100	99	99	99	12	44	0.04
14	孟加拉国	25	50	97	97	97	221	92	<0.01
15	巴巴多斯岛	88	99	87	97	87	1	100	0.58
16	白俄罗斯	100	100	23	98	98	52	85	…
17	比利时	…	…	92	98	98	10	77	…
18	伯利兹	83	97	95	95	95	38	55	0.75
19	贝宁湾	58	77	78	82	78	59	90	0.34
20	不丹	77	89	97	98	97	178	92	0.10
21	玻利维亚	59	90	94	99	94	114	84	0.10
22	波黑	84	100	87	78	92	32	84	…
23	博茨瓦纳	73	100	96	95	96	326	76	5.52
24	巴西	89	99	95	86	95	42	72	0.24
25	文莱	93	100	90	99	99	66	71	…
26	保加利亚	…	100	95	92	95	27	87	0.03
27	布基纳法索	34	80	88	91	88	51	80	0.19
28	布隆迪	33	85	96	94	96	118	89	0.20
29	佛得角	…	91	93	96	93	137	86	0.31
30	柬埔寨	59	89	92	90	92	345	94	0.04
31	喀麦隆	62	65	89	85	89	203	79	1.39
32	加拿大	99	98	96	91	75	5	79	…
33	中非	38	40	23	47	23	407	68	1.80
34	乍得	23	20	48	46	48	153	69	0.34
35	智利	…	100	90	95	90	16	44	0.28
36	中国	…	100	…	99	99	64	95	…
37	哥伦比亚	89	96	91	91	91	32	72	0.12
38	科摩罗	49	82	83	91	83	35	87	<0.01
39	刚果	79	91	69	80	69	378	70	1.65
40	库克岛	…	100	98	99	98	13	0	…
41	哥斯达黎加	90	90	95	97	94	10	86	0.19
42	科特迪瓦	44	74	88	85	88	153	79	0.86
43	克罗地亚	93	100	96	93	96	12	9	0.02
44	古巴	100	100	96	99	96	7	85	0.29
45	塞浦路斯	…	97	96	97	96	6	43	…
46	捷克	96	100	99	96	99	5	75	0.04
47	朝鲜	94	100	…	96	93	513	92	…
48	刚果民主共和国	48	80	72	79	72	323	88	0.17

序列	国家	产前检查率（至少4次）(%)2007~2014	熟练卫生人员接生比例(%)2007~2017	1岁儿童疫苗接种率(%)			结核病发病率（1/10万）2016	新涂阳结核病人治疗成功率(%)2012	HIV新发感染率（1/1000未感染者）2016
				流感2013	百白破2016	乙肝2013			
49	丹麦	…	94	94	94	…	6	64	…
50	吉布提	…	87	82	84	82	335	31	0.58
51	多米尼加	…	96	96	99	96	8	100	…
52	多米尼加共和国	95	100	75	87	80	60	82	0.24
53	厄瓜多尔	…	97	99	83	98	50	75	0.12
54	埃及	83	92	…	95	97	14	88	0.02
55	萨尔瓦多	80	100	92	93	92	60	93	0.16
56	赤道几内亚	67	68	…	19	…	181	…	2.71
57	厄立特里亚	57	34	94	95	94	74	87	0.15
58	爱沙尼亚	97	99	94	93	93	16	74	…
59	埃塞俄比亚	19	28	72	77	72	177	91	0.33
60	斐济	94	100	99	99	99	59	86	0.12
61	芬兰	…	100	98	92	…	5	44	…
62	法国	99	97	98	97	74	8	…	0.09
63	加蓬	78	89	79	75	79	485	54	0.92
64	冈比亚	72	57	97	95	97	174	85	0.65
65	格鲁吉亚	85	100	93	92	93	92	85	0.28
66	德国	…	99	94	95	87	8	74	…
67	加纳	87	71	90	93	90	156	84	0.78
68	希腊	…	…	94	99	98	4	…	…
69	格林纳达	…	99	97	96	97	6	100	…
70	危地马拉	…	66	85	80	85	24	88	0.18
71	几内亚	57	72	63	57	63	176	82	0.67
72	几内亚比绍	68	45	76	87	76	374	71	0.72
73	圭亚那	79	86	98	97	98	93	65	0.77
74	海地	67	42	68	58	68	188	81	0.77
75	洪都拉斯	89	83	87	97	87	40	89	0.11
76	匈牙利	…	99	99	99	…	9	70	…
77	冰岛	…	98	91	91	…	2	90	…
78	印度	72	86	20	88	67	211	88	0.06
79	印尼	88	93	4	79	85	391	86	0.19
80	伊朗	…	99	…	99	99	14	87	0.06
81	伊拉克	50	70	68	63	66	43	91	…
82	爱尔兰	…	100	95	95	95	7	61	0.06
83	以色列	…	…	94	94	98	4	81	…
84	意大利	85	100	96	93	97	6	…	0.06
85	牙买加	86	99	93	99	93	5	65	0.63
86	日本	…	100	…	99	…	16	54	…
87	约旦	95	100	98	98	98	6	90	<0.01
88	哈萨克斯坦	87	99	98	82	99	67	86	0.16
89	肯尼亚	47	62	83	89	83	348	86	1.46
90	基里巴斯	71	98	95	81	95	566	89	…
91	科威特	…	100	99	99	99	24	…	0.02
92	吉尔吉斯	95	98	97	96	97	145	86	0.13
93	老挝	37	40	87	82	87	175	90	0.10
94	拉脱维亚	…	100	95	98	95	37	87	0.23
95	黎巴嫩	…	…	81	81	81	12	71	0.02
96	莱索托	70	78	96	93	96	724	71	12.68

序列	国家	产前检查率（至少4次）（%）2007～2014	熟练卫生人员接生比例(%)2007～2017	1岁儿童疫苗接种率(%)			结核病发病率（1/10万）2016	新涂阳结核病人治疗成功率(%)2012	HIV新发感染率（1/1000未感染者）2016
				流感2013	百白破2016	乙肝2013			
97	利比里亚	78	61	89	79	89	308	79	0.66
98	利比亚	…	100	98	97	98	40	60	…
99	立陶宛	…	100	93	94	93	53	80	0.09
100	卢森堡	97	100	98	99	94	6	…	0.18
101	马达加斯加	51	44	74	77	74	237	82	0.18
102	马拉维	46	90	89	84	89	159	82	2.29
103	马来西亚	…	99	97	98	96	92	78	
104	马尔代夫	85	96	58	99	99	49	79	…
105	马里	41	44	74	68	74	56	93	0.33
106	马耳他	…	100	99	97	94	13	24	0.06
107	马歇尔群岛	77	90	21	71	41	422	86	…
108	毛利塔尼亚	48	69	80	73	80	102	68	0.12
109	毛里求斯	…	100	98	96	98	22	91	
110	墨西哥	…	98	83	97	82	22	80	0.10
111	密克罗尼西亚	…	100	68	69	83	177	…	
112	摩纳哥	…	…	99	99	99		…	
113	蒙古	90	99	98	99	98	183	88	0.01
114	黑山	87	99	94	89	90	16	84	0.11
115	摩洛哥	55	74	99	99	99	103	89	0.03
116	莫桑比克	51	54	78	80	78	551	87	3.63
117	缅甸	43	60	72	90	72	361	89	0.22
118	纳米比亚	63	88	89	92	89	446	85	4.37
119	瑙鲁	40	97	79	91	79	112	…	
120	尼泊尔	50	58	92	87	92	154	91	0.03
121	荷兰	…	…	97	95	95	6	83	0.03
122	新西兰	…	96	92	92	93	7	81	
123	尼加拉瓜	88	88	98	98	98	48	87	0.06
124	尼日尔	33	40	70	67	70	93	77	0.09
125	尼日利亚	51	43	46	49	63	219	86	1.23
126	纽埃岛	…	100	99	99	99	20	…	
127	挪威	…	99	95	96	…	6	79	
128	阿曼	83	100	98	99	97	9	97	
129	巴基斯坦	37	55	72	72	72	268	91	0.10
130	帕劳群岛	81	100	99	98	99	123	100	…
131	巴拿马	88	95	80	73	80	55	80	0.34
132	巴布亚新几内亚	…	40	68	72	68	432	68	0.37
133	巴拉圭	91	96	86	93	86	42	70	0.20
134	秘鲁	95	92	88	89	88	117	67	0.09
135	菲律宾	84	73	94	86	94	554	88	0.11
136	波兰	…	100	99	98	96	18	60	…
137	葡萄牙	…	99	98	98	98	20	78	
138	卡塔尔	85	100	99	98	99	23	…	0.02
139	韩国	97	100	…	98	99	77	81	
140	摩尔多瓦	95	100	89	89	91	101	76	0.38
141	罗马尼亚	…	95	92	89	96	74	85	0.04
142	俄罗斯	…	100	18	97	97	66	69	
143	卢旺达	35	91	98	98	98	50	84	0.70
144	圣基茨和尼维斯	…	100	97	97	97		100	…

附录2-3　续表3

序列	国家	产前检查率（至少4次）（%）2007～2014	熟练卫生人员接生比例(%)2007～2017	1岁儿童疫苗接种率(%) 流感 2013	1岁儿童疫苗接种率(%) 百白破 2016	1岁儿童疫苗接种率(%) 乙肝 2013	结核病发病率（1/10万）2016	新涂阳结核病人治疗成功率(%)2012	HIV新发感染率（1/1000未感染者）2016
145	圣卢西亚岛	90	99	99	95	99	2	64	…
146	圣文森特和格林纳丁斯	…	99	97	98	96	6	…	…
147	萨摩亚群岛	58	82	95	62	95	8	86	…
148	圣马力诺	…	…	69	66	69	0	…	…
149	圣多美和普林西比	72	92	97	96	97	99	70	…
150	沙特阿拉伯	…	98	98	98	98	10	64	0.02
151	塞内加尔	47	59	92	93	92	140	84	0.08
152	塞黑	94	100	92	92	91	19	84	0.03
153	塞舌尔	…	99	98	96	99	15	85	…
154	塞拉利昂	76	60	92	84	92	304	90	0.86
155	新加坡	…	100	…	97	97	51	75	…
156	斯洛伐克	…	98	98	96	98	6	88	0.02
157	斯洛文尼亚	…	100	95	94	…	7	81	0.03
158	所罗门群岛	65	86	83	99	83	84	88	…
159	索马里	…	…	34	42	34	270	88	0.17
160	南非	87	97	65	66	65	781	77	5.58
161	南苏丹	17	19	…	26	…	146	52	1.35
162	西班牙	…	…	96	97	95	10	71	0.09
163	斯里兰卡	93	99	99	99	99	65	86	0.03
164	苏丹	47	78	93	93	93	82	75	0.13
165	苏里南	67	80	86	91	86	26	66	0.62
166	斯威士兰	77	88	98	90	98	398	72	9.37
167	瑞典	…	…	98	98	…	8	83	0.06
168	瑞士	…	…	95	97	…	8	…	…
169	叙利亚	64	96	41	42	71	21	53	…
170	塔吉克斯坦	53	90	96	96	96	85	83	0.15
171	泰国	93	99	…	99	99	172	81	0.10
172	马其顿	94	100	97	95	97	16	86	0.02
173	东帝汶	55	57	82	85	82	498	89	…
174	多哥	55	45	84	89	84	46	86	0.59
175	汤加	70	96	99	78	99	9	100	…
176	特立尼达和多巴哥	100	100	92	97	92	18	63	0.29
177	突尼斯	85	74	98	98	98	38	89	0.03
178	土耳其	74	97	98	98	97	18	88	…
179	土库曼斯坦	…	100	97	98	98	60	84	…
180	图瓦卢	67	93	90	94	90	207	70	…
181	乌干达	48	74	78	78	78	201	77	1.50
182	乌克兰	87	100	83	19	46	87	71	0.38
183	阿联酋	…	100	94	99	94	1	76	…
184	英国	…	…	97	94	…	10	80	…
185	坦桑尼亚	43	64	91	97	91	287	90	1.19
186	美国	97	99	93	95	90	3	84	…
187	乌拉圭	94	100	94	95	94	29	78	0.15
188	乌兹别克斯坦	…	100	99	99	99	76	84	…
189	瓦努阿图	…	89	68	64	59	56	91	…
190	委内瑞拉	61	96	82	84	82	32	82	0.21
191	越南	74	94	59	96	59	133	91	0.12
192	也门	28	45	88	71	88	48	88	0.04
193	赞比亚	60	63	79	91	79	376	85	4.08
194	津巴布韦	70	78	95	90	95	208	81	3.03

附录2-4 环境危险因素

序列	国家	安全饮用水普及率(%)							卫生厕所普及率(%)						
		城市		农村		合计			城市		农村		合计		
		2011	2012	2011	2012	2011	2012	2015	2011	2012	2011	2012	2011	2012	2015
1	阿富汗	85	90	53	56	61	64	55	46	47	23	23	28	29	32
2	阿尔巴尼亚	95	97	94	94	95	96	95	95	95	93	86	94	91	93
3	阿尔及利亚	85	85	79	79	84	84	84	98	98	88	88	95	95	88
4	安道尔	100	100	100	100	100	100	100	100	100	100	100	100	100	100
5	安哥拉	66	68	35	34	53	54	49	86	87	19	20	59	60	52
6	安提瓜和巴布达	98	98	98	98	98	98	98	91	…	91	…	91	…	…
7	阿根廷	100	99	95	95	99	99	99	96	97	98	99	96	97	96
8	亚美尼亚	100	100	98	100	99	100	100	96	96	81	81	90	91	90
9	澳大利亚	100	100	100	100	100	100	100	100	100	100	100	100	100	100
10	奥地利	100	100	100	100	100	100	100	100	100	100	100	100	100	100
11	阿塞拜疆	88	88	71	71	80	80	87	86	86	78	78	82	82	89
12	巴哈马群岛	96	98	96	98	96	98	98	…	92	…	92	…	92	92
13	巴林群岛	100	100	100	100	100	100	100	99	99	99	99	99	99	99
14	孟加拉国	85	86	82	84	83	85	87	55	55	55	58	55	57	61
15	巴巴多斯岛	100	100	100	100	100	100	100	…	…	…	…	…	…	96
16	白俄罗斯	100	100	99	100	100	100	100	92	94	97	95	93	94	94
17	比利时	100	100	100	100	100	100	100	100	100	100	100	100	100	100
18	伯利兹	97	98	100	100	99	99	100	93	94	87	88	90	91	91
19	贝宁湾	85	85	69	69	76	76	78	25	25	5	5	14	14	20
20	不丹	100	99	96	97	97	98	100	74	75	29	31	45	47	50
21	玻利维亚	96	96	72	72	88	88	90	57	57	24	24	46	46	50
22	波黑	100	100	98	99	99	100	100	100	99	92	92	96	95	95
23	博茨瓦纳	99	99	93	93	97	97	96	78	78	42	42	64	64	63
24	巴西	100	100	84	85	97	98	98	87	87	48	49	81	81	83
25	文莱	…	…	…	…	…	…	…	…	…	…	…	…	…	…
26	保加利亚	100	100	99	99	99	99	99	100	100	100	100	100	100	86
27	布基纳法索	96	97	74	76	80	82	82	50	50	6	7	18	19	20
28	布隆迪	82	92	73	73	74	75	76	45	43	51	48	50	47	48
29	佛得角	91	100	86	52	89	89	92	74	75	45	47	63	65	72
30	柬埔寨	90	…	61	68	67	71	76	76	82	22	25	33	37	42
31	喀麦隆	95	94	52	86	74	74	76	58	62	36	27	48	45	46
32	加拿大	100	94	99	66	100	100	100	100	100	99	99	100	100	100
33	中非	92	91	51	99	67	68	69	43	44	28	7	34	22	22
34	乍得	71	72	44	54	50	51	51	31	31	6	6	12	12	12
35	智利	100	100	90	45	98	99	99	100	100	89	89	99	99	99
36	中国	98	98	85	91	92	92	96	74	74	56	56	65	65	77
37	哥伦比亚	100	97	72	85	93	91	91	82	85	65	66	78	80	81
38	科摩罗	…	…	97	74	…	…	90	…	…	…	…	…	…	36
39	刚果	95	96	32	97	72	75	77	19	20	15	6	18	15	15
40	库克岛	100	100	100	39	100	100	100	95	97	95	97	95	97	98
41	哥斯达黎加	100	100	91	100	96	97	98	95	95	92	92	94	94	95
42	科特迪瓦	91	92	68	91	80	80	82	36	33	11	10	24	22	23
43	克罗地亚	100	100	97	97	99	99	100	99	99	98	98	98	98	97
44	古巴	96	96	86	87	94	94	95	94	94	87	88	92	93	93
45	塞浦路斯	100	100	100	100	100	100	100	100	100	100	100	100	100	100
46	捷克	100	100	100	100	100	100	100	100	100	100	100	100	100	99
47	朝鲜	99	99	97	97	98	98	100	88	88	73	73	82	82	82
48	刚果民主共和国	80	79	29	29	46	46	52	29	29	31	33	31	31	29

早产发生率(%) 2010	5岁以下儿童 2007~2016			成人(≥18岁)肥胖率(%) 2014		成人(>15岁)平均饮酒量(升/人/年) 2016	成人(>15岁)吸烟率(%) 2016		未成年人(13~15岁)吸烟率(%) 2006~2012	
	发育迟缓率(%)	低体重率(%)	超重率(%)	男	女		男	女	男	女
12	40.9	9.5	5.4	1.8	4.1	0.2	…	…	…	…
9	23.1	9.4	23.4	16.5	18.7	7.5	51.2	7.1	17.6	6.7
7	11.7	4.1	12.4	18.8	30.8	0.9	30.4	0.7	17.4	2.6
…	…	…	…	28.5	30.5	11.3	37.8	29.0	…	…
13	37.6	4.9	3.3	6.0	14.2	6.4	…	…	…	…
6	…	…	…	22.8	38.7	7.0	…	…	24.3	15.9
8	…	…	…	23.6	28.9	9.8	27.7	16.2	22.7	25.4
11	9.4	4.2	13.6	17.2	22.0	5.5	52.1	1.5	10.9	4.3
8	2.0	0.0	7.7	28.4	28.8	10.6	16.5	13.0	…	…
11	…	…	…	20.5	16.3	11.6	30.9	28.4	…	…
9	18.0	3.1	13.0	19.0	26.1	0.8	42.5	0.3	11.4	2.1
10	…	…	…	29.7	42.5	4.4	20.4	3.1	16.0	10.7
14	…	…	…	30.5	42.8	1.9	37.6	5.8	…	…
14	36.1	14.3	1.4	2.1	5.1	0.0	44.7	1.0	9.2	2.8
9	7.7	6.8	12.2	24.4	38.2	9.6	14.5	1.9	34.5	23.2
4	…	…	…	21.0	25.5	11.2	46.1	10.5	…	…
8	…	…	…	22.3	18.2	12.1	31.4	25.1	…	…
10	15.0	1.8	7.3	16.1	28.8	6.7	…	…	21.8	15.3
11	34.0	4.5	1.7	4.1	14.5	3.0	12.3	0.6	…	…
10	33.6	5.9	7.6	4.9	8.8	0.6	…	…	39.0	23.2
9	16.1	2.0	10.1	12.1	22.2	4.8	67.3	10.5	20.9	16.4
8	8.9	2.3	17.4	16.3	19.4	6.4	47.7	30.2	16.3	10.5
15	31.4	7.2	11.2	12.7	32.3	8.4	34.4	5.7	27.0	20.5
9	7.1	1.6	7.3	17.3	22.7	7.8	17.9	10.1	…	…
12	19.7	2.9	8.3	16.2	20.1	0.4	30.9	2.0	17.1	6.7
8	…	…	…	21.8	24.5	12.7	44.4	30.1	26.4	31.8
11	27.3	7.6	1.2	3.2	9.2	8.2	23.9	1.6	…	…
11	55.9	5.1	1.4	0.7	4.5	7.5	…	…	20.7	16.8
11	…	…	…	8.6	17.4	5.7	16.5	2.1	14.7	11.7
11	32.4	9.6	2.0	1.7	4.6	6.7	33.7	2.0	7.9	5.0
13	31.7	5.2	6.7	5.8	17.1	8.9	…	…	…	…
8	…	…	…	26.8	29.1	8.9	16.6	12.0	…	…
13	40.7	7.4	1.8	2.2	8.0	3.3	…	…	…	…
13	39.9	13.0	2.5	4.0	12.3	1.5	…	…	20.9	13.9
7	1.8	0.3	9.3	23.3	32.2	9.3	41.5	34.2	…	…
7	8.1	1.9	6.6	5.9	8.0	7.2	48.4	1.9	11.2	2.2
9	12.7	0.9	4.8	16.1	25.7	5.8	13.5	4.7	…	…
17	32.1	11.1	10.9	2.2	11.0	0.9	23.6	4.4	21.8	14.8
17	21.2	8.2	5.9	6.4	15.7	7.8	52.3	1.7	27.6	20.4
…	…	…	…	46.6	55.1	10.6	29.8	21.2	33.7	36.3
14	5.6	1.0	8.1	19.2	29.5	4.8	17.4	6.4	15.9	13.1
14	21.6	6.0	1.5	4.7	13.8	8.4	…	…	26.3	10.9
6	…	…	…	22.5	24.1	8.9	39.9	34.3	28.6	27.9
6	…	…	…	19.0	31.5	6.1	53.3	17.1	19.8	15.0
15	…	…	…	21.9	25.7	10.8	52.7	19.6	28.7	10.8
7	…	…	…	26.2	27.3	14.4	38.3	30.5	35.0	37.8
11	27.9	4.0	0.0	1.6	3.1	3.9	…	…	…	…
12	42.6	8.1	4.4	1.6	7.1	2.6	…	…	…	…

序列	国家	安全饮用水普及率(%)							卫生厕所普及率(%)						
		城市		农村		合计			城市		农村		合计		
		2011	2012	2011	2012	2011	2012	2015	2011	2012	2011	2012	2011	2012	2015
49	丹麦	100	100	100	100	100	100	100	100	100	100	100	100	100	100
50	吉布提	100	100	67	65	92	92	90	73	73	22	22	61	61	47
51	多米尼加	96	96	81	…	…	…	…	…	…	…	…	…	…	…
52	多米尼加共和国	82	82	…	77	82	81	85	86	86	74	74	82	82	84
53	厄瓜多尔	96	92	82	75	92	86	87	96	86	86	76	93	83	85
54	埃及	100	100	99	99	99	99	99	97	98	93	94	95	96	95
55	萨尔瓦多	94	95	81	81	90	90	94	79	80	53	53	70	70	75
56	赤道几内亚	…	…	…	…	…	…	48	…	…	…	…	…	…	75
57	厄立特里亚	…	…	…	…	99	…	58	…	…	4	4	…	…	16
58	爱沙尼亚	99	100	97	98	…	99	100	100	96	94	94	100	95	97
59	埃塞俄比亚	97	97	39	42	49	52	57	27	27	19	23	21	24	28
60	斐济	100	100	92	92	96	96	96	92	92	82	82	87	87	91
61	芬兰	100	100	100	100	100	100	100	100	100	100	100	100	100	98
62	法国	100	100	100	100	100	100	100	100	100	100	100	100	100	99
63	加蓬	95	97	41	63	88	92	93	33	43	30	32	33	41	42
64	冈比亚	92	94	85	84	89	90	90	70	64	65	55	68	60	59
65	格鲁吉亚	100	100	96	97	98	99	100	96	96	91	91	93	93	86
66	德国	100	100	100	100	100	100	100	100	100	100	100	100	100	99
67	加纳	92	93	80	81	86	87	89	19	20	8	8	13	14	15
68	希腊	100	100	99	99	100	100	100	99	99	97	97	99	99	99
69	格林纳达	…	99	…	95	…	97	97	…	98	…	98	…	98	98
70	危地马拉	99	99	89	89	94	94	93	88	88	72	72	80	80	64
71	几内亚	90	92	65	65	74	75	77	32	33	11	11	18	19	20
72	几内亚比绍	94	96	54	56	72	74	79	33	34	8	8	19	20	21
73	圭亚那	98	97	93	98	95	98	98	88	88	82	82	84	84	84
74	海地	77	75	48	47	64	62	58	34	31	17	16	26	24	28
75	洪都拉斯	96	97	81	82	89	90	91	86	85	74	74	81	80	83
76	匈牙利	100	100	100	100	100	100	100	100	100	100	100	100	100	98
77	冰岛	100	100	100	100	100	100	100	100	100	100	100	100	100	99
78	印度	96	97	89	91	92	93	94	60	60	24	25	35	36	40
79	印尼	93	93	76	76	84	85	87	73	71	44	46	59	59	61
80	伊朗	98	98	90	92	95	96	96	100	93	99	82	100	89	90
81	伊拉克	94	94	67	69	85	85	87	86	86	80	82	84	85	86
82	爱尔兰	100	100	100	100	100	100	98	100	100	98	98	99	99	91
83	以色列	100	100	100	100	100	100	100	100	100	100	100	100	100	100
84	意大利	100	100	100	100	100	100	100	…	…	…	…	…	…	100
85	牙买加	97	97	89	89	93	93	94	78	78	82	82	80	80	82
86	日本	100	100	100	100	100	100	100	100	100	100	100	100	100	100
87	约旦	97	97	90	90	96	96	97	98	98	98	98	98	98	99
88	哈萨克斯坦	99	99	90	86	95	93	93	97	97	98	98	97	97	98
89	肯尼亚	83	82	54	55	61	62	63	31	31	29	29	29	30	30
90	基里巴斯	87	87	50	51	66	67	67	51	51	30	31	39	40	40
91	科威特	99	99	99	99	99	99	99	100	100	100	100	100	100	100
92	吉尔吉斯	96	97	85	82	89	88	90	94	92	93	92	93	92	93
93	老挝	83	84	63	65	70	72	76	87	90	48	50	62	65	71
94	拉脱维亚	100	100	96	96	98	98	99	…	…	…	…	…	…	88
95	黎巴嫩	100	100	100	100	100	100	99	100	100	…	…	…	…	81
96	莱索托	91	93	73	77	78	81	82	32	37	24	27	26	30	30

附录2-4 续表3

早产发生率(%) 2010	5岁以下儿童 2007～2016			成人(≥18岁)肥胖率(%) 2014		成人(>15岁)平均饮酒量(升/人/年) 2016	成人(>15岁)吸烟率(%) 2016		未成年人(13～15岁)吸烟率(%) 2006～2012	
	发育迟缓率(%)	低体重率(%)	超重率(%)	男	女		男	女	男	女
7	…	…	…	21.7	17.0	10.4	18.8	19.3	…	…
12	33.5	21.5	8.1	5.6	13.5	0.5	24.5	1.7	19	15
12	…	…	…	18.5	33.0	8.2	…	…	30	20
11	7.1	2.4	7.6	18.2	29.5	6.9	19.1	8.5	24	14
5	23.9	1.6	8.0	14.4	22.9	4.4	12.3	2.0	…	…
7	22.3	9.5	15.7	20.3	37.5	0.4	50.1	0.2	20	4
13	13.6	2.1	6.4	15.9	27.0	3.7	18.8	2.5	18	11
17	26.2	3.1	9.7	12.5	22.7	11.3	…	…	25	17
12	50.3	15.3	1.9	1.4	6.9	1.3	11.4	0.2	…	…
6	…	…	…	22.2	22.9	11.6	39.3	24.5	34	28
10	38.4	9.9	2.8	1.5	6.6	2.8	8.5	0.4	…	…
10	…	…	…	30.8	42.2	3.0	34.8	10.2	18	10
6	…	…	…	21.6	19.6	10.7	22.6	18.3	…	…
7	…	…	…	23.8	24.0	12.6	35.6	30.1	…	…
16	17.5	3.4	7.7	12.9	22.5	11.5	…	…	…	…
14	25.0	11.1	3.2	5.8	15.8	3.8	31.2	0.7	…	…
9	11.3	1.6	19.9	17.2	24.0	9.8	55.5	5.3	17	8
9	…	…	…	21.9	18.5	13.4	33.1	28.2	…	…
15	18.8	4.7	2.6	5.4	18.9	2.7	7.7	0.3	14	11
7	…	…	…	21.9	23.8	10.4	52.0	35.3	19	13
10	…	…	…	18.1	34.3	9.3	…	…	25	17
8	46.5	0.7	4.7	13.0	23.9	2.4	…	…	20	13
14	32.4	8.1	4.0	3.2	10.3	1.3	…	…	31	20
11	27.6	6.0	2.3	3.6	10.8	4.8	…	…	…	…
13	12.0	6.4	5.3	14.4	31.6	6.3	…	…	25	16
14	21.9	5.2	3.6	7.2	16.6	5.8	23.1	2.9	…	…
12	22.7	1.4	5.2	12.4	24.1	4.0	…	…	…	…
9	…	…	…	24.0	23.9	11.4	34.8	26.8	33	28
7	…	…	…	24.1	21.5	9.1	15.2	14.3	…	…
13	38.4	21.0	2.1	3.2	6.7	5.7	20.6	1.9	19	8
16	36.4	13.5	11.5	3.5	7.9	0.8	76.1	2.8	36	4
13	6.8	4.0	…	20.1	32.0	1.0	21.1	0.8	33	20
7	22.6	7.4	11.8	17.2	30.5	0.4	39.3	4.7	12	5
6	…	…	…	25.9	25.3	13.0	25.7	23.0	…	…
8	…	…	…	23.5	27.0	3.8	35.4	15.4	…	…
7	…	…	…	20.4	21.6	7.5	27.8	19.8	21	26
10	6.2	3.6	8.5	18.4	35.7	4.2	28.6	5.3	31	25
6	7.1	2.3	1.5	3.4	3.2	8.0	33.7	11.2	…	…
14	7.8	2.4	4.7	22.7	38.6	0.7	…	…	34	19
9	8.0	3.1	9.3	21.6	25.0	7.7	43.1	7.0	12	8
12	26.0	4.0	4.1	2.8	11.1	3.4	20.4	1.2	13	7
10	…	…	…	32.9	48.5	0.4	58.9	35.9	43	32
11	4.9	3.1	6.0	35.5	45.9	0.0	37.0	2.7	25	11
10	12.9	2.8	7.0	11.5	17.3	6.2	50.5	3.6	12	5
11	43.8	6.4	2.0	2.1	4.9	10.4	51.2	7.3	19	6
5	…	…	…	22.0	25.1	12.9	51.0	25.6	39	41
8	…	…	…	26.3	37.7	1.5	40.7	26.9	42	31
12	33.2	2.8	7.4	4.1	24.0	5.0	53.9	0.4	26	22

附录2-4 续表4

序列	国家	安全饮用水普及率(%)							卫生厕所普及率(%)						
		城市		农村		合计			城市		农村		合计		
		2011	2012	2011	2012	2011	2012	2015	2011	2012	2011	2012	2011	2012	2015
97	利比里亚	89	87	60	63	74	75	76	30	28	7	6	18	17	17
98	利比亚	…	…	…	…	…	…	…	97	97	96	96	97	97	97
99	立陶宛	98	99	…	89	…	96	97	95	99	…	85	…	94	92
100	卢森堡	100	100	100	100	100	100	100	100	100	100	100	100	100	98
101	马达加斯加	78	78	34	35	48	50	52	19	19	11	11	14	14	12
102	马拉维	95	95	82	83	84	85	90	50	22	53	8	53	10	41
103	马来西亚	100	100	99	99	100	100	98	96	96	95	95	96	96	96
104	马尔代夫	100	100	98	98	99	99	99	97	97	98	100	98	99	98
105	马里	89	91	53	54	65	67	77	35	35	14	15	22	22	25
106	马耳他	100	100	100	100	100	100	100	100	100	100	100	100	100	100
107	马歇尔群岛	93	93	97	98	94	95	95	84	84	55	56	76	76	77
108	毛利塔尼亚	52	52	48	48	50	50	58	51	51	9	9	27	27	40
109	毛里求斯	100	100	100	100	100	100	100	92	92	90	90	91	91	93
110	墨西哥	96	96	89	91	94	95	96	87	87	77	79	85	85	85
111	密克罗尼西亚	95	95	88	87	89	89	89	83	85	47	49	55	57	57
112	摩纳哥	100	100	…	…	100	100	100	100	100	…	…	100	100	100
113	蒙古	100	95	53	61	85	85	64	64	65	29	35	53	56	60
114	黑山	100	100	95	95	98	98	100	92	92	87	87	90	90	96
115	摩洛哥	98	98	61	64	82	84	85	83	85	52	63	70	75	77
116	莫桑比克	78	80	33	35	47	49	51	41	44	9	11	19	21	21
117	缅甸	94	95	79	81	84	86	81	84	84	74	74	77	77	80
118	纳米比亚	99	98	90	87	93	92	91	57	56	17	17	32	32	34
119	瑙鲁	96	96	…	…	96	96	97	66	66	…	…	66	66	66
120	尼泊尔	91	90	87	88	88	88	92	50	51	32	34	35	37	46
121	荷兰	100	100	100	100	100	100	100	100	100	100	100	100	100	98
122	新西兰	100	100	100	100	100	100	100	…	…	…	…	…	…	…
123	尼加拉瓜	98	98	68	68	85	85	87	63	63	37	37	52	52	68
124	尼日尔	100	99	39	42	50	52	58	34	33	4	4	10	9	11
125	尼日利亚	75	79	47	49	61	64	69	33	31	28	25	31	28	29
126	纽埃岛	99	99	99	99	99	99	99	100	100	100	100	100	100	100
127	挪威	100	100	100	100	100	100	100	100	100	100	100	100	100	98
128	阿曼	95	95	85	86	92	93	93	97	97	95	95	97	97	97
129	巴基斯坦	96	96	89	89	91	91	91	72	72	34	34	47	48	64
130	帕劳群岛	97	97	86	…	95	…	…	100	100	100	100	100	100	100
131	巴拿马	97	97	86	87	94	94	95	77	80	54	52	71	73	75
132	巴布亚新几内亚	89	88	33	33	40	40	40	57	56	13	13	19	19	19
133	巴拉圭	99	100	…	83	…	94	98	…	96	…	53	…	80	89
134	秘鲁	91	91	66	72	85	87	87	81	81	38	45	72	73	76
135	菲律宾	93	92	92	91	92	92	92	79	79	69	69	74	74	74
136	波兰	100	100	…	…	…	…	98	96	96	…	…	…	…	97
137	葡萄牙	100	100	100	100	100	100	100	100	100	100	100	100	100	100
138	卡塔尔	100	100	100	100	100	100	100	100	100	100	100	100	100	98
139	韩国	100	100	88	88	98	98	…	100	100	100	100	100	100	100
140	摩尔多瓦	99	99	93	94	96	97	88	89	89	83	84	86	87	76
141	罗马尼亚	99	99	…	…	…	…	100	…	…	…	…	…	…	79
142	俄罗斯	99	99	92	92	97	97	97	74	74	59	59	70	70	72
143	卢旺达	80	81	66	68	69	71	76	61	61	61	64	61	64	62
144	圣基茨和尼维斯	98	98	98	98	98	98	98	…	…	…	…	…	…	…

早产发生率(%) 2010	5岁以下儿童 2007～2016			成人(≥18岁)肥胖率(%) 2014		成人(>15岁)平均饮酒量(升/人/年) 2016	成人(>15岁)吸烟率(%) 2016		未成年人(13～15岁)吸烟率(%) 2006～2012	
	发育迟缓率(%)	低体重率(%)	超重率(%)	男	女		男	女	男	女
14	32.1	5.6	3.2	2.7	10.6	5.8	18.1	1.5	...	...
8	21.0	6.5	22.4	26.6	39.5	0.0	...	...	11	5
6	...	...	...	23.1	28.3	15.0	38.0	21.3	38	29
8	...	...	...	26.6	19.7	13.0	26.0	20.9	...	...
14	49.2	...	...	2.2	8.6	1.9	...	...	33	14
18	37.1	2.7	4.5	1.6	8.9	3.7	24.7	4.4	17	11
12	20.7	11.5	6.0	10.6	16.0	0.9	42.4	1.0	35	9
8	20.3	10.2	6.5	5.0	10.8	2.7	55.0	2.1	15	7
12	30.4	13.5	1.9	3.8	9.9	1.3	23.0	1.6	23	9
6	...	...	...	24.6	28.5	8.1	30.2	20.9	...	...
12	...	...	...	36.9	48.9	...	...	...	29	22
15	27.9	14.8	1.3	5.8	13.6	0.0	...	...	28	18
13	...	...	...	11.2	24.3	3.6	40.7	3.2	20	8
7	12.4	1.0	5.2	22.8	33.1	6.5	21.4	6.9	22	18
11	...	...	...	31.0	43.7	2.5	...	...	52	36
...	...	...	...	...	...	...	...	...	...	...
14	10.8	1.0	10.5	14.6	18.8	7.4	46.5	5.5	20	8
9	9.4	2.8	22.3	19.3	20.7	8.0	47.9	44.0	7	6
7	14.9	2.3	10.7	16.2	28.3	0.6	47.1	0.8	11	7
16	43.1	6.1	7.9	1.8	8.7	2.4	29.1	5.1	...	...
12	29.2	7.0	1.3	1.4	4.3	4.8	35.2	6.3	30	7
14	23.1	7.1	4.1	9.2	28.2	9.8	34.2	9.7	32	30
...	24.0	1.0	2.8	39.7	51.6	6.0	36.9	43.0	...	...
14	35.8	9.7	1.2	1.8	4.6	2.0	37.8	9.5	25	16
8	...	...	...	21.4	18.3	8.7	27.3	24.4	...	...
8	...	...	...	27.7	30.8	10.7	17.2	14.8	19	22
9	17.3	2.2	8.3	10.8	23.2	5.2	...	...	...	...
9	42.2	10.3	3.0	1.9	6.8	0.5	15.4	0.1	12	6
12	43.6	10.8	1.5	5.9	16.3	13.4	10.8	0.6	...	...
...	...	...	...	37.7	49.0	7.0	19.3	10.5	14	19
6	...	...	...	24.6	21.7	7.5	20.7	19.6	...	...
14	14.1	7.5	4.4	27.2	37.7	0.8	15.6	0.5	5	2
16	45.0	10.5	4.8	3.7	7.3	0.3	36.7	2.8	...	...
...	...	...	...	43.1	52.2	...	22.7	7.7	54	37
8	19.1	1.2	...	20.6	33.1	7.9	9.9	2.4	15	10
7	49.5	14.3	13.8	22.6	33.4	1.2	48.8	23.5	55	40
8	5.6	1.0	12.4	13.1	19.5	7.2	21.6	5.0	21	13
7	13.1	1.0	7.2	15.8	26.5	6.3	...	...	22	17
15	33.4	7.1	3.9	3.6	6.6	6.6	40.8	7.8	19	9
7	...	...	...	23.5	26.7	11.6	33.1	23.3	17	19
8	...	...	...	19.8	20.3	12.3	30.0	16.3	...	...
11	...	...	...	40.0	49.7	2.0	26.9	0.8	25	13
9	2.5	1.2	7.3	4.8	6.7	10.2	40.9	6.2	9	4
12	6.4	1.9	4.9	11.4	17.9	15.2	44.6	5.9	15	6
7	...	...	...	20.5	22.7	12.6	37.1	22.9	12	10
7	...	...	...	20.3	27.4	11.7	58.3	23.4	...	...
10	36.7	1.7	7.7	1.2	6.6	9.0	21.0	4.7	13	10
...	...	...	...	21.2	35.3	9.4	15.2	0.8	10	8

序列	国家	安全饮用水普及率(%)							卫生厕所普及率(%)						
		城市		农村		合计			城市		农村		合计		
		2011	2012	2011	2012	2011	2012	2015	2011	2012	2011	2012	2011	2012	2015
145	圣卢西亚岛	98	99	93	93	94	94	96	70	…	64	…	65	…	91
146	圣文森特和格林纳丁斯	95	95	95	95	95	95	95	…	…	…	…	…	…	…
147	萨摩亚群岛	97	97	98	99	98	99	99	93	93	91	91	92	92	92
148	圣马力诺	…	…	…	…	…	…	…	…	…	…	…	…	…	…
149	圣多美和普林西比	99	99	94	94	97	97	97	41	41	23	23	34	34	35
150	沙特阿拉伯	97	97	97	97	97	97	97	100	100	100	100	100	100	100
151	塞内加尔	93	92	59	60	73	74	79	68	67	39	40	51	52	48
152	塞黑	99	99	99	99	99	99	99	98	99	96	96	97	97	96
153	塞舌尔	96	96	96	96	96	96	96	97	97	97	97	97	97	98
154	塞拉利昂	84	87	40	42	57	60	63	22	22	7	7	13	13	13
155	新加坡	100	100	…	…	100	100	100	100	100	…	…	100	100	100
156	斯洛伐克	100	100	100	100	100	100	100	100	100	100	100	100	100	99
157	斯洛文尼亚	100	100	99	99	100	100	100	100	100	100	100	100	100	99
158	所罗门群岛	93	93	76	77	79	81	81	81	81	15	15	29	29	30
159	索马里	66	…	7	…	30	…	…	52	…	6	…	24	…	…
160	南非	99	99	79	88	91	95	93	84	82	57	62	74	74	66
161	南苏丹	63	63	55	55	57	57	59	16	16	7	7	9	9	7
162	西班牙	100	100	100	100	100	100	100	100	100	100	100	100	100	100
163	斯里兰卡	99	99	92	93	93	94	96	83	83	93	94	91	92	95
164	苏丹	66	66	50	50	55	55	…	44	44	13	13	24	24	…
165	苏里南	97	98	81	88	92	95	95	90	88	66	61	83	80	79
166	斯威士兰	93	94	67	69	72	74	74	63	63	55	56	57	57	58
167	瑞典	100	100	100	100	100	100	100	100	100	100	100	100	100	99
168	瑞士	100	100	100	100	100	100	100	100	100	100	100	100	100	100
169	叙利亚	93	92	87	87	90	90	90	96	96	94	95	95	96	96
170	塔吉克斯坦	100	93	57	64	66	72	74	97	94	83	95	95	94	95
171	泰国	92	97	95	95	96	96	98	95	89	94	96	93	93	93
172	马其顿	97	100	99	99	100	99	99	89	97	96	83	91	91	91
173	东帝汶	93	95	60	61	69	70	72	68	69	27	27	39	39	41
174	多哥	90	92	40	41	59	61	63	26	25	3	2	11	11	12
175	汤加	99	99	99	99	99	99	100	99	99	89	89	92	91	91
176	特立尼达和多巴哥	98	97	93	…	94	…	95	92	92	92	92	92	92	92
177	突尼斯	100	100	89	90	96	97	98	97	97	75	77	90	90	92
178	土耳其	100	100	99	99	100	100	100	97	97	75	75	91	91	95
179	土库曼斯坦	89	89	54	54	71	71	…	100	100	98	98	99	99	…
180	图瓦卢	98	98	97	97	98	98	98	86	86	80	80	83	83	…
181	乌干达	91	95	72	71	75	75	79	34	33	35	34	35	34	19
182	乌克兰	98	98	98	98	98	98	96	96	96	89	89	94	94	96
183	阿联酋	100	100	100	100	100	100	100	98	98	95	95	98	98	98
184	英国	100	100	100	100	100	100	100	100	100	100	100	100	100	99
185	坦桑尼亚	79	78	44	44	53	53	56	24	25	7	7	12	12	16
186	美国	100	99	94	98	99	99	99	100	100	99	100	100	100	100
187	乌拉圭	100	100	98	98	100	99	100	99	96	98	96	99	96	96
188	乌兹别克斯坦	98	98	81	81	87	87	…	100	100	100	100	100	100	100
189	瓦努阿图	98	98	88	88	91	91	95	65	65	55	55	58	58	58
190	委内瑞拉	…	…	…	…	…	…	93	…	…	…	…	…	…	94
191	越南	99	98	94	94	96	95	98	93	93	67	67	75	75	78
192	也门	72	72	47	47	55	55	…	93	93	34	34	53	53	…
193	赞比亚	86	85	50	49	64	63	65	56	56	33	34	42	43	44
194	津巴布韦	97	97	69	69	80	80	77	52	52	33	32	40	40	37

早产发生率(%) 2010	5岁以下儿童 2007～2016			成人(≥18岁)肥胖率(%) 2014		成人(>15岁)平均饮酒量(升/人/年) 2016	成人(>15岁)吸烟率(%) 2016		未成年人(13～15岁)吸烟率(%) 2006～2012	
	发育迟缓率(%)	低体重率(%)	超重率(%)	男	女		男	女	男	女
11	2.5	3.7	6.3	19.7	33.9	9.9	…	…	25	17
12	…	…	…	17.9	30.9	8.2	…	…	24	15
6	4.7	3.7	5.4	36.0	51.3	2.5	38.1	16.7	26	20
…	…	…	…	…	…	…	…	…	11	12
11	17.2	4.0	2.4	6.2	18.2	6.8	…	…	31	23
6	…	…	…	29.9	41.4	0.2	25.4	1.8	21	9
10	17.0	7.2	0.9	4.8	14.6	0.7	16.6	0.4	15	6
7	6.0	3.9	13.9	18.6	20.5	11.1	40.2	37.7	18	17
12	7.9	4.3	10.2	17.1	35.9	12.0	35.7	7.1	27	25
10	37.9	9.4	8.9	3.1	12.0	5.7	41.3	8.8	…	…
12	…	…	…	5.7	6.8	2.0	28.3	5.2	…	…
6	…	…	…	24.6	26.7	11.5	37.7	23.1	30	28
8	…	…	…	24.6	25.5	12.6	25.0	20.1	17	22
12	31.6	7.9	3.9	21.8	33.7	1.4	…	…	44	37
12	25.3	15.0	3.0	2.1	7.2	0.0	…	…	…	…
8	27.4	2.5	13.3	15.7	37.3	9.3	33.2	8.1	24	19
…	31.1	22.7	6.0	4.0	11.1	…	…	…	…	…
7	…	…	…	22.8	24.7	10.0	31.4	27.4	…	…
11	17.3	15.1	2.0	3.4	9.5	4.3	27.0	0.3	16	5
13	38.2	16.3	3.0	4.0	11.1	0.5	…	…	10	4
9	8.8	5.0	4.0	19.4	32.9	5.1	42.9	7.4	21	17
14	25.5	2.0	9.0	7.5	27.8	9.9	16.5	1.7	16	9
6	…	…	…	22.5	18.6	9.2	18.9	18.8	…	…
7	…	…	…	22.3	16.5	11.5	28.9	22.6	…	…
11	27.5	11.5	17.9	17.4	29.9	0.3	…	…	32	17
11	26.8	9.9	6.6	9.9	17.3	3.3	…	…	…	…
12	10.5	5.4	8.2	5.7	11.1	8.3	38.8	1.9	27	9
7	4.9	1.8	12.4	18.3	20.9	8.1	…	…	12	12
12	50.2	11.0	1.5	1.2	3.2	2.1	78.1	6.3	66	24
13	27.5	6.7	2.0	3.0	11.1	3.1	14.2	0.9	11	4
8	8.1	5.2	17.3	36.4	50.1	1.5	44.4	11.8	45	28
8	11.0	6.3	11.5	24.1	38.0	8.4	…	…	20	16
9	10.1	2.8	14.3	20.3	33.8	1.9	65.8	1.1	20	4
12	9.5	1.7	10.9	22.9	35.8	2.0	41.1	14.1	20	13
10	11.5	4.2	5.9	17.1	23.1	5.4	…	…	…	…
…	10.0	3.3	6.3	34.5	46.4	1.7	…	…	…	…
14	28.9	3.6	3.7	1.6	8.3	9.5	16.7	3.4	19	16
7	…	…	…	17.1	22.6	8.6	47.4	13.5	23	16
8	…	…	…	33.8	45.1	3.8	37.4	1.2	…	…
8	…	…	…	26.9	29.2	11.4	24.7	20.0	…	…
11	34.4	4.5	3.6	2.8	11.4	9.4	26.7	3.3	…	…
12	2.1	0.5	6.0	32.6	34.7	9.8	24.6	19.1	12	10
10	10.7	1.3	7.2	22.5	30.6	10.8	19.9	14.0	21	25
9	…	…	…	12.1	18.9	2.7	24.7	1.3	…	…
13	28.5	4.4	4.6	29.4	41.5	1.0	34.5	2.8	34	20
8	13.4	4.1	6.4	20.3	29.4	5.6	…	…	11	7
9	24.6	6.4	5.3	2.3	4.8	8.3	45.9	1.0	7	2
13	46.5	16.3	2.0	11.1	23.4	0.1	29.2	7.6	24	10
13	40.0	6.3	6.2	3.4	14.3	4.8	24.7	3.1	25	26
17	26.8	3.2	5.6	2.4	18.5	4.8	30.7	1.6	…	…

附录2-5　卫生资源

序列	国家	每千人口 2007～2016			每万人口医院床位 2006～2012
		医师	口腔医师	护士和助产士	
1	阿富汗	0.3	0.0	0.4	5
2	阿尔巴尼亚	1.3	…	…	26
3	阿尔及利亚	1.2	0.3	1.9	…
4	安道尔	3.7	0.9	4.4	25
5	安哥拉	0.1	…	1.4	…
6	安提瓜和巴布达	…	…	…	21
7	阿根廷	3.9	…	4.2	47
8	亚美尼亚	2.8	0.4	5.4	39
9	澳大利亚	3.5	0.6	12.6	39
10	奥地利	5.2	0.6	8.3	76
11	阿塞拜疆	3.4	0.3	6.9	47
12	巴哈马群岛	2.3	0.4	4.0	29
13	巴林群岛	0.9	0.2	2.5	21
14	孟加拉国	0.5	0.0	0.3	6
15	巴巴多斯岛	…	…	…	62
16	白俄罗斯	4.1	0.6	11.4	113
17	比利时	3.0	0.7	11.1	65
18	伯利兹	0.8	0.0	1.8	11
19	贝宁湾	0.2	0.0	0.6	5
20	不丹	0.4	0.1	1.5	18
21	玻利维亚	0.5	0.1	1.0	11
22	波黑	1.9	0.2	5.9	35
23	博茨瓦纳	0.4	0.1	2.7	18
24	巴西	1.9	1.2	7.4	23
25	文莱	1.7	0.4	6.5	28
26	保加利亚	4.0	1.0	5.3	64
27	布基纳法索	0.0	0.0	0.6	4
28	布隆迪	…	…	…	19
29	佛得角	0.8	0.0	1.3	21
30	柬埔寨	0.1	…	1.0	7
31	喀麦隆	0.1	0.0	0.5	13
32	加拿大	2.5	1.3	9.8	27
33	中非	0.0	0.0	0.3	10
34	乍得	0.0	…	0.3	…
35	智利	1.0	0.0	0.1	21
36	中国	1.8	…	2.3	38
37	哥伦比亚	1.8	1.0	1.1	15
38	科摩罗	…	…	…	…
39	刚果	0.1	…	0.9	…
40	库克岛	1.2	0.9	5.8	…
41	哥斯达黎加	1.1	0.1	0.8	12
42	科特迪瓦	0.1	0.0	0.5	…
43	克罗地亚	3.1	0.9	6.5	58
44	古巴	7.5	1.8	8.0	53
45	塞浦路斯	2.5	0.7	4.1	35
46	捷克	3.7	0.8	8.4	68
47	朝鲜	3.5	0.2	4.2	132
48	刚果民主共和国	0.1	0.0	1.0	…

注：①中国医师数系执业医师数（不含口腔医师），护士和助产士系注册护士数；②每万人口医院床位系医疗机构床位数。

序列	国家	每千人口　2007～2016			每万人口医院床位 2006～2012
		医师	口腔医师	护士和助产士	
49	丹麦	3.7	0.8	17.0	35
50	吉布提	0.2	0.0	0.6	14
51	多米尼加	…	…	…	38
52	多米尼加共和国	1.5	0.2	1.3	17
53	厄瓜多尔	1.7	0.3	2.1	16
54	埃及	0.8	0.2	1.4	5
55	萨尔瓦多	1.9	0.8	0.5	11
56	赤道几内亚	…	…	…	21
57	厄立特里亚	…	…	…	7
58	爱沙尼亚	3.4	0.9	6.4	53
59	埃塞俄比亚	0.0	…	0.3	63
60	斐济	0.8	0.3	2.9	20
61	芬兰	3.2	0.7	15.0	55
62	法国	3.2	0.7	10.6	64
63	加蓬	0.4	0.0	2.9	63
64	冈比亚	0.1	0.0	1.6	11
65	格鲁吉亚	4.8	0.5	4.0	26
66	德国	4.2	0.9	13.8	82
67	加纳	0.1	0.0	0.9	9
68	希腊	6.3	1.2	3.4	48
69	格林纳达	…	…	…	35
70	危地马拉	0.9	0.2	0.9	6
71	几内亚	0.1	…	0.4	3
72	几内亚比绍	0.1	0.0	0.7	…
73	圭亚那	0.2	0.1	0.5	20
74	海地	…	…	…	…
75	洪都拉斯	…	…	…	7
76	匈牙利	3.1	0.6	6.6	72
77	冰岛	3.8	0.8	15.2	32
78	印度	0.8	0.1	2.1	7
79	印尼	0.2	0.0	1.3	9
80	伊朗	1.5	0.4	1.6	1
81	伊拉克	0.9	0.2	1.8	13
82	爱尔兰	3.0	0.6	12.4	29
83	以色列	3.6	0.8	5.1	33
84	意大利	4.0	0.8	5.7	34
85	牙买加	0.5	0.1	1.7	17
86	日本	2.4	0.8	11.2	137
87	约旦	3.4	0.9	3.1	18
88	哈萨克斯坦	3.3	0.4	8.5	72
89	肯尼亚	0.2	0.0	1.6	14
90	基里巴斯	0.2	0.2	4.6	13
91	科威特	2.6	0.7	7.0	22
92	吉尔吉斯	1.9	0.2	6.4	48
93	老挝	0.5	0.1	1.0	15
94	拉脱维亚	3.2	0.7	4.9	59
95	黎巴嫩	2.4	1.0	2.6	35
96	莱索托	…	…	…	…

序列	国家	每千人口　2007～2016			每万人口医院床位 2006～2012
		医师	口腔医师	护士和助产士	
97	利比里亚	0.0	0.0	0.5	8
98	利比亚	2.1	0.7	6.9	37
99	立陶宛	4.4	0.9	8.1	70
100	卢森堡	2.9	1.0	12.3	54
101	马达加斯加	0.1	0.0	0.2	2
102	马拉维	0.0	0.0	0.3	13
103	马来西亚	1.5	0.5	4.1	19
104	马尔代夫	3.6	0.2	8.2	43
105	马里	0.1	0.0	0.4	1
106	马耳他	3.9	0.5	9.1	48
107	马歇尔群岛	0.5	0.5	3.6	27
108	毛利塔尼亚	0.1	0.0	0.7	…
109	毛里求斯	2.0	0.3	3.3	34
110	墨西哥	2.2	0.1	2.6	15
111	密克罗尼西亚	0.2	0.4	3.6	32
112	摩纳哥	6.6	1.0	20.5	138
113	蒙古	3.3	0.2	4.1	68
114	黑山	2.3	0.0	5.7	40
115	摩洛哥	0.6	0.1	0.9	9
116	莫桑比克	0.1	0.0	0.4	7
117	缅甸	0.6	0.1	0.9	6
118	纳米比亚	0.4	0.0	2.8	…
119	瑙鲁	1.4	0.6	7.0	50
120	尼泊尔	0.6	…	2.0	50
121	荷兰	3.5	0.5	10.5	47
122	新西兰	3.1	0.4	11.1	23
123	尼加拉瓜	0.9	0.0	1.4	9
124	尼日尔	0.0	0.0	0.1	…
125	尼日利亚	0.4	0.0	1.5	…
126	纽埃岛	1.8	2.5	9.8	52
127	挪威	4.4	0.9	17.8	33
128	阿曼	1.9	0.2	4.2	17
129	巴基斯坦	1.0	0.1	0.5	6
130	帕劳群岛	1.2	0.2	5.3	48
131	巴拿马	1.6	0.3	2.3	22
132	巴布亚新几内亚	0.1	0.0	0.5	…
133	巴拉圭	1.3	0.2	1.0	13
134	秘鲁	1.1	0.1	1.5	15
135	菲律宾	…	0.0	0.2	5
136	波兰	2.3	0.3	5.7	65
137	葡萄牙	4.4	0.9	6.4	34
138	卡塔尔	2.0	0.6	5.7	12
139	韩国	2.3	0.5	6.9	103
140	摩尔多瓦	3.2	0.4	4.5	62
141	罗马尼亚	2.7	0.7	6.4	61
142	俄罗斯	4.0	…	8.7	97
143	卢旺达	0.1	0.0	0.8	…
144	圣基茨和尼维斯	…	…	…	23

序列	国家	每千人口　2007～2016			每万人口 医院床位 2006～2012
		医师	口腔 医师	护士和 助产士	
145	圣卢西亚岛	0.1	0.2	…	16
146	圣文森特和格林纳丁斯	…	…	…	52
147	萨摩亚群岛	0.3	0.2	1.5	…
148	圣马力诺	6.4	0.7	9.1	38
149	圣多美和普林西比	…	…	…	29
150	沙特阿拉伯	2.6	0.4	5.2	21
151	塞内加尔	0.1	0.0	0.3	…
152	塞黑	2.5	0.3	4.7	…
153	塞舌尔	1.0	0.1	4.4	36
154	塞拉利昂	0.0	0.0	0.3	…
155	新加坡	2.3	0.4	7.1	20
156	斯洛伐克	3.4	0.5	6.0	60
157	斯洛文尼亚	2.8	0.7	8.8	46
158	所罗门群岛	0.2	0.1	1.8	13
159	索马里	0.0	…	0.1	…
160	南非	0.8	0.2	5.2	…
161	南苏丹	…	…	…	…
162	西班牙	3.9	0.7	5.3	31
163	斯里兰卡	0.9	0.1	2.8	36
164	苏丹	0.3	0.0	1.2	8
165	苏里南	…	…	…	31
166	斯威士兰	0.1	0.0	1.4	21
167	瑞典	4.2	0.8	11.9	27
168	瑞士	4.2	0.5	18.2	50
169	叙利亚	1.5	0.9	2.3	15
170	塔吉克斯坦	1.7	0.2	5.3	55
171	泰国	0.5	0.3	2.3	21
172	马其顿	2.9	0.9	3.8	45
173	东帝汶	0.1	0.0	1.3	59
174	多哥	0.1	0.0	0.3	7
175	汤加	0.6	0.4	3.9	26
176	特立尼达和多巴哥	1.8	0.3	3.3	27
177	突尼斯	1.3	0.3	2.6	21
178	土耳其	1.7	0.3	2.6	25
179	土库曼斯坦	2.3	0.1	4.8	40
180	图瓦卢	1.2	0.4	6.5	…
181	乌干达	0.1	0.0	0.6	5
182	乌克兰	3.0	0.6	7.0	90
183	阿联酋	1.6	0.3	3.1	11
184	英国	2.8	0.5	8.4	29
185	坦桑尼亚	0.0	0.0	0.4	7
186	美国	2.6	…	…	29
187	乌拉圭	3.9	0.7	5.8	25
188	乌兹别克斯坦	2.5	0.2	12.5	44
189	瓦努阿图	0.2	0.1	2.2	18
190	委内瑞拉	…	…	…	9
191	越南	0.8	…	1.4	20
192	也门	0.3	0.0	0.8	7
193	赞比亚	0.1	0.0	0.9	20
194	津巴布韦	0.1	0.0	1.2	17

附录2-6 卫生经费

序列	国家	卫生总费用占GDP%			卫生总费用构成(%)					
					政府卫生支出			个人卫生支出		
		2000	2011	2015	2000	2011	2012	2000	2011	2012
1	阿富汗	…	8.4	10.3	…	19.0	20.8	…	81.0	79.2
2	阿尔巴尼亚	6.3	6.0	6.8	36.1	47.9	49.3	63.9	52.1	50.7
3	阿尔及利亚	3.5	4.4	7.1	73.3	82.0	73.5	26.7	18.0	26.5
4	安道尔	6.0	7.2	12.0	64.8	73.6	76.6	35.2	26.4	23.4
5	安哥拉	3.4	3.4	2.9	49.5	62.6	62.2	50.5	37.4	37.8
6	安提瓜和巴布达	4.2	5.5	4.8	67.1	73.7	68.0	32.9	26.3	32.0
7	阿根廷	7.6	7.9	6.8	53.9	66.5	69.3	46.1	33.5	30.7
8	亚美尼亚	6.3	3.7	10.1	18.2	52.2	41.8	81.8	47.8	58.2
9	澳大利亚	8.1	9.0	9.4	66.8	67.6	67.0	33.2	32.4	33.0
10	奥地利	10.0	11.3	10.3	75.6	75.3	75.9	24.4	24.7	24.1
11	阿塞拜疆	4.7	5.0	6.7	18.6	21.6	22.6	81.4	78.4	77.4
12	巴哈马群岛	5.2	7.5	7.4	48.1	45.6	45.1	51.9	54.4	54.9
13	巴林群岛	3.5	3.8	5.2	67.3	69.9	70.1	32.7	30.1	29.9
14	孟加拉国	2.6	3.8	2.6	40.7	38.2	31.9	59.3	61.8	68.1
15	巴巴多斯岛	5.2	7.2	7.5	65.8	66.0	60.9	34.2	34.0	39.1
16	白俄罗斯	6.1	4.9	6.1	75.5	70.5	77.2	24.5	29.5	22.8
17	比利时	8.1	10.5	10.5	74.6	75.9	75.2	25.4	24.1	24.8
18	伯利兹	4.0	5.8	6.2	52.6	66.5	64.9	47.4	33.5	35.1
19	贝宁湾	4.3	4.5	4.0	44.2	52.1	57.4	55.8	47.9	42.6
20	不丹	6.7	3.7	3.5	79.3	83.9	73.4	20.7	16.1	26.6
21	玻利维亚	6.1	5.0	6.4	60.1	70.8	71.8	39.9	29.2	28.2
22	波黑	7.1	9.9	9.4	56.7	71.3	71.2	43.3	28.7	28.8
23	博茨瓦纳	4.7	5.2	6.0	62.2	61.6	58.1	37.8	38.4	41.9
24	巴西	7.2	8.9	8.9	40.3	45.7	47.5	59.7	54.3	52.5
25	文莱	3.0	2.2	2.6	86.5	92.0	91.8	13.5	8.0	8.2
26	保加利亚	6.2	7.3	8.2	60.9	55.3	56.3	39.1	44.7	43.7
27	布基纳法索	5.1	6.4	5.4	39.6	49.5	58.5	60.4	50.5	41.5
28	布隆迪	6.3	9.0	8.2	30.6	63.3	60.1	69.4	36.7	39.9
29	佛得角	4.8	4.0	4.8	73.3	75.5	72.4	26.7	24.5	27.6
30	柬埔寨	5.8	5.6	6.0	22.2	22.6	19.7	77.8	77.4	80.3
31	喀麦隆	4.4	5.4	5.1	21.0	34.7	32.4	79.0	65.3	67.6
32	加拿大	8.7	10.9	10.4	70.4	70.4	70.1	29.6	29.6	29.9
33	中非	4.3	3.9	4.8	50.2	51.4	51.1	49.8	48.6	48.9
34	乍得	6.3	2.8	4.6	42.5	29.6	38.1	57.5	70.4	61.9
35	智利	7.2	7.1	8.1	36.1	48.4	47.7	63.9	51.6	52.3
36	中国	4.6	5.1	5.3	38.3	55.9	56.0	61.7	44.1	44.0
37	哥伦比亚	5.9	6.5	6.2	79.3	75.2	75.8	20.7	24.8	24.2
38	科摩罗	3.5	3.6	8.0	43.7	40.2	38.8	56.3	59.8	61.2
39	刚果	2.1	2.5	3.4	57.5	67.5	79.2	42.5	32.5	20.8
40	库克岛	3.4	3.6	2.7	90.1	91.0	90.8	9.9	9.0	9.2
41	哥斯达黎加	7.1	10.2	8.1	78.6	74.7	74.7	21.4	25.3	25.3
42	科特迪瓦	6.2	6.8	5.4	29.6	24.5	30.4	70.4	75.5	69.6
43	克罗地亚	7.8	6.8	7.4	86.1	82.5	80.1	13.9	17.5	19.9
44	古巴	6.1	10.0	10.9	90.8	94.7	94.2	9.2	5.3	5.8
45	塞浦路斯	5.8	7.4	6.8	41.7	43.3	47.0	58.3	56.7	53.0
46	捷克	6.3	7.5	7.3	90.3	84.2	84.0	9.7	15.8	16.0
47	朝鲜	…	…	…	…	…	…	…	…	…
48	刚果民主共和国	1.4	6.1	4.3	3.1	50.8	51.5	96.9	49.2	48.5

政府卫生支出占政府总支出%			社会医保支出占政府卫生支出%			人均卫生费用（美元）			人均政府卫生支出（美元）		
2000	2011	2015	2000	2011	2012	2000	2011	2015	2000	2011	2012
...	3.5	2.0	...	0.0	0.0		48	60		9	12
7.1	9.8	9.5	20.4	74.1	74.1	70	243	266	25	116	109
8.8	9.0	10.7	35.5	31.6	29.1	60	233	292	44	191	234
19.1	...	18.5	88.1	57.4	24.2	1318	3053	4316	854	2247	2614
2.9	5.6	3.7	0.0	0.0	0.0	22	178	109	11	111	118
11.4	15.8	14.9	0.0	11.1	7.6	420	703	657	281	518	494
14.7	21.7	12.3	59.6	64.1	52.8	710	866	998	383	576	689
5.3	7.4	6.1	0.0	0.0	0.0	39	127	366	7	66	63
15.1	17.2	...	0.0	0.0	0.0	1714	5991	4934	1145	4052	4085
14.6	16.9	15.1	58.6	53.6	55.1	2406	5643	4536	1820	4251	3951
5.4	3.7	4.1	0.0	0.0	0.0	30	359	368	6	77	91
14.8	15.7	14.2	1.8	2.2	0.0	1107	1622	1685	532	740	730
10.7	8.7	9.5	0.4	1.6	1.5	476	766	1190	320	535	645
7.4	9.8	2.8	0.0	0.0	0.0	9	27	32	4	10	8
11.7	10.3	7.4	0.0	0.2	0.2	602	935	1160	396	617	615
10.1	13.0	8.5	0.0	0.0	0.0	75	311	352	56	219	262
12.3	15.0	16.0	85.4	86.2	85.5	1845	4914	4228	1377	3730	3567
6.5	13.4	11.1	0.0	13.5	13.9	139	264	301	73	175	168
10.0	10.8	3.4	0.5	0.4	0.1	15	34	31	7	18	21
12.2	8.0	9.1	0.0	0.0	0.0	52	94	91	41	79	66
9.8	7.9	9.8	62.0	42.9	50.9	60	115	197	36	82	107
11.4	16.6	14.9	97.7	90.1	91.0	103	471	431	59	336	318
7.4	8.0	8.8	0.0	...	0.0	152	404	389	95	249	233
4.1	8.7	7.7	0.0	0.0	0.0	265	1119	780	107	512	512
6.3	6.2	6.4	0.0	...	0.0	543	917	812	470	844	869
9.1	11.3	10.3	12.0	68.4	76.4	97	522	572	59	288	292
8.8	12.4	7.2	0.8	0.2	0.2	12	39	33	5	19	23
7.3	13.6	11.8	29.5	12.4	13.6	7	21	24	2	13	13
9.9	8.8	10.8	34.9	25.2	29.6	59	153	146	43	116	118
8.7	6.2	6.1	0.0	...	0.0	17	49	70	4	11	14
6.1	8.5	3.1	3.9	2.6	2.6	26	64	64	5	22	20
15.1	17.4	19.1	1.9	2.0	1.9	2100	5656	4508	1477	3982	4037
12.9	12.5	4.1	0.0	...	0.0	11	19	17	5	10	9
13.1	3.3	6.3	0.0	...	0.0	10	25	36	4	7	14
11.0	14.8	19.6	19.3	11.4	9.2	364	1022	1102	131	495	528
10.9	12.5	10.1	57.2	67.0	67.9	43	274	426	16	153	180
19.3	20.2	12.2	66.8	83.4	84.0	148	466	374	117	350	402
9.3	6.5	3.8	0.0	0.0	0.0	13	31	59	6	13	21
4.8	6.5	3.1	0.0	0.0	0.0	22	85	59	13	58	99
9.9	11.7	5.1	0.0	0.0	0.0	175	511	461	158	464	452
24.1	28.0	18.8	80.7	81.0	79.3	287	883	929	226	659	711
10.0	8.5	5.0	2.0	6.3	6.6	40	84	75	12	21	24
13.0	15.1	11.7	97.6	94.3	93.5	371	992	852	320	818	761
10.8	14.0	...	0.0	...	0.0	166	605	826	151	573	526
6.5	6.9	7.1	0.0	1.6	1.5	753	2123	1563	314	919	910
13.7	14.6	14.3	89.5	92.3	92.7	361	1545	1284	326	1301	1186
...	...	...	...	...	...	...	...	...	...	...	...
1.8	11.5	5.0	0.0	...	0.0	19	15	20	1	8	8

附录2-6 续表2

序列	国家	卫生总费用占GDP%			卫生总费用构成(%)					
					政府卫生支出			个人卫生支出		
		2000	2011	2015	2000	2011	2012	2000	2011	2012
49	丹麦	8.7	10.9	10.3	83.9	85.3	85.8	16.1	14.7	14.2
50	吉布提	5.8	8.7	4.4	67.8	57.4	59.7	32.2	42.6	40.3
51	多米尼加	5.0	6.0	5.4	69.0	71.0	70.2	31.0	29.0	29.8
52	多米尼加共和国	6.3	5.4	6.2	34.5	49.3	50.9	65.5	50.7	49.1
53	厄瓜多尔	3.6	6.9	8.5	31.2	36.1	44.8	68.8	63.9	55.2
54	埃及	5.4	4.9	4.2	40.5	40.7	39.0	59.5	59.3	61.0
55	萨尔瓦多	8.0	6.8	6.9	45.2	63.6	62.8	54.8	36.4	37.2
56	赤道几内亚	2.7	4.5	2.7	79.3	54.2	80.3	20.7	45.8	19.7
57	厄立特里亚	4.1	2.7	3.3	39.1	50.5	46.5	60.9	49.5	53.5
58	爱沙尼亚	5.3	5.8	6.5	77.2	80.5	78.7	22.5	19.5	21.3
59	埃塞俄比亚	4.4	4.1	4.0	54.6	50.0	60.6	45.4	50.0	39.4
60	斐济	3.9	3.8	3.6	83.6	65.3	66.2	16.4	34.7	33.8
61	芬兰	7.2	9.0	9.4	71.3	75.4	75.0	28.7	24.6	25.0
62	法国	10.1	11.6	11.1	79.4	76.8	77.4	20.6	23.2	22.6
63	加蓬	2.9	3.4	2.7	40.5	52.9	52.8	59.5	47.1	47.2
64	冈比亚	3.6	4.7	6.7	34.2	62.3	60.0	65.8	37.7	40.0
65	格鲁吉亚	6.9	9.4	7.9	17.0	18.1	18.0	83.0	81.9	82.0
66	德国	10.4	11.3	11.2	79.5	76.5	76.7	20.5	23.5	23.3
67	加纳	3.0	5.3	5.9	50.0	55.9	68.3	50.0	44.1	31.7
68	希腊	7.9	9.0	8.4	60.0	66.1	67.1	40.0	33.9	32.9
69	格林纳达	6.6	6.5	5.0	52.0	48.3	47.2	48.0	51.7	52.8
70	危地马拉	5.6	6.7	5.7	40.2	35.4	38.0	59.8	64.6	62.0
71	几内亚	3.5	6.0	4.5	31.7	24.3	39.2	68.3	75.7	60.8
72	几内亚比绍	4.9	6.3	6.9	10.5	26.8	24.6	89.5	73.2	75.4
73	圭亚那	5.8	6.8	4.5	84.7	67.3	66.1	15.3	32.7	33.9
74	海地	6.1	8.5	6.9	27.7	21.5	9.2	72.3	78.5	90.8
75	洪都拉斯	6.6	8.4	7.6	54.2	49.4	44.4	45.8	50.6	55.6
76	匈牙利	7.2	7.9	7.2	70.7	65.0	62.6	29.3	35.0	37.4
77	冰岛	9.5	9.2	8.6	81.1	80.7	80.5	18.9	19.3	19.5
78	印度	4.3	3.9	3.9	27.0	30.5	30.5	73.0	69.5	69.5
79	印尼	2.0	2.9	3.3	36.1	37.9	39.6	63.9	62.1	60.4
80	伊朗	4.6	4.6	7.6	41.6	49.5	40.4	58.4	50.5	59.6
81	伊拉克	0.8	2.7	3.4	4.8	75.1	60.5	95.2	24.9	39.5
82	爱尔兰	6.2	8.8	7.8	74.1	67.0	67.6	25.9	33.0	32.4
83	以色列	7.1	7.6	7.4	62.6	61.2	59.8	37.4	38.8	40.2
84	意大利	7.9	9.2	9.0	74.2	77.8	77.3	25.8	22.2	22.7
85	牙买加	5.5	5.2	5.9	52.6	53.6	58.7	47.4	46.4	41.3
86	日本	7.6	10.0	10.9	80.8	82.1	82.1	19.2	17.6	17.9
87	约旦	9.7	8.8	6.3	48.0	65.5	68.7	52.0	34.5	31.3
88	哈萨克斯坦	4.2	3.9	3.9	50.9	57.9	55.8	49.1	42.1	44.2
89	肯尼亚	4.7	4.4	5.2	46.3	39.4	40.9	53.7	60.6	59.1
90	基里巴斯	8.0	10.8	7.6	94.9	82.0	81.7	5.1	18.0	18.3
91	科威特	2.5	2.6	4.0	76.3	82.4	82.8	23.7	17.6	17.2
92	吉尔吉斯	4.7	6.2	8.2	44.3	59.9	60.2	55.7	40.1	39.8
93	老挝	3.3	2.8	2.8	35.1	49.4	31.8	64.9	50.6	68.2
94	拉脱维亚	6.0	6.0	5.8	54.4	57.1	60.6	45.6	42.9	36.7
95	黎巴嫩	10.9	7.4	7.4	29.5	38.0	46.3	70.5	62.0	53.7
96	莱索托	6.9	11.7	8.4	50.2	77.5	78.6	49.8	22.5	21.4

政府卫生支出占政府总支出%			社会医保支出占政府卫生支出%			人均卫生费用（美元）			人均政府卫生支出（美元）		
2000	2011	2015	2000	2011	2012	2000	2011	2015	2000	2011	2012
13.6	16.1	15.8	0.0	0.0	0.0	2613	6521	5497	2191	5563	5320
12.0	14.1	4.1	11.3	9.5	9.5	44	119	82	30	68	83
6.6	12.3	10.6	0.0	0.8	0.1	231	402	384	159	285	280
15.9	14.2	9.5	17.0	25.8	41.8	173	293	397	60	145	158
6.4	6.4	11.0	28.0	34.5	33.1	53	362	530	16	131	162
7.3	6.3	4.2	24.3	19.4	20.8	80	137	157	33	56	62
14.3	14.7	19.1	49.3	42.5	43.1	176	252	283	80	160	159
8.7	7.0	1.3	0.0	0.0	0.0	55	1051	280	44	570	618
2.6	3.6	1.8	0.0	0.0	0.0	7	12	31	3	6	7
11.3	12.3	12.2	86.4	86.4	86.6	214	928	1112	165	747	783
9.4	11.1	6.0	0.0	0.0	0.0	5	14	24	3	7	14
11.3	9.2	7.2	0.0	0.0	0.0	80	167	175	67	109	122
10.6	12.3	12.8	19.5	19.0	19.1	1700	4411	4005	1212	3327	3119
15.5	15.9	15.3	94.3	92.3	95.1	2209	4968	4026	1754	3813	3592
5.3	7.2	7.0	14.5	27.1	27.1	118	401	198	48	212	211
10.4	11.2	10.6	0.0	0.0	0.0	23	24	32	8	15	19
6.9	5.3	10.5	46.0	68.8	68.8	45	310	281	8	56	60
18.3	19.1	21.4	87.3	88.6	88.8	2387	4996	4592	1898	3819	3618
7.8	12.5	7.1	0.0	21.6	22.2	12	83	80	6	46	59
10.1	11.4	9.1	45.9	64.0	57.8	918	2304	1505	551	1522	1390
13.2	11.0	7.4	0.0	0.4	0.6	339	481	460	176	232	223
17.0	15.7	14.9	51.2	41.8	52.5	96	215	224	39	76	90
6.4	6.8	2.7	1.1	4.5	4.5	12	27	25	4	7	9
2.3	7.8	9.5	5.4	1.5	1.5	16	35	39	2	9	8
10.8	15.6	7.8	7.1	2.7	2.6	56	221	184	47	149	155
16.0	5.5	3.3	0.0	0.0	0.0	26	62	54	7	13	7
18.1	17.0	11.3	13.7	26.2	29.6	76	187	177	41	92	98
10.6	10.3	9.7	83.9	83.7	83.3	326	1096	894	230	713	625
18.4	15.6	16.4	33.4	36.1	35.8	2961	4051	4375	2400	3268	3100
4.6	8.2	3.4	17.4	15.8	6.5	20	62	63	5	19	18
4.5	6.2	7.4	6.3	18.2	17.6	15	99	112	6	38	43
10.6	10.5	22.6	57.8	50.2	47.2	229	326	366	95	161	196
0.1	4.9	1.7	0.0	0.0	0.0	7	160	154	<1	120	171
14.7	12.4	18.4	1.2	0.5	0.2	1593	4306	4757	1181	2883	2757
9.2	10.4	…	72.5	71.5	71.8	1487	2373	2756	930	1453	1432
12.7	14.4	13.4	0.1	0.2	0.4	1527	3339	2700	1134	2599	2408
6.6	8.6	12.6	0.0	0.3	0.2	189	273	294	100	146	175
15.9	19.4	…	84.9	87.6	87.0	2865	4656	3733	2315	3824	3932
13.7	17.8	12.4	9.7	28.2	6.3	171	386	257	82	253	241
9.2	10.5	10.9	0.0	…	0.0	52	458	379	27	265	301
10.6	5.9	6.3	10.9	13.1	13.1	19	35	70	9	14	17
8.8	10.3	6.3	0.0	0.0	0.0	65	181	108	62	149	144
5.2	5.6	6.2	0.0	0.0	0.0	494	1349	1169	377	1112	1197
12.0	11.6	9.9	10.0	64.1	64.1	13	71	92	6	42	51
5.8	6.1	3.8	1.2	4.9	4.2	11	35	53	4	18	9
8.7	8.9	8.9	0.0	…	0.0	196	826	784	107	472	497
7.6	9.5	14.3	46.3	49.7	39.4	579	646	645	171	246	307
6.3	14.5	9.3	0.0	0.0	0.0	29	146	91	14	113	108

序列	国家	卫生总费用占GDP%			卫生总费用构成(%)					
					政府卫生支出			个人卫生支出		
		2000	2011	2015	2000	2011	2012	2000	2011	2012
97	利比里亚	5.9	15.6	15.2	24.5	29.7	34.5	75.5	70.3	65.5
98	利比亚	3.4	3.9	…	48.7	77.3	70.3	51.3	22.7	29.7
99	立陶宛	6.5	6.7	6.5	69.7	71.4	65.3	30.3	28.6	31.1
100	卢森堡	7.5	6.7	6.0	85.1	84.1	83.5	14.9	15.9	16.5
101	马达加斯加	5.0	4.1	5.2	49.6	55.9	50.7	50.4	44.1	49.3
102	马拉维	6.1	8.3	9.3	45.8	72.4	56.1	54.2	27.6	43.9
103	马来西亚	3.0	3.8	4.0	55.8	55.2	55.2	44.2	44.8	44.8
104	马尔代夫	7.1	8.1	11.5	57.6	44.4	57.1	42.4	55.6	42.9
105	马里	6.3	6.8	5.8	32.9	43.8	38.8	67.1	56.2	61.2
106	马耳他	6.6	8.7	9.6	72.5	63.9	65.6	27.5	36.1	34.4
107	马歇尔群岛	22.5	16.0	22.1	87.9	83.0	82.6	12.1	17.0	17.4
108	毛利塔尼亚	5.2	5.9	4.6	52.6	65.2	47.0	47.4	34.8	53.0
109	毛里求斯	3.8	4.9	5.5	52.1	48.2	48.2	47.9	51.8	51.8
110	墨西哥	5.1	6.0	5.9	46.6	50.3	51.8	53.4	49.7	48.2
111	密克罗尼西亚	7.8	13.7	13.1	93.9	91.0	90.4	6.1	9.0	9.6
112	摩纳哥	3.3	4.4	2.0	87.1	88.6	88.5	12.9	11.4	11.5
113	蒙古	4.7	6.0	3.9	82.1	63.3	62.8	17.9	36.7	37.2
114	黑山	7.3	7.2	6.0	71.0	58.2	61.7	29.0	41.8	38.3
115	摩洛哥	4.2	6.3	5.5	29.4	33.1	35.5	70.6	66.9	64.5
116	莫桑比克	6.2	6.4	5.4	70.0	44.0	49.4	30.0	56.0	50.6
117	缅甸	2.1	1.8	4.9	14.2	15.9	23.9	85.8	84.1	76.1
118	纳米比亚	6.1	8.6	8.9	68.9	61.3	61.9	31.1	38.7	38.1
119	瑙鲁	13.3	8.1	4.8	94.4	88.0	93.4	5.6	12.0	6.6
120	尼泊尔	5.4	6.1	6.1	24.6	45.3	39.5	75.4	54.7	60.5
121	荷兰	8.0	11.9	10.7	63.1	79.5	79.6	36.9	13.4	13.2
122	新西兰	7.6	10.3	9.3	78.0	82.7	82.9	22.0	17.3	17.1
123	尼加拉瓜	5.4	7.6	7.8	53.5	54.3	54.3	46.5	45.7	45.7
124	尼日尔	5.8	6.8	7.2	26.2	33.2	33.1	73.8	66.8	66.9
125	尼日利亚	2.8	5.7	3.6	33.5	34.0	33.2	66.5	66.0	66.8
126	纽埃岛	7.9	10.6	6.3	98.5	98.9	98.3	1.5	1.1	1.7
127	挪威	8.4	9.9	10.0	82.5	85.1	85.0	17.5	14.9	15.0
128	阿曼	3.1	2.4	3.8	81.8	81.7	80.5	18.2	18.3	19.5
129	巴基斯坦	3.0	3.0	2.7	21.7	31.0	36.9	78.3	69.0	63.1
130	帕劳群岛	12.0	9.0	10.6	58.5	74.7	77.2	41.5	25.3	22.8
131	巴拿马	7.8	7.9	7.0	68.1	68.2	68.6	31.9	31.8	31.4
132	巴布亚新几内亚	4.0	4.2	3.8	81.7	77.7	80.2	18.3	22.3	19.8
133	巴拉圭	8.1	8.9	7.8	39.9	38.6	42.6	60.1	61.4	57.4
134	秘鲁	4.9	4.7	5.3	56.4	56.9	55.0	43.6	43.1	45.0
135	菲律宾	3.2	4.4	4.4	47.6	36.9	30.4	52.4	63.1	69.6
136	波兰	5.5	6.9	6.3	70.0	70.3	69.2	30.0	29.2	30.3
137	葡萄牙	9.3	10.2	9.0	66.6	65.0	64.0	33.4	35.0	36.0
138	卡塔尔	2.2	1.9	3.1	72.3	78.6	83.6	27.7	21.4	16.4
139	韩国	4.4	7.4	7.4	49.0	55.3	54.5	51.0	44.7	45.5
140	摩尔多瓦	6.7	11.4	10.2	48.5	45.5	45.6	51.5	54.5	54.4
141	罗马尼亚	4.3	5.6	5.0	81.2	79.2	80.3	18.8	20.8	19.7
142	俄罗斯	5.4	6.1	5.6	59.9	59.8	51.1	40.1	40.2	48.9
143	卢旺达	4.2	11.0	7.9	39.2	59.3	58.8	60.8	40.7	41.2
144	圣基茨和尼维斯	4.3	5.8	5.6	60.4	37.9	36.8	39.6	62.1	63.2

政府卫生支出占政府总支出%			社会医保支出占政府卫生支出%			人均卫生费用（美元）			人均政府卫生支出（美元）		
2000	2011	2015	2000	2011	2012	2000	2011	2015	2000	2011	2012
6.7	19.1	2.7	0.0	0.0	0.0	11	59	69	3	18	13
6.0	4.5	…	0.0	…	0.0	253	211	…	123	163	470
11.3	12.7	12.2	88.3	84.9	85.1	211	887	923	147	634	613
16.9	13.5	12.1	71.0	80.5	83.6	3500	7751	6236	2978	6516	6302
15.5	13.5	15.6	0.0	…	0.0	12	19	21	6	10	8
9.0	17.8	10.8	0.0	0.0	0.0	9	30	34	4	22	18
5.3	6.2	8.3	0.7	0.9	0.9	122	384	386	68	212	231
10.9	9.3	22.8	0.0	22.2	56.5	162	525	944	93	233	405
8.9	12.3	4.5	1.5	0.7	0.7	16	51	42	5	22	16
12.1	13.3	14.2	0.0	…	2.7	656	1900	2304	476	1215	1215
21.1	22.9	21.2	35.0	15.2	14.1	466	567	747	409	470	487
10.7	10.1	5.5	7.7	11.1	15.1	25	51	54	13	33	21
8.7	9.7	9.9	0.0	…	0.0	146	450	506	76	217	212
16.6	15.1	11.3	67.6	55.7	55.1	328	609	535	153	306	320
10.9	19.1	6.1	21.4	17.1	18.5	170	412	395	159	375	365
14.2	18.8	8.1	98.1	98.7	98.7	2684	7180	3316	2338	6359	5769
10.9	8.4	6.0	24.1	21.5	21.2	22	190	152	18	120	146
16.9	9.1	8.8	99.0	89.3	89.3	118	522	382	84	304	291
4.8	6.0	7.7	0.0	24.5	24.5	54	195	160	16	65	64
17.0	7.7	1.2	0.3	33.1	22.8	15	33	28	10	14	16
8.6	1.5	4.9	2.9	3.0	3.0	3	19	59	<1	3	5
13.9	13.9	12.9	1.8	2.5	2.5	126	486	423	87	298	292
11.2	9.9	5.2	0.0	0.0	0.0	288	365	812	272	321	781
7.6	13.6	5.5	0.0	0.0	0.0	12	41	44	3	19	14
11.4	19.1	19.0	93.9	90.5	91.2	1932	5997	4746	1219	4769	4646
15.7	20.3	…	0.0	9.4	10.4	1056	3715	3554	824	3072	3279
13.1	19.1	17.4	27.0	35.2	37.0	54	124	163	29	67	78
8.4	10.3	4.6	3.3	1.7	1.7	9	25	26	2	8	8
10.3	6.7	5.3	0.0	…	0.0	17	85	97	6	29	31
6.6	8.4	2.2	0.0	0.0	0.0	318	1820	867	313	1799	1251
16.4	19.3	17.5	17.1	12.2	12.8	3165	9908	7464	2611	8436	7919
7.0	5.3	6.7	0.0	…	0.0	273	610	636	223	498	486
3.5	4.7	3.7	5.8	3.1	2.9	15	36	38	3	11	12
12.0	16.4	13.1	0.0	0.0	0.0	908	923	1420	532	689	753
21.3	12.8	11.3	50.0	35.6	33.1	295	664	921	201	453	496
9.9	10.2	8.7	0.0	0.0	0.0	26	74	77	21	58	78
17.7	11.2	10.8	52.4	34.8	35.4	124	352	321	49	136	152
14.1	15.0	14.4	45.3	52.2	37.2	95	283	323	53	161	183
8.4	10.2	7.4	14.7	24.6	36.5	33	105	127	16	39	35
9.4	11.1	10.7	82.6	85.4	86.2	247	920	797	173	646	594
14.9	13.5	12.3	1.7	1.9	1.7	1064	2302	1722	708	1497	1280
5.0	4.9	6.3	0.0	0.0	0.0	652	1738	2030	471	1366	1697
9.7	13.5	12.9	77.3	78.9	77.8	504	1652	2013	247	914	940
8.9	13.3	12.2	0.0	84.9	85.0	23	224	186	11	102	110
9.1	11.3	10.8	81.9	82.1	83.0	73	480	442	59	380	375
12.7	10.1	9.6	40.3	47.1	38.9	96	803	524	57	480	467
8.5	24.0	6.2	6.4	10.5	10.5	9	62	57	3	37	41
9.6	6.5	6.5	0.5	0.3	0.2	392	820	907	237	311	324

附录2-6 续表6

序列	国家	卫生总费用占GDP%			卫生总费用构成(%)					
					政府卫生支出			个人卫生支出		
		2000	2011	2015	2000	2011	2012	2000	2011	2012
145	圣卢西亚岛	5.6	7.6	6.0	52.6	46.6	53.6	47.4	53.4	46.4
146	圣文森特和格林纳丁斯	3.7	4.9	4.2	82.3	81.7	82.1	17.7	18.3	17.9
147	萨摩亚群岛	6.0	7.0	5.6	76.8	88.5	88.2	23.2	11.5	11.8
148	圣马力诺	5.1	5.5	6.8	85.8	85.8	87.2	14.2	14.2	12.2
149	圣多美和普林西比	8.9	7.6	9.8	43.2	34.2	31.7	56.8	65.8	68.3
150	沙特阿拉伯	4.2	3.5	5.8	72.1	67.3	72.0	27.9	32.7	28.0
151	塞内加尔	4.6	5.0	4.0	40.9	55.5	50.6	59.1	44.2	49.4
152	塞黑	6.8	10.3	9.4	67.2	62.1	61.2	32.8	37.9	38.8
153	塞舌尔	4.6	3.6	3.4	82.0	94.8	93.0	18.0	5.2	7.0
154	塞拉利昂	13.8	16.3	18.3	28.7	16.2	17.9	71.3	83.8	82.1
155	新加坡	2.7	4.2	4.3	45.0	33.3	35.9	55.0	66.7	64.1
156	斯洛伐克	5.5	7.9	6.9	89.4	70.9	69.7	10.6	29.1	30.3
157	斯洛文尼亚	8.3	8.9	8.5	74.0	73.7	71.5	26.0	26.3	28.5
158	所罗门群岛	4.6	7.7	8.0	94.3	96.7	94.4	5.7	3.3	5.6
159	索马里	…	…	…	…	…	…	…	…	…
160	南非	8.3	8.7	8.2	41.3	47.7	48.4	58.7	52.3	51.6
161	南苏丹	…	1.7	2.5	…	41.3	33.3	…	58.7	66.7
162	西班牙	7.2	9.3	9.2	71.6	73.0	71.7	28.4	27.0	28.3
163	斯里兰卡	3.7	3.3	3.0	48.4	42.1	39.1	51.6	57.9	60.9
164	苏丹	3.4	6.7	6.3	27.2	30.2	22.5	72.8	69.8	77.5
165	苏里南	6.2	6.0	6.5	53.4	49.8	69.0	46.6	50.2	31.0
166	斯威士兰	5.3	8.3	7.0	56.3	69.4	72.6	43.7	30.6	27.4
167	瑞典	8.2	9.5	11.0	84.9	81.6	81.3	15.1	18.4	18.7
168	瑞士	9.9	11.0	12.1	55.4	64.9	65.8	44.6	35.1	34.2
169	叙利亚	4.9	3.4	…	40.4	46.3	46.1	59.6	53.7	53.9
170	塔吉克斯坦	4.6	5.8	6.9	20.4	29.6	29.4	79.6	70.4	70.6
171	泰国	3.4	4.1	3.8	56.1	77.7	79.5	43.9	22.3	20.5
172	马其顿	8.7	6.9	6.1	57.7	63.6	65.3	42.3	36.4	34.7
173	东帝汶	3.4	4.6	3.1	65.7	75.3	93.8	34.3	24.7	6.2
174	多哥	5.3	8.0	6.6	28.5	52.2	50.9	71.5	47.8	49.1
175	汤加	4.8	5.0	5.9	70.5	83.5	80.7	29.5	16.5	19.3
176	特立尼达和多巴哥	4.0	5.3	6.0	45.4	49.2	51.1	54.6	50.8	48.9
177	突尼斯	5.4	7.0	6.7	54.9	59.4	59.0	45.1	40.6	41.0
178	土耳其	4.9	6.1	4.1	62.9	72.7	76.8	37.1	27.3	23.2
179	土库曼斯坦	3.9	2.1	6.3	81.5	63.8	63.5	18.5	36.2	36.5
180	图瓦卢	11.0	17.6	15.0	100.0	99.9	99.9	0.0	0.1	0.1
181	乌干达	6.0	9.3	7.3	26.8	25.0	43.0	73.2	75.0	57.0
182	乌克兰	5.6	7.3	6.1	51.8	55.7	55.4	48.2	44.3	44.6
183	阿联酋	2.2	3.1	3.5	76.7	69.5	69.1	23.3	30.5	30.9
184	英国	6.9	9.4	9.9	79.1	82.8	84.0	20.9	17.2	16.0
185	坦桑尼亚	3.4	7.4	6.1	43.4	37.4	39.0	56.6	62.6	61.0
186	美国	13.1	17.7	16.8	43.0	47.8	47.0	57.0	52.2	53.0
187	乌拉圭	11.2	8.6	9.2	54.6	69.5	64.5	45.4	30.5	35.5
188	乌兹别克斯坦	5.3	5.6	6.2	47.5	50.9	51.1	52.5	49.1	48.9
189	瓦努阿图	3.6	3.8	3.5	76.6	87.3	86.6	23.4	12.7	13.4
190	委内瑞拉	5.7	4.5	3.2	41.5	36.6	33.7	58.5	63.4	66.3
191	越南	4.9	6.8	5.7	30.9	45.2	42.6	69.1	54.8	57.4
192	也门	4.1	5.0	6.0	54.0	26.8	27.7	46.0	73.2	72.3
193	赞比亚	6.5	6.2	5.4	47.4	63.6	53.9	52.4	36.4	46.1
194	津巴布韦	…	…	10.3	…	…	…	…	…	…

政府卫生支出占政府总支出%			社会医保支出占政府卫生支出%			人均卫生费用（美元）			人均政府卫生支出（美元）		
2000	2011	2015	2000	2011	2012	2000	2011	2015	2000	2011	2012
11.7	11.1	8.5	4.9	4.3	3.3	272	513	482	143	239	307
10.8	11.7	10.0	0.0	0.0	0.2	137	310	284	113	253	279
13.7	13.5	11.5	0.3	0.5	0.0	80	245	223	61	217	214
20.4	13.6	14.3	100.0	85.0	73.5	2166	3553	3243	1860	3050	3380
9.0	5.6	10.7	0.0	0.0	0.0	46	108	160	20	37	35
8.6	5.7	10.1	0.0	...	0.0	396	721	1194	285	486	714
10.1	9.6	4.2	7.4	4.0	5.1	22	54	36	9	30	22
13.6	14.1	12.3	92.2	93.2	93.4	64	622	491	43	387	340
7.9	9.5	10.0	0.0	5.2	0.0	356	413	492	292	392	467
14.2	12.3	7.9	0.0	0.0	0.0	21	82	107	6	13	12
7.1	8.9	12.0	4.8	15.5	14.1	662	2144	2280	298	714	821
9.4	14.7	12.0	94.4	89.6	90.0	208	1415	1108	186	1004	960
13.1	12.8	12.7	93.7	93.4	91.3	831	2171	1772	615	1600	1479
20.7	21.6	10.6	0.0	0.0	0.0	48	124	152	45	119	95
...	...	...	...	...	...	...	...	...	...	...	...
13.3	12.9	14.1	3.3	2.8	2.8	246	670	471	102	319	315
...	4.0	1.6	...	...	0.0	...	32	28	...	13	8
13.2	15.0	14.9	9.6	6.3	6.6	1045	2978	2354	749	2175	1883
6.8	6.5	7.9	0.3	0.1	0.1	32	93	118	16	39	34
8.3	10.9	18.1	8.3	11.1	10.9	15	119	152	4	36	25
11.3	11.9	10.5	33.8	41.7	41.7	167	490	577	89	244	302
10.5	18.1	14.9	0.0	0.0	0.0	75	270	233	42	188	192
12.6	15.1	18.4	0.0	...	0.0	2282	5419	5600	1938	4423	4301
15.4	21.1	25.2	72.8	70.8	69.2	3541	9248	9818	1963	6001	5970
6.5	5.3	...	0.0	...	0.0	58	102	...	23	47	34
6.5	6.2	6.1	0.0	...	0.0	7	48	63	1	14	18
11.0	15.3	16.6	9.4	9.3	9.2	67	214	217	38	166	196
15.0	13.7	12.1	97.4	91.9	91.7	153	344	295	88	219	205
20.4	2.9	4.2	0.0	0.0	0.0	18	46	72	12	35	64
8.5	15.4	5.7	11.7	6.5	6.5	14	43	37	4	22	24
15.4	12.6	8.4	0.0	0.0	0.0	92	219	221	65	183	159
6.4	7.2	8.5	0.0	0.0	0.0	260	935	1146	118	460	489
8.1	13.3	13.6	28.9	56.3	56.3	121	304	258	67	180	173
9.8	12.8	10.1	55.6	57.0	64.1	197	644	455	124	469	437
13.7	8.7	8.7	6.5	6.5	6.5	44	114	405	36	73	81
5.9	17.2	12.1	0.0	0.0	0.0	161	639	439	161	639	559
7.3	10.1	5.6	0.0	0.0	0.0	16	41	46	4	10	25
10.2	11.8	8.3	0.0	0.6	0.6	36	262	125	18	146	161
7.8	9.3	8.0	0.0	0.0	0.0	753	1375	1402	578	955	854
15.1	16.0	18.5	0.0	...	0.0	1761	3659	4356	1394	3031	3019
10.2	10.2	7.4	0.0	...	4.5	10	38	32	4	14	16
16.8	20.3	22.6	83.7	86.0	87.3	4818	8467	9536	2074	4047	4153
20.5	21.8	20.0	27.4	45.2	56.8	773	1174	1281	422	816	816
8.7	9.0	9.3	0.0	...	0.0	29	91	134	14	46	56
10.5	14.0	11.8	0.0	0.0	0.0	52	125	99	40	109	100
8.0	6.3	3.1	34.6	32.2	31.1	273	487	973	113	178	200
6.6	10.1	7.9	19.7	39.6	37.0	20	93	117	6	42	44
8.0	4.3	2.2	0.0	0.0	0.0	26	63	72	14	17	21
11.1	16.4	6.8	0.0	0.0	0.0	23	87	69	11	55	45
...	...	8.1	...	...	...	...	...	94	...	...	...

附录2-7 人口与社会经济

序列	国家	总人口（千人）2016	0～14岁人口% 2013	60岁及以上人口% 2013	人口年增长率(%) 2003～2013	城镇人口% 2010	城镇人口% 2011	城镇人口% 2012	城镇人口% 2013
1	阿富汗	34656	47	4	2.8	23	24	24	26
2	阿尔巴尼亚	2926	21	15	- 0.2	52	53	55	55
3	阿尔及利亚	40606	28	7	1.7	66	73	74	70
4	安道尔	77	15	23	0.5	88	87	…	86
5	安哥拉	28813	47	4	3.3	59	59	60	43
6	安提瓜和巴布达	101	26	13	1.1	30	30	30	25
7	阿根廷	43847	24	15	0.9	92	93	93	92
8	亚美尼亚	2925	20	14	- 0.2	64	64	64	63
9	澳大利亚	24126	19	20	1.6	89	89	89	89
10	奥地利	8712	15	24	0.4	68	68	68	66
11	阿塞拜疆	9725	22	9	1.2	52	54	54	54
12	巴哈马群岛	391	21	12	1.8	84	84	84	83
13	巴林群岛	1425	21	3	5.5	89	89	89	89
14	孟加拉国	162952	30	7	1.2	28	28	29	33
15	巴巴多斯岛	285	19	16	0.5	44	44	45	32
16	白俄罗斯	9480	15	20	- 0.4	75	75	75	76
17	比利时	11358	17	24	0.7	97	97	98	98
18	伯利兹	367	34	6	2.5	52	45	45	44
19	贝宁湾	10872	43	5	3.0	42	45	46	43
20	不丹	798	28	7	2.0	35	36	36	37
21	玻利维亚	10888	35	7	1.7	67	67	67	68
22	波黑	3517	16	21	- 0.2	49	48	49	40
23	博茨瓦纳	2250	34	6	1.0	61	62	62	57
24	巴西	207653	24	11	1.0	87	85	85	85
25	文莱	423	25	8	1.7	76	76	76	77
26	保加利亚	7131	14	26	- 0.8	71	73	74	73
27	布基纳法索	18646	46	4	2.9	26	27	27	28
28	布隆迪	10524	44	4	3.4	11	11	11	12
29	佛得角	540	30	7	0.7	61	63	63	64
30	柬埔寨	15762	31	8	1.6	20	20	20	20
31	喀麦隆	23439	43	5	2.6	58	52	53	53
32	加拿大	36290	16	21	1.1	81	81	81	82
33	中非	4595	40	6	1.9	39	39	39	40
34	乍得	14453	48	4	3.2	28	22	22	22
35	智利	17910	21	14	1.0	89	89	89	89
36	中国	1411415	18	14	0.6	47	51	52	53
37	哥伦比亚	4853	28	10	1.4	75	75	76	76
38	科摩罗	796	42	5	2.5	28	28	28	28
39	刚果	5126	42	5	2.8	62	64	64	65
40	库克岛	17	30	9	1.0	75	74	…	74
41	哥斯达黎加	4857	24	11	1.6	64	65	65	75
42	科特迪瓦	23696	41	5	1.8	51	51	52	53
43	克罗地亚	4213	15	25	- 0.3	58	58	58	58
44	古巴	11476	16	19	0.0	75	75	75	77
45	塞浦路斯	1170	17	17	1.3	70	70	71	67
46	捷克	10611	15	24	0.5	74	73	73	73
47	朝鲜	25369	22	13	0.6	60	60	60	61
48	刚果民主共和国	78736	45	5	2.8	35	34	35	42

附录2-7　续表1

生命登记覆盖人口% 2007～2013		总和生育率（%）			成人识字率 (%)	人均国民收入 （美元，购买力平价）				日均<1美元 （购买力平价） 人口%
出生	死亡	2000	2010	2013	2007～2012	2010	2011	2012	2013	2007～2012
37	…	7.7	6.3	4.9	…	1060	1140	1560	2000	…
99	53	2.2	1.5	1.8	97	8740	8820	9280	10520	<2.0
>90	…	2.6	2.3	2.8	…	8180	8310	8360	12990	…
100	>80	1.4	1.3	1.4	…	…	…	…	…	…
…	…	6.8	5.4	5.9	70	5410	5230	5400	6770	43.4
>90	79	2.7	2.1	2.1	99	20240	17900	18920	20070	…
100	100	2.5	2.2	2.2	98	15570	17130	…	…	<2.0
100	76	1.7	1.7	1.7	100	5660	6100	8820	8140	<2.0
100	100	1.8	1.9	1.9	…	…	38110	43300	42540	…
100	100	1.4	1.4	1.5	…	39790	42050	43390	43840	…
>90	93	2.0	2.2	1.9	100	9280	8960	9310	16180	<2.0
…	93	2.2	1.9	1.9	…	…	…	29020	…	…
>90	88	2.6	2.5	2.1	92	…	…	…	…	…
31	…	3.0	2.2	2.2	58	1810	1940	2030	2810	43.3
>90	100	1.5	1.6	1.8	…	…	…	25670	…	…
100	100	1.2	1.4	1.5	100	13590	14460	14960	16940	<2.0
>90	100	1.6	1.8	1.9	…	38260	39190	39860	40280	…
95	100	3.6	2.8	2.7	…	6210	6090	7630	8160	…
80	…	6.0	5.3	4.8	42	1590	1620	1550	1780	51.6
100	…	3.8	2.4	2.2	…	4990	5570	6200	7210	2.4
76	…	4.1	3.3	3.2	91	4640	4890	4880	5750	8.0
>90	89	1.4	1.1	1.3	98	8810	9190	9650	9820	<2.0
72	…	3.4	2.8	2.6	85	13700	14550	16060	15500	13.4
93	93	2.4	1.8	1.8	90	11000	11420	11530	14750	3.8
>90	89	2.5	2.0	2.0	95	…	…	…	…	…
100	100	1.2	1.5	1.5	98	13290	14160	15450	15200	<2.0
77	…	6.3	5.9	5.6	29	1250	1300	1490	1560	44.5
75	…	5.8	4.3	6.0	67	400	610	550	820	…
91	…	3.7	2.4	2.3	85	3820	3980	4930	6220	13.7
62	…	3.9	2.6	2.9	74	2080	2230	2330	2890	10.1
61	…	5.0	4.5	4.8	71	2270	2330	2270	2660	27.6
100	100	1.5	1.7	1.7	…	38310	39660	42530	42610	<2.0
61	…	5.4	4.6	4.4	57	790	810	1080	600	62.8
16	…	6.6	6.0	6.3	35	1220	1360	1620	2000	36.5
99	100	2.1	1.9	1.8	99	14590	16330	21310	21030	<2.0
…	4	1.8	1.6	1.7	95	7640	8390	9040	11850	6.3
97	98	2.6	2.4	2.3	94	9060	9560	9990	11890	5.6
87	…	4.3	4.9	4.7	76	1090	1110	1210	1560	…
91	…	4.8	4.5	5.0	…	3220	3240	3450	4720	32.8
>90	82	3.2	2.4	2.3	…	…	…	…	…	…
100	91	2.4	1.8	1.8	96	11270	11860	12500	13570	<2.0
65	…	5.2	4.4	4.9	57	1810	1710	1920	2900	35.0
>90	100	1.4	1.5	1.5	99	18860	18760	20200	20370	<2.0
100	98	1.6	1.5	1.4	100	…	…	…	…	…
>90	86	1.7	1.5	1.5	99	30300	…	29840	28830	…
100	100	1.1	1.5	1.6	…	23620	24370	24720	25530	<2.0
100	…	2.0	2.0	2.0	100	…	…	…	…	…
28	…	6.9	5.8	5.9	67	320	340	390	680	…

序列	国家	总人口（千人）2016	0～14岁人口% 2013	60岁及以上人口% 2013	人口年增长率(%) 2003～2013	城镇人口%			
						2010	2011	2012	2013
49	丹麦	5712	18	24	0.4	87	87	87	87
50	吉布提	942	34	6	1.5	76	77	77	77
51	多米尼加	74	26	13	0.3	67	67	…	69
52	多米尼加共和国	10649	30	9	1.4	69	70	70	77
53	厄瓜多尔	16385	30	10	1.7	67	67	68	63
54	埃及	95689	31	9	1.7	43	43	44	43
55	萨尔瓦多	6345	30	10	0.5	64	65	65	66
56	赤道几内亚	1221	39	5	2.9	40	39	40	40
57	厄立特里亚	4955	43	4	3.5	22	21	22	22
58	爱沙尼亚	1312	16	24	- 0.4	69	69	70	68
59	埃塞俄比亚	102403	43	5	2.7	17	17	17	19
60	斐济	899	29	9	0.8	52	52	53	53
61	芬兰	5503	16	26	0.4	85	84	84	84
62	法国	64721	18	24	0.6	85	86	86	79
63	加蓬	1980	38	7	2.4	86	86	87	87
64	冈比亚	2039	46	4	3.2	58	57	58	58
65	格鲁吉亚	3925	18	20	- 0.5	53	53	53	53
66	德国	81915	13	27	- 0.1	74	74	74	75
67	加纳	28207	38	5	2.4	51	52	53	53
68	希腊	11184	15	26	0.1	61	61	62	77
69	格林纳达	107	27	10	0.3	39	39	39	36
70	危地马拉	16582	40	7	2.5	49	50	50	51
71	几内亚	12396	42	5	2.4	35	35	36	36
72	几内亚比绍	1816	41	5	2.3	30	44	45	48
73	圭亚那	773	36	5	0.6	29	28	28	28
74	海地	10847	35	7	1.4	52	53	55	56
75	洪都拉斯	9113	35	7	2.0	52	52	53	54
76	匈牙利	9753	15	24	- 0.2	68	69	70	70
77	冰岛	332	21	18	1.3	93	94	94	94
78	印度	1324171	29	8	1.4	30	31	32	32
79	印尼	261115	29	8	1.4	44	51	51	52
80	伊朗	80277	24	8	1.2	71	69	69	72
81	伊拉克	37203	40	5	2.6	66	66	66	69
82	爱尔兰	4726	22	17	1.4	62	62	62	63
83	以色列	8192	28	15	2.0	92	92	92	92
84	意大利	59430	14	27	0.5	68	68	69	69
85	牙买加	2881	27	11	0.5	52	52	52	54
86	日本	127749	13	32	0.0	67	91	92	93
87	约旦	9456	34	5	3.8	79	83	83	83
88	哈萨克斯坦	17988	26	10	1.1	59	54	53	53
89	肯尼亚	48462	42	4	2.7	22	24	24	25
90	基里巴斯	114	30	9	1.6	44	44	44	44
91	科威特	4053	25	4	4.6	98	98	98	98
92	吉尔吉斯	5956	30	6	1.0	35	35	35	36
93	老挝	6758	35	6	1.9	33	34	35	37
94	拉脱维亚	1971	15	24	- 1.1	68	68	68	68
95	黎巴嫩	6007	21	12	2.7	87	87	87	88
96	莱索托		36	6	0.9	27	28	28	26

生命登记覆盖人口% 2007~2013		总和生育率（%）			成人识字率(%) 2007~2012	人均国民收入（美元，购买力平价）				日均<1美元（购买力平价）人口% 2007~2012
出生	死亡	2000	2010	2013		2010	2011	2012	2013	
100	98	1.8	1.9	1.9	...	40230	41900	43430	44460	<2.0
...	...	4.8	3.8	3.4	...	...	...	...	...	...
>90	100	2.3	2.1	2.1	...	11990	13000	11980	9800	...
81	52	2.9	2.6	2.5	90	9030	9420	9660	11150	2.3
90	80	3.0	2.5	2.6	92	7880	8510	9490	10310	4.0
>90	95	3.3	2.7	2.8	74	6060	6120	6450	10850	<2.0
99	78	2.9	2.3	2.2	85	6550	6640	6720	7490	2.5
54	...	5.8	5.2	4.8	94	23750	25620	18570	23240	...
...	...	5.4	4.5	4.7	69	540	580	550	1180	...
100	100	1.3	1.7	1.6	100	19760	20850	22500	24230	<2.0
...	...	6.2	4.2	4.5	39	1040	1110	1110	1350	36.8
>90	100	3.1	2.7	2.6	...	4510	4610	4690	7610	5.9
100	100	1.7	1.9	1.9	...	37290	37670	38220	38480	<2.0
100	100	1.8	2.0	2.0	...	34440	35910	36720	37580	...
90	...	4.1	3.3	4.1	89	13170	13740	14090	17220	...
53	...	5.6	4.9	5.8	51	1300	1750	1830	1620	...
100	98	1.6	1.6	1.8	100	4990	5350	5770	7040	14.1
100	100	1.3	1.4	1.4	...	37950	40230	42230	44540	<2.0
63	...	4.7	4.2	3.9	67	1660	1810	1910	3880	...
>90	100	1.3	1.5	1.5	97	27050	25100	25460	25630	<2.0
...	100	2.6	2.2	2.2	...	9890	10350	10350	11120	...
97	92	4.8	4.0	3.8	76	4650	4760	4880	7130	13.7
58	...	6.0	5.2	4.9	41	1020	1020	970	1160	40.9
24	...	5.9	5.1	4.9	55	1180	1240	1100	1240	...
88	81	2.5	2.3	2.5	85	3450	...	3340	6550	...
80	...	4.3	3.3	3.1	...	...	1180	1220	1710	...
94	17	4.0	3.1	3.0	85	3770	3820	3880	4270	16.5
100	100	1.3	1.4	1.4	99	19050	20310	20710	...	<2.0
>90	100	2.0	2.1	2.1	...	27680	31020	33480	38870	<2.0
84	8	3.3	2.6	2.5	...	3550	3590	3910	5350	24.7
67	...	2.5	2.1	2.3	93	4200	4500	4730	9260	16.2
99	...	2.2	1.7	1.9	85	...	...	...	15600	...
99	65	5.0	4.7	4.0	79	3370	3750	4230	15220	3.9
>90	100	1.9	2.1	2.0	...	33370	34180	35670	...	<2.0
100	100	2.9	2.9	2.9	...	27630	27110	...	32140	<2.0
100	100	1.2	1.4	1.5	99	31130	32400	32920	34100	<2.0
98	...	2.6	2.3	2.3	87	7310	...	...	8480	...
100	100	1.3	1.4	1.4	...	34640	35330	36300	37630	<2.0
99	65	3.9	3.1	3.2	96	5800	5930	5980	11660	<2.0
100	91	1.9	2.6	2.5	100	10770	11250	11780	20570	<2.0
60	...	5.0	4.7	4.4	87	1680	1710	1730	2250	...
94	...	4.3	2.9	3.0	...	3530	3300	3870	2780	...
>90	95	2.4	2.3	2.6	94	...	...	...	...	...
98	96	2.7	2.7	3.1	99	2100	2180	2230	3070	5.1
75	...	4.6	2.7	3.0	...	2460	2580	2690	4570	30.3
100	100	1.2	1.5	1.6	100	16350	17700	21920	22970	<2.0
100	...	2.4	1.8	1.5	90	14080	14470	14160	17390	...
45	...	4.1	3.2	3.0	90	1960	2050	2170	3320	56.2

序列	国家	总人口（千人）2016	0~14岁人口% 2013	60岁及以上人口% 2013	人口年增长率(%) 2003~2013	城镇人口%			
						2010	2011	2012	2013
97	利比里亚	4614	43	5	3.2	48	48	49	49
98	利比亚	6293	30	7	1.3	78	78	78	78
99	立陶宛	2908	15	21	- 1.1	67	67	67	67
100	卢森堡	576	17	19	1.7	85	85	86	90
101	马达加斯加	24895	42	5	2.8	30	33	33	34
102	马拉维	18092	45	5	2.9	20	16	16	16
103	马来西亚	31187	26	9	1.8	72	73	73	73
104	马尔代夫	428	29	7	1.8	40	41	42	43
105	马里	17995	47	4	3.1	36	35	36	38
106	马耳他	429	15	24	0.4	95	95	95	95
107	马歇尔群岛	53	30	9	0.1	72	72	…	72
108	毛利塔尼亚	4301	40	5	2.7	41	41	42	59
109	毛里求斯	1262	20	14	0.3	42	42	42	40
110	墨西哥	127540	29	10	1.2	78	78	78	79
111	密克罗尼西亚	105	35	7	- 0.3	23	23	23	22
112	摩纳哥	38	18	24	1.4	100	100	…	100
113	蒙古	3027	27	6	1.4	62	69	…	70
114	黑山	629	19	19	0.1	61	63	63	64
115	摩洛哥	35277	28	8	1.1	58	57	57	59
116	莫桑比克	28829	45	5	2.6	38	31	31	32
117	缅甸	52885	25	8	0.7	34	33	33	33
118	纳米比亚	2480	36	5	1.5	38	38	39	45
119	瑙鲁	11	30	9	- 0.0	100	100	…	100
120	尼泊尔	28983	35	8	1.3	19	17	17	18
121	荷兰	16987	17	23	0.4	83	83	84	89
122	新西兰	4661	20	19	1.1	86	86	86	86
123	尼加拉瓜	6150	33	7	1.3	57	58	58	58
124	尼日尔	20673	50	4	3.8	17	18	18	18
125	尼日利亚	185990	44	5	2.7	50	50	50	46
126	纽埃岛	2	30	9	- 2.7	38	38	…	41
127	挪威	5255	19	22	1.0	79	79	80	80
128	阿曼	4425	23	4	4.2	73	73	74	77
129	巴基斯坦	193203	34	7	1.8	36	36	37	38
130	帕劳群岛	22	30	9	0.6	83	84	…	86
131	巴拿马	4034	28	10	1.8	75	75	76	66
132	巴布亚新几内亚	8085	38	5	2.3	13	12	13	13
133	巴拉圭	6725	32	8	1.8	61	62	62	59
134	秘鲁	31774	29	9	1.2	77	77	78	78
135	菲律宾	103320	34	6	1.7	49	49	49	45
136	波兰	38224	15	21	- 0.0	61	61	61	61
137	葡萄牙	10372	15	25	0.2	61	61	62	62
138	卡塔尔	2570	13	2	11.9	96	99	99	99
139	韩国	50792	15	17	0.6	83	83	83	82
140	摩尔多瓦	4060	17	17	- 1.1	47	48	48	45
141	罗马尼亚	19778	15	21	- 0.2	57	53	53	54
142	俄罗斯	143965	16	19	- 0.1	73	74	74	74
143	卢旺达	11918	43	4	2.5	19	19	19	27
144	圣基茨和尼维斯	55	26	13	1.3	32	32	…	32

生命登记覆盖人口% 2007~2013		总和生育率（%）			成人识字率(%) 2007~2012	人均国民收入（美元，购买力平价）				日均<1美元（购买力平价）人口% 2007~2012
出生	死亡	2000	2010	2013		2010	2011	2012	2013	
4	…	5.9	5.2	4.8	61	340	540	580	790	83.8
…	…	3.2	2.6	2.4	90	…	…	…	…	…
100	100	1.3	1.5	1.5	100	17870	19640	23560	24500	<2.0
>90	100	1.7	1.6	1.7	…	61790	64260	60160	…	…
83	…	5.6	4.7	4.5	65	960	950	930	1350	87.7
2	…	6.2	6.0	5.4	61	850	870	730	750	72.2
>90	56	3.0	2.6	2.0	93	14220	15650	16270	22460	<2.0
93	84	2.8	1.8	2.3	…	8110	7430	7560	9890	…
81	…	5.8	6.3	6.8	33	1030	1040	1140	1540	50.6
100	100	1.6	1.3	1.4	…	24840	…	27000	28030	…
96	…	4.4	3.5	3.3	…	…	…	4620	…	
59	…	5.1	4.5	4.7	59	1960	2400	2480	2850	23.4
>90	100	2.0	1.6	1.5	89	13960	14330	15060	17220	<2.0
93	99	2.5	2.3	2.2	94	14290	15390	16450	16110	<2.0
…	…	4.3	3.5	3.3	…	3490	3580	3920	3840	…
…	>80	1.2	1.5	1.5	…	…	…	…	…	…
99	92	2.2	2.5	2.4	97	3670	4290	5020	8810	…
>90	100	1.8	1.7	1.7	99	12930	13700	14590	14600	<2.0
94	25	2.7	2.3	2.7	67	4600	4880	5060	7000	2.6
48	…	5.7	4.9	5.2	56	930	970	1000	1040	60.7
72	…	2.5	2.0	1.9	93	1950	…	…	…	…
78	…	4.0	3.2	3.1	89	6420	6560	7240	9590	23.5
83	…	3.5	3.1	2.9	…	…	…	…	…	…
42	…	4.0	2.7	2.3	57	1210	1260	1470	2260	23.7
100	100	1.7	1.8	1.8	…	41900	43140	43510	43210	<2.0
100	100	1.9	2.2	2.1	…	…	…	…	…	…
85	68	3.3	2.6	2.5	…	2790	3730	3890	4440	8.5
64	…	7.5	7.1	7.6	…	720	720	760	910	40.8
30	…	5.9	5.5	6.0	61	2170	2290	2450	5360	62.0
>90	…	…	…	…	…	…	…	…	…	…
100	100	1.8	1.9	1.9	…	56830	61460	66960	66520	<2.0
…	87	4.4	2.3	2.9	87	…	…	…	…	…
34	…	4.7	3.4	3.2	55	2790	2870	2880	4920	12.7
…	…	2.0	1.7	1.7	…	11000	11080	16870	14540	…
>90	90	2.7	2.5	2.5	94	12770	14510	15150	19290	4.0
…	…	4.5	4.0	3.8	62	2420	2570	2740	2430	…
76	81	3.7	3.0	2.9	94	5050	5390	5720	7640	3.0
96	69	2.9	2.5	2.4	90	8930	9440	10090	11360	2.9
90	90	3.5	3.1	3.0	95	3980	4140	4380	7820	19.0
100	100	1.3	1.4	1.4	100	19060	20430	21170	22300	<2.0
100	100	1.4	1.3	1.3	95	24760	24440	24770	25360	…
>90	77	3.1	2.3	2.0	96	…	86440	…	123860	…
>90	99	1.4	1.3	1.3	…	29010	30370	30970	33440	…
100	90	1.6	1.5	1.5	99	3360	3640	3630	5190	<2.0
>90	100	1.3	1.4	1.4	98	14060	15120	16860	18060	<2.0
>90	100	1.2	1.5	1.5	100	19190	20560	22720	23200	<2.0
63	…	5.9	5.4	4.5	66	1150	1270	1320	1430	63.0
…	79	2.2	1.8	1.8	…	15850	16470	17630	20400	…

序列	国家	总人口（千人）2016	0～14岁人口% 2013	60岁及以上人口% 2013	人口年增长率(%) 2003～2013	城镇人口%			
						2010	2011	2012	2013
145	圣卢西亚岛	178	24	12	1.2	28	18	17	19
146	圣文森特和格林纳丁斯	110	25	10	0.1	49	49	50	50
147	萨摩亚群岛	195	38	8	0.7	20	20	20	19
148	圣马力诺	33	14	27	0.9	94	94	…	94
149	圣多美和普林西比	200	42	5	2.7	62	63	63	64
150	沙特阿拉伯	32276	29	5	2.3	82	82	83	83
151	塞内加尔	15412	44	5	2.8	42	43	43	43
152	塞黑	8820	16	21	-0.6	56	56	57	55
153	塞舌尔	94	22	10	1.0	55	54	54	53
154	塞拉利昂	7396	42	4	2.6	38	39	40	39
155	新加坡	5622	16	16	2.4	100	100	100	100
156	斯洛伐克	5444	15	19	0.1	55	55	55	54
157	斯洛文尼亚	2078	14	24	0.4	50	50	50	50
158	所罗门群岛	599	40	5	2.3	19	20	21	21
159	索马里	14318	47	5	2.7	37	38	38	39
160	南非	56015	30	9	1.2	62	62	62	64
161	南苏丹	12231	42	5	4.2	…	18	18	18
162	西班牙	46348	15	23	1.1	77	77	78	79
163	斯里兰卡	20798	25	13	0.9	14	15	15	18
164	苏丹	39579	41	5	2.4	40	33	33	34
165	苏里南	558	27	10	1.0	69	70	70	66
166	斯威士兰	1343	38	5	1.4	21	21	21	21
167	瑞典	9838	17	26	0.7	85	85	85	86
168	瑞士	8402	15	23	1.0	74	74	74	74
169	叙利亚	18430	35	6	2.4	56	56	56	57
170	塔吉克斯坦	8735	36	5	2.3	26	27	27	27
171	泰国	68864	18	15	0.4	34	34	34	48
172	马其顿	2081	17	18	0.1	59	59	59	57
173	东帝汶	1269	46	5	1.9	28	28	29	32
174	多哥	7606	42	4	2.6	43	38	38	39
175	汤加	107	37	8	0.5	23	23	24	24
176	特立尼达和多巴哥	1365	21	14	0.4	14	14	14	9
177	突尼斯	11403	23	11	1.1	67	66	67	67
178	土耳其	79512	26	11	1.3	70	72	72	72
179	土库曼斯坦	5663	29	7	1.2	50	49	49	49
180	图瓦卢	11	30	9	0.3	50	51	…	58
181	乌干达	41488	48	4	3.4	13	16	16	15
182	乌克兰	44439	14	21	-0.6	69	69	69	69
183	阿联酋	9270	15	1	10.2	84	84	85	85
184	英国	65789	18	23	0.6	80	80	80	82
185	坦桑尼亚	55572	45	5	2.9	26	27	27	30
186	美国	322180	20	20	0.9	82	82	83	81
187	乌拉圭	3444	22	19	0.2	92	93	93	95
188	乌兹别克斯坦	31447	29	7	1.2	36	36	36	36
189	瓦努阿图	270	37	6	2.4	26	25	25	26
190	委内瑞拉	31568	29	9	1.6	93	94	94	89
191	越南	94569	23	10	1.0	30	31	32	32
192	也门	27584	40	5	2.5	32	32	33	34
193	赞比亚	16591	47	4	2.9	36	39	40	40
194	津巴布韦	16150	40	6	1.1	38	39	39	33

生命登记覆盖人口% 2007～2013		总和生育率（%）			成人识字率（%）2007～2012	人均国民收入（美元，购买力平价）				日均<1美元（购买力平价）人口% 2007～2012
出生	死亡	2000	2010	2013		2010	2011	2012	2013	
92	85	2.3	2.0	1.9	...	10520	11220	11300	10350	...
>90	100	2.4	2.1	2.0	...	10830	10440	10870	10610	...
48	...	4.5	3.9	4.1	99	4270	4270	4250	4840	...
>90	>80	1.3	1.5	1.5	...	...	...	...	...	...
75	...	4.6	3.7	4.1	89	1920	2080	1810	2950	43.5
...	51	4.2	2.8	2.6	87	...	24700	...	53780	...
73	...	5.6	4.8	4.9	50	1910	1940	1880	2240	34.1
99	90	1.7	1.6	1.4	98	11020	11540	11430	12020	<2.0
>90	100	2.2	1.9	2.2	92	21210	25140	25740	23270	<2.0
78	...	5.4	5.0	4.7	43	830	840	1340	1750	56.6
>90	74	1.5	1.3	1.3	96	55790	59380	60110	76850	...
>90	100	1.3	1.3	1.4	...	23100	22130	24770	25500	<2.0
100	100	1.2	1.4	1.5	100	26660	26510	27240	28130	<2.0
...	...	4.6	4.2	4.0	...	2210	2350	2130	1810	...
...	...	6.5	6.3	6.6	...	...	...	...	...	...
85	91	2.9	2.5	2.4	93	10360	10710	11010	12240	9.4
35	...	...	...	4.9	...	...	...	...	2190	...
100	100	1.2	1.5	1.5	98	31640	31400	31670	31850	2.3
97	...	2.2	2.3	2.3	91	5010	5520	6030	9470	4.1
59	...	5.1	4.4	4.4	...	2030	2120	2070	2370	19.8
99	100	2.7	2.3	2.3	95	...	...	8380	15860	...
50	...	4.2	3.4	3.3	88	4840	5930	4760	6220	39.3
100	100	1.6	1.9	1.9	...	39730	42200	43980	44760	...
100	100	1.4	1.5	1.5	...	50170	52570	55090	56580	...
...	92	3.8	2.9	3.0	84	5120	...	5120	...	...
88	...	4.0	3.3	3.8	100	2140	2300	2180	2500	6.5
99	...	1.8	1.6	1.4	...	8190	8360	9280	13510	<2.0
100	100	1.7	1.4	1.4	97	10920	11090	11540	11520	<2.0
55	...	7.1	6.2	5.9	58	3600	...	6230	6410	34.9
78	...	5.1	4.1	4.6	60	890	1040	900	1180	52.5
...	...	4.2	3.9	3.8	...	4580	5000	5020	5450	...
...	85	1.6	1.6	1.8	99	24040	...	22860	26210	...
99	37	2.1	2.0	2.0	79	9060	9030	9210	10960	<2.0
94	78	2.4	2.1	2.0	94	15170	16940	18190	18760	<2.0
...	...	2.8	2.4	2.3	100	7490	8690	9070	12920	...
50	...	3.6	3.1	3.0	...	...	...	...	5990	...
30	...	6.8	6.1	5.9	73	1250	1310	1120	1370	37.8
100	99	1.1	1.4	1.5	100	6620	7040	7180	8960	<2.0
100	87	2.7	1.7	1.8	...	...	47890	...	...	...
100	100	1.7	1.9	1.9	...	36410	36010	37340	35760	<2.0
16	...	5.7	5.5	5.2	73	1430	1500	1560	1750	43.5
100	98	2.0	2.1	2.0	...	47360	48820	52610	53960	<2.0
100	99	2.2	2.1	2.0	98	13990	14640	15310	18930	<2.0
>90	...	2.8	2.4	2.3	99	3120	3420	3670	5340	...
43	...	4.5	3.9	3.4	83	4320	4330	4300	2840	...
81	100	2.8	2.5	2.4	96	12150	12430	12920	17890	...
95	...	2.3	1.8	1.7	93	3070	3250	3620	5030	2.4
17	...	6.3	5.2	4.1	65	...	2170	2310	3820	...
14	...	6.2	6.3	5.7	71	1380	1490	1590	3070	74.3
49	...	3.9	3.3	3.5	84	...	...	...	1560	...